护理学（中级）单科过关随身记系列

U0746503

2026 护理学（中级）

单科过关随身记（附习题）

——专业知识

全国卫生专业技术资格考试研究专家组　编写

中国健康传媒集团·北京

中国医药科技出版社

内 容 提 要

为了帮助未能一次通过四门考试的考生下一年度顺利通过其余科目，我们策划了护理学（中级）单科过关随身记系列。本系列图书打破了传统的知识体系，按照基础知识、相关专业知识、专业知识、专业实践能力整合相关知识、习题而成。便于考生根据自己的实际情况选择相应单科过关随身记即可。其中，"浪里淘沙 – 核心考点"中的内容是在分析往年考试的基础上提炼出来的核心考点，是考生要重点掌握的内容；"锦囊妙记"为考生列出了法宝级的内容，极大地减轻了复习负担；"小试身手"中的考题用来自测，检验复习效果，并且可以加强对知识点的记忆。本书适合所有参加护理学（中级）考试的考生使用。

图书在版编目（CIP）数据

2026护理学（中级）单科过关随身记：附习题．专业知识 / 全国卫生专业技术资格考试研究专家组编写 . -- 北京：中国医药科技出版社，2025.7. --（护理学（中级）单科过关随身记系列）. -- ISBN 978-7-5214 -5376-8

Ⅰ. R47

中国国家版本馆 CIP 数据核字第 2025Y5R255 号

美术编辑　陈君杞
版式设计　南博文化

出版　**中国健康传媒集团** | 中国医药科技出版社
地址　北京市海淀区文慧园北路甲 22 号
邮编　100082
电话　发行：010-62227427　邮购：010-62236938
网址　www.cmstp.com
规格　880 × 1230mm $\frac{1}{32}$
印张　15 $\frac{1}{4}$
字数　665 千字
版次　2025 年 7 月第 1 版
印次　2025 年 7 月第 1 次印刷
印刷　北京侨友印刷有限公司
经销　全国各地新华书店
书号　ISBN 978-7-5214-5376-8
定价　**45.00 元**

获取新书信息、投稿、为图书纠错，请扫码联系我们。

编委会

前　言

　　护理学中级职称认定目前实行全国统一组织、统一考试时间、统一考试大纲、统一考试命题、统一合格标准的考试制度。全国卫生专业技术资格考试护理学（中级）专业各科目成绩实行两年为一个周期的滚动管理办法，在连续两个考试年度内通过4个科目的考试，才可取得该专业资格证书。为了帮助未能一次通过四门考试的考生下一年度顺利通过其余科目，我们策划了护理学（中级）单科过关随身记系列。本系列图书打破了传统的知识体系，按照基础知识、相关专业知识、专业知识、专业实践能力整合相关知识、习题而成。便于考生根据自己的实际情况选择相应单科过关随身记即可。其中，"浪里淘沙－核心考点"中的内容是在分析往年考试的基础上提炼出来的核心考点，是考生要重点掌握的内容；"锦囊妙记"为考生列出了法宝级的内容，极大地减轻了复习负担；"小试身手"中的考题用来自测，检验复习效果，并且可以加强对知识点的记忆。

　　本书适合所有参加护理学（中级）考试的考生使用。当拿到这本书的时候，你一定要制订计划，克服困难，每天坚持复习。那些延迟出发的人很难赶上提前上路的人，一步晚，步步晚，复习备考，请及时上路。复习路上，你不是孤军奋战，这里有我们共同的精神家园（公众号：天使助力）。

免费赠送数字资源（10月份左右上线），获取方式见封底。

编　者

目　录

第一篇　内科护理学

第二篇　外科护理学

第三篇　妇产科护理学

第四篇　儿科护理学

第一篇　内科护理学

第一章　呼吸系统疾病病人的护理

第一节　急性呼吸道感染

浪里淘沙—核心考点

一、急性上呼吸道感染

临床表现

1. 普通感冒　成人多由鼻病毒、副流感病毒引起，潜伏期1~3天。初期咽喉发干、喉痒，继而打喷嚏、鼻塞、流涕，鼻涕起始为清水样，2~3天后变稠，伴咽痛。部分病人流泪、呼吸困难、声嘶、干咳或咳少量黏液痰。轻者畏寒或头痛，食欲下降，便秘或腹泻，鼻和咽部黏膜充血水肿。如无并发症1周左右痊愈。

2. **细菌性咽、扁桃体炎**　多由**溶血性链球菌**引起。起病急，咽痛、发热、畏寒，体温39℃以上，体检见咽部充血，扁桃体充血肿大，表面见黄色点状渗出物，颌下淋巴结肿大，压痛。

3. 病毒性咽炎、喉炎和支气管炎

（1）急性病毒性咽炎：咽部发痒、烧灼感，轻度疼痛。体检见咽部充血、水肿，颌下淋巴结肿大，压痛，腺病毒感染出现眼结膜炎。

（2）急性病毒性喉炎：声音嘶哑、说话困难、咳嗽时疼痛，伴发热、咽炎和咳嗽。体检见喉部充血水肿，局部淋巴结肿大，压痛，闻及喘鸣音。

（3）急性病毒性支气管炎：咳嗽、无痰或有少量黏痰，伴发热、乏力、声嘶，体检闻及干湿啰音。

二、急性气管–支气管炎

（一）临床表现

1. 全身症状　发热，全身不适。体温3~5天内恢复正常，咳嗽、咳痰持续2~3周。
2. 局部症状　咳嗽、咳痰，起始为频繁干咳，咳黏液痰，伴胸骨后不适，2~3天后痰液转为黏液脓性；偶见痰中带血。如伴支气管痉挛，出现气急和喘鸣。
3. 体征　听诊肺部闻及干、湿啰音，胸部X线检查正常或见肺纹理增粗，白细胞数升高提示细菌感染。痰涂片或培养找到致病菌。

（二）治疗原则

控制感染、止咳、祛痰和平喘。

1. 一般治疗　注意休息，室内经常通风，避免受凉，进高热量饮食、多饮水。

2. 抗菌治疗　选择青霉素、头孢菌素、大环内酯类、喹诺酮类控制细菌感染或<u>根据细菌培养和药物敏感试验结果选择抗生素</u>。

3. 对症治疗　发热、头痛者选择解热镇痛药；咳嗽无痰者选用右美沙芬、喷托维林（咳必清）或可待因等<u>止咳药</u>，<u>痰液黏稠不易咳出者，选择盐酸氨溴索</u>、溴己新（必嗽平）等祛痰药，也可<u>雾化吸入祛痰</u>；选择平喘药，如茶碱类、β₂受体激动剂等缓解支气管痉挛。

> **小试身手**　1. 关于急性支气管炎的治疗原则，**错误的是**
> A. 控制感染　　　　　　　　B. 止咳、化痰、平喘
> C. 常口服祛痰剂以止咳祛痰　D. 可行超声雾化吸入
> E. 使用镇咳剂

第二节　慢性支气管炎、慢性阻塞性肺气肿

浪里淘沙—核心考点

一、慢性支气管炎

（一）临床表现

本病主要表现为<u>慢性反复发作的咳嗽、咳痰或伴喘息</u>，随病情进展<u>并发慢性阻塞性肺气肿和慢性肺源性心脏病</u>。

> 锦囊妙记：呼吸系统疾病的演变过程为慢支→慢阻肺→肺心病→肺性脑病。前一个疾病为后一个疾病的主要病因。

1. 症状　主要症状为咳嗽、咳痰或伴喘息。

（1）咳嗽、咳痰：初期仅在寒冷季节出现，重症病人可四季发作，冬春季节加重，早晚咳嗽明显。<u>痰液多为白色黏痰，细菌感染时咳脓痰</u>，如咳嗽剧烈，支气管黏膜微血管破裂则咳血痰。<u>夜间或清晨咳量较多</u>。

（2）喘息：由支气管痉挛、支气管黏膜水肿、管壁增厚和痰液阻塞引起。

2. 体征　早期多无异常体征，急性期肺底闻及散在干湿啰音，咳嗽、咳痰后啰音消失。<u>喘息型病人呼气延长，伴哮鸣音</u>。

3. 分期　①急性发作期：指1周内咳、痰、喘任何一项症状明显加剧；②慢性迁延期：指咳、痰、喘症状持续1个月以上；③临床缓解期：经治疗或自然缓解，症状基本消失或偶尔轻微咳少量痰液，持续2个月以上。

4. **分型**　分单纯型和喘息型，单纯型仅有咳嗽和咳痰；<u>喘息型除咳嗽、咳痰外，伴有喘息和哮鸣音</u>。

小试身手 2.慢性支气管炎的临床分型包括

A. 单纯型、喘息型　　　　B. 单纯型、喘息型、混合型

C. 单纯型、迁延型　　　　D. 迁延型、反复发作型

E. 单纯型、迁延型、反复发作型

根据咳嗽、咳痰或伴喘息，每年发病持续3个月，连续2年或以上，并排除其他心肺疾患（如肺结核、肺尘埃沉着症、支气管哮喘、支气管扩张、心功能不全等）**者，即可做出诊断。**

（二）治疗原则

1.**急性发作期**　**以控制感染为主**，适当使用祛痰、解痉、平喘和镇咳药物。

（1）**控制感染**：急性发作期选择青霉素、红霉素、头孢菌素类及喹诺酮类控制感染。单独使用窄谱抗生素时，避免使用广谱抗生素，以免发生二重感染或细菌耐药。如从痰液中培养出耐药菌株，应参照药物敏感试验结果选择抗生素。7~10天为1个疗程。

小试身手 3.慢性支气管炎急性发作患者首要的治疗是

A. 镇咳　　　　　　　　B. 祛痰　　　　　　　　C. 平喘

D. 抗感染　　　　　　　E. 抗过敏

（2）**镇咳、祛痰、平喘**：使用抗生素的同时可使用镇咳、祛痰药。对年老体弱、咳嗽无力及痰液较多者以祛痰为主。喘息型病人使用支气管扩张剂平喘。严重剧烈干咳者可使用镇咳剂。

（3）**肾上腺皮质激素**：慢性喘息型支气管炎使用支气管扩张剂后呼吸道阻塞未缓解或反复发作，使用肾上腺皮质激素。

（4）**雾化吸入**：稀释气管内痰液。痰液黏稠者加糜蛋白酶雾化吸入，促进排痰。

2.**缓解期治疗**　增强体质，提高机体抵抗力，避免诱发因素。

二、慢性阻塞性肺气肿

（一）临床表现

1.症状

（1）**呼吸困难**：早期劳动时出现呼吸困难，**以后逐渐加重**，严重者休息时也出现明显呼吸困难（亲：阻塞性肺气肿的典型表现就是逐渐加重的呼吸困难）。

（2）咳嗽、咳痰：由慢性支气管炎引起的肺气肿，咳声低沉无力，痰量增加，反复咳脓痰。

（3）呼吸衰竭：天气骤变引起慢支急性发作时，支气管分泌物增多，通气功能障碍加重，胸闷、气短。严重时出现呼吸衰竭，如发绀、头痛、嗜睡、意识障碍。

小试身手 4.慢性阻塞性肺气肿最突出的症状是

A. 长期反复咳嗽　　　　B. 反复咳脓性痰

C. 间歇少量咯血　　　　D. 逐渐加重的呼吸困难

E. 活动后气喘

2. 体征　早期仅有慢性支气管炎体征。**典型肺气肿病人呈桶状胸；**呼吸运动减弱，两侧触觉语颤降低，**叩诊呈过清音，**肺下界及肝浊音界下移，心浊音界缩小，肺移动度减小，两肺肺泡**呼吸音减弱，呼气延长，可闻及干湿啰音。**病人呼吸费力，两肩高耸，辅助呼吸肌参与呼吸。

3. 并发症

（1）**自发性气胸：**合并肺大疱者在剧烈咳嗽或屏气时，肺泡内压力增加，肺大疱破裂发生自发性气胸。**如病人突发呼吸困难，剧烈胸痛、发绀，听诊患侧肺呼吸音减弱或消失，叩诊呈鼓音，考虑为气胸。**

（2）肺部急性感染：病人畏寒、发热、呼吸困难、咳嗽、咳痰加重。

（3）其他：肺源性心脏病、呼吸衰竭等。

（二）治疗原则

治疗原则为：①戒烟、避免刺激性气体吸入；②解除呼吸道阻塞因素，保持气道通畅；③合理氧疗，纠正低氧血症；④控制咳嗽和咳痰，控制感染，防治并发症；⑤改善营养状况，训练呼吸功能。

1. 急性加重期治疗

（1）控制感染：根据病原菌种类和痰培养药物敏感试验结果**选择抗生素治疗控制感染。**常用药物有大环内酯类（如红霉素、罗红霉素）、喹诺酮类（如左氧氟沙星、莫西沙星）、头孢菌素类（如头孢呋辛、头孢唑肟）等。

（2）祛痰、解痉、平喘：常用茶碱类，如氨茶碱、茶碱控释片；β_2肾上腺素受体激动剂，如沙丁胺醇气雾剂、特布他林气雾剂；抗胆碱药，如异丙托溴铵气雾剂等。

（3）合理给氧：根据血气分析结果调节给氧浓度。

（4）营养支持：对营养状况差、进食少者给予静脉滴注复方氨基酸、脂肪乳等。

（5）糖皮质激素：重症病人使用糖皮质激素。

2. 稳定期治疗

（1）避免接触诱发因素：避免粉尘、刺激性气体和烟雾吸入，避免接触过敏原，戒烟。

（2）**祛痰：**痰液黏稠不易咳出者用盐酸氨溴索、溴己新（必嗽平）祛痰，或雾化吸入祛痰。对年老体弱、痰量较大者以祛痰为主，**避免使用可待因等强镇咳剂。**

（3）解痉平喘：同急性期治疗。

（4）家庭氧疗：鼻导管给氧，**流量为1~2L/分，每天吸15小时以上，**使病人在海平面静息状态下，$PaO_2 \geq 7.98kPa$（60mmHg）和（或）使SaO_2升至90%以上。

小试身手 5.关于COPD氧疗的描述，**错误**的是

A.给予氧疗，使氧分压>60mmHg

B.COPD氧疗应低流量

C.缓解期COPD病人PaO_2<55mmHg可长期氧疗

D.COPD病人氧疗应当高流量吸入

E.长期氧疗可改善COPD伴慢性呼吸衰竭

（5）营养支持，训练呼吸功能，增强体质。

第三节　支气管哮喘

浪里淘沙—核心考点

一、临床表现

（一）症状

发作性伴有哮鸣音的呼气性呼吸困难，伴胸闷和咳嗽。严重者被迫取坐位或端坐呼吸，干咳或咳大量白色泡沫痰，发绀等。病人在数分钟内发作，经数小时至数天自行缓解或使用支气管舒张药缓解。

小试身手 6.支气管哮喘最典型的临床表现是

A.发作性呼气性呼吸困难　　　B.端坐呼吸

C.夜间阵发性呼吸困难　　　D.发作性吸气性呼吸困难

E.流清涕，打喷嚏

（二）体征

发作时胸廓过度充气，有广泛哮鸣音，呼气相延长，轻度哮喘或重度哮喘发作时可无哮鸣音，称为寂静胸。严重哮喘时心率增快、奇脉、胸腹反常运动和发绀。缓解期无异常体征。

小试身手 7.患者，女性，10岁，入院前2小时运动时出现胸闷咳嗽，呼吸困难，入院时听诊两肺广泛哮鸣音，呼气音延长，被迫端坐呼吸，咳大量白色泡沫样痰，T 37.5℃，P 125次/分，BP 130/80mmHg，R 27次/分，焦虑烦躁，大汗淋漓。该患者最可能的诊断是

A.急性支气管炎　　　B.慢性支气管炎急性发作

C.哮喘急性发作　　　D.急性大叶性肺炎

E.急性肺水肿

（三）分期及病情严重程度分级

支气管哮喘分为急性发作期、慢性持续期和缓解期。

1. 急性发作期　因接触过敏原或治疗不当引起，<u>病人突然出现气促、咳嗽、胸闷等症状或原有症状加重，伴呼吸困难，呼气流量降低</u>。哮喘急性发作时严重程度分类见表1-1-1。

2. 慢性持续期　根据临床表现和肺功能等级分为4级，见表1-1-2。

3. 缓解期　经过治疗或自愈，症状体征消失，肺功能恢复到发作前水平，维持4周以上。

（四）并发症

发作时并发<u>自发性气胸</u>、纵隔气肿、肺不张和水电解质酸碱平衡紊乱。长期反复发作和感染可并发COPD、肺源性心脏病等。

表1-1-1　哮喘急性发作的病情严重程度的分级

临床特点	轻度	中度	重度	危重
体位	可平卧	喜坐位	端坐呼吸	—
讲话方式	连续且成句	中断	单字	不能讲话
气短	上楼、步行时	稍事活动	休息时	—
呼吸频率	轻度增加	增加	>30次/分	呼吸频率
精神状态	有焦虑/尚安静	时有焦虑或烦躁	有焦虑、烦躁	嗜睡、意识模糊
出汗	无	有	大汗淋漓	—
辅助呼吸、三凹征	常无	可有	常有	胸腹反常运动
哮鸣音	散在，呼吸末期	响亮、弥漫	响亮、弥漫	减弱，乃至无
脉率（次/分）	<100	100~120	>120	>120次/分 或 脉率变慢或不规则
奇脉（收缩压下降）	无（1.33kPa）	有（1.33~3.3kPa）	有（>3.3kPa）	无
使用β_2受体激动剂后PEF预计值	>80%	60%~80%	—	<60% 或 <100L/min 或作用时间 <2小时
PaO_2（吸空气）	正常	7.98~10.6kPa	<7.98kPa	—
$PaCO_2$	<5.98kPa	≤5.98kPa	>5.98kPa	—
SaO_2（吸空气）	>95%	91%~95%	≤90%	降低
pH	—	—	降低	—

小试身手 8. 轻度哮喘急性发作的临床特点**不包括**

A. PaO_2 正常（吸空气）　　B. 呼吸末期散在哮鸣音

C. 呼吸频率轻度增加　　　　D. 讲话常有中断

E. 可平卧

表1-1-2　哮喘慢性持续期病情严重程度分级

分级	临床特点
间歇（第一级）	症状 <1 次 / 周，短期出现，夜间哮喘症状 ≤ 2 次 / 月，FEV_1 ≥ 80% 预计值或 PEF ≥ 80% 个人最佳值，PEF 或 FEV_1 变异率 <20%
轻度持续（第二级）	症状 ≥1 次 / 周，但 <1 次 / 天，可能影响活动和睡眠，夜间哮喘症状 >2 次 / 月，但 <1 次 / 周，FEV_1 ≥ 80% 预计值或 PEF ≥ 80% 个人最佳值，PEF 或 FEV_1 变异率 20%~30%
中度持续（第三级）	每天有症状，影响活动和睡眠，夜间哮喘症状 ≥ 1 次 / 周，FEV_1 占预计值为 60%~79% 或 PEF60%~79% 个人最佳值，PEF 或 FEV_1 变异率 >30%
严重持续（第四级）	每天有症状，频繁出现，经常出现夜间哮喘症状，体力活动受限，FEV_1<60% 或 PEF<60% 个人最佳值，PEF 或 FEV_1 变异率 >30%

二、治疗原则

（一）脱离过敏原

是治疗哮喘的最有效方法。如能找出过敏原应立即脱离。

（二）药物治疗

1. 缓解哮喘发作

（1）β_2肾上腺素受体激动剂：可舒张支气管平滑肌，减轻呼吸道阻塞，是控制哮喘急性发作的首选药物。常用药物为沙丁胺醇等，用药方法首选吸入。

小试身手 9. 控制哮喘急性发作的首选药物是

A. β_2肾上腺受体激动剂　　B. β_2肾上腺受体阻滞剂

C. 糖皮质激素　　　　　　　　D. 抗胆碱药

E. 色甘酸钠

（2）茶碱类：可抑制磷酸二酯酶，提高平滑肌细胞内cAMP浓度，拮抗腺苷受体，刺激肾上腺素分泌，扩张支气管，增强呼吸肌收缩，增强呼吸道纤毛清除功能等，口服给药。

（3）抗胆碱药：为M胆碱受体拮抗剂。异丙托溴铵雾化吸入后5分钟起效，维持4~6小时。吸入后能降低迷走神经兴奋性，舒张支气管，减少痰液分泌。与β_2受体激动剂联合协同作用，适用于夜间哮喘和痰多者。

2.控制哮喘发作

（1）**糖皮质激素**：阻止呼吸道炎症发展及降低气道高反应性，**是当前防治哮喘最有效的抗炎药物**。吸入、口服或静脉用药。

（2）**色甘酸钠**及尼多酸钠：抑制炎症细胞释放多种炎症介质，**预防过敏原引起速发和迟发反应及过度通气、运动引起呼吸道痉挛**。通过干粉吸入或雾化吸入。孕妇慎用。

（3）**白三烯（LT）调节剂**：通过调节LT的生物活性而发挥抗炎作用。具有舒张支气管平滑肌的作用。

（三）急性发作期的治疗

治疗原则：①尽快缓解呼吸道阻塞；②纠正低氧血症；③恢复肺功能；④预防哮喘加重或再次发作；⑤防止并发症。

1.轻度 每日定时吸入糖皮质激素。出现症状时间断吸入短效 β_2 受体激动剂。如症状无改善加服 β_2 受体激动剂控释片或小量茶碱控释片，或加用抗胆碱药（如异丙托溴铵）气雾剂吸入。

2.中度 加大糖皮质激素吸入量，吸入 β_2 受体激动剂或口服长效药。症状不缓解者加用抗胆碱药气雾剂吸入，或口服糖皮质激素<60mg/d，必要时氨茶碱静脉滴注。

3.重度至危重度 β_2 受体激动剂持续雾化吸入，或合用抗胆碱药；或沙丁胺醇或氨茶碱静脉滴注，加用口服LT拮抗剂。糖皮质激素静脉滴注，病情好转后逐渐减量，改为口服。适当补液，维持水、电解质、酸碱平衡。如氧疗不能纠正缺氧，行机械通气。预防下呼吸道感染等综合治疗是治疗重症哮喘的有效措施。

（四）哮喘非急性发作期的治疗

制定长期治疗方案，防止哮喘再次发作。以最小量、最简单的联合应用，不良反应最少和最佳控制症状为原则，根据病情程度选择合适的治疗方案。

1.间歇至轻度 根据个体差异，采用 β_2 受体激动剂吸入或口服以控制症状。

小试身手 10.患者，女，43岁。半年前因发作性呼吸困难被诊断为"支气管哮喘"，近1个月来，每周均有1~2次发作。最重要的治疗方案是每日定时定量

A.服用阿斯咪唑　　　　B.吸入布地奈德气雾剂

C.吸入异丙托溴铵气雾剂　D.服用茶碱缓释剂

E.吸入沙丁胺醇气雾剂

2.中度 定量吸入糖皮质激素。按需吸入 β_2 受体激动剂，效果不佳时加用吸入型长效 β_2 受体激动剂，口服 β_2 受体激动剂控释片、小剂量茶碱控释片或LT受体拮抗剂等，亦可加用抗胆碱药。

3.重度 吸入糖皮质激素。规则吸入 β_2 受体激动剂，或口服 β_2 受体激动剂、

茶碱控释片或 β_2 受体激动剂合用抗胆碱药或加用LT拮抗剂口服，如症状仍未控制，应规律口服泼尼松或泼尼松龙，长期服用者尽可能使剂量保持在 ≤ 10mg/kg。

（五）免疫疗法

1. 特异性免疫疗法　采用特异性过敏原（如尘螨、花粉等制剂）定期反复皮下注射，剂量由低至高，以免产生免疫耐受性，使病人脱敏。

2. 非特异性免疫疗法　注射卡介苗、转移因子等生物制品抑制过敏原反应。

第四节　慢性肺源性心脏病

浪里淘沙—核心考点

一、临床表现

（一）肺、心功能代偿期

1. 症状　主要是COPD的表现。慢性咳嗽、咳痰、气促，活动后心悸、呼吸困难、乏力，偶有胸痛或咯血。

2. 体征　发绀和肺气肿。偶有干湿啰音，心音遥远，$P_2>A_2$，三尖瓣区闻及收缩期杂音或剑突下心脏搏动增强，提示右心室肥大。部分病人胸腔内压升高，腔静脉回流受阻，出现颈静脉充盈。

小试身手 11. 肺心病代偿期的病人体检时可能会发现

A. 颈静脉充盈　　　　　　B. 视网膜血管扩张

C. 腹水　　　　　　　　　D. 心脏叩诊浊音界向右扩大

E. 二尖瓣区舒张期杂音

（二）肺、心功能失代偿期

因急性呼吸道感染而使上述症状加重，相继出现呼吸衰竭和（或）心力衰竭。

1. 呼吸衰竭　①症状：呼吸困难加重、夜间尤甚，常有头痛、失眠、食欲下降、白天嗜睡，甚至出现表情淡漠、神志恍惚、谵妄等肺性脑病的表现；②体征：发绀、球结膜充血、水肿，严重时视网膜血管扩张、视神经乳头水肿（视神经盘水肿）等颅内压升高表现。腱反射减弱或消失，病理反射阳性。因高碳酸血症病人皮肤潮红、多汗。

小试身手 12. 患者，男，70岁。肺心病史多年，近年来呼吸困难明显，又出现头痛、头胀，而且昼轻夜重，昼睡夜醒，伴局限性肌群抽搐，神情恍惚，最可能的诊断是

A. 脑疝　　　　　　B. 脑肿瘤　　　　　　C. 脑膜炎

D. 脑出血　　　　　E. 肺性脑病

2. 右心衰竭　①症状：气促，心悸，消化道淤血症状，如食欲减退、腹胀、恶心等；②体征：发绀，心率增快，心律失常，<u>剑突下闻及收缩期杂音</u>，甚至出现舒张期杂音。<u>体循环淤血，如颈静脉怒张、肝大且有压痛、肝颈静脉回流征阳性、下肢水肿、重者形成腹水</u>。少数病人出现肺水肿及全心衰竭征。

（三）并发症

肺性脑病、电解质酸碱平衡紊乱、心律失常、休克、上消化道出血、DIC等。

二、治疗原则

（一）急性加重期的治疗

控制感染，畅通气道、改善呼吸功能，纠正缺氧和二氧化碳潴留，治疗心力衰竭，防治并发症。

1. 控制感染　根据痰涂片、痰培养和药敏试验选择抗生素。一般主张联合应用青霉素类、氨基糖苷类、喹诺酮类和头孢菌素类。

2. 氧疗　给予持续低流量、低浓度给氧。

3. 治疗心力衰竭　在积极控制感染，改善呼吸功能后心力衰竭症状一般能得到改善，不需加用利尿剂等。但治疗无效者可选用利尿剂、强心药及血管扩张剂。常用氢氯噻嗪加氨苯蝶啶或螺内酯，水肿较重者用呋塞米（速尿）口服或肌内注射，同时口服氯化钾等；<u>强心药的剂量宜小，一般为常规剂量的1/2或2/3，选用作用快、排泄快的强心剂，如毒毛花苷K、毛花苷丙或地高辛等。</u>

4. 控制心律失常　经过控制感染、纠正缺氧后心律失常一般可自行消失。如持续存在应使用抗心律失常药。

（二）缓解期治疗

综合治疗，积极防治原发病，提高机体免疫力，去除诱因，避免或减少急性发作，延缓病情发展。

第五节　支气管扩张症

浪里淘沙—核心考点

一、临床表现

（一）症状

1. <u>慢性咳嗽、咳大量脓痰</u>　<u>晨起或睡前咳嗽、咳痰加重</u>；急性感染时每天黄绿色脓痰可达数百毫升；<u>厌氧菌感染时痰液呈臭味</u>。痰液放置后分三层：上层为泡沫，中层为浑浊黏液，下层为脓性物和坏死组织。

2. 反复咯血　从痰中带血到大量咯血。如**病人仅表现为反复咯血，平时无咳**嗽、咳脓痰等症状，称为"**干性支气管扩张**"。

小试身手 13. 支气管扩张反复咯血的主要原因是

A. 支气管过度扩张　　　　B. 呼吸道感染

C. 凝血功能受损　　　　　D. 肺动脉压力过高

E. 肺静脉压力过高

3. 肺部反复感染　支气管引流不畅，病人胸闷，痰不易咳出。炎症扩散到肺组织时，<u>出现全身毒血症状如高热、食欲减退、盗汗、消瘦、贫血等</u>。

4. 慢性感染中毒症状　消瘦、贫血，儿童生长发育迟缓。

小试身手 14. 支气管扩张的典型临床表现为

A. 慢性咳嗽，黏液或泡沫状痰，气急

B. 慢性咳嗽，大量脓痰，反复咯血

C. 低热，刺激性咳嗽，黄脓性痰

D. 高热，咳嗽，黏液血性痰

E. 吸气性呼吸困难

小试身手 15. 支气管扩张典型的临床表现是

A. 慢性反复咳嗽伴脓痰和咯血

B. 慢性反复咳嗽咳痰伴喘息

C. 反复发作性气急胸闷或咳嗽

D. 低热乏力、咳嗽、咯血

E. 急性呼吸困难伴粉红色泡沫样痰

（二）体征

早期无异常体征。典型体征为**病变部位持续存在湿啰音**，部分病人有杵状指（<u>趾</u>）、贫血。

二、治疗原则

治疗原则：防治呼吸道感染，保持呼吸道引流通畅，必要时手术治疗。

1. **控制感染**　急性感染时根据病情、**痰培养及药物敏感试验选择抗生素**控制感染。联合应用抗生素，轻症者口服阿莫西林或氨苄西林，重症者第三代头孢菌素加氨基糖苷类联合静脉用药。**厌氧菌感染加用甲硝唑或替硝唑**。

2. **加强痰液引流**　痰液引流和抗生素治疗同样重要。

3. 病灶较局限经内科治疗无效考虑手术治疗。若病变较广泛，或心肺功能严重障碍者不宜手术。

4. 咯血的处理　见本章第八节肺结核。

小试身手 16. 支气管扩张病人治疗的关键是

A. 止咳平喘
B. 手术切除病灶
C. 应用垂体后叶素
D. 控制感染及痰液引流
E. 应用呼吸兴奋剂

第六节 肺 炎

浪里淘沙—核心考点

一、肺炎链球菌肺炎

(一)临床表现

1. **症状** **起病急骤、寒战、高热(稽留热)、胸痛、呼吸困难、咳嗽、咳痰。** 开始为刺激性干咳,咳少量黏液痰,**典型者痰液呈铁锈色**。少数病人出现恶心、呕吐、腹胀等,严重者有神志模糊、烦躁、嗜睡、昏迷等症状。

小试身手 17. 肺炎球菌肺炎病人最具特征性的临床症状或体征是

A. 寒战、高热、呈稽留热型
B. 明显的肺实变体征
C. 不同程度的胸痛与呼吸困难
D. 咳铁锈色痰
E. 咳大量脓痰

2. **体征** 早期肺部无异常体征。**肺实变时触觉语颤增强,叩诊呈浊音**,听诊闻及支气管肺泡呼吸音或管状呼吸音。消散期可闻及湿啰音。心率增快,可出现心律不齐。

小试身手 18. 为肺炎球菌肺炎患者体检时最可能发现的阳性体征是

A. 桶状胸廓
B. 触觉语颤减弱
C. 叩诊清音
D. 听诊闻及管状呼吸音
E. 听诊闻及干啰音

3. **并发症** 严重败血症或毒血症者可引起感染性休克。

(二)治疗原则

1. **一般治疗** 高热者卧床休息,补充营养,大量出汗者静脉补液。

2. **抗菌治疗** **首选青霉素G**,80万U肌内注射,每4~6小时一次,**退热后继续用药3天,一般疗程7~10天**。青霉素过敏者改用红霉素、头孢菌素。必要时根据痰培养和药物过敏试验结果选择抗生素。

> 锦囊妙记:首选青霉素治疗的疾病包括猩红热、肺炎链球菌肺炎、梅毒、破伤风、小儿急性肾小球肾炎合并链球菌感染等。

小试身手 19.肺炎球菌肺炎患者应首选的抗生素是

A. 利巴韦林   B. 青霉素   C. 甲硝唑

D. 头孢菌素   E. 红霉素

小试身手 20.治疗肺炎链球菌肺炎时，何时可考虑停用抗菌治疗

A. 体温降至正常   B. 病人的症状、体征消失时

C. 血白细胞数降至正常   D. 热退后3天

E. 热退后1周

3. 感染性休克 **补充血容量**；适量使用血管活性药物，维持血压；联合应用广谱抗生素。病情严重者使用糖皮质激素，维持水、电解质、酸碱平衡。

二、支原体肺炎的护理

支原体肺炎是由肺炎支原体引起的肺部炎症。

（一）临床表现

起病缓慢，头痛、乏力、肌肉酸痛、咽痛、咳嗽、畏寒、发热等，**咳嗽逐渐加重，呈阵发性刺激性呛咳，咳黏液痰，偶见血丝**。发热持续2~3周，体温正常后仍有咳嗽。体征不明显，与X线征不相称。肺部听诊可闻及干湿啰音，无管状呼吸音。

（二）治疗原则

肺炎支原体肺炎3~4周后可自行消散，应早期使用抗生素。**首选红霉素**0.3g，每日4次。红霉素浓度不宜过高，滴速不宜过快，以免引起疼痛和静脉炎。**用药疗程不少于10天**。剧烈咳嗽者适当使用镇咳药。

小试身手 21.支原体肺炎患者首选的治疗药物是

A. 解热镇痛药   B. 青霉素类抗生素

C. 大环内酯类抗生素   D. 氨基糖苷类抗生素

E. 广谱抗生素联合用药

三、军团菌肺炎的护理

军团菌肺炎（又称军团病）是**由革兰染色阴性嗜肺军团杆菌**引起的一种以肺炎为主的全身性疾病。

（一）临床表现

起病缓慢，也可经2~10天的潜伏期而急骤发病。初期倦怠、乏力和低热，1~2天后出现寒战、高热、肌肉酸痛、头痛。病人咳嗽、痰少而黏，带血性，一般不呈脓性。**伴胸痛，进行性呼吸困难**；恶心、呕吐和水样腹泻；严重者出现焦虑、感觉迟钝、定向障碍、谵妄等精神症状，可出现呼吸衰竭、肾功能损害和休克。体征：**缓脉**，肺实变体征，两肺散在干湿啰音，心率加快，胸膜摩擦音。

14

（二）治疗原则

治疗首选红霉素，每日 1~2g，分 4 次口服，重症者静脉滴注，用药疗程 2~3 周。必要时加用利福平，或多西环素疗程 3 周以上。

四、革兰阴性杆菌肺炎

（一）临床表现

肺部感染症状常被基础疾病掩盖，病人出现发热、咳嗽、咳脓痰，如**咳暗红色胶冻样稠痰（见于肺炎克雷伯杆菌肺炎）**。

> **好礼相送　不同痰液提示的疾病（武哥总结，严禁转载，违者必究）**
>   1.铁锈色痰提示肺炎链球菌肺炎。
>   2.粉红色泡沫痰提示急性左心衰竭（急性肺水肿）。
>   3.痰液呈臭味提示厌氧菌感染。
>   4.大量脓痰并出现分层提示支气管扩张、肺脓肿。
>   5.胶冻样痰提示肺炎克雷伯杆菌肺炎。

小试身手（22~24 题共用备选答案）
A.铁锈色痰　　　　　　B.白色黏痰　　　　　　C.胶冻样痰
D.巧克力色痰　　　　　E.果酱样痰
22.肺炎球菌肺炎病人痰液性质多为
23.慢性支气管炎病人痰液性质多为
24.肺炎克雷伯杆菌肺炎病人痰液性质多为
X 线见两肺多发的、小叶斑片状病灶，融合呈大片状阴影，病变区见小脓肿或空洞。白细胞升高或正常，**中性粒细胞比例增高及核左移**。

（二）治疗原则

选择广谱抗生素**联合用药**，大剂量、长疗程、静脉滴注为主，雾化吸入为辅。补充营养和水分，充分引流痰液。

第七节　肺结核

浪里淘沙—核心考点

一、临床表现

（一）症状

1. 全身症状　缓慢起病，午后低热、乏力、食欲减退、体重减轻、盗汗等。当肺部病灶急性播散时出现高热、畏寒，女性病人月经失调或闭经。

小试身手 25. 午后低热多见于

A. 流行性感冒   B. 肺结核   C. 肺脓肿

D. 军团菌肺炎   E. 慢性阻塞性肺病急性期

2. **呼吸系统症状** 咳嗽、咳痰，多为干咳或咳少量黏液痰，继发感染时痰液呈黏液脓性且量增多。约 1/3 病人咯血，咯血分为：① **小量咯血**：是指 24 小时咯血量在 100ml 以内；② **中量咯血**：是指 24 小时咯血量为 100~500ml；③ **大量咯血**：是指 24 小时咯血量在 500ml 以上，或一次咯血量大于 100ml（在 100~500ml 之间）。多为少量多次或大咯血，甚至引起失血性休克；病变累及胸膜时出现胸痛，随呼吸和咳嗽加重；**大咯血时如血块阻塞大呼吸道引起窒息**；重症肺结核或病变范围较大时，出现渐进性呼吸困难、发绀，如并发气胸、肺心病、心脏衰竭、呼吸衰竭或大量胸腔积液可突发呼吸困难、发绀。

小试身手 26. 大咯血是指 24 小时的咯血量超过

A. 100ml   B. 200ml   C. 300ml

D. 400ml   E. 500ml

（二）体征

多无明显体征，干酪样肺结核时有肺实变体征。结核性胸膜炎见胸腔积液。

（三）并发症

自发性气胸、支气管扩张、脓气胸、肺心病。结核菌随血行播散引起脑膜、心包、泌尿生殖系统及骨结核等。

二、治疗原则

（一）抗结核化学药物治疗

1. **化疗原则** 早期、联合、适量、规律和全程治疗。

小试身手 27. 肺结核的化疗原则 **不包括**

A. 早期   B. 规律   C. 全程

D. 足量   E. 联合

2. 常用抗结核药物

（1）**异烟肼**（H.INH）：杀菌剂，对 A 群菌的作用最强。口服吸收快，能渗入组织，透过血脑屏障。本药偶见肝脏损害、**周围神经炎**、中枢神经系统兴奋或抑制等。后两者与维生素 B_6 缺乏有关，**必要时补充维生素 B_6 预防**。注意事项：慢性肝病、精神病和癫痫病人，孕妇及哺乳女性忌用或慎用；避免同时服用抗酸药；**定期查肝功能**。

小试身手 28. 使用异烟肼和利福平进行抗结核治疗中，主要常见的脏器损害是

A. 肾脏受损   B. 肝脏损害   C. 脑部受损

D. 心脏受损   E. 听神经损害

（2）**利福平**（R.RFP）：为广谱抗生素，对A、B、C群结核菌有杀菌作用。可出现消化道不适、流感综合征、肝功能损害及过敏反应等不良反应。用药时需注意：肝功能严重损害和怀孕3个月以内孕妇禁用；使体液及分泌物呈橘黄色，使隐形眼镜永久变色；监测肝脏毒性及过敏等。

（3）**链霉素**（S.SM）：为半杀菌剂。**主要不良反应是听神经损害**，病人出现眩晕、耳鸣、**耳聋**和共济失调，严重者应及时停药，肾功能损害严重者禁忌使用。过敏反应较少见。用药时**注意听力变化**及有无平衡失调，**进行听力检查**；了解尿常规及肾功能变化。

（4）**乙胺丁醇**（E.EMB）：为抑菌药。不良反应**偶有胃肠不适、球后视神经炎**，停药后多能恢复。用药前后每1~2个月**检查一次视觉灵敏度和颜色鉴别力**。

小试身手 29.用药过程中要密切注意视力、视觉变化的抗结核药是
A.异烟肼　　　　　B.利福平　　　　　C.吡嗪酰胺
D.乙胺丁醇　　　　E.链霉素

（5）**吡嗪酰胺**（Z.PZA）：能杀灭巨噬细胞内、酸性环境中的结核菌。**不良反应有高尿酸血症、胃肠不适、关节痛及肝损害等**。**定期查肝功能**；注意关节疼痛、皮疹等反应；定时监测ALT及血清尿酸；避免日光过度照射。

（6）对氨基水杨酸钠（P.PAS）：为抑菌药，不良反应较多，现已被乙胺丁醇取代。

> 锦囊妙记：抗结核药物的不良反应可利用谐音记忆：一周（**异**烟肼：**周**围神经炎）以后（**乙**胺丁醇：**球后**视神经炎）练听力（**链**霉素：**听力**损害）。

小试身手 （30~31题共用备选答案）
A.异烟肼　　　　　B.利福平　　　　　C.链霉素
D.乙胺丁醇　　　　E.对氨基水杨酸钠
30.引起视神经损害的药物是
31.引起听神经损害的药物是

3.化疗方案
（1）**长程化疗**：指联合使用异烟肼、链霉素和对氨基水杨酸钠治疗，**疗程12~18个月**。
（2）**短程化疗**：指联合用两种或两种以上杀菌剂，**总疗程6~9个月**。

（二）对症处理

1.**毒性症状**　有严重毒性症状时卧床休息；并发结核性浆膜炎时**加用糖皮质激素**，以减轻炎症和过敏反应。

2.**咯血**　小量咯血嘱病人安静休息，避免情绪紧张，必要时使用止咳、镇静剂，年老体弱、肺功能低下者慎用强镇咳药，以免抑制咳嗽反射及咯血引起窒息。

大咯血时**绝对卧床休息**，胸部置冰袋，配血备用。**取患侧卧位**，轻轻将气管内积血咳出，**垂体后叶素**5~10U加在25%葡萄糖液40ml于15~20分钟内缓慢静脉注入，然后将垂体后叶素加于5%葡萄糖液中按0.1U/（kg·h）速度静脉滴注维持。脑垂体后叶素可收缩小动脉和毛细血管，使肺血流量减少，**促进止血**。高血压、冠心病及孕妇忌用。若咯血过多，酌情输血。大咯血不止者经纤维支气管镜止血，必要时行肺叶或肺段切除及支气管动脉栓塞。

小试身手 32.肺结核大咯血患者合适的体位是

A. 健侧卧位　　　　　　B. 患侧卧位　　　　　　C. 平卧位

D. 半卧位　　　　　　　E.膝胸卧位

窒息是咯血病人致死的主要原因，需严加防范，**积极抢救**。**一旦出现胸闷、憋气、发绀、面色苍白、大汗淋漓、烦躁不安，应考虑为窒息**。一旦发生应**协助病人取头低脚高45°的俯卧位，轻拍背部**，促进积血排出，并尽快吸出口、咽、喉、鼻部血块，有条件时用鼻导管机械吸引；**高浓度吸氧，必要时使用呼吸兴奋剂**。

小试身手 33.下列关于肺结核伴咯血病人的处理**不妥**的是

A.嘱病人绝对卧床休息

B.鼓励病人轻咳将血排出，不可屏气

C.消除病人紧张情绪

D.协助病人健侧卧位，轻拍病人后背刺激咳嗽

E.避免使用止咳、镇静剂

小试身手 34.抢救肺结核病人大咯血窒息最关键的措施是

A.立即注射呼吸兴奋剂

B.立即吸氧

C.立即输血

D.立即让病人取头低脚高位，并轻拍背部

E.立即进行人工呼吸

（三）手术治疗

适用于肺组织严重破坏，长期内科治疗无效，如一侧毁损肺伴支气管扩张等。

第八节　肺脓肿

浪里淘沙—核心考点

临床表现

急性起病，**畏寒、高热**，体温达39~40℃，多为**弛张热**，伴咳嗽、**咳脓痰或脓臭痰**。炎症累及胸膜时出现**胸痛，胸痛与呼吸有关**。病变范围大时出现呼吸困难，伴精神不振、全身乏力、食欲减退等。开始为少量黏液或黏液脓痰，如感染不能及

时控制，1~2周后突然咳出大量脓痰，**量达300~500ml/天。厌氧菌感染痰液呈臭味**。少数病人咯血、咳脓血痰，**偶见中大量咯血，引起窒息**。病人咳出大量脓痰后体温下降，全身毒性症状减轻，数周内恢复正常。

血源性肺脓肿早期出现畏寒、高热，因原发病灶引起，数日或数周后出现咳嗽、咳痰，量不多，极少咯血。

体征：病变大而浅表者有肺实变体征，**并发胸膜炎时，出现胸膜摩擦音或胸膜腔积液体征。慢性肺脓肿（病程超过3个月）有杵状指、贫血和消瘦**。血源性肺脓肿无阳性体征。

小试身手 35.肺脓肿痰液的特征为
A.铁锈色痰　　　　　　B.黏液状痰
C.脓臭痰，留置后分层　D.粉红色泡沫样痰
E.白色泡沫样痰

小试身手 （36~37题共用备选答案）
A.白色泡沫样痰　　　　B.粉红色泡沫样痰
C.铁锈色黏痰　　　　　D.暗红色胶冻样稠痰
E.大量脓臭痰
36.肺脓肿
37.肺炎球菌肺炎

第九节　原发性支气管肺癌

浪里淘沙—核心考点

一、临床表现

（一）症状

1.呼吸系统症状

（1）咳嗽：**阵发性、刺激性干咳或少量黏痰**，当肿瘤阻塞管腔引起狭窄时咳嗽加重，多为持续性，且呈高音调金属音。

（2）咯血：部分病人以**咯血为首发症状**，痰中带血或少量咯血。

（3）胸痛：病变累及胸膜或胸壁时，出现持续、固定、剧烈胸痛。

（4）呼吸困难：与癌肿阻塞呼吸道并发肺炎、肺不张或胸腔积液有关。

（5）喘鸣：肿瘤引起支气管部分阻塞。

2.全身症状

（1）**发热**：多由继发感染引起。

（2）**食欲减退、消瘦、明显乏力**：体重下降，病人明显消瘦或呈恶病质。

（3）**肿瘤向远处转移**：①脑转移：头痛、眩晕、呕吐、共济失调、复视、颅内

压增高、半身不遂等。②肝转移：黄疸、食欲减退、肝大、肝区疼痛、腹水等。③骨转移：局部疼痛和压痛。④皮下转移：触及皮下结节。⑤其他：如异位内分泌综合征、肥大性骨关节病、高钙血症、低血磷等。

（4）癌肿压迫并侵犯邻近组织：①声音嘶哑，系肿瘤**压迫喉返神经**引起。②膈肌麻痹，因膈神经受压引起同侧膈肌麻痹。③**上腔静脉综合征**，因上腔静脉受压所致。④Horner综合征，表现为患侧眼睑下垂、瞳孔缩小、眼球内陷、球结膜充血及额部少汗等。⑤臂丛神经受压出现同侧臂痛、麻痹或肌萎缩。⑥食管受压引起吞咽困难。

小试身手 38.当肺癌压迫喉返神经时导致

A.痰中带血　　　　B.声音嘶哑　　　　C.持续性剧烈胸痛

D.上腔静脉压迫　　E.呕吐

（二）体征

晚期病人出现声音嘶哑、锁骨上和腋下淋巴结肿大，前胸浅静脉怒张。部分病人出现杵状指（趾）、库欣综合征等。

二、治疗原则

综合治疗。小细胞肺癌多选用**化疗+放疗+手术**，非小细胞癌（鳞癌、腺癌、大细胞癌）**先手术后放疗和化疗**。

小试身手 39.鳞状上皮细胞型肺癌首选的治疗手段是

A.免疫学治疗　　　B.中医中药治疗　　C.化学药物治疗

D.放射治疗　　　　E.手术治疗

（一）手术治疗

Ⅰ期、Ⅱ期和部分Ⅲ期非小细胞肺癌病人首选手术，术后视情况放、化疗。

（二）放疗

术前放疗可提高切除率及治愈率。放疗对控制骨转移性疼痛、脊髓压迫、上腔静脉阻塞综合征，支气管阻塞及脑转移引起的症状疗效较好。

（三）化疗

选用2~3种作用于不同周期的抗癌药物联用、间歇、短程为化疗原则。是**小细胞肺癌首选及主要的治疗方法**。化疗可延长病人生存期。辅助性化疗用于非小细胞性肺癌可提高手术和放疗效果。化疗后局部加放疗，以手术及继续全身化疗对减少复发和消灭残存微转移灶有重要意义。

（四）治疗癌痛

药物可缓解或预防癌痛。应个体化使用止痛药。在24小时内**定时给药，首选口服给药**。

（五）减轻呼吸困难

1. 消除呼吸道阻塞　应用 β₂受体兴奋剂解除支气管痉挛，用麻醉性镇咳药控制刺激性咳嗽，使用镇咳剂和小剂量麻醉剂可缓解严重的呼吸困难。

2. 处理胸腔积液　胸腔积液引起呼吸困难与疼痛时应进行引流，若胸腔积液反复发生可注射硬化剂使潜在的胸膜腔闭塞。

（六）其他

肺癌脑转移引起**颅内压增高**时使用**脱水剂治疗及放疗**。

第十节　自发性气胸

浪里淘沙—核心考点

一、临床表现

1. 症状　**典型症状是胸痛、干咳和呼吸困难。**张力性气胸病人出现烦躁不安、发绀、出冷汗、脉搏细速、心律不齐、意识障碍等。血气胸病人如失血过多会出现血压下降，甚至休克。

2. 体征　右侧气胸可使肝浊音界下移；液气胸可闻及胸内振水音；皮下气肿时有皮下握雪感。

3. 并发症　脓气胸、血气胸、纵隔气肿、皮下气肿及呼吸衰竭等。

二、治疗原则

（一）一般治疗

卧床休息，吸氧；使用支气管扩张剂如氨茶碱；使用可待因止咳等。

（二）排气治疗

少量胸积气少，**肺萎陷面积小于20%可继续观察，不必抽气**，气体可自行吸收。肺**萎陷>20%或症状明显需考虑排气治疗。**

小试身手 40.自发性气胸抽气治疗的指征

A.肺萎陷之前　　　　　　　B.肺萎陷大于10%

C.肺萎陷大于20%　　　　　D.肺萎陷大于30%

E.肺萎陷大于40%

1. 紧急排气　在**紧急情况下张力性气胸可用小刀或粗针头刺破胸壁，排出胸腔内高压气体。**

2. 人工气胸箱排气　此装置可同时测定胸腔内压并进行抽气，**一般一次抽气量不超过1L。**

好礼相送 "一次放液知多少"（武哥总结，严禁转载，违者必究）

1. 心包穿刺放液时，一次放液不超过200ml。

2. 尿潴留病人一次放尿不超过1000ml，胸腔积液、积气一次放液、放气不超过1000ml。

3. 羊水过多时一次放羊水不超过1500ml。

4. 腹水病人一次放腹水1000ml。

3. 胸腔闭式引流或连续负压吸引　适用于经反复抽气疗效不佳的气胸。

（三）原发病及并发症治疗

治疗原始疾病及诱因，积极预防或处理继发感染；严重血气胸除进行抽气排液和适当输血外，考虑开胸探查结扎出血点；严重纵隔气肿做胸骨上窝穿刺或切开排气。

（四）手术治疗

慢性气胸（病程超过3个月）、反复发作的气胸和肺大疱考虑手术治疗。

第十一节　呼吸衰竭

浪里淘沙—核心考点

一、临床表现

除原发病症状外，呼吸衰竭以缺O_2和CO_2潴留引起多脏器功能障碍为主。

1. **呼吸困难**　胸闷、呼吸费力、憋气、喘息等最常见。呼吸频率、节律和幅度可发生变化。上呼吸道梗阻出现吸气性呼吸困难，干咳、高调吸气相哮鸣音，伴"三凹征"。慢性阻塞性肺疾病为呼气性呼吸困难，出现点头或提肩呼吸。肺实质炎症、胸廓运动受限时出现混合性呼吸困难，即吸气和呼气均费力，呼吸浅快。中枢性呼吸衰竭出现潮式、间歇或抽泣样呼吸。

小试身手 41. 呼吸衰竭最早出现的临床表现是

A. 黄疸　　　　　　　　　　B. 精神错乱

C. 呼吸困难　　　　　　　　D. 下肢水肿

E. 消化道出血

2. **发绀**　是呼吸衰竭的典型表现，因低氧血症引起血中还原血红蛋白增加所致。当$SaO_2<90\%$时可在口唇、指甲处出现发绀。

3. 精神、神经症状　急性缺氧出现精神错乱、烦躁、昏迷、抽搐等症状。慢性缺氧出现智力或定向障碍。轻度CO_2潴留表现为多汗、烦躁、白天嗜睡、夜间失眠等兴奋症状。随着CO_2潴留加重出现肺性脑病，表现为神志淡漠、谵妄、间歇抽搐、扑翼样震颤、视神经乳头水肿、昏睡、昏迷等，重者因肺水肿、脑疝死亡。

4.血液循环系统症状 早期心率加快、血压升高、脑血管扩张引起搏动性头痛；晚期严重缺氧引起酸中毒，循环衰竭、血压下降、心率缓慢、心律失常甚至心脏停搏。CO_2潴留出现皮肤潮红、湿暖多汗；慢性缺O_2和CO_2潴留引起肺动脉高压，右心衰竭。

二、治疗原则

治疗的基本原则是在保持呼吸道通畅的前提下，迅速纠正缺O_2和CO_2潴留，维持代谢和酸碱平衡，积极治疗原发病，消除诱因，维护心、脑、肾等重要脏器功能，预防并发症。

（一）保持呼吸道通畅

呼吸道通畅是纠正缺O_2和CO_2潴留的先决条件，是治疗的基础。

1.清除呼吸道分泌物，必要时气管插管或气管切开。

2.缓解支气管痉挛 使用解痉剂，必要时给予肾上腺糖皮质激素缓解支气管痉挛。

（二）氧疗

氧疗可提高肺泡氧分压（PaO_2），增加氧弥散能力，提高PaO_2，改善低氧血症。**$PaO_2<60mmHg$为氧疗的指征。$PaO_2<55mmHg$必须氧疗。**

Ⅰ型呼吸衰竭：给予较高浓度氧（35%~50%）或高浓度氧（>50%）吸氧，当$PaO_2>70mmHg$时逐渐降低氧浓度，以避免长期吸入高浓度氧引起氧中毒。

Ⅱ型呼吸衰竭：低浓度（~35%）持续给氧。氧浓度按下列公式估算，实际吸入氧浓度（%）= 21+4 × 氧流量（L/min）。

锦囊妙记：慢性阻塞性肺疾病、肺源性心脏病、Ⅱ型呼吸衰竭的给氧方式均为低流量、低浓度持续性给氧，即1~2L/分。

小试身手（42~43题共用题干）

患者，女，32岁。呼吸困难、咳嗽、咳痰入院，查体：R 34次/分，BP 110/50mmHg，动脉血气：pH 7.21，$PaCO_2$ 60mmHg，PaO_2 55mmHg，诊断为"Ⅱ型呼吸衰竭"。

42.患者送入ICU后，最合适的监护措施是

A.持续体温监测　　　　　　B.动脉血氧饱和度监测

C.心排出量监测　　　　　　D.无创血压监测

E.CVP监测

43.患者吸氧时，氧流量应控制在

A.1~2L/min　　　　B.2~4L/min　　　　C.4~6L/min

D.6~8L/min　　　　E.8~10L/min

（三）增加通气量以减少CO_2潴留

1. 呼吸兴奋剂　常用呼吸中枢兴奋剂是尼可刹米，用量为$0.375\sim0.75g$静脉缓慢推注。

2. 机械通气　严重呼吸功能障碍经治疗无效者考虑机械通气。

（四）纠正电解质、酸碱平衡紊乱

1. 呼吸性酸中毒　改善通气，维持有效通气量，促进CO_2排出。

2. 代谢性酸中毒　多为低氧血症引起乳酸增多、血容量不足、周围循环衰竭、肾功能障碍影响酸性代谢产物排出引起，治疗措施是改善缺氧，及时治疗原始疾病，若$pH<7.20$时补充碱性药物。

3. 呼吸性酸中毒合并代谢性碱中毒　主要原因为快速利尿或使用激素而致低血钾、低血氯，补充碱性药过量，治疗中$PaCO_2$下降过快。因此在使用机械通气时应避免CO_2排出过快，严格掌握补碱的量，使用利尿剂时注意补充氯化钾等。

4. 呼吸性碱中毒　常因通气过度、$PaCO_2$下降过快所致，应适当控制通气量。

5. 电解质紊乱　以低钾、低氯、低钠最为常见。

（五）营养支持

呼吸衰竭病人抢救时常规鼻饲高蛋白、高脂肪、低糖类及富含维生素、微量元素流质饮食，必要时行静脉营养。一般热量达$14.6kJ/（kg\cdot d）$，病情稳定后鼓励病人由口进食。

（六）合并症防治

慢性呼吸衰竭常见的合并症是慢性肺源性心脏病、右心衰竭，急性加重时可并发上消化道出血、休克和多器官功能衰竭等，应积极防治。

（七）控制感染，积极治疗原始疾病

严重呼吸衰竭可因脑水肿、脑疝危及生命，应给予脱水治疗。一般主张轻中度脱水为宜，以防止脱水后血液浓缩，痰液黏稠不易咳出。

1. 控制感染　呼吸道感染是呼吸衰竭最常见的诱因。因此呼吸衰竭病人在加强痰液引流的同时，应选择有效抗生素控制感染。

2. 病因治疗　针对原始疾病进行治疗。

第十二节　急性呼吸窘迫综合征

浪里淘沙—核心考点

一、临床表现

ARDS以进行性呼吸困难为特征，早期除呼吸音稍弱外，肺内常无啰音，X线

检查也无明显变化。根据病变程度可分为3期：

1. 初期 呼吸困难，呼吸频率加快，有呼吸窘迫感，体检无明显体征，血气分析显示动脉血氧分压下降，一般性给氧不能缓解。

2. **进展期** 呼吸困难加重，发绀，听诊双肺有中小水泡音、管状呼吸音。病人出现昏迷、发热，X线片可见网状阴影，继之肺出现斑点状或成片状阴影，血气分析显示呼吸性及代谢性酸中毒。

3. 末期 病人出现深度昏迷，呼吸困难及缺氧更加严重，出现严重酸中毒、心律失常，当动脉血氧分压下降至3.3kPa（25mmHg），CO_2分压上升至7.3kPa（55mmHg）时，心跳、呼吸停止不可避免，各种抢救措施很难奏效。

小试身手 44.ARDS患者临床表现的特征是

A.呼吸音减弱　　　　B.肺内罗音　　　　C.肺内无罗音

D.进行性呼吸困难　　E.代谢性酸中毒

二、治疗原则

1. **迅速纠正低氧血症**，改善肺泡换气 主要治疗方法是机械通气，选用**呼气终末正压通气**（PEEP）。

2. 维持有效循环，防止液体过量及肺水肿 准确记录出入量，及时补充血容量维持有效循环。控制输液总量，以晶体为主，胶体为辅，适当补充蛋白及血浆，液体入量偏多时适当使用利尿药，以排出多余水分。

3. 治疗感染 脓毒症是ARDS的常见病因，ARDS发生后又可引起肺部感染，因此需抗感染治疗。

4. 营养支持 补充足够热量、必需氨基酸和维生素等，防止机体出现负氮平衡。病人不能正常进食时通过静脉补充营养。

三、预防

对重症创伤、严重感染等病人应积极预防其发生，除治疗原始疾病外，还要控制液体输入速度，避免长期吸入高浓度氧气。不宜输入大量库存血液，因其可诱发DIC，DIC有时可引起ARDS。危重病人加强肺部护理，及时翻身、排痰。积极治疗肺部感染，密切观察病情，及时发现病人是否出现呼吸困难。

参考答案

1.E 2.A 3.D 4.D 5.D 6.A 7.C 8.D 9.A 10.E 11.A 12.E 13.B
14.B 15.A 16.D 17.D 18.D 19.B 20.D 21.C 22.A 23.B 24.C 25.B
26.E 27.D 28.B 29.D 30.D 31.C 32.B 33.D 34.D 35.C 36.E 37.C
38.B 39.E 40.C 41.C 42.B 43.A 44.D

第二章 循环系统疾病病人的护理

第一节 心力衰竭

一、慢性心力衰竭

（一）临床表现

1.<u>左心衰竭</u> 以肺淤血和心排血量降低为主要表现。

（1）症状

1）呼吸困难：**劳力性呼吸困难是左心衰竭最早出现的症状**。活动使回心血量增加，左心房压升高，肺淤血加重，病人体力活动时发生或加重，休息后缓解或消失。**夜间阵发性呼吸困难为左心衰竭的典型表现**，其发生机制是睡眠平卧血液重新分配使肺血流量增多，夜间迷走神经张力高，小支气管收缩，横膈上抬，肺活量减少等，病人入睡后突然憋醒，被迫坐起，呼吸深快，严重者伴哮鸣音，称之为"心源性哮喘"；严重心力衰竭者出现端坐呼吸，因平卧时回心血量增多，横膈上抬，呼吸困难更加明显。<u>采取的坐位愈高提示左心衰竭的程度愈重</u>。"心源性哮喘"进一步发展，出现急性肺水肿，是左心衰竭最严重形式。

> 锦囊妙记：左心衰竭的发生机制：肺静脉的血液向左心回流。左心衰竭时→左心腔压力升高→肺静脉血液回流受阻→肺淤血→气体交换障碍，患者出现呼吸困难。

2）咳嗽、咳痰和咯血：咳嗽、咳痰因肺泡和支气管黏膜淤血所致。开始常在夜间出现，坐位或立位可减轻，<u>痰呈白色浆液泡沫状，偶尔痰中带血丝</u>。长期慢性淤血时肺静脉压升高，肺循环和支气管血液循环之间形成侧支，在支气管黏膜下形成扩张血管，此血管一旦破裂可引起大咯血。

3）疲倦、乏力、头晕、心慌：因心排血量降低，心、脑、骨骼肌等血液灌注不足所致。

4）尿少及肾功能损害症状：严重左心衰竭时血液再分配，肾血流量明显减少，病人出现少尿。长期慢性肾血流量减少，血尿素氮、肌酐升高并出现肾功能不全症状。

（2）体征

1）肺部湿啰音：由肺毛细血管压升高，<u>液体渗到肺泡出现湿啰音</u>，随病情发展，啰音可从肺底至全肺，**特点为身体低垂部位出现啰音**。

2）心脏体征：除原发心脏病固有体征外，**慢性左心衰竭病人心脏扩大、肺动脉瓣听诊区第二心音亢进及舒张期奔马律**。

2. 右心衰竭

（1）症状

1）消化道症状：**是右心衰竭最常见的症状，主要表现为腹胀、食欲减退、恶心、呕吐**，系因胃肠道及肝脏淤血所致。

2）劳力性呼吸困难：右心衰竭有明显的体循环淤血时可出现呼吸困难。

（2）体征

1）水肿：**出现于身体的低垂部位**，常为凹陷性及对称性，严重者可出现胸腔积液，均由体静脉压升高所致。

2）颈静脉征：颈静脉搏动增强、充盈、怒张是右心衰竭的**最主要体征**，肝颈静脉回流征阳性则更具特征性。

3）肝大：肝脏因淤血而肿大，伴压痛，持续慢性右心衰竭可致心源性肝硬化，晚期可发生黄疸、大量腹水及肝功能受损。

锦囊妙记：右心衰竭的表现可记为"一水两大及其他"。一水即水肿，两大即颈静脉增大和肝大，其他即发绀。

小试身手 1.提示右心衰体循环淤血最重要的体征是

A.肝脏肿大　　　　　　　　B.腹水

C.颈静脉充盈　　　　　　　D.下肢水肿

E.肝颈静脉回流征阳性

4）心脏体征：除原有心脏病的固有体征外，右心衰竭可因右心室扩大而出现三尖瓣关闭不全的反流性杂音。

小试身手 2.右心功能不全的体征是

A.肺部湿啰音　　　　　　　B.舒张期奔马律

C.颈静脉征阳性　　　　　　D.心浊音界向右扩大

E.肺动脉瓣听诊区第二心音亢进

3. 全心衰竭 右心衰竭继发于左心衰竭而形成全心衰竭。

（二）治疗原则

采取综合治疗措施达到提高运动耐量，改善生活质量；防止或延缓心肌进一步损害；降低病死率。

1. 病因治疗 控制高血压，改善冠心病心肌缺血，心瓣膜病行手术治疗等。消除诱因：如积极控制感染，对于心室率较快的心房颤动，如不能及时复律应尽快控制心室率，甲亢、贫血是心力衰竭加重的原因，应注意检查并及时治疗。

2. 减轻心脏负荷

（1）休息：避免情绪激动和精神紧张，控制体力活动，保证充足睡眠，降低心脏负荷。

（2）**限制钠盐摄入**：有利于减轻水肿，在使用强效排钠利尿剂时不可过分限盐。

（3）使用利尿剂：**利尿剂是治疗心力衰竭最常用的药物**，通过排钠排水以减轻心脏负荷，减轻水肿。常用药物有：①噻嗪类利尿剂：为中效利尿剂，代表药物有氢氯噻嗪，长期服用应注意补钾。②袢利尿剂：代表药物为呋塞米（**速尿**），为强效利尿剂，**注意预防低血钾**。③保钾利尿剂：与噻嗪类或袢利尿剂合用可起到保钾排钠作用，代表药物是螺内酯（安体舒通）。

（4）使用血管紧张素转换酶抑制剂（ACEI）：通过扩张血管减轻淤血症状。常用药物有：①卡托普利每次 12.5~25mg，每日 2 次。②苯那普利每次 5~10mg，每日1 次。③培哚普利每次 2~4mg，每日 1 次，用药时监测高血钾、低血压、干咳及一过性肾功能损害。

（5）**正性肌力药**

1）洋地黄类药：**可加强心肌收缩**，抑制心脏传导系统，兴奋迷走神经，改善血流动力学变化。**肥厚型心肌病禁用洋地黄**。常用洋地黄制剂有：①**地高辛 0.25mg**，每日 1 次，连用 7 天后血浆浓度可达稳态。适用于中度心力衰竭的维持治疗。②**毛花苷C（西地兰）**为静脉注射剂，适用于急性心衰或慢性心衰加重时，特别适用于心衰伴快速心房颤动者。

2）非洋地黄类正性肌力药：①肾上腺能受体兴奋剂如多巴胺、多巴酚丁胺，由小剂量开始，以不引起心率加快及血压升高为宜，只能短期使用。②磷酸二酯酶抑制剂如氨力农和米力农，重症心衰病人短期使用。

（6）醛固酮受体拮抗剂：螺内酯小剂量使用，每次 20mg，每日 1~2 次，对抑制心血管重构、改善慢性心力衰竭的远期预后有很好的作用。

（7）β 受体阻滞剂：常用药物有卡维地洛、美托洛尔等。待心脏衰竭稳定后从小剂量开始，逐渐增加剂量，适量维持。

二、急性心力衰竭

（一）临床表现

病情发展迅速，**病人突发严重呼吸困难**，呼吸频率达 30~50 次/分，**强迫端坐位**，频繁咳嗽，**咳大量粉红色泡沫样痰**，面色灰白或发绀，大汗，皮肤湿冷，**有窒息感、极度恐惧、烦躁不安**。早期血压一度升高，随后下降。听诊**两肺布满湿啰音和哮鸣音**，心率增快，心尖部第一心音减弱，**可闻及舒张期奔马律**，肺动脉瓣第二心音亢进。

`小试身手` 3. 急性左心衰竭的体征是

A. 强迫侧卧位　　　　　　B. 咳大量铁锈色泡沫样痰　　　　C. 皮肤潮红

D. 两肺布满干性啰音　　　E. 可闻及舒张期奔马律

小试身手 4.左心功能不全最严重的表现是

A.心悸气短　　　　　　　　　B.劳力性呼吸困难

C.端坐呼吸　　　　　　　　　D.夜间阵发性呼吸困难

E.急性肺水肿

小试身手 5.患者，男性，65岁，因咳嗽、咳痰、尿少、呼吸困难加重入院。医生考虑为急性左心衰竭，其咳痰的性质是

A.白色浆液痰　　　　　　　　B.粉红色泡沫样痰

C.铁锈色痰　　　　　　　　　D.脓臭痰

E.痰中带血丝

（二）治疗原则

1. **体位**　协助病人**取坐位，双腿下垂**，减少静脉回心血量。

2. **镇静**　**吗啡3~5mg静脉推注，3分钟推完**，必要时重复。吗啡可使病人镇静，同时也可舒张静脉和小动脉，减轻心脏负荷。老年病人酌减剂量或改为肌内注射。

3. 吸氧　**高流量吸氧，6~8L/min**。

4. 减轻心脏负荷　**快速利尿**，如静脉推注呋塞米20~40mg。使用血管扩张剂，如硝普钠或硝酸甘油，血压低者与多巴胺或多巴酚丁胺合用。

5. 强心药　**快速洋地黄制剂如毛花苷C（西地兰）适用于快速心房颤动伴急性左心衰竭者，禁用于重度二尖瓣狭窄伴窦性心律者**。如病人近1~2周内曾用过洋地黄制剂应警惕中毒。

6. 平喘　氨茶碱0.25mg稀释后缓慢静脉推注，除可解除支气管痉挛，还可兴奋心肌，扩张外周静脉和利尿。

第二节　心律失常

浪里淘沙—核心考点

一、窦性心律失常

正常窦性心律冲动起源于窦房结，频率为60~100次/分。心电图显示窦性心律的P波在Ⅰ、Ⅱ、aVF导联直立，aVR导联倒置，P–R间期0.12~0.20秒。

（一）窦性心动过速

窦性心动过速是指成人窦性心律的频率超过100次/分，其频率大多在100~150次/分。健康人在吸烟、饮酒、饮茶、喝咖啡、剧烈运动或情绪激动时可出现，表现为心悸。

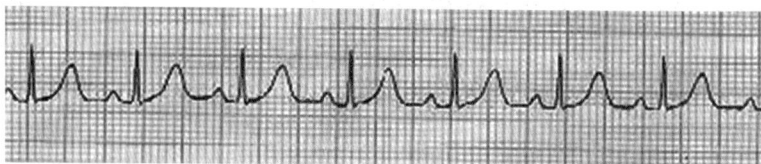

图1-2-1　窦性心动过速

治疗病因和去除诱因，必要时使用β受体阻滞剂如普萘洛尔（心得安）减慢心率。

小试身手 6.成人窦性心率超过多少称为窦性心动过速

A.60次/分　　　　　　　B.80次/分　　　　　　　C.100次/分

D.120次/分　　　　　　 E.140次/分

（二）窦性心动过缓

窦性心动过缓是指成人窦性心律频率少于**60次/分**，窦性心动过缓常伴**窦性心律不齐（不同P-P间期差异大于0.12秒）**。常见于健康青年人、运动员或睡眠时。多无自觉症状，当心率过慢出现心排血量不足时，病人出现胸闷、头晕等，甚至晕厥。

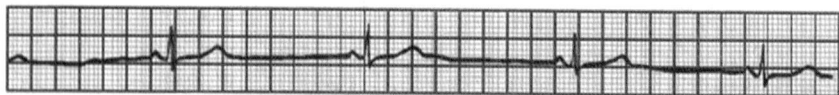

图1-2-2　窦性心动过缓

无症状不必治疗，如因心率过慢出现症状者可用阿托品、麻黄碱或异丙肾上腺素等治疗，症状不能缓解者考虑心脏起搏治疗。

小试身手 7.最有可能引起因心排出量突然减少而发生晕厥的情况是

A.病态窦房结综合征　　　B.窦性心动过缓　　　　C.心房颤动

D.阵发性室上性心动过速　 E.频发性室性早搏

（三）病态窦房结综合征

是由窦房结病变导致功能障碍，产生多种心律失常。常见于冠心病、心肌炎、风心病等，轻者出现发作性头晕、黑矇、乏力、心悸、心绞痛等症状，重者出现阿-斯综合征。

心电图特点：①持续而显著的窦性心动过缓；②窦性停搏与窦房传导阻滞；③窦房传导阻滞与房室传导阻滞并存；④心动过缓-心动过速综合征：是指心动过缓与房性快速性心律失常（如房性心动过速、心房扑动、心房颤动）交替发作；⑤房室交界区性逸搏心律等。

治疗原则：无症状者不必治疗；**有症状者起搏器治疗**。应用起搏器治疗后病人仍有心动过速，可同时使用抗心律失常药。

二、期前收缩

(一)临床表现

偶发期前收缩一般无症状，部分病人有漏跳感。当期前收缩频发时病人感心悸、胸闷、憋气、乏力、心绞痛等。听诊心律不齐，第一心音增强，第二心音减弱甚至消失。

(二)心电图检查

1. **房性期前收缩**　①P波提前发生，形态与窦性P波不同，提前发生的P波P-R间期大于0.12秒。②提前出现的P波后的QRS波形态正常；伴室内差异性传导时QRS波宽大畸形。③代偿间歇不完全。

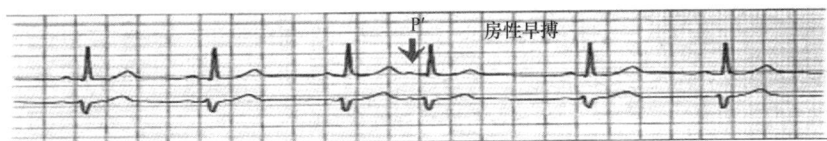

图1-2-3　房性期前收缩

2. **房室交界性期前收缩**　①提前出现QRS-T波群，该QRS-T波形态与正常QRS-T波群基本相同；②P波为逆行型(在标准Ⅱ、Ⅲ与aVF导联中倒置)，可出现在QRS波群之前(P-R间期小于0.12秒)、之后(R-P间期小于0.20秒)，偶尔可埋没在QRS波群之内；③期前收缩后多见一完全性代偿间歇。

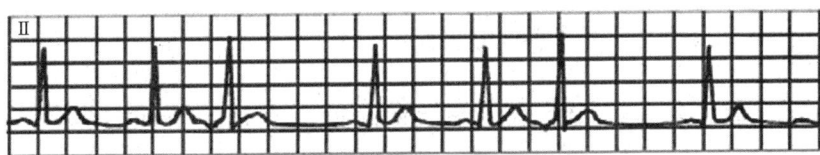

图1-2-4　房室交界性期前收缩

3. **室性期前收缩**　①提前出现QRS波群，宽大畸形，时长超过0.12秒，期前无P波；②ST-T与主波方向相反；③代偿间歇完全。

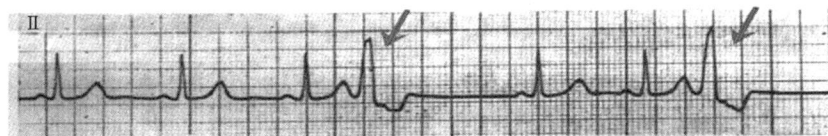

图1-2-5　室性期前收缩

（三）治疗原则

1. 积极治疗原始疾病，如改善心肌缺血，控制心肌炎症，纠正电解质紊乱。避免情绪紧张或过度劳累等诱因。

2. 无明显症状者无需药物治疗，有明显症状给予药物治疗。**房性、交界性期前收缩选用普罗帕酮、莫雷西嗪、β 受体阻滞剂**。**室性期前收缩选用 β 受体阻滞剂、美西律、普罗帕酮、莫雷西嗪等**。对急性心肌梗死急性期伴发室性期前收缩早期应用 β 受体阻滞剂，可减少室颤的危险。

三、阵发性心动过速

（一）临床表现

1. **室上性心动过速** **突发突止，可持续数秒、数小时甚至数日**，发作时感胸闷、心悸、头晕、心绞痛，甚至心力衰竭、休克。听诊心室率达 150~250 次/分，大多心律绝对规则，**心尖部第一心音强度恒定**。

2. 室性心动过速 非持续性室速（**发作持续时间短于 30 秒，能自行终止**）常无症状。持续性室速（**发作持续时间超过 30 秒，需应用药物或电复律才能终止**）常伴明显血流动力学改变及心肌缺血，心脑肾等脏器供血减少，**病人出现心绞痛、呼吸困难、低血压、少尿、晕厥、休克甚至猝死**。听诊心率为每分钟 140~220 次，心律轻度不规则，第一、二心音分裂，收缩期血压随心搏变化而变化。

（二）心电图检查

1. **室上性心动过速** ①**心率 150~250 次/分，节律规则**；②QRS 波形态及时限正常；③P 波为逆行性（**Ⅱ、Ⅲ、aVF 导联倒置**），常埋藏在 QRS 波群内或位于终末部分，与 QRS 波群关系恒定；④起始突然，常由一个期前收缩触发。

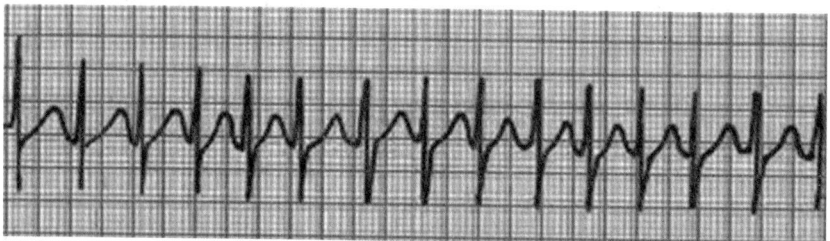

图 1-2-6 室上性心动过速

2. **室性心动过速** ①**3 个或 3 个以上室性期前收缩连续出现**；②**QRS 波形态畸形，时限大于 0.12 秒**，有继发性 ST-T 改变，ST-T 波方向常与 QRS 波群主波方向相反；③**心室率通常为 100~250 次/分，心律一般规则**；④多数情况下 P 波与 QRS 波群无固定关系，房室分离；⑤**见心室夺获或室性融合波，是确立室性心动过速诊断的最重要依据**；⑥**一般发作突然开始**；⑦根据室性心动过速发生时的QRS波群形态，室速可分为单形性室速和多形性室速。

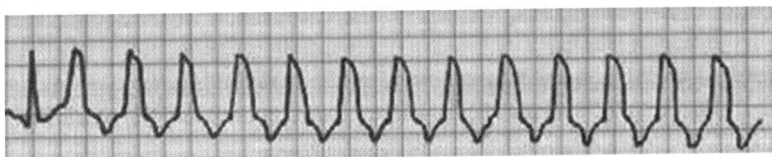

图1-2-7　室性心动过速

（三）治疗原则

1. **室上性心动过速**　①刺激迷走神经；②使用抗心律失常药：**首选维拉帕米**，普罗帕酮、艾司洛尔、腺苷等药物也可选；③合并低血压的病人使用去氧肾上腺素、甲氧明、间羟胺等升压药。血压升高，反射性兴奋迷走神经，可终止心动过速；**④伴心力衰竭者可首选洋地黄类**，如毛花苷C静脉注射；⑤对药物治疗无效或不适合药物治疗者，经食管心房起搏或经静脉心房或心室超速起搏或程序刺激，可有效终止心动过速；**⑥以上方法无效采用同步直流电复律**。预防发作选用维拉帕米、普罗帕酮等。长期频繁发作且症状较重，口服药物预防效果不佳者行导管射频消融术。

2. **室性心动过速**　无器质性心脏病者如无症状或血流动力学改变，治疗同室性期前收缩；持续性室性心动过速发作，无论有无器质性心脏病均应给予治疗。**终止室性心动过速发作**：室性心动过速病人如无血流动力学障碍**首选利多卡因或普鲁卡因胺静脉注射后持续静脉滴注**，首次剂量为50~100mg，必要时5~10分钟后重复。发作控制后继续利多卡因静脉滴注维持24~48小时以防复发，维持量1~4mg/min。普罗帕酮、胺碘酮、普鲁卡因胺等也可选用。如病人已发生低血压、休克、心绞痛、脑部血流灌注不足时，**迅速行同步直流电复律**。**洋地黄中毒引起室性心动过速，不宜用电复律，首选苯妥英钠静脉注射并补充钾盐**。

小试身手　8.患者，男，20岁。有哮喘史，半小时前突发心悸。查体：心率180次/分，律齐，无杂音，胸透正常，心电图为阵发性室上性心动过速。首选的治疗措施是

　　A. 美西律静脉注射　　　　B. 利多卡因静脉注射　　　C. 维拉帕米静脉注射

　　D. 氨茶碱静脉注射　　　　E. 普萘洛尔静脉注射

四、扑动与颤动

当自发性异位搏动的频率超过心动过速的范围时形成扑动或颤动。根据异位搏动起源部位不同分为心房扑动与颤动，心室扑动与颤动。心室扑动与颤动是最危重的心律失常。

（一）临床表现

1. **心房扑动与颤动**　如心室率不快无任何症状，心室率快者胸闷、心悸、头晕、乏力、心绞痛等。心房扑动者听诊心律规则或不规则。心房颤动体检第一心音

强弱变化不定，心律绝对不规则，**心室率快时出现脉搏短绌**。心房颤动是心力衰竭最常见诱因之一，易引起心房内附壁血栓形成，部分血栓脱落引起脑栓塞、肢体动脉栓塞、视网膜动脉栓塞等。

小试身手（9~10题共用题干）

患者，女，39岁。有心脏病史8年，最近感到心悸，查体：心率108次/分，律不齐，第一心音强弱不等，心尖部有舒张期隆隆样杂音。

9.最可能的诊断是

A.心房颤动　　　　　　　B.室性早搏　　　　　　　C.房性早搏

D.窦性心律不齐　　　　　E.窦性心动过速

10.为进一步明确心律失常的性质，首选的检查是

A.嘱患者屏气后再听诊　　　B.嘱患者左侧卧位再听诊

C.X线胸片　　　　　　　　D.超声心动图

E.心电图检查

2.心室扑动与颤动　临床表现无差别。一旦发生，病人迅速出现意识丧失、抽搐，继之呼吸骤停。听诊心音消失、脉搏摸不到、血压测不出。

（二）心电图检查

1.**心房扑动**　①P波消失，代之以250~350次/分的心房率、间隔均匀、形状相似的锯齿状f波，扑动波之间的等电位线消失；②F波与QRS波群成某种固定比例，最常见的比例为2∶1房室传导，有时比例关系不固定，引起心室律不规则；③QRS波形态一般正常，伴室内差异性传导或原有束传导阻滞者QRS波群增宽、变形。

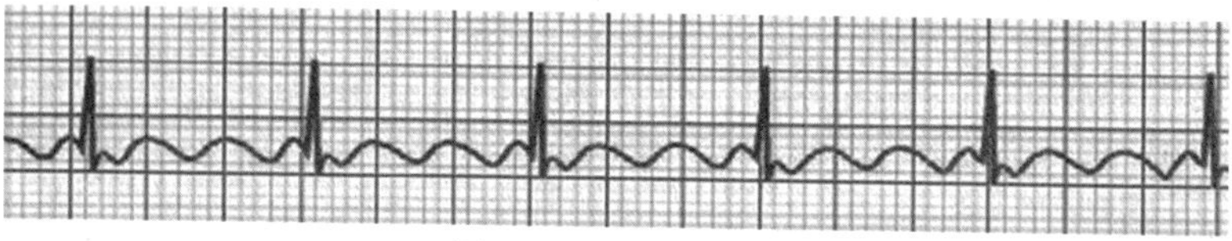

图1-2-8　心房扑动

2.**心房颤动**　①P波消失，代之以350~600次/分小而不规则的基线波动，间隔不均匀，形态、振幅均变化不定的f波；②QRS波群间隔绝对不规则，心室率每分钟100~160次；③QRS波形态一般正常，伴室内差异性传导或原有束支传导阻滞者QRS波群增宽、变形。

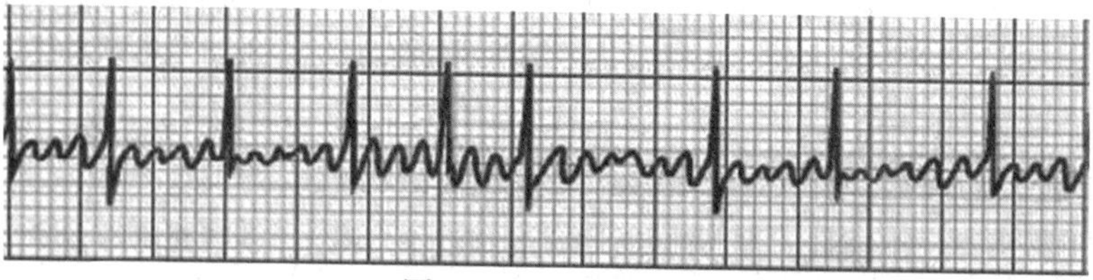

图1-2-9　心房颤动

小试身手 11.下列哪项**不属于**房颤的特点

A. P波消失，代之不规则的形态变化不均的f波

B. QRS波形态正常

C. 第一心音强弱变化不均

D. 心律绝对不齐

E. 心率小于脉率

3. **心室扑动** 心电图为匀齐、大而规则的正弦波图形，**频率为每分钟150~300次，难以区分QRS-T波群。**

4. **心室颤动** 心电图为形态、频率及振幅极不规则的波动，**其频率为150~500次/分**，无法辨认QRS波群、ST段及T波。

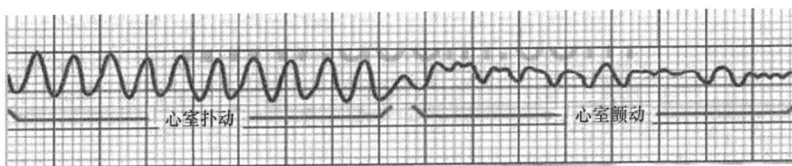

图1-2-10　心室扑动与颤动

小试身手 12. QRS波群与T波消失，呈形状、频率、振幅高低各异、完全无规则的波浪曲线，属于

A. 窦性心律失常　　　　　B. 房性期前收缩　　　　　C. 室性期前收缩

D. 心室颤动　　　　　　　E. 心房颤动

（三）治疗原则

1. **心房扑动** 针对原始疾病进行治疗。**转复心房扑动最有效的方法是同步直流电复律术。**普罗帕酮、胺碘酮对转复及预防房扑复发有一定疗效。钙通道阻滞剂如维拉帕米对控制房扑心室率也有效，**目前对单纯控制房扑的心室率首选洋地黄类制剂。**

2. **心房颤动** 除积极治疗原发病外，对阵发性心房颤动如持续时间短、发作频繁、自觉症状不明显者无需治疗；对发作时间长、频繁、发作时症状明显者，给予洋地黄、维拉帕米、普罗帕酮、胺碘酮等治疗，但**最有效的复律手段为同步直流电复律术。**慢性房颤者栓塞的发生率高如无禁忌抗凝治疗。

3. **心室扑动及颤动** 争分夺秒地进行抢救，尽快恢复有效心脏收缩，包括胸外心脏按压、人工呼吸、**锁骨下静脉注入利多卡因50~100mg或阿托品、肾上腺素**。如心电图示颤动波高而大、频率快，**应立即行非同步直流电复律**。

小试身手 13. 患者，男性，50岁，肺癌晚期。住院期间突然出现意识丧失，血压测不清，颈动脉搏动消失。心电图显示为心室颤动，此时应首选的治疗措施是

A. 静脉推注利多卡因　　　　　　B. 同步直流电复律

C. 非同步直流电复律　　　　　　D. 安装起搏器

E. 应用洋地黄类药物

小试身手 （14~15题共用题干）

A. 静脉注射阿托品　　　　　B. 静脉注射利多卡因
C. 非同步直流电复律　　　　D. 同步直流电复律
E. 安装永久起搏器

14. 病态窦房结综合征，发生了阿-斯综合征的患者的治疗应为

15. 急性心肌梗死患者发病后24小时出现心室扑动，应立即给予

五、房室传导阻滞

（一）临床表现

1. 一度房室传导阻滞除原发病症状外，常无其他症状，听诊第一心音强度减弱。

2. 二度房室传导阻滞分为Ⅰ型与Ⅱ型，Ⅰ型又称文氏阻滞，病人心悸与心搏脱漏感，听诊第一心音强度减弱并有心搏脱漏。Ⅱ型又称莫氏现象，病人有头晕、乏力、心悸、胸闷等症状，有间歇性心搏脱漏，但第一心音强度恒定，该型易发展为三度房室传导阻滞。

3. 三度房室传导阻滞临床症状取决于心室率快慢与伴随病变，病人出现疲惫、乏力、头晕、心绞痛及心力衰竭，如心室率过慢导致脑缺血时出现短暂性意识丧失，甚至抽搐，即阿-斯综合征。严重者猝死，听诊第一心音强度不等，可闻及心房音，血压偏低。

（二）心电图检查

1. 一度房室传导阻滞　　P-R间期超过0.20秒，无QRS波群脱落。

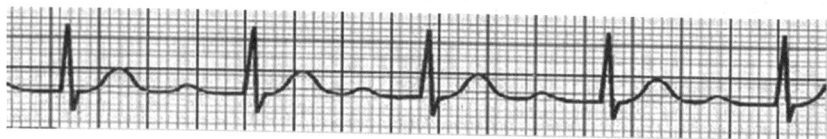

图1-2-11　一度房室传导阻滞

2. 二度房室传导阻滞

（1）Ⅰ型：①P-R间期进行性延长，直至QRS波群脱落；②相邻R-R间期进行性缩短，直至P波后QRS波群脱落；③包含QRS波群脱落的R-R间期比两倍正常窦性P-P间期短；④最常见的房室传导比例为3：2或5：4。

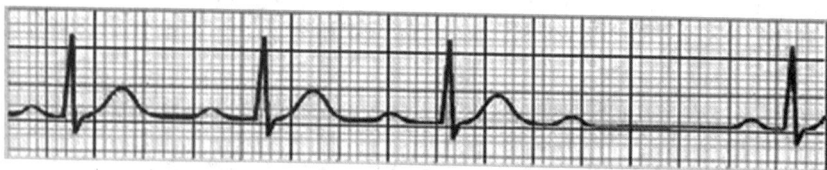

图1-2-12　二度Ⅰ型房室传导阻滞

小试身手 16. 某患者心电图主要表现为：P-R间期进行性延长，直至QRS波群脱落，该患者最可能的心律失常是

A. 房性早搏

B. 一度房室传导阻滞

C. 二度Ⅰ型房室传导阻滞

D. 二度Ⅱ型房室传导阻滞

E. 三度房室传导阻滞

（2）Ⅱ型：①下传的搏动中，P-R间期恒定不变，可正常或延长；②有间歇性的P波与QRS波群脱落，呈2：1或3：2传导；③QRS波群形态一般正常。

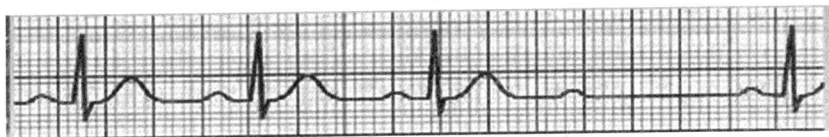

图1-2-13　二度Ⅱ型房室传导阻滞

3. 三度房室传导阻滞　①P-P间隔相等，R-R间隔相等，P波与QRS波群无关。②P波频率快于QRS波频率。③阻滞位于希氏束及其附近，心室率40~60次/分，QRS波群正常，心律较稳定；阻滞位于室内传导系统的远端，心室率在40次/分以下，QRS波群增宽，心室率亦常不稳定。

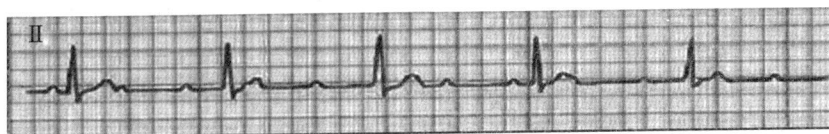

图1-2-14　三度房室传导阻滞

（三）治疗原则

1. 一度或二度Ⅰ型房室传导阻滞，心室率不慢且无症状者，治疗原始疾病，心律失常本身无需治疗。

2. 二度Ⅱ型或三度房室传导阻滞，心室率慢且影响血流动力学应及时提高心室率以改善症状，防止阿-斯综合征。常用药物有：①阿托品：每次0.5~2mg，静脉注射，适用于阻滞位于房室结的病人；②异丙肾上腺素：用于任何部位的房室传导阻滞，但对急性心肌梗死病人慎用；③对心室率低于40次/分且症状严重者，特别是曾有阿-斯综合征者，首选临时或埋藏式心脏起搏治疗。

第三节 冠状动脉粥样硬化性心脏病

一、概述

临床分型

本病可分为下列5种类型：

1. 无症状性心肌缺血（亦称隐匿型冠心病） 病人无自觉症状，而负荷试验时心电图有心肌缺血表现（ST段压低、T波低平或倒置）。

2. 心绞痛 发作性胸骨后疼痛，为一过性心肌缺血引起，心肌无组织形态改变或有纤维化改变。

3. 心肌梗死 由于冠状动脉闭塞致心肌缺血坏死，症状严重，常伴心力衰竭、心律失常、心源性休克等。

4. 缺血性心肌病 为长期心肌缺血导致心肌纤维化，表现为心脏增大、心力衰竭和心律失常。

5. 猝死 因原发性心脏骤停而猝死，多因缺血心肌局部发生电生理紊乱引起严重室性心律失常引起。

二、心绞痛

（一）临床表现

1. 症状 **以发作性胸痛为主要表现**，疼痛特点为：

（1）诱因：**常因体力劳动或情绪激动而诱发，饱餐、寒冷、吸烟、心动过速也可诱发。** 疼痛发生在体力劳动或激动时。

（2）性质：**压迫、紧缩或发闷感，也可有烧灼感，偶伴濒死恐惧感。** 发作时病人被迫停止原有活动，直至症状缓解。

（3）部位：**位于胸骨体上段或中段之后可波及心前区**，手掌范围大小。常放射至左肩、左臂内侧达无名指和小指，或至咽、颈、背、下颌部等。

（4）持续时间和缓解方式：**疼痛持续3~5分钟，很少超过15分钟，休息或舌下含服硝酸甘油缓解。**

小试身手 17. 心绞痛的特点是

A. 发作与体力劳动无关

B. 心前区剧烈的持续性刺痛

C. 部位主要在胸骨体的上段或中段之后波及心前区

D. 疼痛界限清楚，常可放射至双侧肩部和两臂内侧

E. 舌下含服地高辛后3~5分钟缓解

2. 体征　一般无异常体征。发作时血压升高、心率增快，面色苍白、皮肤出冷汗，心尖部可听到第四心音、暂时性收缩期杂音。

3. 临床分型

（1）稳定型：由体力活动或其他增加心肌耗氧量的因素诱发，在1~3个月内发作次数、持续时间、疼痛程度、缓解方式大致相同。

（2）不稳定型：稳定型劳力性心绞痛以外的缺血性胸痛统称为不稳定型心绞痛。

4. 严重度分级

I 级　一般体力活动不受限制，仅在强体力、长时间劳动时发生心绞痛。

II 级　一般体力活动轻度受限，快步走、登楼梯、饱餐后、寒冷、精神应激引发心绞痛。

III 级　一般体力活动明显受限，步行一段路或登一层楼梯发生心绞痛。

IV 级　一切体力活动均能引起不适，静息时也可引起心绞痛。

（二）治疗原则

1. 发作时的治疗

（1）休息：发作时立即休息，一般停止活动后即可缓解。

（2）药物治疗

1）较严重的发作需选用作用快、疗效高的硝酸酯制剂。这类药物可扩张冠状动脉，增加冠状动脉血量；还可扩张周围血管，减少静脉回心血量，从而减轻心脏负荷和心肌氧耗量，缓解心绞痛。常用药物有：①硝酸甘油：0.3~0.6mg，舌下含服，1~2分钟起效，持续30分钟左右。②硝酸异山梨酯：每次5~10mg，舌下含服，2~5分钟见效，维持2~3小时。

2）烦躁不安、疼痛剧烈者使用镇静剂或肌内注射吗啡5~10mg。

2. 缓解期治疗

（1）一般治疗：避免过度劳累、情绪激动、暴饮暴食、大量饮酒等诱因，积极治疗高血压、高脂血症、糖尿病等，控制病情发展。

（2）药物治疗：使用作用持久的抗心绞痛药物。

1）硝酸酯制剂：①硝酸异山梨酯口服，每次5~10mg，每日3次，服后30分钟起效，持续3~5小时；②缓释剂可维持12小时，每次20mg，每日2次；③长效硝酸甘油透皮制剂，2%硝酸甘油油膏或橡皮膏贴片贴在胸前、上臂皮肤，适用于夜间心绞痛发作的预防。

2）β受体阻滞剂：通过阻断拟交感胺类对心率和心肌收缩力受体的刺激作用，减慢心率、降低血压和心肌收缩力，减少心肌氧耗量。常用药物有：美托洛尔、阿替洛尔、比索洛尔、卡维地洛。本药与硝酸酯类药物有协同作用，易引起低血压，开始剂量宜小；支气管哮喘、低血压及心动过缓禁用；停药时逐渐减量，以免诱发心肌梗死。

3）钙通道阻滞剂：能抑制钙离子流入细胞内，抑制心肌收缩，减少氧耗量；

扩张冠状动脉，解除冠状动脉痉挛，改善心肌供血；扩张周围血管，降低动脉压，减轻心脏负荷；降低血液黏稠度，抗血小板聚集，改善心肌微循环。适用于高血压病人。常用药物有：①维拉帕米每次40~80mg，每日3次；②地尔硫䓬每次30~60mg，每日3次；③硝苯地平每次20~40mg，每日2次。停药时宜逐渐减量直至停服，以免发生冠状动脉痉挛。

4）抗血小板聚集药：防止血栓形成，常用药物有：①肠溶阿司匹林，每次75~100mg，每日1次；②双嘧达莫，每次25~50mg，每日3次。

5）抗凝治疗：常用抗凝药物包括普通肝素、低分子肝素、磺达肝葵钠等。

6）调脂治疗：如他汀类药物使斑块稳定，他汀类药物应用期间，少部分病人出现肝酶和肌酶（CK、CK-MM）升高等副作用。

（3）介入及外科手术治疗：对符合适应证的心绞痛病人可行经皮冠状动脉腔内成形术；外科治疗适用于病情重、药物治疗效果不佳，经冠状动脉造影后显示不适合介入治疗者选择冠状动脉旁路移植术。

三、急性心肌梗死

急性心肌梗死是指在冠状动脉病变的基础上，因冠状动脉供血急剧减少或突然中断，心肌严重而持久缺血导致心肌坏死。主要表现为胸骨后剧烈疼痛、白细胞计数和血清坏死标记物升高、心电图特异性改变，还可出现发热、心律失常、休克或心力衰竭。

（一）临床表现

1. 先兆症状 起病前数日乏力、胸部不适、活动时心悸、气急、烦躁、心绞痛。特别是新发生心绞痛及原有心绞痛加重较为突出，表现为发作较以往频繁，程度更加剧烈、持续时间更长，硝酸甘油不能缓解。心电图出现明显缺血性改变。

2. 典型症状

（1）疼痛：为最早出现的突出症状。多发生在清晨安静时，无明显诱因，疼痛性质和部位与心绞痛相似，但程度更加严重，常呈难以忍受的压榨、窒息或烧灼样，伴大汗、烦躁不安、恐惧及濒死感，持续时间可长达数小时或数天，口服硝酸甘油不能缓解。部分病人疼痛可向上腹部、下颌、颈部、背部放射。

表1-2-1 心绞痛与心肌梗死的鉴别

区别点	心绞痛	心肌梗死
诱发因素	体力劳动、情绪激动、饱餐、寒冷、吸烟、心动过速等	常无明显诱因
疼痛性质	压迫感、发闷、紧缩感，偶可有濒死感	与心绞痛类似
持续时间	3~5分钟内，一般不超过15分钟	数小时或数天
缓解方式	含服硝酸甘油缓解	含服硝酸甘油不缓解

小试身手 18.心肌梗死最早、最突出的症状是

A. 恶心、呕吐　　　　B. 发热　　　　　C. 疼痛

D. 心律失常　　　　E. 心源性休克

（2）全身症状：发作后24~48小时出现发热，体温达38℃左右，可持续3~7天。伴心动过速、白细胞升高、红细胞沉降率加快。

（3）胃肠道症状：疼痛剧烈时出现恶心、呕吐、上腹胀痛和肠胀气，重者发生呃逆。与坏死心肌刺激迷走神经及心排血量下降组织灌注不足有关。

（4）**心律失常**：多发生在起病后1~2天内，<u>尤以24小时内最为多见，以室性心律失常最为多见</u>，尤其是室性期前收缩。频发的、成对出现的、多源性或呈R on T现象的室性期前收缩以及短阵室性心动过速常为心室颤动的先兆。**心室颤动是心肌梗死病人24小时内死亡的主要原因。**下壁梗死易发生房室传导阻滞。

小试身手 19.导致心肌梗死患者24小时内死亡的最常见原因是

A. 心律失常　　　　B. 心力衰竭　　　　C. 心源性休克

D. 心脏破裂　　　　E. 脑栓塞

（5）**低血压和休克**：疼痛缓解而病人收缩压仍低于80mmHg并伴有面色苍白、皮肤湿冷、脉搏增速、大汗淋漓、烦躁不安、尿量减少、反应迟钝，甚至晕厥则为心源性休克。休克多在起病后数小时至1周内发生。

小试身手 20.患者，男，59岁，冠心病、心绞痛5年，3小时前发生心前区剧烈疼痛服用硝酸甘油3片未缓解，急诊入院。心电图检查发现ST段弓背上抬，随后相应导联出现病理性Q波，血压85/55mmHg，心率108次/分。律齐。入监护室观察治疗，经用药后疼痛缓解。2小时后心电测示血压70/50mmHg，心率118次/分。患者烦躁不安，皮肤湿冷，此时最可能发生了

A. 脑出血　　　　B. 室壁瘤破裂　　　　C. 心源性休克

D. 心律失常　　　　E. 心力衰竭

（6）**心力衰竭**：主要为<u>急性左心衰竭</u>，在起病最初几天内或在梗死演变期出现。病人表现为呼吸困难、咳嗽、烦躁、发绀等，重者出现肺水肿，随后出现颈静脉怒张、肝大、水肿等右心衰竭体征。右心室心肌梗死者一开始即可出现右心衰竭伴血压下降。

3. **体征**

（1）心脏体征：心脏浊音界正常或轻中度增大；心率增快或减慢；心尖部第一心音减弱，<u>闻及第四心音奔马律</u>；部分病人心尖部可闻及粗糙的收缩期杂音或咯喇音，为二尖瓣乳头肌功能失调或断裂引起；少部分病人起病2~3天后出现心包摩擦音，为反应性纤维性心包炎所致。

（2）血压：早期血压可一过性增高，之后所有病人血压明显降低。原有高血压病人血压可降至正常以下。

（3）并发症

1）乳头肌功能失调或断裂：二尖瓣乳头肌因缺血、坏死等使收缩功能障碍，

造成二尖瓣脱垂及关闭不全。轻者可恢复，重者发生急性肺水肿。

2）心室壁瘤：主要见于左心室，较大室壁瘤体检时左侧心界扩大，心脏搏动广泛。X线透视、超声心动图、左心室造影见心室局部搏动减弱或反常搏动，心电图示ST段持续抬高。室壁瘤可导致左心衰竭、心律失常、栓塞等。

3）栓塞：发生在起病后1~2周，如为左心室附壁血栓脱落所致，病人出现脑、肾、脾或四肢动脉栓塞。下肢静脉血栓脱落造成肺动脉栓塞。

4）心脏破裂：少见，常在起病1周内出现，多为心室游离壁破裂造成心包积血引起急性心脏压塞而猝死，偶有室间隔破裂造成穿孔引起心力衰竭或休克而在数日内死亡。

5）心肌梗死后综合征：发生在心肌梗死后数周至数月内，表现为心包炎、胸膜炎或肺炎，有发热、胸痛等症状。

小试身手 21.患者，女，75岁。因急性下壁心肌梗死入院。入院第3天，于心尖部出现3/6级收缩期杂音，同时心力衰竭加重。使用纠正心衰的药物效果差，最终患者死亡。最可能的诊断为心肌梗死并发了

A. 乳头肌或腱索断裂　　　B. 梗死后综合征　　　C. 心室游离壁破裂

D. 室间隔穿孔　　　E. 急性肺心病

（二）治疗原则

对ST段抬高型的急性心肌梗死，早发现、早住院，强调院前处理，尽快恢复心肌的再灌注，及时处理心律失常、泵衰竭。住院后争取在30分钟内进行溶栓或在90分钟内开始介入治疗。

1. 一般治疗

（1）休息：急性期绝对卧床休息，保持病房安静。减少探视，减少不良刺激，缓解紧张焦虑情绪。

（2）吸氧：鼻导管间断或持续吸氧3~5天，重者面罩给氧。

（3）监护：在CCU行心电图、血压、血氧、呼吸监测2~3天，严重血流动力学改变者行漂浮导管做肺毛细血管楔嵌压和静脉压监测。

（4）建立静脉通路：保证给药途径畅通。

（5）使用阿司匹林：无禁忌证下即刻给予肠溶阿司匹林150~300mg嚼服，以后每日1次，3日后改为每次75~100mg，每日1次长期服用。

2. 解除疼痛　尽快解除病人疼痛。常用药物有：哌替啶50~100mg肌内注射或吗啡5~10mg皮下注射，必要时1~2小时重复1次；以后每4~6小时重复应用；同时给予硝酸甘油或硝酸异山梨酯舌下含服或静脉滴注。

3. 心肌再灌注　起病6小时最迟12小时使闭塞的冠状动脉再通，使心肌恢复灌注。

（1）溶栓疗法：起病6小时内使用纤溶酶原激活剂激活纤溶酶原，使之转变为纤溶酶，溶解冠脉内血栓，使闭塞的冠状动脉再通，心肌恢复再灌注。

1）适应证：①两个或两个以上相邻导联ST段抬高在诊断标准以上（肢体导联≥0.1mV，胸前导联≥0.2mV）或急性心肌梗死伴左束支传导阻滞，起病在12小时

以内，年龄小于75岁；②ST段抬高的心肌梗死，起病时间12~24小时，有进行性缺血性胸痛且有广泛ST段抬高者。

2）禁忌证：①1年内发生过缺血性脑卒中或脑血管事件；②1个月内有活动性出血或有创伤史；③有慢性严重高血压病史或发病时血压>180/110mmHg；④3周内做过外科大手术；⑤2周内做过不能压迫部位的大血管穿刺术；⑥有出血倾向或发病前正在进行抗凝治疗；⑦疑为主动脉夹层等。

小试身手 22. 下列哪种情况属于溶栓治疗的禁忌证

A. 2年前有缺血性脑卒中发生史　　B. 有消化道活动性出血病史

C. 有慢性严重高血压病史　　D. 有施行过外科大手术病史

E. 有进行过抗凝治疗史

3）药物应用：①尿激酶150万~200万U，30分钟内静脉滴注；②链激酶或重组链激酶（rSK）150万U，60分钟内静脉滴注；③重组组织型纤维蛋白溶酶原激活剂（rt-PA）：先静脉注射15mg，继而30分钟内静脉滴注50mg，其后60分钟内再滴注35mg，用rt-PA时需联合抗凝治疗。

（2）经皮冠状动脉介入治疗（PCI）：实施PCI首先要具备实施介入治疗的条件，并需建立急性心肌梗死急救的绿色通道。病人入院明确诊断后，既要对病人给予常规治疗，又要在做好术前准备的同时将病人送入心导管室。

1）**直接PCI的适应证**：①ST段抬高和新出现左束支传导阻滞。②ST段抬高型心肌梗死并发休克。③非ST段抬高型心肌梗死，但梗死的动脉严重狭窄。④有溶栓禁忌证，又适宜再灌注治疗的病人。

2）补救PCI的适应证：对于溶栓治疗后仍有胸痛，抬高的ST段降低不明显，应实施补救PCI。

3）溶栓治疗再通后PCI的适应证：溶栓治疗再通后，在7~10天行冠状动脉造影，对残留的狭窄血管适宜行PCI的，可进行PCI。

（3）手术治疗：药物溶栓治疗无效或介入治疗失败且有手术指征者，争取在6~8小时内实施主动脉-冠状动脉旁路移植术。

4. 处理心律失常　①**室性期前收缩**或持续阵发性室性心动过速，首选利多卡因50~100mg静脉注射，必要时可5~10分钟重复，直至室性期前收缩控制或总量达300mg，继以1~3mg/min静脉滴注，维持48~72小时；②发生**心室颤动**或持续多形室性心动过速时，尽快使用非同步直流电除颤或电复律；③室上性快速心律失常常用维拉帕米、胺碘酮等药物控制；④缓慢型心律失常时用阿托品0.5~1mg静脉注射；⑤发生二度或三度房室传导阻滞，尽早使用人工心脏起搏器起搏治疗。

5. 控制休克　①补充血容量：病人有血容量不足或监测中心静脉压及肺动脉楔压低者，给予低分子右旋糖酐静脉滴注；②应用升压药：无血容量不足血压偏低者，给予多巴胺或多巴酚丁胺静脉滴注；③应用血管扩张剂：经上述处理血压仍不升者，特别是伴有四肢厥冷及发绀时可应用硝普钠或硝酸甘油；④其他：纠正酸中毒，避免脑缺血等。

6. 治疗心力衰竭　主要是治疗急性左心衰竭，**急性心肌梗死发生后24小时内避免使用洋地黄**制剂；**右心室梗死的病人慎用利尿剂。**

7. 其他治疗

（1）抗凝疗法：常用的药物有阿司匹林等。

（2）调脂治疗：常用他汀类药物。

（3）β受体阻滞剂和钙通道阻滞剂：急性心肌梗死在无禁忌证的情况下尽早使用β受体阻滞剂，尤其是对广泛前壁心肌梗死伴有交感神经功能亢进者，<u>可防止梗死范围扩大、改善预后。</u>

（4）血管紧张素转化酶抑制剂和血管紧张素受体阻滞剂：起病早期使用有助于心肌重塑，防止发生心力衰竭。常用药物有卡托普利、依那普利。血管紧张素受体阻滞剂常用药物有氯沙坦、沙坦。

（5）极化液疗法：用氯化钾10ml、门冬氨酸钾镁20ml、胰岛素10U加入10%葡萄糖液500ml内静脉滴注，每日1次，7~14日为一疗程，可改善心肌收缩功能，减少心律失常。伴有二度以上房室传导阻滞者禁用。

8. 并发症的处理　①乳头肌功能失调或断裂以及心脏破裂应手术治疗；②心室壁瘤如引起严重心律失常或影响心功能，应手术切除；③栓塞给予溶栓或抗凝治疗；④心肌梗死后综合征使用糖皮质激素治疗。

第四节　心脏瓣膜病

浪里淘沙—核心考点

一、二尖瓣狭窄

（一）临床表现

1. **症状**　代偿期症状轻微，失代偿期可出现下列症状：

（1）**呼吸困难：为最常见的早期症状。**随瓣膜狭窄加重病人出现劳力性呼吸困难、夜间阵发性呼吸困难、静息时呼吸困难、端坐呼吸，严重者出现急性肺水肿。

小试身手 23.二尖瓣狭窄最早出现的症状是

A.咯血　　　　　　B.水肿　　　　　　C.劳力性呼吸困难

D.端坐呼吸　　　　E.咳嗽

（2）**咳嗽：**病人平卧时出现干咳。右心受累时出现食欲下降、恶心、腹胀、水肿、少尿等。

（3）**咯血：**夜间阵发性呼吸困难或咳嗽后痰呈血性或血丝痰，**重度二尖瓣狭窄大咯血为首发症状。急性肺水肿时咳大量粉红色泡沫样痰。**

小试身手 24.容易引起咯血的瓣膜病是

A. 主动脉瓣关闭不全　　B. 联合瓣膜病　　C. 主动脉瓣狭窄

D. 二尖瓣关闭不全　　E. 二尖瓣狭窄

（4）其他：右心受累时可出现食欲下降、恶心、腹胀、少尿、水肿等。

2. 体征 重度二尖瓣狭窄有"二尖瓣面容"，双颧绀红。

（1）二尖瓣狭窄的心脏体征：心尖部听诊可闻及第一心音亢进和开瓣音，提示瓣膜弹性及活动度尚可；如第一心音减弱或开瓣音消失提示瓣叶钙化僵硬；心尖部可闻及局限、不传导的低调的隆隆样舒张期杂音，常可触及舒张期震颤。

（2）肺动脉高压和右心室扩大的心脏体征：肺动脉高压在肺动脉瓣区可闻及第二心音亢进伴分裂，伴肺动脉扩张时可在胸骨左缘第2肋间闻及舒张早期吹风样杂音，称Graham Steel杂音；右心室扩大可见心尖搏动弥散，在三尖瓣区可闻及全收缩期吹风样杂音，吸气时加强。

3. 并发症

（1）**心房颤动**：为早期并发症，**一般为病人就诊的首发症状**。开始为阵发性，后发展为慢性心房颤动，并成为诱发心力衰竭、栓塞、急性肺水肿的主要原因之一。

小试身手 25.风湿性心瓣膜病二尖瓣狭窄最常见的心律失常是

A. 期前收缩　　B. 房室传导阻滞　　C. 窦性心动过速

D. 心房颤动　　E. 室上性心动过速

（2）**栓塞**：20%的病人可发生体循环栓塞，**以脑动脉栓塞最为多见**，其次是下肢动脉、肠系膜动脉、视网膜中央动脉等。

（3）**右心衰竭**：为晚期常见并发症。

（4）**肺部感染**：较常见，为心力衰竭的主要诱因之一。

（5）**急性肺水肿**：**为重度二尖瓣狭窄的严重并发症。**

小试身手 26.重度二尖瓣狭窄的严重并发症是

A. 感染性心膜炎　　B. 急性肺水肿　　C. 肺部感染

D. 心房颤动　　E. 栓塞

（二）治疗原则

1. 一般治疗 预防风湿热复发；呼吸困难者减少体力活动、限盐、口服利尿剂、控制急性感染、贫血等诱发急性肺水肿的因素。

2. 并发症的处理

（1）**大咯血**：病人取坐位，使用镇静剂、止血剂及利尿剂。

（2）**急性肺水肿**：处理与急性左心衰竭所致肺水肿基本相同。区别在于须避免使用以扩张小动脉、减轻心脏后负荷为主的血管扩张剂；只在心房颤动伴快速心室率时使用正性肌力药。

（3）**心房颤动**：控制心室率、争取恢复和保持窦性心律、预防血栓栓塞。

（4）右心衰竭：限制钠盐摄入，应用利尿剂和地高辛。

3. 介入和**手术治疗**　为本病治疗的有效方法，二尖瓣口面积小于1.5cm²并伴有症状时手术治疗。

二、二尖瓣关闭不全

（一）临床表现

1. 症状　二尖瓣轻度关闭不全时仅有轻度劳力性呼吸困难，严重反流时心排血量减少，**首先出现的症状是疲乏无力**，呼吸困难出现较晚。

2. 体征　心尖搏动向左下移位，心脏向左下扩大。**心尖部第一心音减弱，全收缩期粗糙的高调吹风样杂音**，向左腋下、左肩胛下区传导。

3. 并发症　感染性心内膜炎发生率较二尖瓣狭窄高，但体循环栓塞较二尖瓣狭窄少见。

（二）治疗原则

1. 一般治疗　预防感染性心内膜炎及风湿热复发。

2. 并发症处理

（1）心房颤动：有体循环栓塞史或超声检查见左心房血栓者应长期抗凝治疗。

（2）心力衰竭：限制钠盐摄入，使用利尿剂、血管转换酶抑制剂、β受体阻滞剂和地高辛。

（3）手术治疗：包括瓣膜修补术和人工瓣膜置换术。

三、主动脉瓣狭窄

（一）临床表现

1. 症状　呼吸困难、心绞痛和晕厥为主动脉瓣狭窄三联征。

（1）呼吸困难：**劳力性呼吸困难为首发症状**，后可发生夜间阵发性呼吸困难、端坐呼吸和急性肺水肿。

（2）心绞痛：常由体力活动诱发、休息后缓解，主要由心肌缺血引起。

（3）晕厥：多发生于运动中或运动后即刻，少数在休息时发生，由脑缺血引起。

小试身手　27. 风湿性心脏病人易发生晕厥的病变基础是

A. 二尖瓣狭窄　　　　B. 二尖瓣关闭不全　　　　C. 主动脉瓣狭窄

D. 主动脉瓣关闭不全　　E. 三尖瓣关闭不全

2. 体征　心尖搏动相对局限、持续有力，在胸骨右缘第2或第3肋间可闻及响亮的、吹风样、粗糙的收缩期杂音，向颈部、胸骨左下缘和心尖区传导，常伴震颤。第二心音减弱。**动脉脉搏上升缓慢、细小而持续（细迟脉）**。晚期收缩压和脉压下降。

3.并发症

（1）心律失常：约10%的病人可发生心房颤动，致左心房内压急剧升高和心排血量明显减少，病人出现低血压、晕厥或急性肺水肿；主动脉瓣钙化侵及传导系统可致房室传导阻滞。

（2）心脏性猝死：一般发生于曾有症状者。

（3）其他：体循环栓塞、心力衰竭、胃肠道出血均较少见。

（二）治疗原则

1.内科治疗　预防感染性心内膜炎及风湿热复发，预防心房颤动、心绞痛和心力衰竭。

2.手术治疗　人工瓣膜置换术为成人主动脉瓣狭窄的重要治疗方法，重度狭窄伴心绞痛、晕厥或心力衰竭为手术指征。儿童和青少年可在直视下行瓣膜交界分离术。

四、主动脉瓣关闭不全

（一）临床表现

1.症状　早期可无症状，或仅有心悸、心前区不适、头部动脉强烈搏动感等。病变严重时可出现左心衰竭。常有体位性头晕，心绞痛少见，晕厥罕见。急性重者可出现急性左心衰竭和严重低血压。

2.体征　急性者出现心动过速，第一心音减弱，第三心音常见；慢性者为心尖搏动向左下移位，呈抬举性搏动。胸骨左缘第3、4肋间可闻及舒张期高调叹气样递减型杂音，向心尖部传导，坐位前倾、深呼气时易听到。重度反流者，常在心尖区听到全舒张中晚期隆隆样杂音（Austin-Flint杂音），严重的主动脉反流使左心室舒张压快速升高，导致二尖瓣已处于半关闭状态。收缩压升高，舒张压降低，脉压增大。外周血管征阳性，包括点头征、水冲脉、毛细血管搏动征、股动脉枪击音等。

小试身手　28.患者，女性，50岁，体检时发现心尖部有抬举性搏动，毛细血管波动征阳性，触诊水冲脉，听诊可闻及股动脉枪击音，该患者最可能的诊断是

　　A.二尖瓣狭窄　　　　　B.二尖瓣关闭不全　　　　C.主动脉瓣狭窄

　　D.主动脉瓣关闭不全　　E.心力衰竭

3.并发症　左心衰竭为其主要并发症，感染性心内膜炎较常见，可发生室性心律失常，但心脏性猝死少见。

（二）治疗原则

1.一般治疗　预防风湿热复发，定期随访。

2.手术治疗　人工瓣膜置换术为严重主动脉瓣关闭不全的主要治疗方法。

第五节　原发性高血压

浪里淘沙—核心考点

一、临床表现

（一）一般表现

起病缓慢，早期多无症状，偶于体检时发现血压升高，可有头痛、头晕、眼花、乏力、失眠、耳鸣等症状。

（二）并发症

血压持续性升高，**心、脑、肾、眼底等受损**，出现相应症状。

1. 心　长期血压升高使左心室后负荷增加，心肌肥厚，最终引起心力衰竭。长期血压升高导致动脉粥样硬化引起冠心病。

2. 脑　长期高血压可形成微小动脉瘤，血压骤然升高引起脑出血。高血压促使动脉粥样硬化，引起短暂性脑缺血发作及脑动脉血栓形成。

3. 肾　肾小动脉硬化使肾功能减退，出现多尿、夜尿、尿蛋白及血尿，晚期可出现氮质血症及尿毒症。

4. 眼底　可反映高血压的严重程度，分为四级。Ⅰ级：视网膜动脉痉挛、变细；Ⅱ级：视网膜动脉狭窄，动脉交叉压迫；Ⅲ级：眼底出血或絮状渗出；Ⅳ级：出血或渗出伴视神经乳头水肿。

（三）高血压急症

1. 高血压危象　因交感神经兴奋导致儿茶酚胺增加引起。病人血压短时间内急剧升高，收缩压达260mmHg、舒张压达120mmHg以上，出现头痛、烦躁、眩晕、心悸、气急、恶心、呕吐、视力模糊等。

2. 高血压脑病　是指血压急剧升高伴中枢神经功能障碍，如严重头痛、呕吐、神志改变，重者意识模糊、抽搐、昏迷。其发生机制为血压过高导致脑灌注过多，出现脑水肿所致。

小试身手 29. 高血压脑病的特点是

A. 短时间内血压明显升高导致视力模糊，肾功能严重损害

B. 血压突然或短期内明显升高引起中枢神经系统损害

C. 高血压缓慢进展，最终导致脑缺血

D. 高血压缓慢进展，最终导致脑水肿

E. 短时间血压突然升高后突然下降

小试身手 30. 高血压脑病是指

A. 收缩压260mmHg以上时出现的头痛

B. 脑血管破裂出血

C. 脑血栓形成

D. 脑灌注过多出现脑水肿

E. 短暂性脑缺血发作

3. 老年性高血压 年龄超过60岁且达高血压诊断标准即为老年性高血压。

二、治疗原则

治疗目标：使血压下降到或接近正常范围；防止和减少心脑血管及肾脏并发症。降低病死率和病残率。治疗包括非药物和药物治疗两大类。

（一）非药物治疗

适合于各类高血压病人，尤其是Ⅰ级高血压如无糖尿病、靶器官损害的病人。

1. 控制体重 减少热量摄入，增加活动，BMI控制在20~24kg/m^2。

2. 限盐 **每人每天平均食盐摄入量为6g。**

3. 减少膳食脂肪 补充适量优质蛋白质，多吃蔬菜和水果，增加含钾多、含钙丰富的食物，如绿叶菜、鲜奶、豆类制品等。

4. 坚持适当体力运动 每周运动3~5次，每次持续20~60分钟。

5. 减轻精神压力，保持心态平和。

6. 戒烟、限酒 不吸烟，限酒，如饮酒，男性每日乙醇摄入量不超过25g，女性减半。避免饮烈性酒。

（二）药物治疗

目前常用降压药物有六类，见表1-2-2。

表1-2-2 常用降压药物的名称、剂量及用法

药物分类		药物名称	每天剂量/mg	用法/（次·d^{-1}）
利尿药	噻嗪类利尿药	氢氯噻嗪	6.25~25	1
		氯噻酮	12.5~25	1
		吲达帕胺	0.625~2.5	1
	袢利尿药	呋塞米	20~80	1~2
		托拉塞米	5~10	1
	保钾利尿药	阿米洛利	5~10	1~2
	醛固酮受体拮抗药	螺内酯	20~60	1~3
β受体拮抗药		普萘洛尔	20~90	2~3

续表

药物分类	药物名称	每天剂量/mg	用法/(次·d^{-1})
血管紧张素转化酶抑制剂	卡托普利	12.5~50	2~3 次/日
	依那普利	5~10	2 次/日
	贝那普利	10~20	1 次/日
	培哚普利	4~8	1 次/日
血管紧张素 II 受体阻滞剂	氯沙坦	25~100	1 次/日
	缬沙坦	80	1 次/日
钙通道阻滞剂	硝苯地平缓释片	10~20	2 次/日
	硝苯地平控释片	20~40	1 次/日
	地尔硫䓬	30	3 次/日
	氨氯地平	5~10	1 次/日
	非洛地平	2.5~20	1 次/日
α_1 受体阻滞剂	哌唑嗪	1~2	2~3 次/日

（三）用药原则

1. 原发性高血压一经诊断需终身治疗（包括非药物治疗）。

2. 药物从小剂量开始，逐渐加量，达到降压目标后改为维持量。

3. 采取联用药以增强疗效。

4. 对一般高血压病人，不必急剧降压，应缓慢降压，不宜将血压降得过低，一般年轻人控制在120~130/80mmHg，老年人控制在140/90mmHg以下。

小试身手 31. 高血压的用药原则是

A. 诊断确立后通常需要终身治疗

B. 药物从小剂量开始逐渐增加达到降压目的后逐步减量

C. 不宜将血压控制过低，一般成人控制在120~130/90mmHg

D. 快速降压首选硝酸甘油静脉滴注

E. 即使烦躁抽搐者也禁用地西泮肌内注射

小试身手 32. 患者，女性，56岁，患高血压5年，护士指导患者使用降压药时应注意

A. 一周测量血压一次　　　B. 最好睡前服用　　　C. 从小剂量开始

D. 血压正常后及时停药　　E. 短期内将血压降至正常

（四）高血压急症的治疗

迅速使血压下降，积极处理靶器官的损害和功能障碍。

1. 迅速降压，首选硝普钠静脉滴注，开始剂量为 $10\sim25\mu g/min$，以后根据血压逐渐加量，直至血压降至安全范围。

2. 硝酸甘油静脉滴注 $5\sim100\mu g/min$ 或硝苯地平舌下含服。

3. 乌拉地尔 $10\sim50mg/min$ 静脉滴注。

4. 高血压脑病时给予脱水剂如甘露醇；或呋塞米 $20\sim40mg$，静脉注射。

5. 烦躁、抽搐者给予地西泮、巴比妥类药物肌内注射，或水合氯醛保留灌肠。

第六节　病毒性心肌炎

浪里淘沙—核心考点

一、临床表现

轻者无明显症状，重者可出现心律失常、心力衰竭、心源性休克。细菌感染、营养不良、劳累、寒冷、酗酒、妊娠、缺氧等为诱因。

1. 病毒感染症状　发病前 $1\sim3$ 周常有病毒感染前驱症状，如发热、全身倦怠等"感冒"症状或呕吐、腹泻等消化道症状。

小试身手 33.病毒性心肌炎的患者大多数在发病前有以下哪项病史

A. 关节痛病史　　　　　　　B. 发病前 $1\sim3$ 周上呼吸道或肠道感染病史

C. 心绞痛病史　　　　　　　D. 头晕病史

E. 心慌病史

2. 心脏受累症状　胸闷、心悸、呼吸困难、心前区隐痛、乏力等。严重者出现阿-斯综合征、心源性休克。

3. 主要体征　出现与发热程度不平行的心动过速，各种心律失常，心尖部第一心音减弱、出现第三心音，交替脉，舒张期奔马律。颈静脉怒张、水肿、肺部啰音及肝大、心脏扩大等。严重者出现心源性休克体征。

小试身手 34.病毒性心肌炎的临床表现**不包括**

A. 心悸　　　　　　　　　　B. 胸闷

C. 与体温不成比例的心动过速　D. 交替脉

E. 奇脉

二、治疗原则

1. 急性期卧床休息，补充营养。症状常于数周内消失。

2. 应用营养心肌、促进心肌代谢的药物　如三磷酸腺苷、辅酶A、大剂量维生素C、细胞色素C、果糖、肌苷等。

3. 治疗并发症 心力衰竭者给予利尿剂和血管扩张剂、血管紧张素转换酶抑制剂，由于心肌坏死易引起洋地黄中毒，故**洋地黄用量应小**。如病人出现完全性房室传导阻滞或二度Ⅱ型房室传导阻滞，并发生阿-斯综合征应及时安装临时心脏起搏器。

小试身手 35.病毒性心肌炎的治疗原则**不包括**
A. 大剂量维生素C静脉滴注　　　B. 早期使用糖皮质激素
C. 急性期应静卧休息　　　　　　D. 治疗并发症
E. 使用洋地黄剂量应小

第七节　心脏骤停

浪里淘沙—核心考点

一、临床表现

1. 先兆症状 可无任何先兆症状，仅部分病人在发病当日有心绞痛、胸闷和极度疲乏感等。

2. **意识丧失和大动脉搏动消失** 是判断心脏骤停最可靠的依据，表现为意识突然丧失，抽搐，呼吸停止，颈动脉搏动消失，心音消失，瞳孔散大，对光反射消失。其中意识丧失和大动脉搏动消失是最可靠的判读心脏骤停的依据。一旦诊断为心脏骤停，应迅速抢救。

小试身手 36.判断心脏骤停最迅速、可靠的临床表现是
A. 心音听不到　　　　　　　　　B. 血压测不到
C. 桡动脉不能触及　　　　　　　D. 意识丧失及大动脉搏动消失
E. 心电图表现为一条直线

小试身手 37.患者，男，43岁。扩张型心肌病10余年、因心力衰竭收入院治疗。患者在第2天清晨洗漱时突然跌倒，呼之不应，心音消失，血压为0，应立即采取的抢救措施为
A. 心肺复苏术　　　　　　　　　B. 建立静脉通路
C. 给予心电图检查　　　　　　　D. 呼叫医师前来抢救
E. 给氧

3. 心电图表现 包括心脏停搏、心室颤动及电机械分离。心脏停搏心电图表现为一条直线，心室颤动、电机械分离心电图上有电活动，但此时无心排血量。

二、治疗原则

（一）心肺复苏

1. **胸外心脏按压** 按压部位是**胸骨中下1/3交界处**，按压深度使胸骨下陷至少

5cm，按压频率为100~120次/分。

2.开放气道　让病人仰卧于硬板床或地上。**清除口中异物，使其头后仰，颏部上抬，防止舌下坠阻塞呼吸道。**如条件允许应争取气管内插管，采用人工气囊或人工呼吸机辅助呼吸。

3.人工呼吸　呼吸道通畅后，首选口对口人工呼吸。

小试身手 38.建立人工气道最好的方法是

A.清除呼吸道分泌物　　　　　　B.呼吸机人工呼吸

C.气管切开插管　　　　　　　　D.气管内插管

E.口对口人工呼吸

4.除颤　一旦出现心室颤动，立即行非同步电除颤，对于**单相波除颤，成人推荐电击能量360J**，若无效可立即进行第2次和第3次除颤。**双相波除颤可选择150~200J能量。**

5.药物治疗　开放2条静脉通路，给予利多卡因1mg/kg静脉注射拮抗心律失常；对于心脏停搏者，给予肾上腺素和阿托品静脉注射，在未建立静脉通道之前，可心内注射或气管内导管注入肾上腺素，然后静脉滴注5%碳酸氢钠纠正酸中毒。

小试身手 39.心肺复苏的操作步骤，**错误**的是

A.首先开放气道，清除异物，将头后仰，颏部上抬

B.一手掌根部放于胸骨中上2/3交界处，另一手交叉于上，二手掌根重叠

C.手指不触及胸壁，手臂与胸骨垂直，把胸骨向脊柱按压，使胸骨下陷5cm，按压频率至少100次/分，按压与放松比例为1∶1

D.放松时手不能离开胸壁，避免跳跃式和冲击式按压

E.胸外按压与人工呼吸同时进行，复苏时，单人或双人操作比例均为30∶2

（二）脑复苏

心脏骤停后脑组织缺氧而发生脑水肿，导致颅内压增高甚至脑疝。一般认为**脑细胞缺血缺氧4~6分钟，即可出现不可逆损害。**脑复苏的主要措施包括：

1.降低体温　在病人颈部、腋下及腹股沟处放置冰袋，头部戴冰帽，配合冬眠疗法可进一步保护脑组织。降温时严密监测体温，预防冻伤。

2.**使用脱水剂**　降低颅内压，减轻脑水肿，常用**20%甘露醇**或25%山梨醇及呋塞米。甘露醇、山梨醇应快速滴入，准确记录出入量，防止过度脱水而引起血容量不足。

3.如条件允许尽早行高压氧治疗，以提高氧分压，改善脑缺氧。

（三）复苏后处理

1.维持循环功能　心脏复跳后心脏仍处于心电不稳定状态，应做好心电监护，预防再次发生心脏骤停。

2.维护肾功能　监测尿量、尿比重。复苏如血压能维持在10.7~12/6.7~8kPa

（80~90/50~60mmHg）而尿量少于30ml/h，可试用呋塞米40~100mg静脉注射。如注射后仍无尿或少尿，提示急性肾衰竭，此时应严格限制入量，监测电解质，防治高血钾，必要时透析治疗。

3. 维持呼吸功能　保持呼吸道通畅，监测呼吸功能。同时做好气管插管或呼吸机护理。

4. 加强基础护理　严密观察意识、生命体征，记录出入量，监测电解质及血气分析结果。保证摄入足够营养，每日热量供给不少于8.38kJ（2000cal）。预防感染和压疮等并发症。

参考答案

1.E　2.C　3.E　4.E　5.B　6.C　7.B　8.C　9.A　10.E　11.E　12.D　13.C
14.E　15.C　16.C　17.C　18.C　19.A　20.C　21.A　22.C　23.C　24.E　25.D
26.B　27.C　28.D　29.B　30.D　31.A　32.C　33.B　34.E　35.B　36.D　37.A
38.B　39.A

第三章 消化系统疾病病人的护理

第一节 胃 炎

一、急性胃炎

（一）临床表现

常有上腹痛、胀满、恶心、呕吐和食欲不振等，重症者可有呕血、黑便、脱水、酸中毒或休克。幽门螺杆菌感染者出现一过性上腹部不适，如不及时治疗可发展为慢性胃炎。

急性应激或药物引起的急性胃炎，呕血和黑便为常见症状，出血量不多时可自行停止。

体征：急性期上腹轻压痛。

（二）治疗原则

1. 积极治疗原发病 急性应激引起者积极治疗原发病，应用H_2受体拮抗剂或质子泵抑制剂，或胃黏膜保护剂。

2. 剧烈呕吐不能进食者通过静脉补充液体及营养。

3. 确诊为细菌感染者使用抗生素治疗。

4. 停用损伤胃黏膜的药物，服用抑酸或抗酸药物。

二、慢性胃炎

（一）临床表现

上腹隐痛、食欲减退、餐后饱胀、反酸、嗳气、恶心等。自身免疫性胃炎可出现贫血、体重下降等，体检见舌苔黄白色、厚腻、舌乳头萎缩、上腹部轻压痛。

（二）治疗原则

1. 根除幽门螺杆菌 适用于幽门螺杆菌感染引起的慢性胃炎。常用四联疗法，质子泵抑制剂枸橼酸铋钾（CBS）与甲硝唑、阿莫西林或克拉霉素联合应用。

小试身手 1.临床上幽门螺杆菌治疗采用的四联疗法是

A. 枸橼酸铋钾、甲硝唑、克拉霉素、质子泵抑制剂

B. 枸橼酸铋钾、甲硝唑、多潘立酮片、质子泵抑制剂

C. 蒙脱石散、阿莫西林、多潘立酮片、质子泵抑制剂

D. 奥美拉唑镁片、黄连素、西沙必利、质子泵抑制剂

E. 奥美拉唑镁片、甲硝唑、阿莫西林、质子泵抑制剂

2. **自身免疫性胃炎** 恶性贫血者注射维生素B_{12}以纠正贫血。

3. **对症治疗** 胃酸缺乏者使用稀盐酸、胃蛋白酶合剂；胃酸过多者服用抑酸或抗酸药。胃动力不足者使用胃肠动力药，如多潘立酮（吗丁啉）或西沙必利（普瑞博思）。

第二节　消化性溃疡

浪里淘沙—核心考点

一、临床表现

胃溃疡好发于胃角和胃窦小弯，十二指肠溃疡多发于球部。

典型症状包括：①**慢性病程**：病程长，病史达数年或数十年；②**周期性发作**：发作和缓解交替出现，好发于秋冬和早春季节；③**节律性疼痛**。

小试身手 2. 胃溃疡的好发部位是

A. 胃小弯　　　　　　　　　　B. 胃大弯

C. 胃底　　　　　　　　　　　D. 贲门

E. 幽门管

（一）症状

1. **上腹部疼痛** 是消化性溃疡的主要症状。

（1）部位：胃溃疡多位于剑突下正中或偏左，十二指肠溃疡位于上腹正中或偏右。

（2）性质：多为隐痛、钝痛、胀痛、烧灼痛、剧痛或饥饿样不适感。

（3）节律性：**胃溃疡疼痛常在进餐后0.5~1小时出现**，持续1~2小时后逐渐缓解，至下次进餐前消失，其典型节律为进食-疼痛-缓解。**十二指肠溃疡**疼痛为饥饿痛、空腹痛或夜间痛，其疼痛节律为疼痛-进食-缓解。

表1-3-1　胃溃疡与十二指肠溃疡的区别

不同点	胃溃疡	十二指肠溃疡
好发部位	**胃角和胃窦小弯**	**十二指肠球部**
疼痛部位	剑突下正中或偏左	上腹正中或偏右
疼痛时间	进餐后0.5~1小时出现，持续1~2小时后逐渐缓解	饥饿痛或空腹痛，餐后3~4小时出现
疼痛规律	**进食-疼痛-缓解**	**疼痛-进食-缓解**

小试身手 3.胃溃疡患者上腹部疼痛最典型的临床特点是

A.进食、疼痛、缓解　　　　　　　B.疼痛、进食、缓解

C.疼痛、缓解、进食　　　　　　　D.进食、缓解、疼痛

E.疼痛、进食、疼痛

小试身手 4.典型十二指肠球部溃疡病人上腹痛的特征是

A.进餐-疼痛-缓解　　　　　　　　B.疼痛-进餐-缓解

C.疼痛-进餐-加剧　　　　　　　　D.常伴恶心、嗳气

E.常伴呕血与黑便

2.其他　反酸、嗳气、恶心、呕吐等，伴失眠、多汗、缓脉等自主神经功能失调表现。少数病人无症状，<u>以呕血和黑便为首发症状</u>。

小试身手 5.典型消化性溃疡的临床特点**不包括**

A.呕血、黑便　　　　　　　　　　B.节律性疼痛

C.周期性发作　　　　　　　　　　D.发作与缓解交替出现

E.慢性过程

（二）体征

活动期上腹部轻压痛，缓解期无明显体征。

（三）并发症

1.**出血**　是消化性溃疡最常见的并发症，十二指肠溃疡多见，由溃疡侵蚀周围血管引起，<u>一般表现为呕血或（和）黑便</u>。

小试身手 6.消化性溃疡最常见的并发症是

A.出血　　　　　　　B.穿孔　　　　　　　C.幽门梗阻

D.癌变　　　　　　　E.腹水

2.**穿孔**　多见于十二指肠溃疡，表现为突发**上腹部刀割样剧痛**，可迅速遍及全腹，大汗淋漓、烦躁不安，服用抑酸剂不能缓解。体检：腹肌紧张，<u>呈板状腹</u>、压痛及反跳痛，肠鸣音减弱或消失。

小试身手 7.患者，男性，35岁，有胃溃疡病史。饱餐后出现上腹剧烈疼痛，伴恶心呕吐。全腹压痛、反跳痛、肌紧张。应考虑出现了哪种并发症

A.癌变　　　　　　　B.感染　　　　　　　C.大出血

D.急性穿孔　　　　　E.幽门梗阻

3.**幽门梗阻**　上腹持续性胀痛、嗳气、反酸、餐后加重，呕吐**大量宿食**，呈<u>酸腐味</u>，呕吐后腹部症状减轻，严重及频繁呕吐者出现脱水或**低氯**、**低钾性碱性中毒**。体检见**胃型**、**蠕动波**、**闻及振水音**。

4.癌变　年龄在45岁以上、有长期溃疡病史、顽固性溃疡经久不愈者、OB试验持续阳性者要高度警惕。

> **好礼相送　消化性溃疡并发口诀（武哥总结，严禁转载，违者必究）**
>
> 溃疡病，经常见；四大恶魔常出现，出血与穿孔，梗阻与癌变；出血表现为黑便，
>
> 穿孔出现腹膜炎；梗阻病人吐宿食，少数病人会癌变（疼痛节律性消失，隐血试验阳性）。

小试身手 8. 患者，男，68岁。胃溃疡病史18年，常于餐后出现中上腹疼痛，口服氢氧化铝可缓解。近一年来疼痛不规律，伴消瘦，CEA指标升高，大便潜血试验持续阳性。最可能的诊断是

A. 胃溃疡伴溃疡出血　　　　B. 胃、十二指肠溃疡出血

C. 胃癌出血　　　　　　　　D. 慢性胃炎出血

E. 食管静脉曲张破裂出血

二、治疗原则

（一）一般治疗

避免过度紧张，定时进餐、避免辛辣刺激性食物和饮料，服用非甾体类药物者尽可能停药。

（二）药物治疗

1. 抑制胃酸

（1）**抗酸药**：直接中和胃酸，迅速缓解疼痛。常用药物：碳酸氢钠、碳酸钙、氢氧化铝等。

（2）**H_2受体拮抗剂**：阻止组胺与H_2受体结合，抑制胃酸分泌。常用药物：西咪替丁、雷尼替丁、法莫替丁。

（3）**质子泵抑制剂**（H^+-K^+-ATP酶抑制剂，PPI）：是目前抑制胃酸分泌最强的药物，常用奥美拉唑（洛赛克）、兰索拉唑、泮托拉唑。

小试身手 9. 雷尼替丁治疗消化性溃疡的作用机制是

A. 抑制壁细胞Na^+-K^+-ATP酶的活性　B. 抑制组胺H_2受体

C. 抗胆碱能神经　　　　　　　　　　　D. 抗胃泌素受体

E. 保护胃黏膜

小试身手 10. 奥美拉唑治疗消化性溃疡的主要机制是

A. 阻止组胺与其受体相结合　　　B. 抑制H^+-K^+-ATP酶

C. 中和胃酸　　　　　　　　　　D. 保护胃黏膜

E. 杀灭幽门螺杆菌

2. 保护胃黏膜药物

（1）**硫糖铝**：黏附在溃疡表面阻止胃酸/胃蛋白酶侵袭、促进前列腺素合成，保护胃黏膜。

（2）枸橼酸铋钾（CBS）：除有硫糖铝的作用机制外，还有较强的抑制幽门螺杆菌作用。疗程4~8周。

（3）前列腺素类药物：抑制胃酸分泌，增加胃、十二指肠黏膜的黏液和碳酸氢盐分泌，增加黏膜血流。常用药物为米索前列醇。

小试身手 11. 关于治疗消化性溃疡的药物机制，正确的是

A. 奥美拉唑阻滞H_2受体而抑制胃酸分泌

B. 西咪替丁抑制胃壁细胞质子泵活性

C. 硫糖铝除了保护胃黏膜兼有杀灭幽门螺杆菌的作用

D. 氢氧化铝能直接中和胃酸

E. 西咪替丁可直接中和胃酸

（三）杀灭幽门螺杆菌

一种PPI和一种铋剂加上两种抗生素的四联疗法。抗生素常选择**克拉霉素、阿莫西林、甲硝唑**中的两种，疗程7~14天。

第三节　肝硬化

浪里淘沙—核心考点

一、临床表现

肝硬化起病隐匿，病程进展缓慢。临床上分为代偿期和失代偿期。

（一）代偿期

早期以乏力、食欲减退为突出症状，伴上腹部不适、腹胀、恶心、腹泻、厌油腻等。肝脏轻度肿大，质硬，轻压痛，脾脏轻中度肿大。肝功能正常或轻度异常。

（二）失代偿期

主要表现为肝功能减退和门静脉高压。

1. 肝功能减退

（1）全身症状：一般情况差，消瘦、乏力，面色灰暗无光泽，精神不振，皮肤干糙，舌炎、口角炎，伴不规则低热及水肿。

（2）消化道症状：食欲减退，厌食，进食后上腹饱胀不适、恶心、呕吐。进油腻食物后腹泻。病人因胃肠胀气和腹水感腹胀。上述症状与门静脉高压引起胃肠道淤血水肿、消化吸收障碍有关。

> 锦囊妙记：胃肠道的血液流向门静脉，肝硬化时，门静脉高压，胃肠道血液回流受阻，胃肠道淤血，出现消化道症状。

（3）**出血倾向和贫血**：牙龈出血、鼻出血、皮肤紫癜和胃肠出血倾向，因**肝脏合成凝血因子减少**，脾功能亢进和毛细血管脆性增加所致。

（4）内分泌失调：**肝脏对雌激素灭活能力减退，雌激素增加**。由于雌雄激素平衡失调，男性病人性欲减退、睾丸萎缩、毛发脱落和乳房发育；女性病人月经失调、闭经、不孕等。部分病人面颈部、上胸、肩背和上肢等部位出现蜘蛛痣；手掌大小鱼际和指端腹侧皮肤发红称为肝掌，**肝掌和蜘蛛痣与雌激素增多有关**。肝功能减退时，肝脏对醛固酮及抗利尿激素灭活减弱，醛固酮及抗利尿激素增多、水钠潴留、水肿，加重腹水形成。**肾上腺皮质功能减退**，面部和其他暴露部位**皮肤色素沉着**。

（5）不规则低热：肝脏对致热因子等灭活降低，还可因继发性感染所致。

小试身手 12.肝硬化患者出现性欲减退、睾丸萎缩、乳房发育及蜘蛛痣是由于

A. 雄激素过多 　　　　B. 垂体功能减退 　　　　C. 雌激素过多

D. 肾上腺皮质激素过度 　　E. 继发性醛固酮增多

小试身手 （13~14题共用备选答案）

A. 肝臭 　　　　B. 蜘蛛痣 　　　　C. 顽固性腹水

D. 扑翼样震颤 　　E. 皮肤色素沉着

13.肝功能减退雌激素比例失衡会出现

14.肝功能减退肾上腺皮质功能减退会出现

2.门静脉高压的三大表现　脾大、侧支循环形成、腹水。

（1）**脾大、脾功能亢进**：因长期淤血，脾脏轻度肿大。导致白细胞、红细胞、血小板计数减少，称为脾功能亢进。

（2）**侧支循环形成**：门静脉压增高时使门静脉系统与腔静脉之间建立门-体侧支循环：①**食管和胃底静脉曲张**，在门静脉压力持续增加时食管胃底静脉曲张，在诱因作用下破裂出血，**表现呕血和黑便**，严重者周围循环衰竭。②腹壁静脉曲张，脐静脉重新开放，在脐周和腹壁可见以脐为中心向上及下腹延伸的迂曲静脉。③**痔静脉扩张**，形成痔核，破裂时引起便血。④腹膜后吻合支曲张。⑤脾肾分流。

（3）**腹水**：是肝硬化失代偿期最突出的表现。**腹水形成的原因**：①门静脉压升高，毛细血管床静水压增大，组织间液回吸收减少而漏入腹腔；②**血浆白蛋白降低**，清蛋白低于30g/L时，血浆胶体渗透压下降，血液成分外渗；③**肝淋巴液生成过多**，肝静脉回流受阻时，血浆自肝窦壁渗透至窦旁间隙，使肝淋巴液生成增多，超过胸导管引流能力，淋巴液自肝包膜和肝门淋巴管渗至腹腔；④抗利尿激素及继发醛固酮增多引起水钠重吸收增多；⑤有效循环血容量不足致肾血流量减少，肾小球滤过率降低，排尿减少。

小试身手 15.肝硬化伴门脉高压症的典型临床表现是

A. 腹水、上消化道出血、食管静脉曲张

B. 腹水、脾大、食管静脉曲张

C. 黄疸、腹水、食管静脉曲张

D. 腹水、脾大、肾功能衰竭

E. 黄疸、腹水、脾大

小试身手 16. 门静脉高压的常见表现**不包括**

A. 脾肿大　　　　　　　　B. 急性肺水肿

C. 食管静脉曲张破裂出血　D. 脐周静脉形成"水母头"

E. 痔核破裂出血

（三）肝脏

质地坚硬，早期表面光滑，晚期触及结节或颗粒状，一般无压痛，肝细胞进行性坏死或炎症时有轻压痛。

（四）并发症

1. **上消化道出血**　为最常见的并发症，表现为大量呕血和黑便。**出血原因为食管胃底静脉曲张破裂**或并发急性胃黏膜糜烂、溃疡。出血量大引起休克或诱发肝性脑病。

2. 胆石症　患病率约30%。

3. 感染　并发肺炎、胆道感染、败血症和自发性腹膜炎等。

4. **肝性脑病**　是晚期肝硬化**最严重**的并发症，也是最常见的死亡原因。

5. 门静脉血栓或海绵样病。

6. 肝肾综合征　（又称功能性肾衰竭）肾脏无明显器质性损害，但病人出现少尿或无尿、氮质血症、稀释性低钠血症和低尿钠。

7. 电解质、酸碱平衡紊乱：①低钠血症：由于长期利尿、大量放腹水导致钠丢失，抗利尿激素增多致水潴留超过钠潴留、低盐饮食引起；②低钾低氯血症与代谢性碱中毒：呕吐、腹泻、摄入不足、长期应用利尿剂、继发性醛固酮增多等均可引起血钾和血氯降低，低钾低氯血症可引起代谢性碱中毒。

8. 门静脉血栓形成。

小试身手 17. 肝硬化病人最常见的并发症是

A. 上消化道出血　　　B. 肝性脑病　　　C. 原发性肝癌

D. 肝肾综合征　　　　E. 电解质紊乱

小试身手 18. 肝硬化病人最严重的并发症是

A. 上消化道出血　　　B. 肝性脑病　　　C. 感染

D. 原发性肝癌　　　　E. 电解质紊乱

二、治疗原则

早期诊断，治疗病因，缓解病情，延长代偿期；对失代偿期病人对症治疗，改善肝功能，预防并发症。

（一）一般治疗

1. **休息**　代偿期适当活动，参加轻体力劳动；失代偿期卧床休息。

2. 维护肠内营养　给予高热量、高蛋白质、高维生素、低盐易消化饮食。肝功能明显损害或**有肝性脑病先兆时限制或禁食蛋白质**。

3. 支持治疗　失代偿期病人给予支持治疗，宜静脉输入高渗葡萄糖补充能量，同时加入维生素C、胰岛素、氯化钾等；病情严重者输入复方氨基酸、白蛋白、新鲜血浆和鲜血。

（二）药物治疗

慎用损伤肝脏的药物，可用维生素和消化酶，水飞蓟素有保肝作用，秋水仙碱有抗炎和抗纤维化作用。中医中药治疗以活血化瘀为主，可改善肝功能。

（三）腹水治疗

1. **限制水钠摄入**　腹水病人限盐，进水量每天限制在1000ml左右。

2. 利尿剂　常用保钾利尿剂如螺内酯（安体舒通）或氨苯蝶啶和呋塞米（速尿）。利尿速度不宜过快、剂量不宜过大，以**每天体重减轻不超过0.5kg为宜**，以免诱发肝性脑病。

3. 放腹水时补充白蛋白　放腹水加输注白蛋白可用于难治性腹水的治疗，**每次放腹水5000ml左右，亦可一次放腹水10000ml甚至将腹水放完，同时静脉输注白蛋白40~60g**。

4. 提高血浆胶体渗透压　定期、多次、少量输注白蛋白或新鲜血，提高血浆胶体渗透压，促进腹水消退。

5. 腹水浓缩回输　多用于难治性腹水的治疗。放腹水5000~10000ml，通过浓缩处理成500ml，再静脉回输，可清除潴留的水和钠，同时可提高血清白蛋白的浓度和有效循环血量，从而减轻或消除腹水。

6. 腹腔－颈静脉引流　是通过装有单向阀门的硅管，利用腹－胸腔压力差将腹水引入上腔静脉。

7. 手术治疗　门体分流术能有效降低门静脉压力，适用于食管胃底静脉曲张破裂出血和难治性腹水，但易诱发肝性脑病，多用于等待肝移植的门静脉高压病人。

（四）肝移植手术

是肝硬化晚期尤其是合并肝肾综合征的最佳治疗，可提高存活率。

第四节　原发性肝癌

浪里淘沙—核心考点

一、临床表现

早期无明显症状，通过甲胎蛋白（AFP）筛查和B超检出的早期肝癌称为亚临床

62

肝癌。中晚期肝癌的主要症状包括：

1. **肝区疼痛**　多呈持续性胀痛或钝痛。如病变侵犯横膈，疼痛放射至右肩；肝区疼痛是由于肿瘤增长过快，肝包膜被牵拉所致；如**肝癌结节破裂**，坏死的癌组织及血液流入腹腔，出现**腹部剧痛**。

2. **肝大**　呈进行性肿大，质地坚硬，表面凹凸不平，有大小不等的结节或巨块，压痛。

3. 肝硬化　**肝癌伴门静脉高压者脾大、脾功能亢进，腹水，侧支循环形成**等。

4. 黄疸　晚期出现黄疸。

5. 全身表现　发热、食欲减退、腹胀、乏力、进行性消瘦等。由于癌肿代谢异常，出现**低血糖**、高血钙、高血脂、红细胞增多症等，**称伴癌综合征**。

6. 转移灶表现　肺或胸腔转移，以咯血、气短为主要症状；骨转移局部有压痛或神经受压症状；脑转移有头痛、呕吐等症状。

7. 并发症

（1）**上消化道出血**：因门静脉高压引起**食管胃底静脉曲张破裂，出现呕血和黑便**。晚期还可因胃黏膜糜烂合并凝血功能障碍引起广泛出血。

（2）肝性脑病：见于肝癌晚期，约1/3病人死于肝性脑病。

（3）**肝癌结节破裂出血**：破裂位于肝包膜下，出现局部疼痛；如肝包膜下出血迅速增多则形成压痛性包块，**破入腹腔引起急性腹膜炎**。

（4）继发感染：合并肺炎、败血症、肠道感染。

小试身手（19~20题共用题干）

患者近年来肝区持续性疼痛，消瘦。查体：肝肋缘下5cm触及，质硬，边缘不规则，有多个结节。拟诊为原发性肝癌。

19. 患者诉近半个月来间有突然出现饥饿感，同时有机体发软、心慌、出冷汗的表现，其原因最可能是

　　A. 合并消化性溃疡　　　　　B. 低血糖　　　　　　　C. 合并消化道出血

　　D. 发作性低血压　　　　　　E. 阵发性心律失常

20. 在住院期间，患者突然出现肝区剧烈疼痛，并随即向下腹部弥散性扩散。查体：腹部广泛压痛，有肌紧张和反跳痛。最可能的情况是

　　A. 急性感染性腹膜炎　　　　B. 食管下段静脉破裂出血　C. 肿瘤合并感染

　　D. 肿瘤结节破裂　　　　　　E. 肿瘤急性坏死

二、治疗原则

1. **手术治疗**　首选手术切除。诊断明确者及早手术，术中如发现已不宜手术者选择肝动脉插管进行局部化疗或肝血管阻断术，手术结扎肝动脉加插管局部化疗效果较好。

2. **肝动脉化疗栓塞治疗**（TACE）　对肝癌有较好疗效，可提高病人生存率，**是**

肝癌非手术治疗的首选方法。

小试身手 21.肝癌病人非手术治疗首选

A. 肝动脉栓塞治疗

B. 放射治疗

C. 化疗

D. 生物和免疫治疗

E. 中医治疗

3. 放射治疗。

4. 全身化疗　适用于有肝外转移或肝内播散者。肝动脉内插管局部化疗效果好。

5. 中医治疗　治疗原则为活血化瘀、软坚散结、清热解毒。

6. 生物和免疫治疗　应用生物和免疫治疗可巩固和增强疗效。

7. 肝移植。

第五节　肝性脑病

浪里淘沙——核心考点

一、临床表现

根据意识障碍程度、神经系统表现和脑电图改变，肝性脑病分为四期：

一期（前驱期） 轻度性格改变和行为失常。病人欣快、淡漠寡言，喜怒无常，衣冠不整，不讲卫生或随地大小便，反应迟钝，应答尚准确，但吐字不清且慢。扑翼（击）样震颤，脑电图多正常。此期历时数天或数周。

二期（昏迷前期） 表现为意识错乱、睡眠障碍、行为失常。病人定向力和理解力减退，对时间、地点、人物定向障碍，记忆力、计算能力下降，言语不清，书写障碍，举止反常。睡眠倒错，昼睡夜醒。部分病人出现幻觉、躁狂等。不随意运动和运动失调。体检：扑翼样震颤，肌张力增高，腱反射亢进，巴宾斯基征阳性。脑电图特征性异常。

三期（昏睡期） 以昏睡和精神错乱为主，神经体征加重，病人大部分时间处于昏睡状态，可被唤醒，醒后能回答简单问题，常有神志不清和幻觉，扑翼样震颤。肌张力增高、腱反射亢进，脑电图异常。

四期（昏迷期） 意识完全丧失，浅昏迷时对痛刺激尚有反应，腱反射和肌张力亢进；扑翼样震颤无法引出。深昏迷时各种反射消失，肌张力消失，瞳孔散大，出现阵发性惊厥、踝阵挛和过度换气，脑电图明显异常。

> 好礼相送　肝性脑病的临床分期（武哥总结，严禁转载，违者必究）
>
> 　　一期（前驱期）：性格改变行失常；二期（昏迷前期）：意乱行失睡眠障；
>
> 　　三期（昏睡期）：昏睡神乱神经征；四期（昏迷期）：不能唤醒神志丧。

小试身手 22.肝性脑病前驱期会出现以下哪种表现

A. 意识错乱　　　　　　B. 定向力减退　　　　　C. 幻觉躁狂

D. 扑翼样震颤　　　　　E. 腱反射亢进

小试身手 23.肝性脑病昏迷前期的临床表现**不包括**

A. 言语不清　　　　　　B. 行为失常　　　　　　C. 睡眠障碍

D. 呈昏睡状态　　　　　E. 意识错乱

二、治疗原则

综合治疗，消除诱因，减少肠内毒物生成和吸收，促进有毒物质排泄，纠正氨基酸代谢失衡。

（一）一般治疗

1. 清除肠道内积血和止血　**上消化道出血是肝性脑病的重要诱因**。食管胃底静脉曲张破裂出血时应积极止血并积极补充血容量。清除肠道内积血：①口服或鼻饲乳果糖、25%硫酸镁或乳梨醇溶液；②用生理盐水或弱酸溶液灌肠；③用33.3%的乳果糖灌肠。

2. 合理饮食　**限制蛋白质摄入**，主要通过糖类供给能力，病情好转或神志清楚后逐步增加蛋白质摄入。

3. **慎用镇静剂**　巴比妥类、苯二氮䓬类镇静剂可诱发或加重肝性脑病。如病人躁动不安用抗组胺药。

4. 纠正电解质酸碱失衡　注意纠正低钾和代谢性碱中毒。

5. 预防感染、纠正缺氧、纠正低血糖。

（二）药物治疗

1. 减少肠内氨的生成和吸收

（1）**乳果糖**：防止便秘，口服后乳果糖在结肠内分解为乳酸和乙酸，**降低肠道pH**，使肠道细菌产氨减少，同时酸性环境可减少氨的吸收。

（2）乳梨醇：疗效与乳果糖相似，但甜度低，口感好，不良反应少。

（3）**口服抗生素**：抑制肠道产尿素酶的细菌，减少氨的生成。常用新霉素、甲硝唑等。

（4）慎用镇静药及损伤肝脏的药物。

2. 清除有毒物质　降氨药对门体分流性脑病疗效较好。

（1）谷氨酸钾或谷氨酸钠：谷氨酸与游离氨生成谷氨酰胺使氨失去毒性。肾功能不全、尿少时禁用或慎用钾盐，明显水肿、腹水或脑水肿慎用或禁用钠盐。

（2）精氨酸：合成尿素降低血氨，精氨酸呈酸性，不含Na^+、K^+，适用于血pH偏高及腹水病人。

（3）L-鸟氨酸-L-门冬氨酸：促进体内尿素循环而降低血氨。

（4）鸟氨酸-α-酮戊二酸：降氨机制同L-鸟氨酸-L-门冬氨酸，但疗效比L-

乌氨酸–L–门冬氨酸差。

（5）苯甲酸钠：与肠内残余氮源性物质如甘氨酸或谷氨酰胺结合，形成马尿酸，经肾排出，降低血氨。

3. <u>支链氨基酸</u>　纠正氨基酸代谢失衡，抑制大脑中假性神经递质形成。

4. GABA/BZ复合受体拮抗物　氟马西尼可拮抗体内苯二氮䓬所致的神经抑制。

小试身手 24.关于肝性脑病综合治疗原则的描述，<u>错误</u>的是

A. 去除诱发因素是肝性脑病治疗的基本原则

B. 病人躁动不安时可采用巴比妥类药物

C. 注意纠正低钾和代谢性碱中毒

D. 上消化道出血病人应该给予灌肠或导泻

E. 口服乳果糖的目的是减少肠内氨的生成和吸收

（三）对症治疗

1. 预防和控制感染。

2. 防止出血与休克，有出血倾向者输血或静脉滴注维生素K_1。

（四）其他治疗

1. 减少门体分流　对于门体分流引起的肝性脑病，采用介入方法用钢圈或气囊栓塞有关门静脉系统以减少分流。

2. 人工肝　用分子吸附剂再循环系统，血液灌流、血液透析等可清除血氨和其他毒性物质，对急、慢性肝性脑病有一定疗效。

3. 肝移植　严重和顽固性肝性脑病考虑肝移植。

第六节　急性胰腺炎

浪里淘沙—核心考点

一、临床表现

（一）症状

1. 腹痛　为本病的主要表现和首发症状，<u>多在暴饮暴食、高脂饮食及饮酒后突然发生</u>。**腹痛位于上腹中部，向腰背部呈带状放射**，疼痛程度轻重不一，**表现为胀痛、钻痛、绞痛或刀割样痛，呈持续性，有时阵发性加剧，弯腰抱膝可减轻，一般止痛剂无效**。水肿型3~5天后疼痛缓解，出血坏死型病情发展迅速，腹痛持续时间长，可为全腹痛。

2. 恶心、呕吐　起病后即可出现，呕吐频繁者，<u>呕吐含胆汁</u>，**呕吐后腹痛不减轻**，出血坏死型病人常有明显腹胀或麻痹性肠梗阻，肠鸣音减少。

3. 发热　中度发热，一般持续3~5天，如体温超过39℃持续不退，提示发生了

并发症。

4.**水、电解质及酸碱平衡紊乱** 脱水、呕吐频繁者出现代谢性碱中毒。病情严重者伴代谢性酸中毒，低钾、低镁、**低钙血症**（是病情预后不良的标志）。

5.**休克** 常见于**出血坏死型胰腺炎**，因各种因素引起有效循环血容量不足。

> **小试身手** 25.出血坏死型胰腺炎的特异性表现是
> A.发热、白细胞升高　　　　B.血、尿淀粉酶升高
> C.血压下降、循环衰竭　　　D.上腹部疼痛
> E.恶心、呕吐

（二）体征

1.**急性水肿型** 上腹部中度压痛、肠鸣音减弱等。

2.**出血坏死型** 上腹压痛显著，并发腹膜炎时全腹压痛及反跳痛，腹肌紧张，肠麻痹时腹部膨隆，肠鸣音减弱或消失。由于胰酶或坏死组织液穿过筋膜和肌层进入腹壁两侧皮下，腰部两侧出现灰紫色瘀斑称Grey-Turner征；**脐周出现皮肤青紫称Cullen征**。胰头水肿压迫胆总管下端或Oddi括约肌痉挛引起黄疸。

> **小试身手** 26.下列哪种疾病会出现称为Cullen征的脐周皮肤青紫
> A.急性阑尾炎　　　　　　B.肝硬化
> C.急性腹膜炎　　　　　　D.急性胰腺炎
> E.原发性肝癌

（三）并发症

出血坏死型胰腺炎可出现局部和全身并发症，局部并发症包括胰腺脓肿和假性囊肿，全身并发症包括急性肾衰竭、急性呼吸窘迫综合征、心力衰竭、消化道出血、肺炎、败血症、糖尿病、血栓性静脉炎及DIC等。

二、治疗原则

轻型胰腺炎经3~5天可治愈，主要治疗措施如下：

（一）抑制或减少胰腺分泌

1.**禁食及胃肠减压** 水肿型需短期禁食；肠麻痹、明显腹胀或需手术者行胃肠减压。

2.**H_2受体拮抗剂** 西咪替丁、雷尼替丁、法莫替丁静脉滴注，以减少胃酸分泌，从而抑制胰腺分泌，预防应激性溃疡。

3.**抗胆碱能药及止痛治疗** 应用阿托品、山莨菪碱等减少胃酸分泌，缓解胃、胆管及胰管痉挛。腹痛剧烈者肌内注射哌替啶止痛。

4.**减少胰液分泌** 抑制胰液和胰酶分泌，是治疗出血坏死型急性胰腺炎的有效药物，**生长抑素**和其类似物八肽（**奥曲肽**）疗效较好。

5.病情较重者给予心电监护。

小试身手（27~28题共用题干）

患者，女性，55岁，餐后1小时发生上腹部刀割样持续疼痛，向腰背放射。腹胀、恶心、呕吐，呕吐物含有胆汁。入院时 T 38.5℃，P 90次/分，R 18次/分，BP 100/70mmHg，查体上腹部压痛、反跳动，腹肌紧张，肠鸣音消失。入院1天后腰部两侧出现灰紫色瘀斑，实验室检查：白细胞总数和血清淀粉酶均高于正常。

27. 该患者最可能的诊断为

A. 急性胃炎　　　　　B. 急性肠梗阻　　　　C. 急性胆囊炎

D. 出血坏死型胰腺炎　E. 急性上消化道出血

28. 治疗该病最有效的药物是

A. 庆大霉素　　　　　B. 阿托品　　　　　　C. 西咪替丁

D. 硫酸镁　　　　　　E. 奥曲肽

（二）纠正休克和水、电解质平衡紊乱

积极补充体液和电解质，避免低钾、低钠、低钙。休克者输入全血及血浆代用品、血浆、白蛋白；血压不升者使用多巴胺、间羟胺等血管活性药。代谢性酸中毒时使用碱性药物。

（三）抗感染

是降低重症病人死亡的重要措施。联合足量使用第三代头孢菌素。

（四）抑制胰酶活性

仅用于重症胰腺炎早期。

（五）营养支持

早期给予肠内营养，改善胃黏膜屏障，减轻炎性反应；重症病人要注意全胃肠外营养（TPN），基本满足机体的营养需要。

（六）手术治疗

怀疑肠穿孔、胰腺脓肿、胆道梗阻加重者考虑手术治疗。

第七节　上消化道大量出血

浪里淘沙—核心考点

一、临床表现

1. **呕血与黑便**　是上消化道出血的特征性表现。上消化道出血均有黑便，但不一定有呕血。出血部位在幽门以下者为黑便，幽门以上者为呕血和黑便，但幽门以上的病变如出血量少、速度慢仅有黑便；幽门以下出血量大、速度快，血液可反流入胃，除黑便外也有呕血。呕血多为棕褐色，呈咖啡渣样，如呕鲜红色血液，提示

出血量大、速度快，未经胃酸充分混合即呕出。

黑便呈柏油样，黏稠而发亮，是血红蛋白的铁经肠内硫化物作用形成硫化铁所致。当出血量大，血液在肠道内推进较快，粪便可呈暗红色或鲜红色。

小试身手 29.上消化道出血的特征性表现是

A.呕血和黑便　　　　　　B.发热

C.失血性周围循环衰竭　　D.氮质血症

E.贫血

2.便血　当出血量>1000ml，可有便血，大便呈暗红色血便，甚至鲜血便。

3. **失血性周围循环衰竭**　出血量大而快时导致循环血量急剧减少，回心血量不足，心排出量下降，病人头昏、心悸、出汗、恶心、口渴、晕厥。严重者呈休克状态，病人精神萎靡、烦躁不安、面色苍白、四肢湿冷、发绀、意识模糊、脉速、尿少、血压下降等。

> 锦囊妙记：上消化道大量出血后病人可能会出现休克，因此上消化道大量出血后病人首要的护理问题为体液不足。

小试身手 30.患者，男，56岁。在家突然出现腹痛，呕血约1000ml，排柏油样大便2次入院。查体：T 38.2℃，面色苍白，四肢冰冷。此时病人最主要的护理问题是

A.感染　　　　　　　B.潜在并发症　　　　　　C.疼痛

D.活动无耐力　　　　E.体液不足

4.发热　出血后24小时内发热，一般不超过38.5℃，3~5天后自行消退。

5.氮质血症　血液进入肠道，蛋白质分解产物被吸收，尿素氮升高，称肠源性氮质血症。当休克纠正后尿素氮继续升高或持续增高超过3~4天，提示上消化道继续出血或再次出血；如无活动性出血证据，且血容量已基本补足而尿量仍少，考虑为急性肾衰竭。

6.血常规改变　病人出现急性失血性贫血，为正细胞正色素性贫血。出血3~4小时后因组织液进入血管内，血液稀释，出现贫血。一般出血24小时内网织红细胞升高，出血停止后逐渐降至正常，如出血不止可持续升高。白细胞计数出血后2~5小时升高，达(10~20)×10^9/L，出血停止后2~3天恢复正常。但食管胃底静脉曲张破裂出血的病人，如合并脾功能亢进，白细胞计数不升高。

二、治疗原则

(一)一般急救措施

卧位，保持呼吸道通畅，避免呕血窒息，必要时吸氧，活动性出血期间禁食。

(二)积极补充血容量

建立静脉通路，快速补液，补充血容量，尽早输血，以恢复有效循环血量，保

持血红蛋白不低于90~100g/L。肝硬化病人输鲜血，因库存血含氨量高，易诱发肝性脑病。

（三）止血措施

1. 药物止血

（1）去甲肾上腺素：使局部血管收缩，去甲肾上腺素8mg加入100ml盐水中分次经胃管滴注入胃内。适用于胃、十二指肠出血。

（2）H₂受体拮抗剂和质子泵抑制剂：抑制胃酸分泌。质子泵抑制剂为抑制胃酸分泌作用最强的药物。急性出血期，奥美拉唑、法莫替丁、雷尼替丁、西咪替丁静脉给药，适用于消化性溃疡或急性胃黏膜损害引起的出血。

（3）血管升压素：收缩内脏血管，减少门静脉血流量，降低门静脉压力，控制食管胃底静脉曲张破裂出血。原发性高血压、冠心病、肺心病、心功能不全及孕妇禁用。

（4）生长抑素：减少腹腔内脏血流，奇静脉血流量也明显减少。

2. 三腔或四腔气囊管压迫止血　适用于食管胃底静脉曲张破裂出血。

3. 内镜直视下止血。

（四）手术治疗

经内科治疗无效，病情危急，需考虑手术治疗。

第八节　肠结核

浪里淘沙—核心考点

一、临床表现

多数起病缓慢、病程长，主要表现为：

（一）症状

1. **腹痛**　多位于右下腹部，也可牵涉到上腹部或脐周。疼痛性质为**钝痛或隐痛**，进餐可诱发腹痛或加重腹痛伴有便意，排便后腹痛缓解。

2. 腹泻与便秘　**溃疡型肠结核主要表现为腹泻**，每天排便2~4次，病变严重时，腹泻每天可达十余次。粪便为不含黏液、脓血软便，无里急后重感。间断有便秘，大便呈羊粪状，间隔数天又出现腹泻。增生型肠结核多以便秘为主。

3. 腹部肿块　**肿块位于右下腹，有压痛，位置固定，质硬**，见于增生型肠结核。若溃疡型肠结核合并有局限性腹膜炎，病变肠曲与周围组织粘连时，或同时伴有肠系膜淋巴结结核也可出现肿块。

4. 全身症状和肠外结核表现　常有结核病毒血症表现，溃疡型肠结核较明显，有午后低热、不规则热，伴有乏力、盗汗、消瘦、贫血。增生型肠结核一般病程较长，偶有低热，多不伴肠外结核。

5.并发症　肠梗阻、结核性腹膜炎，偶见急性肠穿孔。

结核性腹膜炎是由结核分枝杆菌引起的慢性弥漫性腹膜感染，以青壮年女性多见。可通过腹腔内结核病灶直接蔓延或血行播散引起。本病病理改变分为渗出型、粘连型和干酪型，以粘连型为最多见，可混合存在。主要表现为腹痛、腹胀、腹泻与便秘交替出现及全身中毒症状。应早期、联合、规则及全程抗结核治疗，一般用3~4种药物联合治疗。

（二）体征

病人呈慢性病容，消瘦、苍白、倦怠。增生型肠结核右下腹可触及包块，质地中等，轻中度压痛。溃疡性肠结核合并局限性腹膜炎、局部病变肠管与周围组织粘连，或同时有肠系膜淋巴结结核时腹部出现包块。

小试身手　31.患者，女，20岁。低热、腹痛2个月，偶有便秘，胃肠钡餐造影：盲肠和升结肠增生性狭窄、缩短变形。拟诊为肠结核。护理查体中最可能出现的体征是

A.蠕动波

B.腹肌紧张

C.肠型

D.右下腹部肿块，比较固定，质地中等、轻压痛

E.肠鸣音亢进

二、治疗原则

1.休息与营养　活动期卧床休息，给予高蛋白、高维生素、高热量易消化饮食，肠道不全梗阻时，应进食流质或半流质饮食，肠梗阻明显时应暂禁食，必要时给予胃肠外营养。

2.抗结核治疗　是本病治疗的关键，多采用短程化疗，疗程6~9个月，一般联合异烟肼与利福平两种杀菌药；严重肠结核可加用链霉素或吡嗪酰胺。

3.对症治疗　腹痛可用颠茄、阿托品止痛，摄入不足或腹泻严重者补充水、电解质。对不完全性肠梗阻行胃肠减压。

4.手术治疗　适用于肠梗阻、肠穿孔、脓肿或瘘管形成者。

第九节　溃疡性结肠炎

一、临床表现

（一）消化系统

1.腹痛　轻者或缓解期病人可无腹痛或仅有腹部不适，活动期有轻中度腹痛，

局限于**左下腹或下腹部**，排便后疼痛减轻或缓解。重症者持续性剧烈腹痛，**有疼痛–便意–便后缓解的规律，常伴里急后重**。

小试身手 32.典型溃疡性结肠炎腹痛的特征是

A. 进食–腹痛–便意–便后加剧

B. 腹痛–便意–便后缓解

C. 进食–腹痛加剧

D. 腹痛–便意–便后加剧

E. 进食–腹痛减轻

2.腹泻　**腹泻为最主要症状**，轻者每天2~3次，重者每天10次以上，可为黏液、脓血便、血便，常伴里急后重。黏液脓血便是由于炎症渗出、黏膜糜烂及溃疡所致。病变局限者可间断出现便秘。

3.体征　**轻者左下腹轻压痛**，重者及暴发型病人常出现鼓肠、腹肌紧张、压痛及反跳痛，应警惕发生中毒性结肠扩张、肠穿孔。

小试身手 （33~34题共用题干）

A. 腹痛　　　　　　B. 腹泻　　　　　　C. 呕吐

D. 便秘　　　　　　E. 水肿

33.溃疡型肠结核最主要症状

34.溃疡性结肠炎最主要症状

（二）全身表现

低至中度发热，重者高热、贫血、消瘦、水与电解质紊乱、低蛋白血症及营养不良。

（三）肠外表现

结节性红斑、关节痛、虹膜炎、前葡萄膜炎、口腔复发性溃疡等。

（四）临床分型及分期

根据病程、程度、范围及病期可分为：①初发型；②慢性复发型。疾病分期：分为活动期与缓解期。

（五）病变范围

分为直肠炎、左半结肠炎及广泛结肠炎。

（六）并发症

严重者可并发中毒性巨结肠、癌变、出血、急性肠穿孔、肠出血等。

二、治疗原则

1.一般治疗　急性期卧床休息，给予流质饮食，禁食者给予静脉营养。腹痛时给予解痉止痛药。

2. 氨基水杨酸制剂　**柳氮磺胺吡啶为首选药物**，适用于轻、中型或重型经治疗已缓解者，发作时每日4~6g，分4次口服，病情缓解后改为每日2g维持，疗程1~2年。

小试身手 35. 溃疡性结肠炎药物治疗首选

A. 柳氮磺吡啶　　　　　　　　B. 泼尼松

C. 免疫抑制剂　　　　　　　　D. 氢化可的松

E. 奥沙拉嗪

3. 肾上腺皮质激素　适用于暴发型或重型病人。氢化可的松每日200~300mg或地塞米松每日10mg静脉滴注，7~14天改为口服泼尼松每天60mg。病情控制后逐渐减量，直至停药。

4. 免疫抑制剂　适用于激素治疗效果不佳或对激素依赖的慢性持续型病人。

5. 手术治疗　适用于并发肠穿孔、大出血，重症病人，特别是合并中毒性巨结肠经内科治疗无效者。

参考答案

1.A　2.A　3.A　4.B　5.A　6.A　7.D　8.C　9.B　10.B　11.D　12.C　13.B
14.E　15.B　16.B　17.A　18.B　19.B　20.D　21.A　22.D　23.D　24.B　25.C
26.D　27.D　28.E　29.A　30.E　31.D　32.B　33.B　34.B　35.A

第四章 血液及造血系统疾病病人的护理

第一节 贫 血

浪里淘沙—核心考点

一、缺铁性贫血

（一）临床表现

本病起病缓慢，有一般贫血表现，如面色苍白、头晕、头痛、乏力、心悸气短、耳鸣等。

1. 营养缺乏 皮肤干燥、角化、无光泽、萎缩、毛发干枯易脱落，指（趾）甲扁平、不光整、脆薄易裂，出现反甲。

2. 黏膜损害 舌炎、舌乳头萎缩、口角炎、胃酸缺乏及胃功能紊乱引起慢性萎缩性胃炎。严重者吞咽困难，吞咽时感觉食物黏附在咽部，是缺铁的特殊表现之一。

3. 精神、神经异常 约1/3病人出现神经痛、末梢神经炎，严重者颅内压增高、视神经水肿、智力障碍等。小儿表现为易激动、好动、头痛、发育缓慢、乏力等。部分病人有异食癖，喜吃泥土、石灰、冰块、生米、纸张等。

（二）治疗原则

1. 病因治疗 治疗原始疾病。

2. 铁剂治疗 补充铁剂首选口服，常用铁剂有琥珀酸亚铁、富马酸亚铁、硫酸亚铁等，每天补充元素铁150~200mg。铁剂治疗后如症状减轻，网织红细胞计数上升，提示治疗有效。

注射铁剂的指征：口服铁剂胃肠道反应重，消化道吸收障碍，有胃肠道疾病，要求迅速纠正贫血。常用铁剂为右旋糖酐铁，注射前计算补铁总量：注射用铁的总需要量：（需达到的血红蛋白浓度–病人的血红蛋白浓度）× 0.33 × 病人体重（kg）。成人首次剂量50mg，如无不良反应，从第2天起，每天100mg至总量完成。

二、巨幼细胞贫血

（一）临床表现

1. 营养性巨幼细胞贫血 叶酸缺乏占90%，除一般贫血表现外，病人可出现食欲减退、腹胀、腹泻、舌炎"牛肉舌"。维生素B_{12}缺乏者可引起末梢神经炎、共济失调等。

小试身手 1.下列哪种贫血可出现"牛肉舌"

A.缺铁性贫血 　　　　　　B.巨幼细胞贫血

C.再生障碍性贫血 　　　　D.溶血性贫血

E.失血性贫血

2.恶性贫血　由于内因子缺乏，食物中维生素B_{12}不能被吸收所致。本病与自身免疫功能紊乱有关，其表现除贫血外还有四肢麻木、乏力、共济失调等。

（二）治疗原则

1.针对病因进行治疗如纠正偏食、改进烹煮方法。

2.补充叶酸和（或）维生素B_{12}。

三、再生障碍性贫血

（一）临床表现

主要表现为**进行性贫血、出血和感染，肝脾淋巴结多无肿大**。根据起病缓急和病情轻重分为急性再生障碍性贫血和慢性再生障碍性贫血。

1.急性再生障碍性贫血（重型再生障碍性贫血Ⅰ型）　较少见，起病急、发展快，早期出血及感染，后期进行性贫血，鼻腔、口腔、牙龈及皮肤广泛出血，内脏出血多见，如血尿、消化道出血、子宫出血等。多数病人有眼底出血，约一半的病人发生**颅内出血，是本病死亡的主要原因之一**。皮肤、黏膜及肺部反复感染，合并败血症。如不经治疗多在6~12个月内死亡。

小试身手 2.重型再生障碍性贫血患者死亡的主要原因是

A.皮肤、黏膜出血

B.皮肤感染

C.肺部感染

D.脑出血和严重感染

E.败血症

2.慢性再生障碍性贫血　较多见，**起病缓慢、病程长，以贫血为主要表现**，感染、出血症状较轻，积极治疗病情可缓解或痊愈，预后较好。少数病例病情恶化，表现同急性再生障碍性贫血，预后差。

（二）治疗原则

1.去除病因　去除损害骨髓的各种因素，禁用骨髓抑制药。

2.支持疗法

（1）预防和控制感染：注意个人卫生。合并感染时尽早使用抗生素，防止感染扩散。

（2）止血：糖皮质激素对皮肤、鼻黏膜出血有效。血小板$<20\times10^9$/L、出血严重、合并内脏出血和颅内出血输成分血、浓缩血小板。

（3）输血：是主要的支持疗法，尽量采用成分血。对粒细胞减少合并严重感染者输注白细胞混悬液。

3. 雄激素　为治疗慢性再生障碍性贫血的首选药，其作用机制是**刺激肾脏产生促红细胞生成激素**。常用丙酸睾酮、司坦唑醇（康力龙）等。

小试身手　3.慢性再生障碍性贫血患者首选的治疗药物是

A. 雌激素　　　　　　　　B. 雄激素

C. 糖皮质激素　　　　　　D. 甲氨蝶呤

E. 抗胸腺细胞球蛋白

小试身手　（4～6题共用备选答案）

A. 免疫抑制剂　　　　　　B. 非甾体消炎药

C. 大剂量丙种球蛋白　　　D. 糖皮质激素

E. 雄激素

4.治疗慢性再生障碍性贫血首选的药物是

5.治疗原发免疫性血小板减少症首选的药物是

6.治疗系统性红斑狼疮首选的药物是

4. 免疫抑制剂　目前抗胸腺细胞球蛋白（ATG）和抗淋巴细胞球蛋白（ALG）是治疗重型再生障碍性贫血的主要药物。其作用机制是抑制T淋巴细胞或非特异性自身免疫反应，环孢素用于急、慢性再生障碍性贫血，可选择性作用于T淋巴细胞。大剂量甲泼尼龙和丙种球蛋白也可治疗重型再生障碍性贫血。

5. 造血细胞生长因子　主要用于重型再生障碍性贫血。

6. 骨髓移植　主要用于重型再生障碍性贫血，多采用人类白细胞抗原（HLA）的同种异基因的骨髓移植。

7. 脐血输注　脐带血含丰富的造血干细胞、多种造血刺激因子及较多红细胞、白细胞和血小板，可调节病人的免疫功能，可作为造血干细胞替代骨髓，又可代替输血。

第二节　出血性疾病

浪里淘沙—核心考点

一、原发免疫性血小板减少性紫癜

（一）临床表现

1. **急性型**　多见于儿童，发病前1～2周有上呼吸道感染史。起病急骤，有发热、畏寒及全身广泛性出血，皮肤和黏膜瘀点、瘀斑，血肿、血疱；也可出现消化道、泌尿道出血，少数病人出现颅内出血，危及生命。病程呈自限性，数周内恢复，少数病人病程超过半年转为慢性。

小试身手 7. 患者，女性，35 岁。患原发免疫性血小板减少症。血常规显示：红细胞 3.5×10^{12}/L，血红蛋白 100g/L，白细胞 6.8×10^9/L，血小板 30×10^9/L。该患者最大的危险是

    A. 全身皮肤、黏膜出血   B. 消化道出血   C. 泌尿道出血

    D. 颅内出血   E. 感染

2. **慢性型** 多见于 40 岁以下育龄女性，起病缓慢，出血症状轻，**常表现为反复发作的皮肤和黏膜瘀点、瘀斑**，女性表现为月经过多。部分病人因感染使病情加重，出现严重内脏出血。反复发作者脾肿大。

小试身手 8. 慢性原发免疫性血小板减少症最常见的临床表现是

    A. 关节腔出血   B. 胸痛   C. 乏力

    D. 皮肤、黏膜出血   E. 头晕

（二）治疗原则

1. **一般治疗** 出血严重、血小板明显减少者卧床休息。使用维生素 C、维生素 P、卡巴克络、酚磺乙胺等止血药。

2. **糖皮质激素** 为首选药物。其作用机制是：抑制单核–巨噬细胞吞噬和破坏血小板；减少 PAIgG 形成；抑制抗原–抗体反应；改善毛细血管脆性；刺激骨髓造血及血小板向外周血释放。**泼尼松每日 30~60mg 口服**，待血小板正常后逐渐减量，缓解后每日 5~10mg 维持治疗 3~6 个月，病情严重者静脉滴注地塞米松或甲泼尼龙。

> 锦囊妙记：系统性红斑狼疮、肾病综合征和原发免疫性血小板减少症 3 种疾病均为免疫性疾病，这 3 种疾病的治疗均首选糖皮质激素。

小试身手 9. 原发免疫性血小板减少症当前首选的治疗方法是

    A. 造血干细胞移植   B. 免疫抑制剂治疗   C. 糖皮质激素

    D. 维生素 B_{12} E. 脾切除

3. **脾切除** 减少血小板破坏及抗体产生。对糖皮质激素治疗无效或依赖者、出血症状顽固或颅内出血者宜尽早行脾切除。

4. **免疫抑制剂** 治疗效果不佳者使用免疫抑制剂治疗，如长春新碱、环磷酰胺、硫唑嘌呤等，环孢素主要用于难治性血小板减少性紫癜的治疗。

5. **输血及血小板悬液** 适用于严重出血或脾切除的术前准备。输新鲜血或浓缩血小板悬液止血效果好，但不宜反复多次输血以防产生同种抗体，使血小板破坏加速。

二、过敏性紫癜

（一）临床表现

起病前 1~3 周有上呼吸道感染史，皮肤紫癜多见。临床表现有 5 型：

1. **紫癜型（单纯型）最常见**，皮肤瘀点、瘀斑，多位于下肢及臀部，分批出现，对称分布，融合成片，稍高出皮肤表面，反复发作，少数出现荨麻疹。

小试身手 10.过敏性紫癜最常见的类型是

A. 单纯型　　　　　　　B. 腹型　　　　　　　　C. 关节型

D. 肾型　　　　　　　　E. 混合型

2. 腹型　腹痛，位于脐周或下腹，呈绞痛或持续性钝痛，伴呕吐、腹泻、便血。

3. 关节型　关节痛伴关节肿胀、发热。四肢大关节多见，疼痛反复发作。关节症状数月内消失，不留后遗症。

4. 肾型　在紫癜发生后1周出现蛋白尿、血尿或管型尿。多数病人数周内恢复，少数病人可迁延数月，发展为慢性肾炎或肾病综合征，甚至尿毒症。

5. 混合型　有两种以上类型并存。

（二）治疗原则

1. 病因防治　去除病因，如消除感染病灶、驱除肠道寄生虫等。

2. 一般性治疗　使用抗组胺药如苯海拉明、氯苯那敏、阿司咪唑（息斯敏），维生素C、芦丁、卡巴克络等。

3. 肾上腺皮质激素　抗过敏及降低毛细血管壁通透性，对腹痛、关节痛有较好疗效。肾型或皮质激素疗效不佳者使用免疫抑制剂治疗，如环磷酰胺或硫唑嘌呤。

第三节　白血病

浪里淘沙—核心考点

一、急性白血病

性白血病是骨髓中异常白血病细胞大量增生并浸润各组织器官，使正常造血受到抑制的血液病。

（一）临床表现

起病快慢不一。发病缓慢者面色苍白、疲乏或轻度出血。急性发病者突发高热、明显出血或关节疼痛。

1. 贫血　早期即可出现，随病程进展不断加重。**贫血主要是因正常红细胞生成减少。**

小试身手 11.急性白血病的首发症状为

A. 发热　　　　　　　　B. 出血　　　　　　　　C. 贫血

D. 肝脾肿大　　　　　　E. 骨骼压痛

2. 出血　约40%的病人早期表现为出血，**出血的主要原因为血小板减少。**以瘀点、瘀斑、牙龈出血、鼻出血、女性病人月经过多、子宫出血常见。**急性早幼粒细胞白血病易并发DIC而引起全身广泛出血。**眼底出血引起视力障碍，严重时消化道、呼吸道大出血甚至颅内出血。

小试身手 12.下列白血病最易出现全身广泛出血的是

A.急性淋巴细胞白血病　　　B.急性巨核细胞白血病

C.急性单核细胞白血病　　　D.急性早幼粒细胞白血病

E.中枢神经系统白血病

小试身手 13.急性白血病患者出血的主要原因是

A.反复感染　　　　　　　　B.弥散性血管内凝血

C.血小板质和量的异常　　　D.白血病细胞浸润

E.感染毒素对血管的损伤

3.**发热**　半数病人以发热为早期症状，白血病本身可发热，但高热往往提示继发感染，**感染的主要原因是成熟粒细胞减少**。病人出现发热，伴畏寒、出汗。**感染以口腔炎、牙龈炎、咽峡炎最常见**，也可并发肺炎、肠炎、肾盂肾炎、肛周炎、肛周脓肿，严重者出现败血症或菌血症。常见致病菌为革兰阴性菌，如肺炎杆菌、铜绿假单胞菌、金黄色葡萄球菌、大肠埃希菌、粪链球菌等。

小试身手 14.急性白血病患者突然出现高热，主要原因为

A.出血　　　　　　B.感染　　　　　　C.正常红细胞减少

D.血小板减少　　　E.白血病细胞浸润

小试身手 15.急性白血病人最常见的感染部位是

A.口腔　　　　　　B.肺部　　　　　　C.肛周

D.泌尿系统　　　　E.肠

4.**器官和组织浸润的表现**

（1）骨和关节：骨痛和四肢关节痛是白血病细胞浸润的常见症状，胸骨下端压痛较为常见，因骨髓腔内白血病细胞过度增殖引起，多见于儿童。

（2）中枢神经系统白血病：因白血病细胞浸润脑膜和中枢神经系统引起。病人头痛、头晕、呕吐、颈强直，严重者抽搐、昏迷。中枢神经系统白血病多发生在缓解期长期生存者，以儿童急性淋巴细胞白血病最多见。

（3）肝脾淋巴结肿大：以急性淋巴细胞白血病多见。白血病细胞浸润肝脾，病人肝脾轻中度肿大，表面光滑，有轻度触痛。淋巴结轻中度肿大，无压痛。

> 锦囊妙记：再生障碍性贫血和急性白血病都会出现全血细胞减少导致感染、出血和贫血，但白血病合并肝脾淋巴结肿大，而再生障碍性贫血无肝脾淋巴结肿大。

小试身手 16.急性白血病与再生障碍性贫血最显著的区别在于前者

A.白细胞增多　　　　B.肝脾明显肿大　　　　C.广泛出血现象

D.进行性贫血　　　　E.反复感染

（4）皮肤及黏膜浸润：牙龈增生、肿胀，皮肤出现皮肤粒细胞肉瘤、弥漫性斑

丘疹、皮下结节、多形红斑、结节性红斑等。多见于急性单核细胞和急性粒细胞-单核细胞白血病。

（5）其他部位：浸润睾丸时出现一侧睾丸无痛性肿大。眼部浸润时眼球突出、复视或失明。

（二）治疗原则

1. 支持治疗

（1）纠正贫血：**争取白血病缓解是纠正贫血的最有效方法。**严重贫血输注浓缩红细胞或全血。

（2）控制出血：血小板计数过低引起出血，最有效的方法是输注浓缩血小板悬液。

（3）防治感染：使用抗生素治疗，根据细菌培养及药敏试验结果选择抗生素。

（4）预防尿酸性肾病：鼓励病人多饮水、碱化尿液，**给予别嘌醇抑制尿酸合成**，每日3次，每次100mg，口服。对少尿或无尿者按急性肾衰竭处理。

小试身手 17. 患者，女，30岁，因高热、咽痛、全身痛1周入院。查血象发现有幼稚白细胞，急做骨髓穿刺，骨髓象支持急性粒细胞白血病，医生给予化疗药物同时口服别嘌呤醇100mg，3次/日。家属询问其服药原因，责任护士的正确回答是
A. 增强机体免疫力　　　B. 抑制尿酸合成　　　C. 增强尿素排出
D. 加强化疗药物疗效　　E. 抑制尿素合成

2. 化学治疗　分诱导缓解和巩固强化两个阶段。

（1）诱导缓解：指从化疗开始到完全缓解这一阶段，以迅速杀灭白血病细胞，使症状消失，血象、骨髓象基本恢复正常。多采用联合化疗，成人首选VADP（长春新碱加柔红霉素、左旋门冬酰胺酶、泼尼松）方案；儿童急性淋巴细胞白血病首选VP（长春新碱加泼尼松）方案。急性非淋巴细胞白血病选DA（柔红霉素加阿糖胞苷）方案。

（2）巩固强化：继续杀灭体内残存白血病细胞，防止复发，延长缓解期和无病存活期。用原诱导方案巩固2~6个疗程，每月强化治疗一次，急性淋巴细胞白血病治疗3~4年，急性非淋巴细胞白血病治疗1~2年，坚持随访。

老年病人或过度虚弱者采用小剂量阿糖胞苷（或三尖杉酯碱）静脉滴注治疗，直至缓解。

3. **中枢神经系统白血病**　是减少急性白血病复发的关键，尤其是急性淋巴细胞白血病。具体治疗方法是：缓解后鞘内注射**甲氨蝶呤**，每次10mg，同时使用地塞米松5~10mg，每周2次，共3周，可减轻药物刺激引起蛛网膜炎。亦可用阿糖胞苷30~50mg/m² 鞘内注射，同时做脊髓和头颅放射治疗。

小试身手 18. 治疗中枢神经系统白血病的常用药物是
A. 长春新碱　　　B. 甲氨蝶呤　　　C. 泼尼松
D. 阿糖胞苷　　　E. 环磷酰胺

4. 骨髓或外周血干细胞移植 年龄45岁以下的急性白血病在第一次完全缓解时进行。除儿童急性淋巴细胞白血病时间应推迟至第2次缓解和早期复发时。

二、慢性白血病

慢性白血病分为粒细胞、淋巴细胞、单核细胞3型。我国以慢性粒细胞白血病多见，慢性淋巴细胞白血病少见，慢性单核细胞白血病罕见。

慢性粒细胞白血病

慢性粒细胞白血病是起源于多能干细胞的肿瘤增生性疾病，主要表现为脾脏肿大，粒细胞明显增多且不成熟，病程缓慢，大多因慢性粒细胞急性变而死亡。

（一）临床表现

根据自然病程分为慢性期、加速期和急性变期。

1. 慢性期 缓慢起病，早期无自觉症状，随病情发展，出现低热、乏力、多汗或盗汗、消瘦等表现。脾脏肿大是最突出的体征，可达脐平面，甚至深入盆腔，质地坚实，表面平滑，无压痛。如脾梗死压痛明显。约一半病人肝脏肿大，浅表淋巴结无变化。大多数病人胸骨中下段压痛，是本病重要体征。慢性期持续1~4年。当白细胞增高超过$200×10^9$/L时表现为呼吸窘迫、言语不清、头晕、中枢神经系统出血等症状，称之为"白细胞淤滞症"。

小试身手 19. 慢性粒细胞白血病慢性期最突出的体征是
A. 胸骨下段压痛　　　B. 脾大　　　C. 发热
D. 骨关节痛　　　E. 贫血

2. 加速期 发病后1~4年内进入加速期，高热、体重下降、虚弱、脾脏肿大，骨关节痛及贫血、出血。

3. 急变期 加速期从几个月到1~2年即进入急变期，多为急粒变，少部分为急淋变。表现与急性白血病相似，大多在3~6个月内死于各种并发症。

小试身手 20. 患者，男，43岁，患"慢性粒细胞性白血病"2年，近来出现高热，达40℃，胸骨疼痛难忍，并出现脾脏迅速肿大，应考虑
A. 类白血病反应　　　B. 急性白血病　　　C. 急粒变
D. 脾功能亢进　　　E. 白血病细胞浸润

（二）治疗原则

1. 化学治疗

（1）羟基脲：目前是治疗慢性粒细胞白血病的首选药物。常用剂量为每天3g，分2~3次口服。维持剂量每天1g，分1~2次口服。

小试身手 21. 慢性粒细胞白血病首选的化疗药物是
A. 长春新碱　　　B. 甲氨蝶呤　　　C. 白消安
D. 羟基脲　　　E. 环磷酰胺

（2）白消安（马利兰）：是治疗慢性粒细胞白血病常用药，用药2~3周后外周血白细胞开始减少，停药后白细胞减少持续2~4周。常用剂量为2mg，每天3次，维持量2mg每天或隔日1次。

（3）靛玉红：用药后3~6周白细胞开始下降，2个月降至正常水平。常用剂量每天150~300mg，分3次口服。

（4）其他化疗药物：小剂量Ara-C不仅可控制病情，还可使Ph染色体阳性细胞减少或转阴。6-MP、苯丁酸氮芥、环磷酰胺及其他化疗药物联合应用有效。

（5）干扰素：该药与小剂量Ara-C联合应用，可提高疗效。常用剂量每天300万~900万U肌内或皮下注射，每周3~7次，持续数月至2年不等。

2. 骨髓移植　异基因骨髓移植需在慢性期缓解后尽早进行，年龄45岁以下为宜。

3. 其他治疗　别嘌醇防止尿酸性肾病；白细胞分离可去除大量白细胞，主要用于白细胞淤滞症；脾放射治疗用于脾脏明显肿大、有胀痛而化疗效果不佳者。

4. 慢性粒细胞白血病急性变的治疗　同急性白血病的化疗。

慢性淋巴细胞白血病

慢性淋巴细胞白血病是由于异常小淋巴细胞大量增殖并蓄积浸润造血器官，引起正常造血功能衰竭的恶性疾病。本病多见于50岁以上发病，男性略多于女性。

（一）临床表现

起病缓慢，多无自觉症状，**淋巴结肿大为就诊的首发症状，触诊淋巴结肿大、坚实、无压痛、可移动**。以颈部、腋下、腹股沟淋巴结为主。50%~70%病人肝脾肿大。早期疲乏无力，而后出现食欲减退、消瘦、低热和盗汗等，晚期贫血、出血和感染，以呼吸道感染多见。部分病人并发自身免疫性溶血性贫血。T淋巴细胞白血病晚期出现皮肤结节、增厚以至全身红皮病等。

（二）治疗原则

1. 化学治疗　A期病人定期观察无需治疗，B、C期病人需化学治疗。

（1）单一化疗：苯丁酸氮芥是最常用的单一化疗药物，用药2~3周后显效，2~4个月疗效明显，维持治疗6个月停药。每天6~10mg口服，1~2周后减至每天2~6mg。根据血象结果调整剂量。环磷酰胺口服与苯丁酸氮芥疗效相似。

（2）联合化疗：C期病人在使用苯丁酸氮芥或环磷酰胺的同时加用泼尼松10~20mg/d。

2. 放射治疗　适用于淋巴结肿大伴局部压迫症状或化疗后淋巴结、脾脏缩小不佳者。

3. 并发症防治　使用抗生素，积极抗感染；反复感染者注射丙种球蛋白；用较大剂量肾上腺糖皮质激素治疗自身免疫性溶血性贫血或血小板减少性紫癜，疗效不佳且脾明显肿大时考虑脾切除。

参考答案

1.B 2.D 3.B 4.E 5.D 6.D 7.D 8.D 9.C 10.A 11.C 12.D 13.C
14.B 15.A 16.B 17.B 18.B 19.B 20.C 21.D

第五章　泌尿系统疾病病人的护理

第一节　概　述

泌尿系统常见症状评估

症状评估

1. 水肿　指过多液体积聚在组织间隙使组织肿胀，是肾小球疾病最常见的临床表现。

肾小球疾病引起的水肿分为两类：一类是肾炎性水肿，主要由肾小球滤过率下降导致"球-管失衡"，水钠潴留，毛细血管静水压增高而出现水肿。水肿为全身性，以眼睑、头皮等组织疏松处最明显。另一类是肾病性水肿，主要由大量蛋白尿造成血浆蛋白过低，血浆胶体渗透压降低，液体自血管内进入组织间隙。一般较严重，多从下肢开始。

小试身手 1.急性肾小球肾炎水肿的主要原因是

A. 肾小球滤过率降低　　　　B. 肾小管重吸收增加

C. 大量白蛋白丢失　　　　　D. 继发性醛固酮增多

E. 继发性心功能不全

小试身手 2.肾性水肿一般先发生在

A. 双下肢　　　　　　B. 骶尾部　　　　　　C. 会阴部

D. 眼睑及面部　　　　E. 腹腔

2. 排尿异常

（1）尿路刺激征：包括尿频、尿急、尿痛、排尿不尽感及下腹坠痛等。尿频是指排尿次数增多而每次尿量不多且每日尿量正常；尿急是指一有尿意即迫不及待地要排尿而不能自我控制；尿痛是指排尿时膀胱区和尿道有疼痛或灼热感。尿路刺激征多见于尿路感染、结石等。

（2）遗尿：指入睡后不自主排尿而尿床者。2~3岁以前为生理性，3岁以后除功能性外，可由神经性膀胱、感染、后尿道瓣膜、远端尿道狭窄等引起。

3. 尿量异常　正常人每日尿量约为1500ml。每日尿量少于400ml为少尿；少于100ml为无尿。每日尿量多于2500ml为多尿，见于糖尿病、尿崩症和肾功能损害的多尿期。

小试身手 3. 少尿是指24小时尿量少于

A. 100ml　　　　B. 200ml　　　　C. 400ml

D. 500ml　　　　E. 800ml

4. 尿液异常

（1）蛋白尿：**每日尿蛋白含量持续超过150mg**，蛋白质定性实验阳性。若每日持续超过3.5g/1.73m^2（体表面积）或50mg/kg体重，称为大量蛋白尿。

小试身手 4. 蛋白尿是指24小时尿蛋白持续超过

A. 150mg　　　　B. 130mg　　　　C. 110mg

D. 90mg　　　　E. 70mg

（2）血尿：新鲜尿沉渣**每高倍视野红细胞超过3个**或1小时尿红细胞计数超过10万，或12小时计数超过50万，称为镜下血尿。尿外观呈洗肉水样，称肉眼血尿，见于肾小球肾炎、泌尿系结石、结核、肿瘤等。

（3）白细胞尿、脓尿和菌尿：新鲜离心尿液**每高倍视野白细胞超过5个**，1小时新鲜尿液白细胞数超过40万或12小时计数超过100万，称为**白细胞尿或脓尿**。常见于**泌尿系感染**、肾小球肾炎等。中段尿涂片镜检，每高倍视野均可见细菌，或培养菌落计数超过10^5/ml，可诊断为泌尿系统感染。

（4）管型尿：是由蛋白质、细胞或其碎片在肾小管内形成的，分为细胞管型、颗粒管型、透明管型和蜡样管型等。正常人尿中偶见透明和颗粒管型。如12小时尿沉渣计数管型超过5000个，或镜检出其他类型管型时，称为管型尿。白细胞管型是诊断肾盂肾炎或间质性肾炎的重要依据，上皮细胞管型见于急性肾小管坏死，红细胞管型提示急性肾小球肾炎。

5. 肾性高血压　肾脏疾病可引起高血压，肾性高血压分为肾血管性高血压和肾实质性高血压。肾血管性高血压由肾动脉狭窄或堵塞引起，高血压程度较重，易发展为急进性高血压。**肾实质性高血压是肾性高血压的常见原因**，主要由急、慢性肾小球肾炎、慢性肾盂肾炎等肾实质性疾病引起。肾性高血压分为容量依赖型和肾素依赖型两类。前者由水钠潴留引起，用排钠利尿剂或限制水钠摄入可明显降低血压；后者由肾素－血管紧张素－醛固酮系统被激活引起，过度利尿常使血压更加升高，而使用血管紧张素转化酶抑制剂、钙通道阻滞剂可使血压下降。

第二节　急性肾小球肾炎

浪里淘沙—核心考点

一、临床表现

本病多见于儿童，男性多于女性。常于感染后2周起病，平均为10天。本病起病急，病情轻重不一，轻者仅尿常规及血清补体C$_3$异常，重者出现急性肾衰竭；典型表现为急性肾炎综合征。患者可发生急性肾损伤。本病预后良好，常在数月内自愈。

1. 血尿　为病人就诊的主要原因和首发症状。几乎所有病人均有血尿，约30%病人出现肉眼血尿，**尿液呈洗肉水样**，一般于数天内消失，也可持续数周转为镜下血尿。

2. 水肿　80%以上病人出现水肿，**晨起眼睑水肿，面部肿胀感，呈"肾性面容"**，可伴下肢轻度凹陷性水肿。少数严重者出现全身性水肿、腹水、胸腔积液等。

3. 高血压　约80%病人发病初期出现一过性轻至中度高血压，经利尿后血压恢复正常，因水钠潴留引起。少数病人出现严重高血压，甚至高血压脑病。

4. 少数重症病人可发生充血性心力衰竭，常与水钠潴留有关。

小试身手 5. 急性肾小球肾炎主要的临床表现是
A. 起病急、肾功能急剧恶化、早期出现急性肾衰竭
B. 大量蛋白尿、低蛋白血症、水肿、高脂血症
C. 无尿、血尿、蛋白尿、水肿、高血压
D. 高热、寒战、尿频、尿急、尿痛
E. 血尿、蛋白尿、水肿、高血压

二、治疗原则

本病为自限性疾病，不宜使用激素及细胞毒药物；病人卧床休息，对症处理；急性肾衰竭者短期透析；积极预防高血压性脑病和急性左心衰。

1. 一般治疗　急性期注意休息，**待肉眼血尿消失、水肿消退、血压恢复正常后可逐渐增加活动量**。

2. 对症处理　利尿消肿，控制血压，预防心脑合并症。通常利尿治疗有效。经休息、低盐饮食和利尿后高血压仍不能控制时加用降压药。

3. 控制感染灶　初期使用青霉素（过敏者可用大环内酯类抗生素）10~14天。反复发作的慢性扁桃体炎，待病情稳定后考虑扁桃体摘除，手术前后2周注射青霉素。

4. 透析治疗　发生急性肾衰竭而有透析指征时给予透析治疗。本病有自愈倾向，肾功能多可逐渐恢复，**一般不需长期透析**。

第三节　慢性肾小球肾炎

浪里淘沙—核心考点

一、临床表现

多数起病缓慢、隐匿，临床表现多样，个体差异大。早期病人出现乏力、疲倦、腰痛、食欲减退。有前驱感染者起病较急。

1. 蛋白尿　是**本病的必有表现，尿蛋白定量常在1~3g/d**。

2.血尿 多为镜下血尿，也可见**肉眼血尿**。

3.水肿 **多为眼睑水肿和（或）下肢轻中度凹陷性水肿**，由水钠潴留和低蛋白血症引起。

4.高血压 肾衰竭时90%以上病人有高血压，部分病人肾功能正常时但也出现高血压。

5.肾功能损害 呈慢性渐进性。肾功能正常或轻度受损的情况持续数年甚至数十年，逐渐发展为尿毒症。

6.其他 慢性肾衰竭病人出现贫血。长期高血压者出现心脑血管并发症，如眼底出血、渗出，甚至视神经乳头水肿。

二、治疗原则

防止或延缓肾功能衰退、改善或缓解临床症状，防治严重并发症。

1.降压 高血压可加速肾小球硬化，使肾功能恶化，因此应积极控制高血压。尿蛋白的治疗目标为争取减少至1g/d。限盐，**有明显水钠潴留的容量依赖型高血压首选利尿剂**，如氢氯噻嗪12.5~50mg/d。**对肾素依赖型高血压首选血管紧张素转换酶抑制剂**（ACEI），如贝拉普利10~20mg，每日1次；或血管紧张素Ⅱ受体拮抗剂，如氯沙坦10~100mg，每日1次。β受体阻滞剂，如阿替洛尔12.5~50mg，每日2次，还可选用钙拮抗剂，如氨氯地平5~10mg，每日1次。

2.限制蛋白质及磷摄入 氮质血症者给予优质低蛋白、低磷饮食，减轻肾小球内高压、高灌注和高滤过状态，延缓肾小球硬化。

3.血小板解聚药 大剂量双嘧达莫（300~400mg/d），或小剂量阿司匹林（40~300mg/d）抑制血小板聚集，对系膜毛细血管性肾小球肾炎有一定降尿蛋白疗效。

4.避免感染、劳累、妊娠、血压增高及使用肾毒性药物（如氨基糖苷类抗生素等）。

第四节 肾盂肾炎

浪里淘沙—核心考点

一、临床表现

（一）急性肾盂肾炎

1.全身表现 起病急，**病人寒战、高热，体温达38℃以上**。（多为弛张热，也可为稽留热或间歇热）全身不适、乏力、食欲减退、恶心、呕吐、腹痛、腹泻、血白细胞数升高。如高热持续不退提示并发尿路梗阻、肾周脓肿或败血症等。

2.局部症状 **尿频、尿急、尿痛、排尿困难，耻骨弓上不适等尿路刺激征**，常伴腰痛或肾区不适，**腰痛多为钝痛或酸痛、肋脊角痛和（或）叩击痛**。腹部上中输尿管点和耻骨上膀胱区压痛。

3.**尿液变化** 外观浑浊，见脓尿或血尿。

4.**并发症**

（1）**肾乳头坏死**：出现败血症、急性肾衰竭等。表现为高热、腰部剧烈疼痛、血尿，坏死组织从尿中排出，发生肾绞痛。

（2）**肾周围脓肿**：病人原有症状加重，一侧腰部出现疼痛，向健侧弯腰时疼痛加剧。治疗以抗感染为主，必要时行脓肿切开引流。

（二）慢性肾盂肾炎

病程超过半年，有以下表现之一者可诊断为慢性肾盂肾炎：①在静脉肾盂造影片上可见肾盂肾盏变形、狭窄；②肾外形凸凹不平，两肾大小不等；③肾功能持续性损害。

慢性肾盂肾炎临床表现多不典型，轻者无明显症状，仅有肾、尿路症状及尿液改变，部分病人无自觉症状，仅有尿检异常，重者急性发作时表现同急性肾盂肾炎，出现明显全身症状。

1.**复发型** 常多次急性发作，发病时出现全身感染症状、尿路局部表现和尿液变化。

2.**低热型** 以长期低热为主，伴乏力、腰酸、食欲减退、体重减轻等。

3.**血尿型** 以血尿为主要表现，镜下或肉眼血尿，发病时伴腰痛、腰酸和尿路刺激征。

4.**隐匿型** 无全身或局部症状，仅有尿液变化，尿菌培养阳性，又称无症状性菌尿。

5.**高血压型** 在病程中出现高血压，偶可发展为急进型高血压，伴贫血。

二、治疗原则

（一）急性肾盂肾炎

1.**一般治疗** 症状明显时卧床休息，多饮水以增加尿量，促进细菌和炎性分泌物排出。给予易消化高维生素饮食。高热且胃肠道症状明显者静脉补液等。

2.**抗生素治疗**

（1）轻型急性肾盂肾炎：口服抗生素治疗10~14天，常用环丙沙星0.25g，每12小时1次；或氧氟沙星0.2g，每12小时1次，一般用药72小时显效。如无效，则应根据药物敏感试验结果更改药物。

（2）较严重急性肾盂肾炎：发热、体温>38.5℃，血白细胞升高等全身感染中毒症状明显者，需住院治疗，静脉输注抗生素，常用氨苄西林1.0~2.0g，每4小时1次；头孢噻肟钠2.0g，每8小时1次；头孢曲松钠1.0~2.0g，每12小时1次；左氧氟沙星0.2g，每12小时1次，必要时联合用药。氨基糖苷类抗生素肾毒性大，应慎用。静脉用药至退热72小时后改用口服有效抗生素，完成2周疗程。

（3）**碱化尿液**：口服碳酸氢钠片，每次1g，每日3次，增强上述抗生素的疗效，**减轻尿路刺激症状**。

（二）慢性肾盂肾炎

1. 一般治疗　去除易感因素，解除尿流不畅、尿路梗阻，纠正肾和输尿管畸形，提高机体免疫力等。多饮水、勤排尿。

2. 抗生素治疗　①两种药物联合应用，必要时中西医结合治疗；②疗程适当延长，选用敏感药物；③抗菌治疗同时去除易感因素；④急性发作期用药同急性肾盂肾炎。

第五节　原发性肾病综合征

浪里淘沙—核心考点

一、临床表现

（一）大量蛋白尿和低蛋白血症

当**肾小球滤过膜受损**时，**滤过膜对血浆蛋白（主要为白蛋白）的通透性增加**，当原尿中蛋白含量超过肾小管重吸收能力时，**出现大量蛋白尿**。另外肝代偿合成血浆蛋白不足、胃黏膜水肿引起蛋白质摄入减少、吸收不良也加重了低蛋白血症。

小试身手　6. 肾病综合征最根本的病理生理改变是
A. 水肿　　　　　　　　　B. 高血压　　　　　　　C. 低蛋白血症
D. 大量蛋白尿　　　　　　E. 高胆固醇血症

（二）水肿

水肿是肾病综合征最明显的体征。严重水肿者出现胸腹腔和心包腔积液。**低蛋白血症、血浆胶体渗透压下降，水分从血管腔内进入组织间隙，是病人出现水肿的主要原因**。

（三）高脂血症

血中胆固醇、甘油三酯含量升高，低及极低密度脂蛋白浓度增高。高脂血症、低白蛋白血症与刺激肝脏合成脂蛋白有关。

> 锦囊妙记：考生应理解肾病综合征的临床表现。蛋白尿→低蛋白血症→血浆胶体渗透压下降→水肿。同时低蛋白血症所致的胶体渗透压降低及（或）尿内丢失一种调节因子而引起肝脏对胆固醇、甘油三酯及脂蛋白的合成增加→高脂血症。

口诀：肾病综合征，"三高一低"征；血中蛋白降，尿中蛋白升；浮肿不减轻，血中血脂升。

（四）并发症

1. **感染** 是常见的并发症。呼吸道、泌尿道、皮肤及腹腔感染多见。**感染是肾病综合征复发和疗效不佳的主要原因之一**。

小试身手 7.肾病综合征最常见的并发症是

A.感染 　　　　B.血栓及栓塞 　　　　C.动脉粥样硬化

D.肾功能不全 　　E.高血压

2. **血栓、栓塞** 病人血液呈高凝状态，加之高脂血症、血液黏稠度增加等因素导致血管内血栓形成和栓塞，**以肾静脉血栓最为多见**。下肢深静脉血栓、肺血管血栓、栓塞、脑血管血栓、冠状血管血栓也不少见。

小试身手 8.原发性肾病综合征病人最易出现血栓的部位是

A.肺动脉 　　　　B.冠状动脉 　　　　C.脑动脉

D.肾静脉 　　　　E.下肢深静脉

3. **急性肾损伤** 低蛋白血症使血浆胶体渗透压下降，水分从血管内进入组织间隙，导致有效循环血量减少，肾脏灌注不足，导致肾前性肾衰竭。

4. **其他** 长期大量蛋白尿、低蛋白血症导致机体负氮平衡和蛋白质营养不良，肌肉萎缩，儿童生长发育落后；免疫球蛋白减少造成机体免疫力低下、容易感染。

二、治疗原则

（一）抑制免疫与炎症反应

1. **糖皮质激素** 抑制免疫与炎症反应，抑制醛固酮和抗利尿激素分泌，达到利尿、消除尿蛋白的目的。应用激素时的注意事项：

（1）**起始足量**，如泼尼松始量为1mg/（kg·d），共8~12周。

（2）**缓慢减药、撤药**，足量治疗后每1~2周减少原用量的10%，当减至20mg/d时应更加缓慢减量。

（3）**长期维持**。以最小有效剂量（10mg/d）作为维持量，服半年至1年或更久。激素可全日量顿服，维持用药期间两日量隔日一次顿服。水肿严重、肝功能损害或泼尼松疗效不佳时，改为口服或静脉滴注泼尼松龙。

病人对激素治疗的反应分为3型：激素敏感型（治疗8~12周内缓解），激素依赖型（激素减药量到一定程度即复发），激素抵抗型（激素治疗无效）。

2. **细胞毒药物** 常用于激素依赖型和激素抵抗型病人。若无激素禁忌，一般不首选或单独使用。最常用的细胞毒药物为环磷酰胺，用量为2mg/（kg·d），分1~2次口服，或隔日静脉注射200mg，总量达到6~8g后停药。

小试身手 9.患者，男，40岁，近两日晨起眼睑水肿且逐步发展为全身浮肿而就诊，确诊为原发性肾病综合征，该病的主要治疗措施是

A.应用糖皮质激素或细胞毒药物

B.常用卡托普利减少尿蛋白

C. 输注血浆或白蛋白

D. 利尿消肿

E. 卧床休息

3. 环孢素　选择性抑制T辅助细胞和细胞毒性T细胞，3~5mg/（kg·d），分2次口服，2~3个月后缓慢减量，总疗程至少1年。

（二）对症治疗

1. 利尿消肿　**利尿不宜过快过猛**，以免造成循环血量不足、血液黏稠导致血栓和栓塞。噻嗪类利尿剂和保钾利尿剂合并使用可提高利尿效果，减少钾代谢紊乱。静脉输注血浆或血浆白蛋白可提高胶体渗透压，加用襻利尿剂也可起到良好利尿效果。

2. 减少尿蛋白　使用ACEI和其他降压药，可有效地控制高血压，减少蛋白尿。前者如贝拉普利10~20mg，每日1次；或卡托普利12.5~50mg，每日3次。后者如氨氯地平5mg，每日1次。

3. 降脂　常用洛伐他汀，非诺贝特等。

（三）并发症防治

1. 感染　一旦感染，<u>及时选用敏感、强效及无肾毒性的抗生素，尽快去除感染灶</u>。严重感染难控制时考虑减少或停用激素。

2. 血栓及栓塞　当血液呈高凝状态时（血浆白蛋白<20g/L）<u>给予抗凝剂如肝素，并辅用血小板解聚药如双嘧达莫或阿司匹林</u>。一旦出现血栓或栓塞时，6小时内使用尿激酶或链激酶溶栓，并合并使用抗凝药。

3. 急性肾衰竭　①积极治疗原发病；②利尿无效且达到透析指征时考虑血液透析；③对襻利尿剂有效者给予较大剂量以冲刷阻塞的肾小管管型；④口服碳酸氢钠碱化尿液，减少管型形成。

第六节　肾衰竭

浪里淘沙—核心考点

一、急性肾衰竭

（一）临床表现

临床表现差异大，与病因和疾病所处临床分期不同有关。**常见症状包括乏力、食欲缺乏、恶心、呕吐、尿量减少和尿色加深**，容量增多时可出现急性左心衰竭。

1. 起始期　此阶段尚未发生明显肾实质损伤。如采取有效措施，病情常可逆转。

2. 进展期和维持期　一般持续7~14天，GFR进行性下降，**部分病人可出现少**

尿和无尿，随着肾功能减退，临床上出现一系列尿毒症表现，主要是**尿毒症毒素潴留和水、电解质及酸碱平衡紊乱**所致。全身表现包括**消化道症状，如食欲减退、恶心、呕吐、腹胀、腹泻**等，严重者可发生消化道出血；呼吸系统主要是容量过多导致的急性肺水肿和感染；**循环系统因尿少和水钠潴留，出现高血压和心力衰竭**、肺水肿表现，因毒素潴留、电解质紊乱、贫血和酸中毒引起心律失常及心肌病变；神经系统受累可出现意识障碍、躁动、谵妄、抽搐和昏迷；血液系统可有出血倾向和贫血。**感染是急性肾损伤常见的并发症**。在疾病进展过程中还可并发多脏器功能障碍。除此之外，**水、电解质紊乱多表现为水过多、代谢性酸中毒、高钾血症、低钠血症、低钙和高磷血症**等。

3. **恢复期** 肾小球滤过率逐渐升高，并恢复或接近正常。**出现尿量增多至多尿，再恢复正常**，但肾小管上皮细胞功能恢复相对延迟，常需数个月。部分病人最终留有不同程度的肾脏结构和功能损伤。

小试身手 10.急性肾衰竭少尿期引起患者死亡的最常见原因是

  A.代谢性酸中毒   B.尿毒症   C.高钾血症

  D.水中毒   E.出血倾向

（二）治疗原则

1. **早期病因干预治疗** 尽早识别并纠正可逆病因，及时采取干预措施，避免肾脏受到进一步损伤，维持水、电解质、酸碱平衡，营养支持，积极预防并发症，适时进行肾脏替代治疗。

2. **营养支持治疗** 优先胃肠道提供营养，**酌情限制水、盐和钾摄入**。能量摄入为20~30kcal/（kg·d[83.7~125.6kJ/（kg·d）]，其中糖类3~5g/（kg·d），脂肪0.8~1.0g/（kg·d），蛋白质0.8~1.0g/（kg·d）。实施连续性肾脏替代治疗，蛋白质酌情增加，每日观察出入量和体重变化，**大致进液量为前一天尿量加500ml**。

3. **并发症治疗** 高钾血症是主要死亡原因之一，**当血钾>6mmol/L或心电图有高钾表现时需紧急处理**。处理措施：停用一切含钾药物；10%葡萄糖酸钙稀释后静脉推注；葡萄糖与胰岛素合用促进糖原合成；及时纠正酸中毒；抗感染治疗。

4. 肾脏替代治疗。

二、慢性肾衰竭

（一）临床表现

肾衰竭早期除血肌酐升高外无临床症状，仅表现为基础疾病症状。病情发展到残余肾单位不能适应机体最低要求时，各系统功能失调，出现各种代谢紊乱。

1. 各系统症状

（1）**胃肠道**：食欲减退是最常见的早期表现，病人恶心、呕吐、腹胀、腹泻、舌和口腔黏膜溃疡，口气中常有尿味。上消化道出血也很常见，主要与胃黏膜糜烂和消化性溃疡有关。

小试身手 11.慢性肾衰竭临床表现中最早、最常见的症状是

A. 贫血 　　　　　　　　B. 尿毒症性心肌病

C. 代谢性酸中毒 　　　　D. 胃肠道症状如食欲不振、恶心呕吐等

E. 高血压

（2）心血管系统：<u>心血管疾病是肾衰竭最常见的死因</u>。

1）高血压：大部分病人存在不同程度的高血压。高血压主要由水钠潴留引起，也与肾素活性增高和使用EPO及环孢素等有关。高血压可引起左心室扩大、心力衰竭、动脉硬化，同时加重肾脏损害。

2）**心力衰竭：是常见死亡原因之一**。与水钠潴留及高血压有关，部分病人与尿毒症性心肌病有关。尿毒症性心肌病可能与代谢废物潴留和贫血等有关。

3）心包炎：主要见于透析不充分者（透析相关性心包炎），临床表现与一般心包炎相同，但心包积液多为血性，可能与毛细血管破裂有关。严重者可出现心包填塞征。

4）动脉粥样硬化：常有高甘油三酯血症及轻度胆固醇升高，动脉粥样硬化发展迅速，<u>冠心病是主要的死亡原因之一</u>。

（3）血液系统

1）贫血：为正细胞正色素性贫血，<u>主要原因包括：①**肾脏产生促红细胞生成素（EPO）减少**；②**铁摄入不足**；③**失血**</u>；④红细胞生存时间缩短；⑤体内叶酸、蛋白质缺乏；⑥血中出现抑制血细胞生成物质。

小试身手 12.慢性肾衰竭患者贫血多见的是

A. 正色素性贫血 　　　B. 大细胞性贫血 　　　C. 小细胞性贫血

D. 巨幼细胞贫血 　　　E. 再生障碍性贫血

小试身手 13.患者，男性，48岁，反复水肿5年，进行性贫血6个月，恶心，皮下出血5天。拟以"慢性肾衰竭尿毒症期"入院，Hb 60g/L，血肌酐780μmol/L，引起该患者贫血最主要的原因是

A. 血清铁降低 　　　　B. 骨髓受抑制 　　　　C. 红细胞寿命缩短

D. 促红细胞生成素减少 　　　E. 慢性失血

2）出血倾向：常表现为皮下出血、鼻出血、月经过多、消化道出血等。出血倾向与外周血小板破坏增多、出血时间延长、血小板聚集和黏附能力异常等有关。透析能迅速纠正出血倾向。

3）白细胞异常：部分病人白细胞减少。中性粒细胞趋化、吞噬和杀菌能力减弱，易发生感染。

（4）呼吸系统表现：**酸中毒时呼吸深而长**，体液过多时引起肺水肿，可出现尿毒症性支气管炎、肺炎、胸膜炎等。

（5）神经、肌肉系统：早期出现疲乏、失眠、注意力不集中等精神症状，后期出现性格改变、抑郁、记忆力下降、判断错误，神经肌肉兴奋性增加。尿毒症时有精神

失常、谵妄、幻觉、昏迷等。晚期病人常有周围神经病变，出现肢体麻木、烧灼感或疼痛感、深腱反射迟钝或消失、肌无力、感觉障碍等。

（6）皮肤症状：皮肤瘙痒，面色较深而萎黄，轻度水肿，呈尿毒症面容，与贫血及尿素霜沉积有关。

（7）肾性骨营养不良：可出现纤维性骨炎、尿毒症骨软化症、骨质疏松症和肾性骨硬化症。早期诊断主要依靠骨骼活组织检查。肾性骨病可致骨痛、行走不便和自发性骨折，发生与活性维生素 D_3 不足、营养不良、代谢性酸中毒及继发性甲状旁腺功能亢进等有关。

（8）内分泌失调：血浆活性维生素 D_3、促红细胞生成素（EPO）降低。常有性功能障碍，女性出现闭经、不孕等；男性性欲减退或阳痿；小儿性成熟延迟。

（9）感染：以肺部和尿路感染常见，与机体免疫力低下、白细胞功能异常等有关。血液透析病人易发生动静脉瘘感染或腹膜入口感染等。

（10）其他：体温过低、糖类代谢异常、高尿酸血症、脂代谢异常等。

2. 水、电解质和酸碱平衡失调　如高钾、高镁或低钠血症，水肿或脱水，代谢性酸中毒等，高磷血症和低钙血症在肾衰竭晚期才能检验出来，肾衰竭时低钾血症和高钠血症很少发生。容易脱水和水肿是尿毒症常见的特点。

（二）治疗原则

1. 治疗基础疾病和加重肾衰竭的因素　如纠正水、电解质紊乱、控制感染、解除尿路梗阻、治疗心力衰竭和高血压、停用肾毒性药物等，是防止肾功能进一步恶化，促使肾功能恢复的关键。

2. 延缓慢性肾衰竭的发展：①饮食治疗。②使用必需氨基酸：可补充机体对必需氨基酸的需求，改善蛋白质合成，避免负氮平衡。

3. 并发症的治疗

（1）水、电解质和酸碱平衡失调

1）水钠平衡失调：一般失水可通过口服补充，重度失水者可静脉滴注5%葡萄糖液。水过多时应严格限制入水量，有条件时最好用透析治疗。低钠时补充钠盐，低钠血症出现惊厥、昏迷等精神症状时可用5%氯化钠溶液静脉滴注。钠过多常伴有水肿，应限制水钠的摄入，使用利尿剂等。

2）高血钾：尿毒症病人易发生高钾血症，应定期监测血钾。

3）钙、磷失调：限磷饮食。活性维生素 D_3（骨化三醇）0.25~0.5μg/d口服，有助于纠正低钙血症。进餐时口服碳酸钙2g，每日3次，既可补充钙，又可减少肠道内磷的吸收，同时还可纠正酸中毒。

4）代谢性酸中毒：一般口服碳酸氢钠，严重者静脉补碱。透析疗法能纠正各种水、电解质、酸碱平衡失调。

（2）心血管系统

1）高脂血症：治疗原则同其他高脂血症，但是否使用调节血脂药仍未有定论。

如要使用氯贝丁酯或胆固醇合成抑制剂时，其剂量应根据肾小球滤过率来调节。高尿酸血症通常无需治疗。

2）高血压：减少血容量，消除水钠潴留，血压多数可恢复正常。减少水钠摄入，可选用利尿剂，如口服呋塞米（40mg，每日3次），必要时静脉滴注。利尿效果不理想时，可透析脱水。另外，可选用降压药如ACEI类（如卡托普利）、钙通道阻滞剂（如硝苯地平）、β受体阻滞剂（如普萘洛尔）等。一般非透析病人应控制血压在130/80mmHg以下，维持透析病人血压不超过140/90mmHg。

3）心力衰竭：与一般心力衰竭治疗相同，肾衰竭中的心力衰竭主要是由于水钠潴留引起，可用透析脱水。

4）心包炎：透析可改善心包炎的症状，当出现心包填塞时，应紧急心包穿刺或切开引流。

（3）血液系统：**治疗贫血使用重组人促红细胞生成素（EPO）疗效显著**，应注意同时补充造血原料如铁、叶酸等，也可少量多次输血。

（4）肾性骨病：可口服骨化三醇、行甲状旁腺次全切除术等。在慢性肾衰竭早期应注意纠正钙磷平衡失调，可防止大部分病人发生肾性骨病和继发性甲状旁腺功能亢进。

4. 并发感染的治疗　尽量选择对肾毒性小的抗生素。

5. 透析疗法　是替代肾功能的治疗方法，可代替肾的排泄功能。血液透析和腹膜透析的疗效相近，各有优缺点，应综合考虑病人的情况选用。

6. 肾移植　成功的肾移植可使肾功能（包括内分泌和代谢功能）恢复，可使病人完全恢复。应选择ABO血型配型和HLA配型合适的供肾者，并在移植后长期使用免疫抑制剂。

参考答案

1.A　2.D　3.C　4.A　5.E　6.D　7.A　8.D　9.A　10.C　11.D　12.A　13.D

第六章 内分泌与代谢性疾病病人的护理

第一节 甲状腺功能减退症

浪里淘沙—核心考点

一、临床表现

1.**基础代谢率降低综合征** 畏寒、少汗、体温下降、乏力、少语、易疲劳、动作缓慢、体重增加。黏液水肿病人表情淡漠、迟钝、呆滞、面色苍白、鼻唇舌增厚、言语不清、声音嘶哑，毛发干燥、稀疏、脱落，皮肤干冷粗糙。踝部呈非凹陷性水肿。

2.心血管系统 心动过缓，重者胸腔积液、心包积液、心脏扩大。

3.消化系统 厌食、腹胀、便秘等，严重者出现麻痹性肠梗阻或黏液水肿性巨结肠、缺铁性贫血或恶性贫血等。

4.内分泌系统 性欲减退、月经过多、经期延长和不育，男性病人阳痿。

5.精神、神经系统 嗜睡、记忆力减退、智力低下、反应迟钝、精神抑郁，重者痴呆、木僵、昏睡或惊厥。

6.肌肉与关节 肌肉松弛无力、肌强直、痉挛、疼痛，偶见重症肌无力。黏液性水肿病人关节腔积液。

7.黏液水肿性昏迷 是甲减的终末期表现，应立即抢救。

常见诱因：感染、创伤、心衰、肺水肿、手术、麻醉、使用镇静剂等。

表现为：进行性无力、嗜睡、木僵、昏迷；低体温、低通气、低血糖、低钠血症、心动过缓、水中毒，甚至低血压休克。

小试身手 1.黏液性水肿昏迷首要的诱因是

A.精神创伤

B.严重躯体创伤

C.中断甲状腺素替代治疗

D.寒冷

E.感染

8.血液系统 主要表现为贫血。

二、治疗原则

1.**甲状腺制剂替代治疗** 适用于不同类型的甲减，永久性甲减需终身服药。常用左甲状腺素（L-T$_4$）口服。治疗目标是用最小剂量纠正甲减而不产生明显的不良反应，使血TSH值维持在正常范围（0.5~5.0mU/L）。

小试身手 2. 甲减应使用下列哪种激素替代治疗

A. 性激素 　　　　　　　　　　　B. 甲状腺素

C. 肾上腺皮质激素 　　　　　　　D. 促甲状腺素

E. 升压激素

2. 黏液性水肿昏迷的治疗　①一般治疗：改善呼吸，辅助通气，保持呼吸道通畅；监测血气分析；提高室温、保暖；维持水钠平衡，控制补液速度，避免液体过多；给氧、维持血压、抗感染等。②补充甲状腺激素。③肾上腺皮质激素治疗。④维持水、电解质、酸碱平衡，监测尿量和血压的变化。

3. 对症处理　针对贫血、胃酸降低等给予对症处理。

第二节　甲状腺功能亢进症

浪里淘沙—核心考点

一、临床表现

主要包括TH分泌过多引起高代谢综合征、甲状腺肿和突眼征。

（一）甲状腺激素分泌过多综合征

1. **高代谢综合征**　由于甲状腺素分泌过多和交感神经兴奋导致物质代谢增强，基础代谢率升高，产热和散热增加，病人出现**低热（体温<38℃）、乏力、怕热、多汗**；甲状腺素可促进糖吸收，加速糖氧化利用和肝糖原分解，使病人糖耐量降低；甲状腺素可促进脂肪合成、分解与氧化，加速胆固醇合成、转化和排泄，病人血总胆固醇降低；甲状腺素可加速蛋白质分解致负氮平衡，病人**体重下降、消瘦**。

2. **精神、神经系统**　情绪不稳、烦躁多虑、多言好动、失眠多梦等；舌平伸及手向前平举时出现细震颤。

3. **消化系统**　食欲亢进，多食消瘦。老年病人食欲减退、畏食。因甲状腺素刺激肠蠕动加快，出现大便次数增多或腹泻，重者肝大、肝功能减退和黄疸。

4. **心血管系统**　心悸、胸闷、气促。病人心动过速（心率100~120次/分），休息和睡眠时不缓解；心律失常；脉压增大；重者发生甲亢性心脏病，表现为心脏扩大、心房纤颤和心力衰竭等。

5. **运动系统**　出现慢性甲亢性肌病，表现为肌无力和肌萎缩、周期性瘫痪，骨质疏松。

（二）甲状腺肿

甲状腺呈弥漫性、对称性肿大，质软、无压痛，随吞咽上下移动，伴震颤或血管杂音，为本病重要体征。甲状腺肿大程度与甲亢病情严重度不相关。

（三）眼征

1. **非浸润性突眼（单纯性突眼征）**：①眼球向前突出，**突眼度一般小于18mm**；②**瞬目减少**；③上眼睑挛缩，睑裂增宽；④向下看时，上眼睑不能随眼球同时下垂；⑤向上看时，前额皮肤无皱起；⑥双眼视近物时辐辏不良。

小试身手 3.非浸润性突眼的特征是

A. 角膜溃疡、全眼炎　　　　B. 结膜充血水肿　　　　C. 畏光、流泪

D. 瞬目减少　　　　E. 轻度眼突，突眼度18~20mm

2. **浸润性突眼** 多见于成年人，其特征为：①眼球后组织水肿和浸润，**突眼度常大于19mm**，有时可达30mm；②左右眼球突眼度不对称，相差>3mm；③有异物感、畏光、流泪、复视、斜视、视力减退、视野缩小；④眼球活动度变小甚至固定；⑤严重者眼睑闭合困难，球结膜及角膜外露引起充血、水肿，形成角膜溃疡或全角膜炎而失明。

（四）甲状腺皮肤病

属自身免疫病变。颈前黏液性水肿，呈对称性和非凹陷性。

（五）甲状腺危象

1. **主要诱因** ①**应激状态**：如感染、精神刺激、创伤、放射性碘治疗早期、术前准备不充分等；②严重躯体疾病，如脑血管意外、严重创伤、充血性心力衰竭、败血症等；③口服过量甲状腺制剂；④严重精神创伤；⑤术中过度挤压甲状腺。

2. **临床表现** ①高热（体温>39℃）；②心率增快（140~240次/分）；③厌食、呕吐、腹泻、大汗、休克；④焦虑、烦躁、意识模糊、昏迷；⑤合并心衰、肺水肿等。

小试身手 4.符合甲状腺危象表现的是

A. 体温37℃　　　　B. 便秘　　　　C. 反应迟钝

D. 颜面水肿　　　　E. 心率140次/分

小试身手 5.患者，女性，35岁，患甲状腺功能亢进症2年，一直服用丙硫氧嘧啶治疗。最近由于家庭遭遇变故，患者突然出现烦躁不安、四肢无力、心慌气短、多汗。入院查体：T 39.2℃，HR 150次/分，嗜睡。该患者可能出现了

A. 低血糖反应　　　　B. 甲状腺危象　　　　C. 急性心力衰竭

D. 酮症酸中毒　　　　E. 急性肺水肿

二、治疗原则

1. **一般治疗** 适当休息，给予高热量、高维生素饮食。紧张不安或失眠者给予地西泮镇静。

2. **抗甲状腺药物治疗** 常用药物包括**硫脲类（甲硫氧嘧啶、丙硫氧嘧啶等）**和**咪唑类（甲巯咪唑、卡比马唑等）**。主要适用于轻中度肿大甲亢病人、20岁以下者、

孕妇或合并严重心肝肾疾病不宜手术者、术前准备以及放射性^{131}I治疗前后辅助治疗的病人。

药物作用机制：抑制甲状腺内过氧化酶系，抑制碘离子转化为新生态碘或活性碘，从而**抑制甲状腺素合成**。**丙硫氧嘧啶**还可阻滞T_4转变为T_3以及改善免疫监护功能，是**严重病例或甲状腺危象时的首选药物**。

小试身手 6. 丙硫氧嘧啶的作用机制是

A. 阻断甲状腺素合成　　　　　　　B. 抑制T_4转变为T_3

C. 破坏甲状腺腺泡上皮　　　　　　D. 抑制甲状腺素释放入血

E. 抑制甲状腺素的外周作用

最危险的不良反应是粒细胞缺乏，因此应**定期复查白细胞并警惕高热、咽痛等症状**，其他不良反应有肝脏损害和药疹等。

小试身手 7. 抗甲状腺药物最严重的毒副作用是

A. 皮疹　　　　　　　　　　　　　B. 肝功能损害

C. 粒细胞缺乏症　　　　　　　　　D. 胃肠反应

E. 过敏

其他药物有复方碘口服液、β受体阻滞剂等。

3. **放射性^{131}I治疗**　适用于25岁以上、药物治疗无效或反复发作及不宜手术者、非自身免疫性家族性毒性甲状腺肿。对中度甲亢、年龄小于25岁、妊娠哺乳、肝肾功能差、活动性结核、**重症浸润性突眼症、甲状腺危象等病人禁用**。

小试身手 8. 适合采用放射性碘治疗甲状腺功能亢进症的患者是

A. 肝肾功能差者　　　　　　　　　B. 复发且不宜手术者

C. 重症浸润性突眼患者　　　　　　D. 甲状腺危象患者

E. 20岁患者

4. 手术治疗　适用于中重度甲亢，长期药物治疗无效，出现压迫症状；结节性甲状腺肿怀疑恶变者。术前给予抗甲状腺药物、碘剂等，应用抗甲状腺药物至症状控制、血T_3、T_4正常。术前2周始加服复方碘溶液，使腺体缩小变硬，以减少术中出血。

5. **甲状腺危象的处理**　①迅速减少甲状腺激素合成及外周组织中T_4转化为T_3，**首选丙硫氧嘧啶**；②抑制甲状腺激素释放入血，**可用复方碘口服液**，首次30~60滴，以后每6~8小时5~10滴，3~7天后停药；③降低血TH浓度，选用血液透析、腹膜透析或血浆置换等；④支持治疗，纠正水、电解质酸碱平衡紊乱，补充热量和多种维生素，降温、吸氧、防治感染，治疗各种并发症。

小试身手 9. 发生甲状腺危象时，首选的药物是

A. 氢化可的松　　　　B. 碘化钠　　　　　　C. 普萘洛尔

D. 丙硫氧嘧啶　　　　E. 甲基硫氧嘧啶

6. **浸润性突眼的处理**　①保护眼睛，预防角膜、结膜炎；适量使用利尿剂以减轻眼周及球后水肿；②使用糖皮质激素和免疫抑制剂：消除局部炎症和抑制免疫反

应；③使用抗甲状腺药控制高代谢综合征；④局部治疗：提高头部，低盐饮食，戴眼罩、墨镜、局部点眼药等；⑤严重突眼、暴露性角膜溃疡或压迫性视神经病变病人，做球后放射治疗或手术治疗。

第三节　糖尿病

浪里淘沙—核心考点

一、临床表现

（一）代谢紊乱综合征（三多一少）

1. **多尿**　由于血糖升高，超过肾糖阈而经肾脏大量排出，尿液渗透压升高伴大量水分排出，产生多尿，可达2~3L/d以上。

2. **多饮**　由于多尿失水，病人烦渴多饮。

3. **多食**　葡萄糖大量丢失，体内能量来源不足而易饥饿，病人食量明显增加。

4. **消瘦、疲乏、体重减轻**　组织葡萄糖利用差，脂肪、蛋白质分解增加，加之失水，出现体重减轻。

5. 皮肤瘙痒　由尿糖局部刺激引起，病人会阴部瘙痒，全身皮肤病瘙痒。

（二）并发症

1. **糖尿病急性并发症**

（1）**糖尿病酮症酸中毒：是糖尿病严重的急性并发症**。代谢严重紊乱，脂肪分解加速、血清酮体超过正常水平为酮血症、尿酮体排出增多时称为酮尿，临床上统称为酮症。当体内酮体积聚，超过机体处理能力便出现代谢性酸中毒，也称为酮症酸中毒。

1型糖尿病有自发糖尿病酮症酸中毒倾向；2型糖尿病在感染、手术、外伤、精神刺激等作用下也可发生。饮食过量、胰岛素治疗中断或剂量减少、饮食不调也可引起。

早期表现为原有糖尿病症状加重，继之出现食欲减退、恶心、呕吐、头痛、嗜睡或烦躁、机体严重失水，组织缺乏弹性，眼球下陷，血压下降，当pH<7.2时，呼吸深大，**呼气中出现烂苹果味**，病人意识模糊、昏迷。

小试身手　10.患者，女性，60岁，患糖尿病5年，平常不规则服药，血糖波动在8.5~10.8mmol/L，尿糖（++~+++），近日感尿频、尿痛，昨日起突然出现神志不清，查血糖28mmol/L，尿素氮7.8mmol/L，血钠148mmol/L，尿糖（+++），酮体（++），应考虑为

　　A.低血糖昏迷　　　　　　　B.糖尿病酮症酸中毒
　　C.乳酸性酸中毒　　　　　　D.高渗性非酮症糖尿病昏迷
　　E.脑出血

小试身手 11.患者，女，34岁，有1型糖尿病病史，腹泻4天，神志不清2小时。查体：心率136次/分，血压70/50mmHg，皮肤弹性差。实验室检查：血糖36.7mmol/L。查酮体6.8mmol/L，患者呼气可能有

A. 烂苹果味　　　　　B. 大蒜味　　　　　C. 宿食味

D. 血腥味　　　　　E. 尿味

（2）高渗性非酮症糖尿病昏迷（又称高渗性昏迷）　常见诱因为感染、血液或腹膜透析、静脉内高营养，输入葡萄糖液或饮用大量含糖饮料。早期表现为多尿、多饮，多食不明显，继而出现神经精神症状，嗜睡、幻觉、定向障碍、偏盲、偏瘫等，最后昏迷。

2. 感染：以皮肤、胆道、泌尿道感染多见。疖、痈等皮肤化脓性感染多见，可发生败血症或脓毒血症。

3.糖尿病慢性并发症

（1）大中血管病变：由动脉粥样硬化引起。常受累动脉包括主动脉、冠状动脉、脑动脉、肾动脉和肢体动脉。下肢动脉硬化可致下肢坏疽。

（2）微血管病变：包括肾脏病变和视网膜病变。糖尿病性肾病变包括毛细血管间肾小球硬化、肾动脉硬化。**典型表现为蛋白尿、水肿和高血压。晚期可出现视网膜病变。**

小试身手 12.糖尿病合并眼部病变及肾病综合征是因为

A. 微血管病变　　　　　B. 大静脉病变

C. 小静脉病变　　　　　D. 大动脉病变

E. 小动脉病变

（3）神经病变：周围神经病变最常见，早期出现对称性肢体隐痛、刺痛或烧灼样痛，下肢较上肢严重，肢痛前常有肢端感觉异常（如袜套状或手套状）。后期因运动神经受累，出现肌力减弱、肌萎缩。

（4）眼部病变：糖尿病性视网膜病变是糖尿病微血管病变的重要表现。本病可引起白内障、青光眼、屈光改变、黄斑病等。

（5）**糖尿病足**：神经末梢改变、下肢动脉供血不足及细菌感染等引起足部疼痛、皮肤溃疡和肢端坏疽等病变，统称为糖尿病足。

（三）低血糖症

二、治疗原则

糖尿病治疗包括饮食、运动、口服降糖药及胰岛素治疗。

锦囊妙记：糖尿病的治疗可概括为"五驾马车"：饮食治疗、运动疗法、药物治疗、血糖监测、健康教育和心理治疗。其中饮食治疗是最基本的治疗措施。

（一）糖尿病控制标准

糖尿病理想控制标准为：①空腹血糖4.4~7.0mmol/L，非空腹血糖<10.0mmol/L；②血糖化血红蛋白<7.0%；③血脂：总胆固醇<4.5mmol/L，甘油三酯<1.5mmol/L；④血压：<130/80mmHg；⑤体重指数BMI（kg/m^2）<24。

（二）饮食治疗

饮食治疗是所有类型糖尿病的基本治疗方法，是**2型糖尿病的重要治疗措施**。饮食治疗原则为：

小试身手 13. 糖尿病治疗的基本措施是

A. 学习糖尿病知识　　　　B. 血糖监测　　　　　　C. 加强锻炼

D. 药物治疗　　　　　　　E. 饮食控制

1. 限制每日总热量　根据病人身高、体重，计算标准体重：标准体重（kg）=［身高（cm）-100］×0.9。按照病人的营养状况（正常、肥胖、体重过低）、劳动强度（轻、中、重体力劳动）以及每千克标准体重需要25~35kcal的标准计算病人每日所需总热量。保证每日热量不低于1200kcal以维持人体基础代谢。

2. 饮食结构合理　每日总热量按**糖类占50%~65%、蛋白质占15%~20%、脂肪占20%~30%比例分配**。

3. 每日规律进食　少食多餐，与运动、药物密切配合。

4. 长期坚持。

（三）运动治疗

增强组织对胰岛素的敏感性，促进肌肉对糖的利用，减轻体重，降低血脂、血黏度及血压，防治心血管并发症。适用于轻、中度2型肥胖糖尿病病人以及病情稳定的1型糖尿病病人。

（四）口服降糖药治疗

1. 磺脲类　作用机制是**刺激胰岛素分泌**，适用于有一定胰岛功能、经饮食控制效果不理想的2型糖尿病。

2. 双胍类　可**促进外周组织摄取葡萄糖**，加速无氧糖酵解和抑制葡萄糖异生。适用于症状轻、体形肥胖的2型糖尿病。常用药物为二甲双胍（降糖片）。

小试身手 14. 通过增加外周组织对葡萄糖摄取、抑制糖异生，从而降低血糖的药物是

A. 格列波脲　　　　　　　B. 格列苯脲

C. 二甲双胍　　　　　　　D. 噻唑烷二酮

E. α-葡萄糖苷酶抑制剂

3. **α-葡萄糖苷酶抑制剂**　通过抑制小肠α-葡萄糖苷酶来延迟糖的吸收，降低餐后血糖。常用药物为阿卡波糖（拜糖平）。

表1-6-1　不同降糖药物的比较

类型	代表药物	作用机制	服用方法
磺脲类	格列吡嗪、格列美脲、格列喹酮（糖适平）、格列齐特（达美康）、格列苯脲（优降糖）、甲苯磺丁脲	**刺激胰岛 B 细胞释放胰岛素**	**饭前半小时**口服
双胍类	苯乙双胍、二甲双胍	**增加外周组织对葡萄糖的摄取和利用**	进餐时或**进餐后**服
葡萄糖苷酶抑制剂	阿卡波糖（拜糖平）、伏格列波糖	**减慢葡萄糖吸收**	**与第一口饭同时**嚼服

（五）胰岛素治疗

1. 适应证　①1型糖尿病；②**糖尿病酮症酸中毒、高渗性昏迷**；③糖尿病合并严重感染、消耗性疾病、肾病、视网膜病变、脑血管意外、心肌梗死等病人；④围术期病人；⑤经饮食及口服降糖药治疗无效的2型糖尿病病人。

2. **用法和用量**　在一般治疗和饮食治疗的基础上使用胰岛素。对2型糖尿病病人一般选用中效胰岛素，**每天早餐前半小时使用**，开始剂量为4~8U，根据血糖和尿糖调整剂量。1型糖尿病病人如上述治疗无效，采用强化胰岛素治疗，每日分别于早、午、晚餐前注射胰岛素，常用中效和（或）速效胰岛素。强化胰岛素治疗时，应及早识别和处理低血糖。

（六）糖尿病酮症酸中毒治疗

1. 静脉输液　静脉输液是抢救糖尿病酮症酸中毒的首要措施。生理盐水溶液稀释血糖，最初2小时内快速输入1000~2000ml，以迅速补充血容量，改善周围循环和肾功能，以后根据血压、心率、尿量、末梢循环、中心静脉压等调整输液量和速度。

小试身手　15. 抢救糖尿病酮症酸中毒首要的关键措施是

A. 补液　　　　　　　　　　　　B. 防止诱因

C. 使用小剂量胰岛素　　　　　　D. 纠正脑水肿

E. 纠正电解质和酸碱平衡失调

2. **胰岛素治疗**　当血糖降至13.9mmol/L（250mg/dl）时改输葡萄糖液，并加入速效胰岛素（按每时每2~4g葡萄糖加1U胰岛素计算），**小剂量持续静脉滴注速效胰岛素**，每2小时根据血糖调整胰岛素剂量，直至尿酮体消失。

3. 纠正电解质及酸碱平衡失调　轻中度酸中毒无需补碱。严重酸中毒者静脉滴注碳酸氢钠溶液。定时监测血钾水平，结合心电图、尿量调整补钾量和速度。

4. 治疗休克、严重感染、心力衰竭和脑水肿。

第四节　皮质醇增多症

浪里淘沙—核心考点

一、临床表现

1. **脂肪代谢障碍**　表现为向心性肥胖、满月脸、水牛背、球形腹，但四肢瘦小。

2. 糖代谢障碍病　血糖升高，糖耐量降低。

3. 蛋白质代谢障碍　大量皮质醇促进蛋白质分解，抑制蛋白质合成，出现负氮平衡，皮肤菲薄，毛细血管脆性增加，呈现典型的皮肤紫纹。

4. 电解质紊乱　轻度水肿或低钾血症。

5. 心血管病变　常表现为高血压。

6. 神经精神障碍　激动、烦躁、失眠、抑郁、妄想等。

小试身手 16. 患者，女性，25岁，因血压、血糖升高，向心性肥胖，脸部皮肤薄红入院，入院查体：血压170/100mmHg，月经量少不规则，CT结果为垂体生长肿物，X线显示骨质疏松，初步考虑该为

A. Cushing综合征　　　　B. 糖尿病　　　　　C. 高血压

D. 子宫肌瘤　　　　　　E. 垂体瘤

二、治疗原则

1. 垂体ACTH瘤　经蝶窦纤维外科手术、垂体放射治疗、垂体手术加肾上腺切除术。

2. 肾上腺肿瘤　手术有效，不能手术者选用皮质醇合成抑制剂。

3. 异源ACTH综合征　采用手术、放疗、化疗或联合使用皮质醇合成抑制剂。

参考答案

1.E　2.B　3.D　4.E　5.B　6.A　7.C　8.B　9.D　10.B　11.A　12.A　13.E　14.C　15.A　16.A

第七章　风湿性疾病病人的护理

第一节　系统性红斑狼疮

浪里淘沙—核心考点

一、临床表现

1. **全身症状**　活动期出现全身症状，发热、**全身不适**、乏力、食欲减退、体重减轻及淋巴结肿大。

2. **皮肤、黏膜**　SLE病人皮肤损害以皮疹常见，**典型的特征性皮疹有：①蝶形红斑；②盘状红斑；③血管炎性皮损**；④手指末和甲周红斑。部分病人出现光过敏、雷诺现象及脱发。黏膜损害常与SLE活动有关，可累及全身多处黏膜，多见于口腔及唇部，可见白斑、糜烂或溃疡。

小试身手 1. 系统性红斑狼疮病人的皮肤、黏膜损害**不包括**

A. 蝶形红斑　　　　　　B. 玫瑰疹　　　　　　C. 雷诺现象

D. 甲周红斑　　　　　　E. 血管炎性皮损

小试身手 2. 系统性红斑狼疮皮肤损害最具特征性的表现是

A. 环形红斑　　　　　　B. 玫瑰疹　　　　　　C. 瘀点、瘀斑

D. 蝶形红斑　　　　　　E. 紫癜

3. **骨关节和肌肉**　SLE病人常伴关节痛，**多为对称性、游走性**，一般不引起关节畸形，最易受累的关节是近端指间关节、腕、膝及踝关节，部分病人可发生**无菌性缺血性骨坏死，股骨头最常受累**，其次为肱骨头、胫骨头等。

小试身手 3. 系统性红斑狼疮病人最易发生无菌性缺血性骨坏死的部位是

A. 股骨头　　　　　　　B. 肱骨头　　　　　　C. 胫骨头

D. 腓骨头　　　　　　　E. 趾骨头

4. **呼吸系统**　大多数SLE病人并发狼疮性肺炎，其特征为双侧弥漫性肺泡浸润性病灶；慢性病人表现为肺间质纤维化，双侧或单侧胸膜炎。病人出现发热、咳嗽、胸痛、呼吸困难等症状。

5. **肾脏**　**几乎所有病人都有肾脏受累**，表现为肾炎或肾病综合征。病人出现蛋白尿、血尿、水肿、高血压。**尿毒症是SLE常见的死亡原因**。

小试身手 4. 系统性红斑狼疮最常见的死亡原因是

A. 心肌炎　　　　　　　B. 神经系统损伤　　　　C. 肾衰竭和感染

D. 消化道大出血　　　　E. 肺部感染

6. **心血管**　大部分病人出现心血管症状，包括心肌炎、心内膜炎、心包炎等，

以心包炎最常见，可为纤维素性心包炎或心包积液，病人出现心前区疼痛和心包摩擦音或心脏增大。若为心肌炎则出现气促，心前区不适，心律失常，严重者因心力衰竭死亡。

7. 消化系统　食欲减退、恶心呕吐、腹痛、腹泻、吞咽困难、腹水、肝大及肝功能异常。少数病人发生急性胰腺炎、腹膜炎、胃肠穿孔、出血或梗阻等。

8. 神经系统　出现妄想、幻觉、躁动、猜疑等；神经损害以脑损害最多见，表现为癫痫发作、偏瘫、蛛网膜下腔出血。

9. 血液系统　活动性SLE常有慢性贫血，多为正细胞正色素性贫血，少数为自身免疫性溶血性贫血；白细胞、淋巴细胞减少；血小板减少；约半数病人出现无痛性轻、中度淋巴结肿大，以颈和腋下多见，少数病人脾大。

10. 眼　因视网膜血管炎，病人出现眼底出血、视神经乳头水肿、视网膜渗出物等，影响视力，严重者在数日内致盲。

二、治疗原则

1. 一般治疗　活动期卧床休息，积极控制感染，避免日晒。

2. 非甾体抗炎药　主要用于发热、关节肌肉疼痛、关节炎等，常用药物为阿司匹林、吲哚美辛、布洛芬等。

3. 抗疟药　氯喹能抑制DNA和抗DNA抗体相结合，具有抗光敏和控制SLE皮疹的作用，主治红斑狼疮的皮肤损害，若氯喹在体内蓄积可影响视网膜，需定期做眼底检查。

4. 肾上腺皮质激素　是目前治疗SLE的主要药物，适用于急性暴发性狼疮、有明显脏器损害、急性溶血性贫血者，待病情控制后逐渐减量，多数病人需长期用药。

> 锦囊妙记：系统性红斑狼疮、原发免疫性血小板减少症、肾病综合征3种疾病均为免疫性疾病，所以这3种疾病的治疗均首选皮质激素治疗。

5. 免疫抑制剂　病情反复发作、重症病人需加用免疫抑制剂，如环磷酰胺、硫唑嘌呤等。

6. 大剂量静脉输注免疫球蛋白　适用于狼疮危象、激素或免疫治疗无效、合并全身严重感染的病人。

7. 血浆置换疗法　其原理是除去特异性自身抗体、免疫复合物、非特异性炎症介质等。

8. 中草药　雷公藤对狼疮肾炎有一定疗效。

小试身手（5~6题共用备选答案）

A. 免疫球蛋白　　　　　B. 免疫抑制剂　　　　　C. 肾上腺糖皮质激素
D. 抗疟药　　　　　　　E. 非甾体抗炎药
5. 系统性红斑狼疮的主要治疗药物是

6.针对系统性红斑狼疮皮肤损害的治疗药物是

第二节 类风湿关节炎

浪里淘沙—核心考点

一、临床表现

起病缓慢，发病时伴乏力、低热、食欲低下、体重下降、手足冰冷等症状。

（一）关节表现

1. **关节疼痛与肿胀** 由滑膜慢性炎症及周围软组织炎症引起。**最早的关节症状为关节痛，最常出现的部位为掌指关节和近端指关节**，腕、膝、足关节，其次为肘、踝、肩、髋关节。**早期疼痛呈游走性，以后逐渐固定，多呈对称性、多关节性、持续性。**疼痛关节常伴有压痛和肿胀。

小试身手 7.类风湿关节炎最早的关节症状是

A.活动受累   B.肿胀   C.畸形

D.僵直   E.疼痛

2. **晨僵** 是类风湿关节炎突出的临床表现，持续时间超过1小时，活动后可减轻，**晨僵时间长短可作为关节滑膜炎症严重程度的判断标准。**

小试身手 8.类风湿关节炎最典型的临床表现是

A.关节疼痛   B.关节畸形   C.关节肿胀

D.发热   E.晨僵

小试身手 9.可作为判断类风湿关节炎病情活动度的指标是

A.晨僵   B.关节疼痛   C.关节肿胀

D.关节畸形   E.关节功能障碍

3. **关节畸形** 最常见的关节畸形是近端指间关节梭形肿胀，**可形成梭状指**。晚期引起关节畸形，最常见的是手指关节半脱位引起尺侧偏斜、天鹅颈样畸形等。

（二）关节外表现

1. **类风湿结节** 是**本病较特异的皮肤表现**。浅表结节多位于关节隆突部及受压部位的皮下，呈对称分布，质硬无压痛，大小不一，直径数毫米至数厘米不等；深部结节见于肺、胸膜、心包等。

小试身手 10.下列哪项**不符合**类风湿浅表结节的临床特征

A.多位于关节隆突及受压部位皮下   B.呈对称分布

C.大小不一   D.质硬

E.有压痛

2. **类风湿血管炎** 是引起关节外损害的病理基础，出现坏死性血管炎，可累及机体的任何脏器和组织，引起相应症状，如心包炎、心肌炎，胸膜炎、胸腔积液、肺间质纤维化、脑血管意外、周围神经炎，巩膜炎、结膜炎等。累及肢体可出现大面积皮肤溃破坏死。

3. 弗尔他综合征　脾大及中性粒细胞减少，甚至出现贫血和血小板减少。

4. 其他　肾脏很少受累，如有肾损害应考虑为抗风湿药物所致或并发淀粉样变。部分病人可并发干燥综合征。

二、治疗原则

控制炎症，减轻症状，保护关节功能，降低关节畸形率；选择有效药物治疗最为重要。

1. **非甾体抗炎药**　能控制关节肿胀、晨僵和发热等症状，常用药物有阿司匹林、布洛芬等。

2. 慢作用抗风湿药　起效时间长，具有控制病情发展和抗炎作用。常用药为甲氨蝶呤、雷公藤、青霉胺、硫唑嘌呤、环磷酰胺等。

3. 肾上腺皮质激素　用于关节症状严重者，抗炎作用强，能迅速缓解症状，但停药后易复发。

4. 外科手术治疗　对关节畸形失去功能者做关节置换或滑膜切除术。

参考答案

1.B　2.D　3.A　4.C　5.C　6.D　7.E　8.E　9.A　10.E

第八章　神经系统疾病病人的护理

第一节　概　述

神经系统疾病症状的评估

1. 头痛　头痛是神经系统疾病的常见症状。不同病因引起头痛的表现也不相同，护士应评估头痛部位、性质、程度、规律、发作方式以及诱因和伴随症状。

（1）偏头痛：偏头痛常有家族史，偏头痛在发作之前有视物模糊等先兆症状，常为一侧或双侧颞部搏动性头痛，可反复发作，伴恶心、呕吐。休息或服用止痛药后可缓解。

（2）颅内压增高性头痛：常为持续性胀痛，阵发性加剧，伴有喷射性呕吐和视力模糊。

（3）颅外因素所致头痛：包括眼源性头痛、鼻源性头痛和耳源性头痛。

（4）精神性头痛：部位不固定，表现为持续性闷痛，伴心悸、多虑、紧张、多梦、失眠等症状。

2. 意识障碍　意识障碍是人对外界环境刺激缺乏反应的一种精神状态。可通过病人的语言反应、对疼痛刺激的反应、瞳孔对光反射、吞咽反射、角膜反射等来判断意识障碍的程度。意识障碍分为：嗜睡、昏睡、浅昏迷、中昏迷和深昏迷。

（1）嗜睡：是最轻的意识障碍，病人能被唤醒，醒后能进行简单的交谈和配合检查，刺激停止后又入睡。

（2）昏睡：病人处于熟睡状态，较重的痛觉或较响的言语刺激方可唤醒，醒后能简单、模糊地进行不完全应答话题，自发性言语少，停止刺激后立即进入熟睡状态。

（3）浅昏迷：病人意识丧失，对强刺激（如眼眶上压迫）病人出现痛苦表情和躲避反应。瞳孔对光反射、咳嗽反射、吞咽反射和角膜反射存在，生命体征无明显变化。

（4）中昏迷：对外界的正常刺激均无反应，自发动作很少，对强刺激的防御反射、角膜反射和瞳孔对光反射减弱，大小便潴留或失禁。生命体征也有明显改变。

（5）深昏迷：病人对任何刺激均无反应，瞳孔对光反射、咳嗽反射、吞咽反射和角膜反射消失，伴生命体征改变。

小试身手 1.患者整日处于睡眠状态，但呼之能应属于哪种意识障碍

A.嗜睡 　　　　　　B.昏睡 　　　　　C.浅昏迷

D.中度昏迷 　　　　E.深昏迷

小试身手 2.压迫患者眶上神经有反应，并且各种反射均存在，这是属于哪种意识障碍

A.嗜睡 　　　　　　B.昏睡 　　　　　C.浅昏迷

D.中度昏迷 　　　　E.深昏迷

3.语言障碍　分为失语和发音困难（构音障碍）。评估内容包括病人构音和说话、阅读、书写、命名、语言交流能力等。

4.感觉障碍　是指机体对各种形式（痛、温、触、压、位置、振动）刺激无感知、感知减退或异常的综合征。

5.运动障碍　运动障碍是指人体的运动神经系统的任何部位受损引起的骨骼肌活动异常，可分为瘫痪、不自主运动及共济失调。

6.肌力　肌力程度一般分为6级：

0级为完全瘫痪；

1级为肌肉可收缩，但不能产生动作；

2级为肢体能在床上移动，但不能抵抗自身重力，不能抬起；

3级为肢体能抵抗重力，离开床面，但不能抵抗阻力；

4级为肢体能做抗阻力动作，但未达到正常；

5级为正常肌力。

> 锦囊妙记：肌力分级按照由弱到强进行，考生可利用推导法记忆。0级→肢体全瘫；1级→肢体肌肉收缩；2级→肢体可在床上移动；3级→肢体可抬离床面，但不抗阻力；4级→肢体可对抗阻力；5级完全正常。

小试身手 3.肌肉收缩可引起关节活动，但不能抬高，此肌力为

A.4级 　　　　　　B.3级 　　　　　C.2级

D.1级 　　　　　　E.0级

7.评估瘫痪的临床表现

1）单瘫：表现为一侧上肢或一侧下肢的运动不能或运动无力。见于大脑半球、脊髓前角、周围神经或肌肉等病变。

2）偏瘫：表现为一侧面部和肢体瘫痪。常见于一侧大脑半球病变，如脑梗死等。

3）交叉性瘫痪：表现为病变侧脑神经麻痹和对侧肢体瘫痪。常见于脑干病变。

4）截瘫：表现为双下肢瘫痪。多见于脊髓横贯性损害。

5）四肢瘫：表现为四肢不能运动或肌力减退。见于高颈段脊髓病变和周围神

经病变。

> 锦囊妙记：偏瘫为一侧上下肢瘫痪，交叉瘫为一侧运动神经元伴对侧上下肢瘫痪；截瘫为双下肢瘫痪；四肢瘫为颈段脊髓横贯性损伤导致的双侧上下肢瘫痪。

小试身手（4~5题共用备选答案）

A. 局限性瘫痪　　　　　　　　B. 四肢瘫

C. 截瘫　　　　　　　　　　　D. 交叉性瘫痪

E. 偏瘫

4. 坐骨神经根神经炎引起的肌无力常表现是

5. 基底节区的脑出血病人往往表现为

第二节　急性炎性脱髓鞘性多发性神经根病

浪里淘沙—核心考点

（一）临床表现

病人发病前1~4周有上呼吸道或消化道感染症状或疫苗接种史，**首发症状为四肢对称性肌无力**，呈对称性弛缓性瘫痪，自肢体远端向近端发展，伴肢体远端感觉异常和（或）手套袜子型感觉减退；脑神经损害引起双侧面瘫在成年人中多见，而延髓麻痹以儿童多见；**严重病例因累及肋间及膈肌而致呼吸肌麻痹**。

病情稳定后2~4周开始恢复，85%的病例可完全恢复，**主要死因为呼吸肌麻痹**、肺部感染和心力衰竭。

小试身手 6. 急性炎性脱髓鞘性多发性神经根病危及生命的原因是

A. 吞咽困难　　　　　　　　　B. 面神经麻痹

C. 呼吸肌麻痹　　　　　　　　D. 吞咽困难

E. 水、电解质紊乱

（二）治疗原则

1. 严密观察病情　呼吸困难者及时气管切开，呼吸麻痹者行人工呼吸。正确使用呼吸机是抢救成功的关键。

2. 药物治疗　①大剂量免疫球蛋白：与血浆置换治疗效果接近。②免疫抑制剂：环磷酰胺对部分病例有效。③B族维生素、辅酶A、ATP、加兰他敏、地巴唑等可用于辅助治疗。④糖皮质激素适用于慢性病例。

3. 血浆置换疗法　发病2周内接受血浆置换疗法可缩短症状的持续期，缩短使用呼吸机时间，减少并发症的发生。

第三节　脑血管疾病

一、短暂性脑缺血发作

（一）临床表现

1. **TIA临床特征**　①发病突然；②出现局灶性脑或视网膜功能障碍；③持续时间短，一般10~15分钟，多在1小时内，**最长不超过24小时**；④多有反复发作病史；⑤<u>恢复完全</u>，不遗留神经功能缺损体征。

2. TIA分类

（1）颈内动脉系统的TIA：多表现为单眼（同侧）或大脑半球症状。视觉症状为<u>一过性黑矇、雾视、视野中有黑点或眼前有阴影摇晃</u>。大脑半球症状多为<u>一侧面部或肢体无力或麻木，出现言语困难（失语）</u>和认知及行为功能改变。

（2）椎－基底动脉系统的TIA：表现为<u>眩晕、头晕、构音障碍、跌倒、共济失调、眼球运动异常、复视、交叉性运动或感觉障碍、偏盲或双侧视力丧失</u>。

（二）治疗原则

1. 病因治疗　消除危险因素。

2. 药物治疗

（1）抗血小板聚集药物：阿司匹林、双嘧达莫等。

（2）抗凝药物：肝素、低分子量肝素等。

（3）降纤药物：适用于有血液成分改变的病人，如纤维蛋白明显升高、频繁发作者可用巴曲酶或降纤酶治疗。

3. 外科治疗　对于4个月内反复发作的TIA，病变同侧颈动脉狭窄程度大于70%者，行颈动脉内膜切除术或血管内支架介入治疗。

二、脑梗死

脑血栓形成

（一）临床表现

多见于50~60岁以上既往有动脉粥样硬化的老人，多伴高血压、冠心病或糖尿病。**多数病人在睡眠和安静**等血流缓慢、血压下降的情况下发生，次晨被发现时失语，一侧肢体瘫痪。起病前有头昏、头痛、肢体麻木、短暂失语等症状。典型病例在1~3天内达高峰。多数病人意识清楚，少数病人有不同程度意识障碍，但持续时间短，生命体征无明显改变。神经系统体征常见为各种类型的失语和偏瘫。

（二）治疗原则

挽救缺血半暗带，避免或减轻原发性脑损伤，是急性脑梗死治疗的最根本目标。

1. 急性期治疗

（1）早期溶栓：发病后3~4.5小时内行溶栓治疗，可使血管再通，减轻脑水肿、缩小梗死灶。应用溶栓药物前应经CT证实无出血灶，应用期间监测出凝血时间和凝血酶原时间。尿激酶是临床应用最多的溶栓药。

（2）控制血压：使血压维持在比发病前稍高水平。

（3）减轻脑水肿，降低颅内压：对梗死范围大或发病急骤者，进行抗脑水肿和降低颅内压治疗。如病人出现颅内压增高症状，意识障碍加重时进行降颅内压治疗。常用药物有甘露醇、甘油果糖。使用脱水剂时注意检测肝肾功能、水和电解质。

（4）改善微循环：使用低分子右旋糖酐。

（5）抗凝治疗：对进展型脑梗死病人考虑抗凝治疗。对出血性梗死或高血压病人禁用抗凝治疗，常用速避凝。

（6）脑保护剂：常用钙拮抗剂，如尼莫地平；脑代谢复活剂，如胞磷胆碱、吡拉西坦、阿米三嗪萝巴新片（都可喜）、脑活素等。

（7）中药治疗：丹参、红花等活血化瘀、通经活络。

（8）手术治疗：对大面积梗死出现颅内高压危象，内科治疗困难考虑行开颅切除坏死组织和去颅骨减压等。

（9）高压氧舱治疗：提高血氧供应，促进侧支循环形成；使正常脑血管收缩，增加病变部位脑血液灌注；增强脑组织有氧代谢，加速酸性代谢产物清除。

2. 恢复期治疗　促进神经功能恢复，指导病人康复锻炼。

脑栓塞

（一）临床表现

起病年龄不一，多见于中青年。起病急骤，数秒或很短时间内症状达高峰，多属完全性卒中。个别病人在数天内呈阶梯式恶化，因反复栓塞引起。

脑局部症状为局限性抽搐、偏盲、偏瘫、失语等。如无意识障碍，症状轻且很快恢复。严重者可突然出现昏迷、全身抽搐，由于脑水肿或颅内出血引发脑疝导致死亡。

（二）治疗原则

1. 原发病治疗　消除栓子来源，防止脑栓塞复发。

2. 脑部病变治疗　见脑血栓形成部分。

三、脑出血

（一）临床表现

脑出血好发于50岁以上的高血压病人，男性多于女性，寒冷季节发病率较高。在情绪激动或兴奋、劳累、用力排便或精神过度紧张时发病。起病突然，进展迅速，症状在数分钟至数小时内达高峰。出现昏迷、偏瘫、呕吐、意识障碍、肢体瘫痪、失语等，血压升高。

出血部位不同，表现也不同，以基底核区出血最多见，常有偏瘫、偏盲和偏身感觉障碍（三偏综合征），典型症状为突发头痛、呕吐、意识清楚或轻度障碍，病灶对侧出现偏瘫，患肢病理反射阳性，感觉减退，优势半球出血时失语；脑桥出血出现交叉性瘫痪、中枢性高热、呼吸不规则；小脑出血表现为颅神经麻痹、眼球震颤、两眼向病变侧同向凝视。

重者起病急，昏迷快而深，鼾声呼吸，频繁呕吐，呕吐咖啡样胃内容物，多为应激性胃溃疡所致。病人双侧瞳孔不等大，提示脑疝形成。

（二）治疗原则

急性期处理原则：保持安静、防止再出血、减轻脑水肿、维持生命体征平稳、防治并发症。

1. 保持安静　尽量避免不必要搬动。

2. 保持呼吸道通畅　意识不清、呼吸道分泌物多的病人尽早行气管插管或切开。

3. 减轻脑水肿　控制脑水肿，降低颅内压是脑出血抢救的重要环节。使用20%甘露醇或甘油果糖快速静脉滴注。

4. 控制血压　脑出血病人血压一般高于平时，这是因为颅内压增高时为保证脑组织血供机体产生代偿作用，当颅内压下降时血压也随之下降，因此要慎用降压药。

5. 止血剂和凝血药　对脑出血无效，如病人并发上消化道出血或有凝血障碍者可使用。

6. 外科手术治疗　大脑半球出血量在30ml和小脑出血量在10ml以上考虑手术清除血肿，降低颅内压；对血液破入脑室行脑室引流。

四、蛛网膜下隙出血

（一）临床表现

起病急骤，在突然用力或情绪激动等诱因作用下，数分钟内病人出现剧烈头痛、呕吐、面色苍白、全身冷汗，部分病人伴意识障碍，部分病人有局灶性或全身性癫痫发作。

最具特征性的体征为颈项强直等脑膜刺激征。后交通动脉瘤破裂出现一侧动眼神经麻痹，少数病人陷入深昏迷，去大脑强直，最终因脑疝而死亡。

（二）治疗原则

主要治疗原则：预防再次出血、防治脑血管痉挛。

1. 保持安静　嘱病人**绝对卧床休息4~6周**，避免可能导致血压和颅内压增高的诱因，防止病人躁动不安。

小试身手 7.蛛网膜下隙出血患者急性绝对卧床休息的时间为

A. 10周　　　　　　B. 9周　　　　　　C. 7~8周

D. 4~6周　　　　　　E. 2~3周

2. **降低颅内压**　遵医嘱快速滴注**20%甘露醇**。

3. 使用止血药物　常用药物为凝血酶、6-氨基己酸、氨甲苯酸、氨甲环酸、酚磺乙胺等。

4. 解除血管痉挛　常用药物为尼莫地平。

5. 腰椎穿刺　放出少许脑脊液（5~10ml）以缓解头痛、减轻出血引起脑膜刺激症状。因腰椎穿刺有引发脑疝的风险，应谨慎使用。

6. 病因治疗　考虑手术或血管内介入治疗。

第四节　癫　痫

浪里淘沙—核心考点

一、临床表现

癫痫的表现多样化，并**具有短暂性、刻板性、间歇性、反复发作的特征**。

（一）癫痫发作

癫痫发作可出现运动、感觉、意识、行为、自主神经功能障碍。每次发作或每种发作称之为癫痫发作。

1. **部分性发作**　最常见，可分为：①单纯部分性发作（不伴有意识障碍），又可分为部分性运动性发作、体觉性发作或特殊感觉性发作、自主神经性发作和精神性发作等。**部分运动性发作时局部肢体抽搐多见于一侧口角、眼睑、手指或足趾，也可涉及一侧面部和一侧肢体远端**。如局部抽搐持续数小时或数日，则称为持续性部分性癫痫。②复杂部分性发作，伴有意识障碍，表现为遗忘症、自动症、精神运动性发作等。③部分性发作继发为全面性强直-阵挛发作。

2. 全面性发作　包括失神发作、肌阵挛发作、阵挛性发作、强直性发作、强直-阵挛（大发作）。

强直-阵挛发作，开始即累及两侧脑结构，伴有两侧对称性运动症状和（或）意识改变。**强直-阵挛发作以全身对称性抽搐和意识丧失为特征**。其发作经过分为强直期、阵挛期和惊厥后期。

小试身手 8.癫痫大发作最典型的特点是

A. 牙关紧闭　　　　　　　B. 口吐白沫

C. 意识丧失、全身抽搐　　D. 全身肌肉强直性收缩

E. 有大小便失禁

（1）强直期：突发意识丧失，全身骨骼肌持续收缩、眼球上窜、喉肌痉挛，发出叫声。口部先强张后突闭，咬破舌头。颈部和躯干先屈曲后反张，上肢先上举后转为内收、前旋、下肢自屈曲转为伸直。持续10~20秒后转入阵挛期。

（2）阵挛期：不同肌群强直和松弛交替出现，由肢端延及全身。阵挛频率逐渐减慢，松弛期逐渐延长，持续0.5~1分钟。最后抽搐停止，进入痉挛后期。

以上两期都出现心率增快，血压升高，唾液和支气管分泌物增多，瞳孔散大。瞳孔对光反射及深浅反射消失，病理征阳性以及呼吸暂停、发绀。

（3）惊厥后期：阵挛期后尚有短暂的强直痉挛，牙关紧闭和大小便失禁。首先恢复呼吸，口鼻喷出泡沫和血沫，心率、血压、瞳孔等相继恢复，意识逐渐恢复。自发作开始至意识恢复间隔5~10分钟。醒后诉头痛、疲乏，对抽搐过程全无记忆。部分病人意识障碍减轻后进入昏睡状态。若短期内强直-痉挛频繁发作，发作间隙期病人持续昏迷，称为癫痫持续状态。

（二）癫痫症

有一种或数种发作类型而反复发作者即为癫痫症。发作类型分为部分性癫痫和全面性癫痫。部分性癫痫多为儿童期癫痫，有部分性发作和局灶性脑电图异常，无神经系统体征和智能缺陷，常有家族史，与痫性发作不尽相同，但患者症状相当固定；继发性部分性癫痫因病灶部位不同可出现不同类型发作，并可继发为全面性阵挛-强直性发作（GTCS）。

二、治疗原则

1. 发作时治疗　当病人全身抽搐和意识丧失时，以保证安全、预防外伤和并发症为主，而不是立即用药，因为任何药物已无法控制本次发作。

2. 发作间歇期治疗　发作间歇期应定时服用抗痫药物以预防再发作。治疗原则为：①药物剂量由小到大，逐步增加，监测血药浓度。②一个首选药物增加到有效血药浓度仍不能控制发作，或因不良反应而不能继续使用时应撤换，改用次选药物。撤换需缓慢，至少1周时间。③避免同时使用多种药物。④治疗终止：强直-痉挛发作和单纯部分性发作在完全控制2~5年后，脑电图随访痫性活动消失后可开始停药；停药须缓慢减量，病程越长，剂量越大，用药越多，停药越缓慢，整个过程一般不少于3个月。⑤偶尔发病、脑电图异常而临床无癫痫症状和5岁以下、每次发作均有发热的儿童，一般不服用抗痫药物。

小试身手 （9~10题共用题干）

患者，男，20岁。反复发作四肢抽搐伴意识不清2年，既往曾有类似发作，诊

断为癫痫大发作，已持续服抗癫痫药，患者自觉发作次数减少想停药。

9. 停药过程中控制减药速度需参考

A. 腰穿脑脊液检查　　　　　B. 血常规和肝肾功能　　　C. CT

D. 脑电图　　　　　　　　　E. 心电图

10. 护士应告知患者症状完全控制后至少多长时间可以考虑停药

A. 2 年　　　　　　　　　　B. 1 年半　　　　　　　　C. 1 年

D. 9 个月　　　　　　　　　E. 6 个月

3. 癫痫持续状态的治疗　在给氧、防护的同时迅速控制发作，及时纠正电解质酸碱平衡紊乱和脑水肿。

（1）**地西泮 10~20mg 静脉注射**，速度不超过每分钟 2mg；有效而复发者可在 30 分钟后重复注射，或将地西泮 100~200mg 溶于 5% 葡萄糖溶液 500ml 中于 12 小时内缓慢静脉滴注。

小试身手 11. 癫痫持续状态首选的治疗措施是

A. 肌内注射苯巴比妥　　　　B. 静脉注射盐酸氯丙嗪

C. 肌内注射地西泮　　　　　D. 静脉注射地西泮

E. 水合氯醛灌肠

（2）苯妥英钠 10~20mg/kg 稀释在生理盐水 20~40ml 静脉注射，速度不超过 50mg/min。

（3）异戊巴比妥钠 0.5g 溶于注射用水 10ml 作静脉注射，速度不超过 0.1g/min。注意有无呼吸抑制和血压降低。

（4）10% 水合氯醛 20~30ml 保留灌肠。

4. 病因治疗。

5. 严密观察不良反应。

第五节　帕金森病

浪里淘沙—核心考点

（一）临床表现

1. **静止性震颤**　从一侧上肢开始，呈现拇指对掌屈曲的不自主震颤，如同"搓丸"样动作。静止时震颤明显，动作时减轻，入睡后消失，故称为静止性震颤。随病程进展震颤累及面、下颌、唇和四肢。

小试身手 12. 帕金森病的典型症状是

A. 肌强直　　　　　　　　　B. 运动减少　　　　　　　C. 日常活动受限

D. 静止性震颤　　　　　　　E. 言语障碍

2. **运动迟缓**　病人随意运动减少、减慢，表现为开始动作困难和缓慢，如行走时起动和停止均有困难，起步后呈慌张步态。很难完成精细动作，系鞋带、裤带等不易完成；写字时手抖，字越写越小，称为"写字过小症"。语声单调、低沉，进食和饮水呛咳。

3. **肌强直** 多从一侧上肢或下肢近端开始，逐渐蔓延至远端、对侧和全身肌肉。面肌强直时表情和瞬目减少，形似"面具脸"。颈肌、躯干肌强直使躯体前屈，行走时上肢摆动动作减少。因严重肌强直和继发性关节强直等导致患者长期卧床，生活不能自理。体检时肢体呈"齿轮样肌强直"。

小试身手 13.患者，男，50岁，右侧肢体逐渐抖动1年余。既往无特殊史。查体：血压150/90mmHg，神志清楚，表情呆板，右上下肢肌力正常，肌张力增高，右上下肢可见静止性震颤，余神经系统检查未发现异常，最可能的诊断是

A. 癫痫局限性发作　　　　B. 小舞蹈病　　　　C. 肝豆状核变性
D. 震颤麻痹　　　　　　　E. 脑血栓形成

4. **姿势平衡障碍** 行走时步距缩短，人往前冲，呈"慌张步态"。

5. **其他** 唾液和皮脂分泌增加，汗液分泌增多或减少，排便困难、直立性低血压，出现忧郁和痴呆等精神症状。

（二）治疗原则

1. **药物治疗** 早期轻症病人，采用抗胆碱能药物和金刚烷胺等非替代治疗，疗效减弱后改用或加用替代性药品，如复方左旋多巴等。

2. **手术治疗** 一般状况好，药物治疗效果不佳或不良反应严重时考虑外科手术治疗，采用立体定向手术破坏丘脑腹外侧核后部以控制对侧肢体震颤。

第六节　重症肌无力

浪里淘沙—核心考点

（一）临床表现

表现为骨骼肌易疲劳，**眼外肌最先受累**，出现眼睑下垂、斜视和复视，双侧常不对称；病情进展缓慢，面肌受累时面部皱纹减少，表情动作无力；咀嚼肌和咽喉肌受累时出现吞咽困难、进食时间延长、饮水呛咳、发音不清；颈肌及四肢近端肌群受累，屈颈抬头无力、四肢乏力。如迅速发生呼吸肌严重无力，导致不能维持正常换气功能时为重症肌无力危象。

本病症状有波动性，早晨轻，下午或晚上加重，活动后肌无力明显加重，短暂休息后可减轻。

小试身手 14.重症肌无力最常受累的肌肉是
A. 四肢肌　　　　　　　B. 眼外肌　　　　　　C. 咽喉肌
D. 咀嚼肌　　　　　　　E. 呼吸肌

（二）治疗原则

1. **药物治疗** ①抗胆碱酯酶药物：抑制胆碱酯酶活性，使释放至突触间隙的

Ach存活时间延长。常用药物有溴化新斯的明片剂、吡斯的明片剂、安贝氯铵片剂，同时使用氯化钾、麻黄碱可加强抗胆碱酯酶药物疗效。②糖皮质激素：抑制AchR抗体生成。③免疫抑制剂：首选硫唑嘌呤。

2. 血浆置换法　使用正常人血浆或血浆代用品置换病人血浆，去除病人血液中的AchR抗体，效果可维持1周左右。需重复进行。

3. 淋巴细胞置换法　定期使用正常人血淋巴细胞替代病人血中产生AchR抗体的淋巴细胞。

4. 手术和放射治疗　对年轻女性、病程短、进展快的病人考虑胸腺摘除术，对年龄较大、不宜手术者行胸腺放疗。

5. **重症肌无力危象的处理**　尽快改善呼吸功能，呼吸困难者行人工呼吸；按需吸痰，**保持呼吸道通畅**，预防肺不张和肺部感染。

参考答案

1.A　2.C　3.C　4.B　5.E　6.C　7.D　8.C　9.D　10.A　11.D　12.D　13.D
14.B

第九章　传染病病人的护理

第一节　病毒性肝炎

一、甲型病毒性肝炎

（一）临床表现

1. 急性黄疸型肝炎　潜伏期2~6周。临床经过分3期：①黄疸前期：起病较急，以畏寒、发热、乏力、消化道症状为主，尿呈浓茶色。少数病例以呼吸道感染症状为主要表现。本期平均持续5~7天。②黄疸期：发热消退，自觉症状减轻，尿色逐渐加深，巩膜、皮肤黄染，于1~2周内达高峰。肝脏肿大，有压痛及叩击痛，脾脏轻度肿大。此期持续2~6周。③恢复期：黄疸逐渐消退，症状减轻至消失，肝脾缩小，肝功能逐渐恢复正常。此期持续1个月左右。

2. 急性无黄疸型肝炎　症状类似于急性黄疸型肝炎的黄疸前期，多无发热，以乏力和消化道症状为主，无黄疸。血清转氨酶ALT升高。

3. 亚临床型　此型较多见，症状较轻，血清转氨酶异常升高。

4. 隐性感染　多见于儿童，一般无明显体征，血清转氨酶正常，血清中抗HAV-IgM阳性，粪便中可检测出HAV。

（二）预防

1. **控制传染源**　自起病日起隔离3周；病人粪便和排泄物严格消毒；对生产经营食品的人员应定期体检。对密切接触者应检疫。

2. **切断传播途径**　搞好环境卫生，养成良好卫生习惯，加强水源保护，饮水消毒、食品卫生、食具消毒等措施。

3. **保护易感人群**　①主动免疫：易感人群接种甲型肝炎减毒活疫苗。②被动免疫：对甲型肝炎病人的接触者，肌内注射人血清丙种球蛋白或胎盘球蛋白，时间不宜迟于接触后7~14天。

二、乙型病毒性肝炎

（一）临床表现

1. 急性肝炎　见甲型病毒性肝炎。

2. 慢性肝炎　病程超过半年，反复出现症状和肝功能异常，按病情分为轻度、中度、重度。慢性肝炎表现为面色灰暗、蜘蛛痣、肝掌或肝脾大。

3. **重型肝炎** 临床表现：①**黄疸迅速加深**；②**肝脏进行性缩小、肝臭**；③**出血倾向，PTA（凝血酶原活动度）低于40%**；④迅速出现腹水、中毒性鼓肠；⑤出现肝性脑病症状；⑥肝肾综合征。根据病情和病程，重型肝炎分为急性重型肝炎、亚急性重型肝炎、慢性重型肝炎。

重型肝炎发生的诱因：①未适当休息；②合并各种感染；③长期大量嗜酒或病后嗜酒；④服用有损肝脏的药物，如异烟肼、利福平；⑤合并妊娠。

4. **淤胆型肝炎** 主要表现为：①黄疸具有"三分离"的特征：**黄疸深，消化道症状轻；ALT升高不明显；PTA下降不明显**。②**黄疸具有"梗阻性"特征**，主要为肝内胆汁淤积。

小试身手 1. **不符合**淤胆型乙型病毒性肝炎临床表现的是

A. 黄疸具有"梗阻性"特征

B. PTA下降不明显

C. ALT升高不明显

D. 消化道症状重

E. 黄疸深

5. 慢性HBsAg携带者 常无症状和体征。

（二）治疗原则

治疗原则是充分休息、营养为主，辅以适当药物，避免饮酒、过劳和使用损害肝脏药物。

1. 一般治疗 早期卧床休息、合理营养，适当饮食，补充维生素。

2. 护肝治疗 ①补充B族维生素；②解毒药物，如葡醛内酯（肝泰乐）等；③促进能量代谢药物：ATP、辅酶A等；④促进蛋白代谢药物：肝安等；⑤改善微循环药物：如低分子右旋糖酐等；⑥输入人血白蛋白或新鲜血浆。

3. 抗病毒治疗 ①α-干扰素：能抑制HBV DNA的复制；②核苷类药物：有较好的抗HBV作用，抑制HBV DNA复制。如**更昔洛韦、拉米夫定**等；③中草药。

小试身手 2. 慢性乙型肝炎抗病毒治疗的首选药物是

A. α-干扰素和拉米夫定　　B. 拉米夫定和膦甲酸钠

C. α-干扰素和拉米夫定　　D. β-干扰素和拉米夫定

E. γ-干扰素和拉米夫定

4. 对症治疗 防治出血、肝性脑病、继发感染及肝肾综合征。

5. 肝移植 替代已丧失的肝功能，清除病人血中毒性物质。用于晚期肝硬化及肝衰竭病人。

小试身手 3. **不宜**作为重型肝炎的治疗措施的是

A. 防治并发症　　　　B. 保肝、促进肝细胞再生

C. 应用干扰素抗病毒治疗　　D. 稳定内环境和支持治疗

E. 卧床休息，清淡饮食

第二节　流行性乙型脑炎

一、临床表现

（一）初期

病程第1~3天，为病毒血症期。急性起病，高热、头痛、恶心、呕吐、嗜睡。少数病人轻度颈项强直或抽搐。

（二）极期

病程第4~10天，主要表现为脑实质损害。

1.**持续高热**　是乙脑必有症状，体温达40℃以上，**呈稽留热**。

2.**意识障碍**　为本病的主要症状，轻重不一，嗜睡、谵妄、昏迷或定向力障碍。

3.**惊厥或抽搐**　因脑实质炎症、脑水肿和呼吸道阻塞引起，抽搐部位和持续时间长短不一。

4.**呼吸衰竭**　为乙脑最严重的表现，也是病人死亡的主要原因。**中枢性呼吸衰竭的特点是：呼吸节律不规则及幅度不均**，可为双吸气、叹息样呼吸、潮式呼吸等，最后呼吸停止。

高热、抽搐和呼吸衰竭是乙脑急性期的严重症状，三者互相影响、互为因果。

小试身手　4.流行性乙脑炎患者发生中枢性呼吸衰竭，通常表现为

　A.呼吸节律不规则深度不均

　B.呼吸深度加深后变浅

　C.呼吸节律不规则及幅度不均

　D.呼吸频率显著变慢加深

　E.呼吸频率轻度加快变浅

小试身手　5.乙脑的主要死亡原因是

　A.高热　　　　　　　　　　　B.惊厥

　C.抽搐　　　　　　　　　　　D.呼吸衰竭

　E.脑疝

5.**颅内压增高**　剧烈头痛、呕吐、血压升高而脉搏缓慢，**重者发展为脑疝**。

小试身手　6.一流行性乙型脑炎患者于入院次日昏迷加深，查体：呼吸表浅，两侧瞳孔不等大，对光反应迟钝，颈抵抗，巴宾斯基征（＋），应考虑出现的并发症是

　A.心力衰竭　　　　　　　　　B.脑疝

　C.脑梗死　　　　　　　　　　D.脑水肿

E. 呼吸衰竭

6. **神经系统症状和体征**　神经生理反射（深、浅反射）改变；锥体束征阳性；脑膜刺激征阳性。

（三）恢复期

恢复期表现为：①中枢性发热，低温持续不退达2周以上；②神经系统功能紊乱，出现多汗、失眠等；③神志呆滞、反应迟钝，记忆力部分丧失、精神行为异常；④肢体强直性瘫痪或癫痫样发作。

（四）后遗症期

发病半年后留有意识障碍、痴呆、失语、肢体瘫痪、癫痫等后遗症。

二、治疗原则

尚无特效抗病毒药物，采用中西医结合等综合治疗，<u>重点处理好高热、抽搐、呼吸衰竭等危重情况</u>。

（一）对症治疗

1. **高热**　以物理降温为主，用小剂量阿司匹林或肌内注射安乃近等，<u>将体温控制在38℃左右</u>。高热伴抽搐者加用亚冬眠疗法。

2. **惊厥或抽搐**　镇静止痉和去除病因。①因脑实质病变引起抽搐：使用抗惊厥药物；②因脑水肿引起抽搐：以脱水治疗为主；③因呼吸道分泌物阻塞致脑细胞缺氧引起抽搐：吸痰、给氧，必要时气管切开；④因高热引起抽搐：降温。

小试身手　7. 乙脑病人惊厥发作时的首选治疗措施是

  A. 亚冬眠疗法

  B. 肌内注射苯巴比妥钠

  C. 肌内注射或缓慢静脉注射地西泮

  D. 水合氯醛溶液灌肠

  E. 缓慢静脉注射硫酸镁

3. **呼吸衰竭**　针对原因进行治疗：①脑水肿、脑疝所致呼吸衰竭：使用脱水剂治疗；②中枢性呼吸衰竭用呼吸兴奋剂；③选用改善脑内微循环的药物，减轻脑水肿；④必要时气管插管、气管切开、人工呼吸器，维持有效呼吸功能。

4. **颅内压升高**　早期给予足量脱水治疗，常用20%甘露醇。

（二）中医中药治疗

急性期以清热解毒为主。

（三）恢复期及后遗症期的治疗

功能锻炼，应用理疗、针灸、按摩、推拿等。

第三节　艾滋病

浪里淘沙—核心考点

一、临床表现

（一）艾滋病分期

1. **急性感染期（Ⅰ期）** HIV感染后，部分病人出现一过性类似单核细胞增多症样症状。发热、头痛、畏食、肌肉关节酸痛、淋巴结肿大等症状，症状轻微，无特异性。检查见血小板减少，CD_4^+T淋巴细胞升高，血液中可检出HIV RNA及p24抗原。

2. **无症状感染期（Ⅱ期）** 无临床症状，但血清中能检出HIV和HIV抗体，**此期可持续2~10年或更长**。

小试身手 8.艾滋病病人的无症状感染期限可持续

A. 10年以上　　　　　　B. 2~10年

C. 2~10个月　　　　　　D. 2~10周

E. 2~10天

3. **持续性全身淋巴结肿大综合征（Ⅲ期）** 除腹股沟淋巴结以外，其他部位两处或两处以上淋巴结肿大。淋巴结肿大直径1cm以上，质地柔韧、无压痛、能自由活动。

4. 艾滋病期（Ⅳ期） 长期低热、乏力、体重减轻、慢性腹泻及各种感染。有下列表现：①**机会性感染**：由于免疫缺陷引起多种条件致病性微生物感染，其中以**卡氏肺孢子虫肺炎**最为常见，**且是引起艾滋病病人死亡的主要原因**；②继发肿瘤：最多见于卡氏肉瘤及非霍奇金淋巴瘤；③神经系统病变：头痛、癫痫、下肢瘫痪、进行性痴呆等。

小试身手 9.艾滋病所致机会性感染死亡的主要原因是

A. 隐球菌脑膜炎　　　　B. 机会性肿瘤

C. 肺孢子菌感染　　　　D. 巨细胞病毒脑炎

E. 卡波西肉瘤

（二）受累系统或器官的临床表现

1. **呼吸系统** **以孢子虫肺炎最为常见**，其次是肺结核。

2. 消化系统　念珠菌属、巨细胞病毒和疱疹病毒侵犯口咽部及食管，引起溃疡，表现为吞咽疼痛、吞咽困难及胸骨后烧灼痛；肠道隐孢子虫感染引起慢性腹泻，水样便；隐孢子虫、巨细胞病毒引起肉芽肿性肝炎，出现肝大和肝功能异常。

3. 泌尿系统　表现为肾损害症状，出现蛋白尿、氮质血症、急性肾衰竭或尿毒症等。

4. 血液系统　粒细胞和血小板减少，贫血，以及霍奇金淋巴瘤等。

5. 中枢神经系统 表现为：①机会性感染：如脑弓形虫病、隐球菌脑膜炎、巨细胞病毒脑炎等；②机会性肿瘤：如脑淋巴瘤等；③HIV 直接感染中枢神经系统：引起艾滋病痴呆综合征，表现为头痛、头晕、癫痫、进行性痴呆、脑神经炎等。

6. 皮肤、黏膜 表现为复发性单纯疱疹性口炎、慢性单纯疱疹性肛周溃疡、带状疱疹、水痘、皮肤病真菌感染等，卡氏肉瘤出现红色浸润斑和结节。

7. 眼部 常见有巨细胞病毒及弓形虫感染引起视网膜炎，眼部卡氏肉瘤等。

二、治疗原则

目前尚无特效药物，**早期抗病毒是治疗的关键**。

1. 抗病毒治疗 联合用药。①核苷类反转录酶抑制剂，如齐多夫定、拉米夫定等；②非核苷类反转录酶抑制剂；③蛋白酶抑制剂。

2. 治疗并发症 针对机会性感染选择相应药物。如巨细胞病毒感染用更昔洛韦；卡氏肺孢子虫肺炎用复方磺胺甲异噁唑；隐球菌脑膜炎用氟康唑或两性霉素B等。

3. 支持及对症治疗 输血、补充维生素及营养物质。

4. 预防性治疗 **针刺或实验室意外感染者2小时内用齐多夫定（AZT）治疗**，疗程4~6周。

第四节 狂犬病

浪里淘沙—核心考点

一、临床表现

1. 前驱期 已愈合的伤口、伤口周围及相应神经支配区出现麻木、痒、痛及蚁走感等异常感觉，是**最有意义的早期症状**。

小试身手 10.狂犬病最有意义的早期症状是

A. 喉头紧缩感

B. 恐惧

C. 愈合伤口及其神经支配区有痒、痛、麻及蚁走等异样感觉

D. 高度兴奋

E. 发热

2. 兴奋期 ①高度兴奋：突出表现为表情极度恐怖，**恐水为本病特有表现**。风、光、声、触动等刺激也可引起咽肌痉挛和呼吸困难，严重发作时出现全身肌肉阵发性抽搐；②体温增高；③交感神经功能亢进：大汗、流涎、瞳孔散大、心率增快、血压升高等，多数病人神志清楚。

3. 麻痹期 病人肌肉痉挛停止，全身弛缓性瘫痪，逐渐昏迷，最后因呼吸循环衰竭而死亡。

二、治疗原则

无特效疗法，病人住单室隔离，专人护理，积极对症处理、预防并发症，**重点是维持呼吸和循环功能**。

小试身手 11.狂犬病的主要治疗措施是

A.严格隔离、对症处理和维持呼吸循环功能

B.使用抗病毒药物

C.使用免疫增强剂

D.使用免疫抑制剂

E.使用抗狂犬病毒免疫血清

第五节 流行性出血热

浪里淘沙—核心考点

一、临床表现

临床表现包括三大主征——**发热、出血和肾功能损害**，病程分为**5期**——**发热期、低血压休克期、少尿期、多尿期和恢复期**。

1. 发热期 急性起病，表现为：①高热，体温达39~40℃，持续3~7天。②全身中毒症状："三痛"——**头痛、腰痛、眼眶痛**；大多数病人伴恶心、呕吐、食欲减退、腹痛、腹泻等消化道症状；重症病人出现嗜睡、躁动不安、谵妄等。③毛细血管损伤和肾损伤：皮肤出现"三红——**颜面、颈部、胸部潮红的充血性皮疹**；球结膜水肿；皮肤、黏膜或内脏出血；肾脏受损出现少尿及蛋白尿等。

2. 低血压休克期 发热末期或退热同时出现或热退后出现血压下降及休克。若未及时控制，组织长期灌注不足，出现DIC、脑水肿、ARDS、急性肾衰竭等。

3. 少尿期 **是本病具有特征性的一期**，也是本病的极期。主要表现为少尿或无尿、尿毒症、水、电解质、酸碱平衡紊乱。

4. 多尿期 尿量明显增加，每日尿量达3000ml，少数高达10000ml以上。随着尿量增加，氮质血症下降，精神食欲好转。但易发生低血容量性休克、低钠、低钾、继发感染等。

5. 恢复期 尿量逐渐减少至正常，症状消失。此期肾功能尚未完全恢复。完全恢复需1~3个月，重者达数月或数年之久。

小试身手 12.在流行地区，当患者出现下列哪些表现者可诊断为流行性出血热

A.发热、头痛、腰痛、尿蛋白（-）

B.发热、腰痛、小便发黄

C.腰痛、尿蛋白（+）、下肢浮肿、贫血

D. 病毒感染，WBC、PC下降

E. 发热、全身中毒症状，充血、出血、肾脏损害

二、治疗原则

以综合疗法为主，早期使用抗病毒治疗，中晚期对症治疗，防治休克、肾衰竭和出血。治疗原则为"三早一就"，即<u>早发现、早休息、早治疗、就近治疗</u>。

第六节　伤　寒

浪里淘沙—核心考点

一、临床表现

1. 初期　病程第1周。起病缓慢，出现发热，体温呈阶梯形上升。

2. 极期　病程第2~3周。<u>出现特征性表现</u>：①<u>高热</u>：多呈稽留热；②<u>皮疹</u>：<u>散在淡红色斑丘疹（玫瑰疹）</u>；③<u>相对缓脉</u>：体温每升高1℃，脉搏加快少于15~20次；④<u>肝脾肿大</u>；⑤<u>消化道症状</u>：食欲减退、伤寒舌（舌质红、苔厚腻）、腹胀、便秘或腹泻，右下腹轻度压痛；⑥<u>神经系统症状</u>：听力减退、表情淡漠。

小试身手 13. 伤寒极期的特征性表现<u>不包括</u>

A. 左下腹疼痛　　　　　B. 肝脾肿大

C. 相对缓脉　　　　　　D. 玫瑰皮疹

E. 高热

3. 缓解期　病程第3~4周。体温下降，症状减轻。本期需警惕肠出血或肠穿孔。

4. 恢复期　病程第5周。体温恢复正常，症状消失。

伤寒的主要并发症发生在缓解期，有肠出血、肠穿孔，其中以<u>肠穿孔最为严重</u>。

二、治疗原则

1. 病原治疗　<u>首选喹诺酮类药物</u>，常用诺氟沙星（氟哌酸）、氧氟沙星（氟嗪酸）、环丙沙星等；其次为氯霉素、头孢霉素类等。

2. 对症治疗　严重毒血症者使用抗生素；高热者物理降温；腹泻给予少糖低脂饮食；腹胀时禁用新斯的明，因新斯的明可加快肠蠕动，诱发肠出血或肠穿孔；便秘者使用开塞露或生理盐水低压灌肠，禁服泻药等。

3. 并发症治疗　①肠出血：禁食、使用止血剂；大出血者输新鲜血，维持水、电解质平衡；必要时手术治疗；②肠穿孔：及早发现、及早手术。

小试身手 14. 伤寒首选的治疗药物为

A. 青霉素　　　　　　B. 氯霉素　　　　　　C. 诺氟沙星

D. 头孢菌素　　　　　E. 红霉素

三、预防

1. **控制传染源**　及时发现病人和带菌者，实施肠道隔离。治疗至临床症状完全消失后2周，或临床症状消失及停药后1周，尿、粪培养连续2次阴性（2次间隔为3~5天），方可解除隔离。对接触者进行医学观察、定期进行带菌检查。

2. **切断传播途径**　**为预防本病的关键**。加强饮食、饮水卫生，保护水源，做好粪便、污水和垃圾的管理和处理，养成饭前便后洗手，不喝生水、不吃不洁食物。

3. **保护易感人群**　对流行区居民、旅行者、清洁工、实验室工作人员、医务人员、带菌者家属等接种伤寒杆菌灭活菌体疫苗；加强疫情监测：做好疫情报告和流行病学调查，追踪传染源和确定可疑暴露因素。

第七节　细菌性痢疾

浪里淘沙—核心考点

一、临床表现

（一）急性菌痢

1. **普通型**　起病急，伴明显的全身症状，如高热。肠道局部症状明显，如腹痛、腹泻、里急后重，大便每日十几次，量少，**稀便为黏液脓血便**，1周左右恢复。如腹泻次数多，出现水电解质紊乱及酸中毒。

2. **中毒型**　儿童多见，起病急，<u>高热达40℃以上、反复惊厥、意识障碍，迅速出现循环衰竭和呼吸衰竭，而肠道症状轻微或缺如</u>。直肠拭子取本镜检可见大量脓细胞和红细胞。分3型：①休克型（周围循环衰竭型）：表现为感染性休克；②脑型（呼吸衰竭型）：有脑水肿、脑疝表现，病人死于呼吸衰竭；③混合型：兼有以上两型表现，最为凶险。

3. **轻型（非典型）**　一般无全身毒血症状，不发热或低热。肠道症状轻微，大便次数较少，每日3~5次，呈糊状或稀便。

小试身手 15. 患儿，女，5岁。随家人外出旅行时，突然高热。查体：体温40.2℃，心率112次/分，频发惊厥，瞳孔大小不等。询问病史时，家人诉中午曾食用变质食物。该患儿最可能的诊断是

A. 乙型脑炎　　　　　　　B. 中毒型脑型菌痢

C. 食物中毒　　　　　　　D. 霍乱

E. 伤寒

小试身手 16. 患者，男，25岁。3天来体温持续升高，达40℃，伴腹痛、腹泻、里急后重，大便每日10余次，量少，为黏液脓血便。此患者最可能的诊断是

A. 细菌性痢疾　　　　B. 斑疹伤寒　　　　C. 结肠炎

D. 伤寒　　　　　E. 肝炎

（二）慢性菌痢

病程反复无常发作或迁延不愈超过2个月以上，称慢性菌痢。

（三）并发症

痢疾杆菌菌血症、溶血性尿毒症、类白血病反应及关节炎等。

二、治疗原则

以病原治疗为主，辅以对症治疗。

1. 急性菌痢　①消化道隔离至临床症状消失、粪便培养2次阴性。合理饮食，补充水分，维持水、电解质、酸碱平衡；②根据药物敏感试验选择药物进行病原治疗，常用喹诺酮类药物：**诺氟沙星（氟哌酸）、氧氟沙星（氟嗪酸）、环丙沙星等，疗程5~7天**；③对症治疗。

2. 中毒型菌痢　①病原治疗：静脉滴注抗菌药物；②高热和惊厥的治疗：积极降温及止痉，必要时亚冬眠疗法；③循环衰竭的治疗：低分子右旋糖酐扩容，纠正休克；常用5%碳酸氢钠纠正酸中毒；微循环痉挛期给予扩血管药，如山莨菪碱（654-2）、阿托品等；短期使用肾上腺皮质激素等；④呼吸衰竭的治疗：脑水肿病人进行脱水治疗；保持呼吸道通畅、给氧，必要时使用呼吸兴奋剂及机械通气。

3. 慢性菌痢　积极做病原菌分离和细菌药敏试验，合理选择抗菌药物；应用药物保留灌肠。

第八节　流行性脑脊髓膜炎

浪里淘沙—核心考点

一、临床表现

（一）普通型

最常见，占90%，临床过程分3期：

1. 上呼吸道感染期　1~2天，咽痛，鼻咽部黏膜充血及分泌物增多。从鼻咽拭子培养找到病原菌。

2. 败血症期　①突然起病，高热、头痛、呕吐，全身关节疼痛，食欲减退；②皮肤、黏膜出现瘀点或瘀斑，大小不一。

3. 脑膜炎期　高热不退，出现中枢神经系统症状，主要表现为：剧烈头痛、呕吐频繁、烦躁不安、颈项强直，**脑膜刺激征阳性**；病人意识淡漠、嗜睡，严重者谵妄、昏迷，呼吸和循环衰竭。

小试身手　17. 患儿，6岁，发热、呕吐2天，精神萎靡1天入院。查体：体温

39℃，嗜睡，腹部多个出血点，颈强（+），克氏征（+），最可能的诊断是

A. 流行性出血热　　　　B. 流行性脑脊髓膜炎

C. 流行性乙型脑炎　　　D. 流行性感冒

E. 流行性腮腺炎

小试身手 18.流行性脑脊髓炎患者的特征性临床表现为

A. 恶心、呕吐　　　　B. 颈项强直　　　　C. 皮疹

D. 头痛　　　　　　　E. 高热

（二）暴发型

起病急骤，病情凶险，儿童多见，病死率高。分为3型：

1. **休克型**　起病急骤，主要特点为循环衰竭及全身大量出血性皮疹，同时伴高热、头痛、呕吐、意识障碍、惊厥。脑膜刺激征可能阴性，脑脊液可正常。

2. **脑膜脑炎型**　以脑实质损害为主，高热、瘀斑、昏迷、呼吸困难、脑水肿、脑疝，常死于呼吸衰竭。

3. **混合型**　兼有上述两型表现，病死率极高。

（三）慢性脑膜炎球菌败血症型

不多见，病程迁延数月。发热后皮肤出现红色斑丘疹，退热后皮疹消退；游走性关节疼痛；发热期血培养阳性。

二、治疗原则

早期选用易透过血-脑屏障的抗菌药、联合用药；大剂量静脉给药，保持脑脊液中有效药物浓度，是治疗成功的关键。

1. **普通型**　病原治疗，青霉素G、头孢菌素类、磺胺药、氯霉素等；其次是对症治疗。

2. **暴发型**　抗菌药物同普通型，以青霉素为主；扩充血容量、纠正酸中毒，应用血管活性药物抗休克治疗；抗DIC治疗；应用脱水剂消除脑水肿；针对呼吸衰竭、高热、惊厥给予相应处理。

参考答案

1.D　2.A　3.C　4.C　5.D　6.B　7.C　8.B　9.C　10.C　11.A　12.E　13.A
14.C　15.B　16.A　17.B　18.B

第十章 理化因素所致疾病病人的护理

第一节 中毒概述

浪里淘沙—核心考点

一、临床表现

1. **神经系统** 神经毒物直接作用于中枢神经系统，使脑实质受损，引起急性中毒性脑病。主要表现为不同程度的意识障碍；出现颅内高压症状时，表现为频繁呕吐、瞳孔缩小，呼吸脉搏变慢，血压上升；如有脑疝形成，可出现双侧瞳孔不等大、呼吸衰竭等。

2. **呼吸系统** 刺激性腐蚀性气体吸入呼吸道后，可有咳嗽、声嘶、胸痛、呼吸困难等，严重者可出现中毒性肺水肿。

3. **循环系统** 可出现休克、心律失常、心脏骤停等。

4. **消化系统** 消化道是毒物侵入人体的主要途径，也是毒物吸收和排泄的主要场所。中毒后出现口腔炎、急性胃炎、中毒性肝病。

5. **血液系统** 可表现为溶血性贫血、白细胞减少、出血等。

6. **泌尿系统** 可表现为急性肾衰竭，常见于中毒性肾小管坏死、肾缺血、肾小管堵塞。

7. **皮肤黏膜症状** 一氧化碳中毒，皮肤黏膜呈樱桃红色；毒物烧伤可见皮肤呈腐蚀性损害；硝酸烧伤皮肤呈黄色等。

8. **瞳孔症状** 阿托品类中毒的病人瞳孔扩大；有机磷农药、吗啡中毒的病人瞳孔缩小。

小试身手 1.双侧瞳孔缩小多见于

A.小脑幕切迹疝　　　　B.颅内压增高病人　　　　C.颠茄类药物中毒

D.有机磷农药中毒　　　E.酒精中毒

二、急性中毒的诊治原则

(一)迅速确定是否中毒及中毒程度

依据毒物接触史、临床症状、体格检查、毒物检验、生化、血气分析等结果确定是否中毒及中毒程度。

(二)立即处理危及生命的情况

对已经出现的危及生命的症状及时进行抢救。

（三）有效排毒

1. 清除尚未吸收的毒物　①食入性中毒：常用催吐、洗胃、导泻。**催吐用于神清、能合作者，昏迷、惊厥、服腐蚀剂者禁用。洗胃时间一般在服毒后 6 小时内进行。**病人取头低位并左侧卧位，以防洗胃液误吸入气管，**每次注入液量200~250ml，一般洗胃液总量至少2~5L。导泻的**目的是清除进入肠道毒物，常用硫酸钠或硫酸镁15g溶于水由胃管灌入。②接触性中毒：尽快将病人转移中毒现场；皮肤接触者可用大量肥皂水或清水冲洗；毒物污染眼睛可用清水反复冲洗至少5分钟，并滴入相应的中和剂。③吸入性中毒：立即脱离现场，呼吸新鲜空气，保持呼吸道通畅，吸氧等。

2. 促进已吸收的毒物排泄　常用方法有：利尿、吸氧、血液透析、血液灌流和血浆置换。

3. 阻止毒物的吸收　常用特殊解毒剂的应用：①**有机磷农药的解毒剂为氯磷定、碘解磷定**；②**阿片类、吗啡的解毒剂为纳洛酮**；③亚硝酸盐、苯胺中毒所致的高铁血红蛋白血症的解毒剂为亚甲蓝（美蓝）；④**急性氰化物中毒的解药是亚硝酸钠**；⑤**急性砷、汞等重金属中毒的解毒药是二巯丙醇**等。

小试身手　2.阿片类药物中毒治疗时的特效解毒剂是

A.阿托品　　　　　　　　B.纳洛酮　　　　　　　　C.安易醒

D.亚甲蓝　　　　　　　　E.山梗菜碱

（四）积极的支持疗法

常用的方法有：高压氧治疗、肾上腺皮质激素治疗、呼吸机辅助呼吸等。

第二节　有机磷杀虫药中毒

浪里淘沙—核心考点

一、临床表现

一般经皮肤吸收，症状常在接触后2~6小时内出现。自呼吸道吸入和口服者可在10分钟至2小时内出现症状。通常发病愈早、病情愈重。无论表现轻重，有机磷农药中毒呼吸气均有特殊大蒜气味。

（一）主要症状

1. **毒蕈碱样症状**　是最早出现的症状，因**副交感神经末梢兴奋**所致，主要表现为**腺体分泌增加及平滑肌痉挛**。因支气管痉挛及分泌物增多，病人出现胸闷、咳嗽、呼吸困难、发绀等，严重时发生肺水肿。**胃肠道出现恶心、呕吐、腹痛、腹泻、流涎**。还可引起大小便失禁、心跳减慢、**瞳孔缩小、多汗**等。

小试身手 3.下列哪项最符合有机磷农药中毒的毒蕈碱样症状

A.腺体分泌亢进，运动神经兴奋

B.腺体分泌亢进，平滑肌痉挛

C.腺体分泌减退，平滑肌松弛

D.腺体分泌减退，平滑肌痉挛

E.运动神经兴奋，平滑肌痉挛

2. **烟碱样症状** 横纹肌运动神经过度兴奋，表现为肌纤维颤动，先从眼睑、面部、舌肌开始，逐渐发展至**四肢、全身肌肉抽搐，病人常有全身紧束及压迫感**，后期出现肌力减退和瘫痪，如发生呼吸肌麻痹可诱发呼吸衰竭。交感神经节受乙酰胆碱刺激，其节后交感神经纤维末梢释放儿茶酚胺使血管收缩，引起血压增高、心率加快和心律失常。

3. 中枢神经系统症状 早期可有头晕、头痛、倦怠无力，逐渐出现烦躁不安、谵妄、抽搐及昏迷。严重时可发生**呼吸中枢衰竭**或脑水肿而死亡。

（二）中毒程度

表1-10-1 有机磷杀虫药中毒程度

分类	表现	全血胆碱酯酶活力
轻度中毒	头痛、头晕、恶心、呕吐、流涎、多汗、视力模糊、**瞳孔缩小**	50%~70%
中度中毒	除上述症状外，还可出现肌纤维颤动、瞳孔缩小、呼吸困难、大汗、腹痛、腹泻、轻度意识障碍等	30%~50%
重度中毒	除上述症状外出现肺水肿、惊厥、昏迷及呼吸肌麻痹	30%以下

（三）晚发症和并发症

1. 迟发性神经病 急性中毒者病情好转后经4~45天潜伏期又突然出现症状，主要累及运动和感觉系统，表现为下肢瘫痪、四肢肌肉萎缩等，为迟发性神经病。

2. 中间综合征 急性中毒症状缓解后和迟发性神经病发病前，多在急性中毒后24~96小时突然病情加重，表现为肌无力，称中间综合征。

3. 并发症 肺水肿、脑水肿、呼吸衰竭。

二、治疗原则

（一）迅速清除毒物

喷洒农药中毒者应立即离开现场，脱去污染衣服，用肥皂水冲洗皮肤、眼睛，口服中毒者用清水、生理盐水、**2%碳酸氢钠（敌百虫忌用）**反复洗胃。

（二）尽早给予足量特效解毒药物

1.抗胆碱药　最常用药物为阿托品。

（1）机制：**阿托品能阻断乙酰胆碱对副交感神经和中枢神经毒蕈碱样受体的作用，对减轻、清除毒蕈碱样症状和对抗呼吸中枢抑制有效**，对烟碱样症状和胆碱酯酶活力无效。

小试身手 4.阿托品治疗有机磷农药中毒的机制是

A.恢复胆碱酯酶活性　　　　B.预防呼吸肌麻痹

C.解除肌束颤动　　　　　　D.缓解烟碱样作用

E.拮抗毒蕈碱样作用

（2）使用原则：**早期、足量、反复给药**，直到毒蕈碱样症状明显好转，或有阿托品化表现为止。当出现阿托品化时，则应减少阿托品剂量或停药。

（3）**阿托品化指标：瞳孔较前扩大，颜面潮红、口干、皮肤干燥、肺部湿啰音减少或消失、心率加快。**

温馨提示：阿托品化的表现为：阿托品化看扩瞳，唇干舌燥面转红，心率增快啰音失，到此用药应暂停。

（4）**阿托品中毒表现：意识模糊、狂躁不安、谵妄、抽搐、瞳孔扩大、昏迷和尿潴留等，应及时停用阿托品**，进行密切观察。

2.胆碱酯酶复能剂　此类药物能夺取磷酰化胆碱酯酶中的磷酸基，**使胆碱酯酶恢复活性**，且能**解除烟碱样症状如肌束震颤**。目前常用药为**碘解磷定和氯磷定**，还有双复磷。用复能剂时应注意不良反应，防止过量中毒，一般不良反应有短暂眩晕、视力模糊或复视、血压升高。碘解磷定剂量较大时可引起口苦、咽痛、恶心，**注射速度过快可致暂时性呼吸抑制**。双复磷不良反应明显，用量过大，可引起室性期前收缩、室颤或传导阻滞。

（三）对症治疗

有机磷中毒主要死于**呼吸衰竭**，因肺水肿、呼吸肌瘫痪或呼吸中枢抑制引起。**及时吸氧、吸痰、保持呼吸道通畅，必要时气管插管、气管切开或应用人工呼吸机**。发生休克、急性脑水肿、心跳骤停及时救治。早期使用抗生素防治感染。为防止病情反复，症状消失后应至少观察3~5天。

第三节　急性一氧化碳中毒

浪里淘沙—核心考点

一、临床表现

根据临床症状严重程度及碳氧血红蛋白的含量，中毒程度可分为：

（一）轻度中毒

可出现搏动样剧烈头痛、头晕、恶心、呕吐、无力嗜睡、心悸、意识模糊等。**血液中HbCO浓度为10%~30%**。此时若及时脱离环境，吸入新鲜空气，症状可较快消失。

（二）中度中毒

除上述症状加重外，神志不清，浅昏迷，**面色潮红，口唇呈樱桃红色，脉快、多汗**。**血液中HbCO浓度为30%~50%**。如能及时脱离中毒环境，积极抢救，多在数小时后清醒。一般无明显并发症。

（三）重度中毒

深昏迷、抽搐、呼吸困难、面色苍白、四肢湿冷、全身大汗、血压下降。最后死于脑水肿，呼吸、循环衰竭。**血液中HbCO浓度高于50%**。

小试身手 5.患者，男，50岁，因煤气中毒6小时后入院，深昏迷，休克，尿少，血COHb40%，血压：80/50mmHg。诊断为急性一氧化碳中毒。该患者的中毒类型为

A.轻度中毒　　　　　B.中度中毒　　　　　C.重度中毒
D.慢性中毒　　　　　E.极重度中毒

（四）迟发性脑病（神经精神后遗症）

急性CO中毒病人在清醒后经过2~60天的"假愈期"，出现下列几种临床表现。

1. 精神意识障碍　出现幻听、幻视、忧郁、烦躁等精神异常，少数可发展为痴呆。

2. 锥体外系神经障碍　出现震颤麻痹综合征，部分病人逐渐发生表情缺乏，肌张力增加，肢体震颤及运动迟缓。

3. 锥体系神经损害及大脑局灶性功能障碍　可发生肢体瘫痪、大小便失禁、失语、失明等。

二、治疗原则

（一）立即脱离中毒环境

将病人转移到空气新鲜处，保持呼吸道通畅。

（二）纠正缺氧

氧疗是治疗CO中毒最有效的方法。吸入氧气可加速碳氧血红蛋白解离，促进一氧化碳排出。

高压氧舱治疗能增加血液中物理溶解氧，供组织细胞利用，加速碳氧血红蛋白解离，提高动脉血氧分压，可迅速纠正组织缺氧。

（三）对症治疗

1.治疗脑水肿　常用脱水剂、利尿剂等。

2.降低脑代谢　如病人出现高热及抽搐，采用物理降温，头部用冰帽、体表用冰袋等，使体温保持在32℃左右，低温可降低脑代谢，增加脑对缺氧的耐受性，必要时使用冬眠药。有频繁抽搐者首选地西泮镇静。

3.促进脑细胞功能恢复　常用三磷酸腺苷、细胞色素C、辅酶A和大剂量维生素C、B等。

4.防治并发症及迟发性脑病　保持呼吸道通畅，定时翻身以防发生压疮和肺炎，必要时给予抗生素。急性中毒病人从昏迷苏醒后应休息观察2周，以防迟发性脑病和心脏并发症的发生。

第四节　中　暑

统领全局—考试大纲

一、临床表现

（一）先兆中暑

在高温环境下活动一定时间后，个体大量出汗、口渴、头晕头昏、胸闷、疲乏，体温正常或略有升高（37.5℃）。如能及时转移到通风阴凉处，适当补充水分和盐，短期内可恢复正常。

（二）轻度中暑

除上述表现加重外，体温升高达38℃以上，出现面色潮红、皮肤灼热或面色苍白、全身皮肤湿冷、血压下降、脉率增快等周围循环衰竭的早期表现。如能及时有效治疗，数小时可恢复正常。

（三）重度中暑

1.热衰竭（中暑衰竭）　为最常见的类型。由于大量出汗导致水盐丢失，外周血管扩张引起血容量不足。主要表现为皮肤苍白、出冷汗、脉搏细速、血压下降、昏厥或意识模糊，体内多无过量热蓄积，体温基本正常。

小试身手 6.由于大量出汗导致失水、失钠等引起的周围循环衰竭属于

A.热射病　　　　　B.日射病　　　　　C.热痉挛

D.热衰竭　　　　　E.中暑高热

2.热痉挛（中暑痉挛）　大量出汗后大量饮水，盐分补充不足，使血清钠、氯浓度下降，病人感到四肢无力，阵发性肌肉痉挛和疼痛，常呈对称性，以腓肠肌痉挛最为多见，体温多正常。

3. **日射病** 由于烈日暴晒或强烈热辐射头部，病人出现剧烈头痛、头晕、眼花、耳鸣、呕吐、烦躁不安。严重时可发生昏迷、惊厥。体温多不升高。

4. **热射病**（又称中暑高热） 早期表现为头疼、头昏、全身乏力、多汗，体温迅速升高，达40℃以上，出现颜面潮红、皮肤干燥无汗、神志模糊、谵妄、昏迷，可伴抽搐，严重者出现休克、脑水肿、肺水肿、DIC及肝肾功能损害。本型特点为**高热、无汗和昏迷**，为严重类型。

温馨提示：热衰竭因大量失水、失钠导致血容量不足而发生周围循环衰竭；热痉挛是大量出汗后补充大量水分，未补充盐分导致血液低渗而出现肌肉痉挛；日射病是烈日暴晒导致脑组织损伤、充血，病人出现颅内压增高的表现；热射病是由于体温中枢功能障碍而致无汗导致散热不足、热蓄积而出现高热、意识障碍。

二、治疗原则

（一）先兆中暑与轻症中暑

立即脱离高温环境，将病人转移到阴凉通风处，给予清凉含盐饮料。

（二）重症中暑

1.**热衰竭** 纠正血容量不足，静脉补充生理盐水及葡萄糖液、氯化钾。一般数小时可恢复。

2.**热痉挛** 给予含盐饮料，若痉挛性肌肉反复发作，静脉滴注生理盐水或葡萄糖生理盐水。

小试身手 7.热痉挛患者需要补充的是

A.蛋白质　　　　　　　　B.脂肪　　　　　　　C.糖

D.盐　　　　　　　　　　E.水

3.**日射病** 头部用冰袋或冷水湿敷。

4.**热射病** 迅速采取各种降温措施。①物理降温：用冷水或酒精擦浴，同时按摩四肢及躯干皮肤，促进血液循环加速散热。肛温降至38℃时停止降温。②药物降温：常用药物为氯丙嗪，其作用为抑制体温调节中枢，扩张血管加速散热，降低器官代谢及耗氧。③纠正脱水、酸中毒及电解质紊乱：抽搐时肌内注射地西泮，酌情使用抗生素，积极处理并发症。

小试身手 8.中暑高热病人行物理降温，当肛温降到何值时，应暂停降温

A.32℃　　　　　　　　　B.35℃　　　　　　　C.36℃

D.37℃　　　　　　　　　E.38℃

参考答案

1.D　2.B　3.B　4.E　5.C　6.D　7.D　8.E

第二篇　外科护理学

第一章　水、电解质、酸碱代谢失调病人的护理

第一节　水和钠代谢紊乱的护理

浪里淘沙—核心考点

一、高渗性脱水

1. **临床表现**　<u>轻度脱水口渴明显，可伴少尿</u>，水分丧失量占体重的2%~4%；<u>中度脱水口渴更加明显</u>，皮肤弹性下降、黏膜干燥、眼窝凹陷、尿量减少、尿比重高，重度脱水，水分丧失量占体重的4%~6%；<u>严重者高热，出现神经精神症状</u>，如烦躁不安、躁动、幻觉、昏迷、惊厥等。

小试身手　1.高渗性脱水早期的主要表现是

A.尿量减少　　　　　B.血压下降　　　　　C.口渴

D.神志淡漠　　　　　E.烦躁

小试身手　2.对于高渗性脱水的临床表现，下列说法正确的是

A.轻度脱水，缺水量为体重的4%~6%

B.中度脱水，缺水量为体重的7%~9%

C.轻度脱水，即出现口渴尿少

D.重度脱水，缺水量为体重的9%以上

E.中度脱水，可出现躁动幻觉

2. **治疗原则**　尽早去除病因，能饮水者尽量饮水；不能饮水者<u>静脉滴注5%葡萄糖液</u>，脱水基本纠正，血清钠降低后补充适量等渗盐水。

小试身手　3.高渗性脱水补液时宜选用

A.5%葡萄糖液　　　　　B.3%~5%氯化钠溶液　　　　　C.等渗盐水

D.10%氯化钾　　　　　E.10%碳酸氢钠

二、低渗性脱水

1. **临床表现**　早期轻度脱水，血清钠在135mmol/L以下，病人乏力、头晕、手足麻木、无口渴，大约失盐0.5g/kg；中度脱水，血清钠在130mmol/L以下，失盐0.5~0.75g/kg，病人出现周围循环衰竭、脉搏细弱、站立性晕倒、血压下降、恶心呕吐、尿少比重低；重度脱水，血清钠在120mmol/L以下，除上述表现加重外，出现神经精神症状，如抽搐、昏迷、休克等。

2. **治疗原则**　积极治疗原发病。<u>轻者静脉补充等渗盐水，重者先静脉输注含盐溶液，后输胶体溶液，再给高渗盐水（3%~5%氯化钠溶液）</u>200~300ml，以进一步恢复细胞外液量和渗透压。

三、等渗性脱水

1. 临床表现　既有脱水症状又有缺钠症状。病人出现尿少、头晕、皮肤弹性差、黏膜干燥和血压下降等。血清钠在正常范围。

小试身手 4. 患者，男，36岁，因急性肠梗阻出现频繁呕吐、尿少、血压下降、皮肤弹性差。应考虑病人出现了

　A. 高渗性脱水　　　　　　B. 等渗性脱水　　　　　　C. 低渗性脱水
　D. 代谢性碱中毒　　　　　E. 代谢性酸中毒

2. 治疗原则　治疗原发病，用等渗盐水和平衡液补充血容量，同时补充每日生理需要量2000ml和氯化钠4.5g。缺水纠正后盐水与葡萄糖交替输入。

四、水中毒

（一）临床表现

水过多时首先引起细胞外液水多钠少，出现低渗。当水进入细胞内后引起细胞水肿、低渗，导致细胞代谢障碍。

1. 急性水中毒　发病急骤，主要是脑水肿，引起颅内压增高，病人出现头痛、呕吐、烦躁、昏迷等症状，重者引起脑疝。

2. 慢性水中毒　往往被原发病掩盖，病人出现软弱无力、恶心、呕吐、嗜睡、泪液和口水增多、体重明显增加等。

（二）治疗原则

治疗原发病，限制水的摄入，利尿脱水，静脉输注高渗盐水。

小试身手 5. 水中毒治疗可选择

　A. 高渗盐水　　　　　　　B. 低渗盐水　　　　　　　C. 等渗盐水
　D. 5%葡萄糖溶液　　　　　E. 血浆

小试身手 6. 给予水中毒病人输注高渗盐水的目的是

　A. 增加血容量　　　　　　B. 补充钠离子　　　　　　C. 提高渗透压
　D. 降低颅内压　　　　　　E. 纠正低渗和缓解细胞水肿

第二节　钾代谢异常的护理

浪里淘沙—核心考点

一、低钾血症

1. 临床表现

（1）骨骼肌症状　最早出现，表现为疲乏、软弱、无力，重者全身肌无力、软瘫、腱反射减弱或消失，严重者因呼吸肌麻痹出现呼吸困难，甚至窒息。

（2）消化道症状　恶心、呕吐、腹胀、肠鸣音减弱或消失。

小试身手 7.低钾血症最早的表现是

A. 腹胀   B. 恶心、呕吐   C. 心率加快

D. 肌肉无力   E. 心律失常

（3）循环系统症状 心律不齐、心动过速、心悸、血压下降。严重者出现心室纤颤或心脏停搏。

（4）代谢性碱中毒、头晕、躁动、口周及手足麻木，面部及四肢抽动，手足抽搐等表现。

（5）泌尿系统症状 长期或严重低钾可致肾小管变性坏死，甚至发展为失钾性肾病。

2.治疗原则 控制病因，补充钾盐。

二、高钾血症

1.临床表现

（1）**肌肉无力** 肌肉乏力，麻木，软瘫从躯干到四肢，还可引起呼吸困难。

（2）**微循环障碍** 常见于病情较重者，表现为皮肤苍白、湿冷、青紫、低血压等。

（3）**抑制心肌** 心肌收缩力下降，心动过缓和心律失常。严重者引起心脏停搏。

2.治疗原则 控制病因，降低体内钾含量。

第三节 钙、镁、磷代谢异常的护理

浪里淘沙—核心考点

一、钙代谢异常

（一）低钙血症

1.临床表现 易激动，口周和指尖麻木针刺感，手足抽搐，肌肉疼痛，腱反射亢进，Chvostek征和Trousseau征阳性。血清钙低于2.25mmol/L。

2.治疗原则 处理原发病、补钙、纠正碱中毒。

（二）高钙血症

1.临床表现 血清钙高于2.75mmol/L。病人疲乏无力、厌食恶心、便秘多尿、重者头痛、心律失常，血清钙达4~5mmol/L时可危及生命。

2.治疗原则 处理原发病，降钙和排钙。

二、镁代谢异常

（一）低镁血症

1.临床表现 神经、肌肉和中枢神经系统功能亢进，如精神紧张、易激动、肌震颤、手足抽搐，严重者出现谵妄和惊厥。血清镁低于0.75mmol/L。

2. 治疗原则　补充镁制剂，轻者口服，重者静脉滴注。

（二）高镁血症

1. 临床表现　主要表现为中枢和周围神经传导障碍、肌肉软弱无力、腱反射减弱或消失、反应迟钝、血压下降，严重者出现呼吸抑制和心脏停搏。血清镁高于1.25mmol/L。

2. 治疗原则　立即停用含镁制剂，静脉缓慢注射10%葡萄糖酸钙10~20ml或氯化钙，对抗镁对心脏和肌肉的抑制作用。

三、磷代谢异常

（一）低磷血症

1. 临床表现　缺乏特异性，常表现为头晕、厌食、肌肉无力等神经肌肉症状，严重者出现抽搐、精神错乱、昏迷，甚至呼吸肌无力而死亡。血清磷低于0.8mmol/L。

2. 治疗原则　处理原发病及补磷。

（二）高磷血症

1. 临床表现　常被继发性低钙血症所掩盖，出现低钙血症的临床表现；因异位钙化使肾功能受损。实验室检查，血磷高于1.62mmol/L。

2. 治疗原则　处理原发病、促进磷的排出，应用磷结合剂。

第四节　酸碱平衡失调的护理

浪里淘沙—核心考点

一、代谢性酸中毒

1. 临床表现

（1）呼吸改变　**呼吸深快，有时呼吸气有酮味**。

（2）心血管系统改变　**酸中毒时**血清H^+浓度增高，毛细血管扩张，病人出现**颜面潮红、口唇呈樱桃红色**。休克病人酸中毒时可因缺氧而青紫。

> 锦囊妙记：酸中毒时（$H^+ + HCO_3^- = CO_2 + H_2O$），血中$PaCO_2$升高，呼吸中枢兴奋，呼吸加深加快。

小试身手　8.代谢性酸中毒的表现是

A. 呼吸深快，口唇青紫　　　B. 呼吸深快，口唇樱红
C. 呼吸浅快，口唇青紫　　　D. 呼吸浅快，口唇樱红
E. 呼吸深慢，口唇樱红

（3）中枢神经系统改变　头痛、头晕、嗜睡等，严重者出现昏迷。

2. **治疗原则** 积极治疗原发病；纠正脱水；**补充碱性溶液**，但对缺氧或肝功不全者不宜应用。

二、代谢性碱中毒

1. 临床表现

（1）病人**呼吸变浅变慢**。

（2）**伴低钾血症及脱水表现**等。

（3）出现头晕、嗜睡、谵妄或昏迷等神经精神症状。

小试身手 9. 代谢性碱中毒病人呼吸的特点是

A. 变快   B. 变深   C. 变深变快

D. 变浅   E. 变浅变慢

2. 治疗原则 病因治疗、纠正低钾血症，应用酸性药物。

三、呼吸性酸中毒

1. 临床表现 呼吸困难、胸闷、气促、发绀，头痛、谵妄，甚至昏迷等。

2. 实验室检查 血pH明显降低，CO_2CP增高，$PaCO_2$增高。

小试身手 10. 动脉血气分析 pH 7.35，$PaCO_2$ 9.3kPa（70mmHg），PaO_2 6.6kPa（50mmHg），BE +2mmol/L，HCO_3^- 26mmol/L，其酸碱平衡失调的类型是

A. 呼吸性酸中毒

B. 代谢性酸中毒

C. 呼吸性酸中毒并代谢性碱中毒

D. 代偿性呼吸性酸中毒

E. 代谢性碱中毒

3. 治疗原则

（1）控制病因。

（2）改善肺通气 保持气道通畅，如祛痰、低浓度给氧，必要时气管切开，使用呼吸机辅助呼吸等。取高坡半卧位，鼓励病人深呼吸。

（3）酸中毒严重者必要时使用不含钠的有机碱，如三羟甲基氨基甲烷可直接中和碳酸。

四、呼吸性碱中毒

1. 临床表现 部分病人有呼吸不规则、急促，手足、面部肌肉麻木，震颤，手足抽搐。

2. 治疗原则 控制病因。用纸袋罩住口鼻以**增加CO_2吸入**或吸入含5%CO_2的O_2。**出现手足抽搐时给予10%葡萄糖酸钙缓慢静脉推注**。

参考答案

1.C   2.C   3.A   4.B   5.A   6.E   7.D   8.B   9.E   10.D

第二章 外科休克病人的护理

概 述

（一）临床表现

休克分为代偿期和失代偿期，各期表现见表2-2-1。

表2-2-1 休克的临床表现

分期	程度	神志	口渴	皮肤、黏膜 色泽	皮肤、黏膜 温度	脉搏	血压	体表血管	尿量	估计失血量
休克代偿期	轻度	神志清楚，伴有痛苦表情，精神紧张	明显	开始苍白	正常或发凉	100次/分以下，尚有力	收缩压正常或稍升高，舒张压增高，脉压缩小	正常	正常或减少	<20%（<800ml）
休克失代偿期	中度	神志尚清楚，表情淡漠	很明显	苍白	发冷	100~120次/分	收缩压为90~70mmHg，脉压小	表浅静脉塌陷，毛细血管充盈迟缓	尿少	20%~40%（800~1600ml）
休克失代偿期	重度	意识模糊，甚至昏迷	非常明显	显著苍白，肢端青紫	厥冷（肢端更明显）	速而细弱，或摸不清	收缩压<70mmHg或测不到	毛细血管充盈更缓，表浅静脉塌陷	尿少或无尿	>40%（>1600ml）

小试身手 1.休克代偿期临床表现的特点**不包括**

A.收缩压正常或稍升高　　　B.尿量正常

C.口渴感明显　　　　　　　D.表情淡漠

E.脉压缩小

小试身手 2.休克早期的临床表现是

A.血压下降，脉压减小

B.血压基本正常而脉压减小

C.血压下降，脉压正常

D. 精神兴奋，烦躁不安

E. 面色苍白，皮肤湿冷

（二）治疗原则

尽早去除病因，迅速恢复有效循环血量，纠正微循环障碍，增强心肌功能，恢复人体正常代谢，防止MODS发生。

1. 一般处理措施

（1）保持呼吸道通畅。

（2）对创伤所致大出血的病人，控制出血。

（3）取休克卧位，以增加回心血量，减轻呼吸困难。

（4）其他：如保暖、减少搬动、骨折处临时固定，必要时使用止痛剂。

2. **补充血容量** 补充血容量是纠正组织灌注不足和缺氧的关键，是治疗休克最基本的治疗措施。应迅速建立静脉通道，原则为及时、快速、足量，必要时进行成分输血或输入新鲜血。先快速输入扩容作用迅速的晶体液，再输入扩容作用持久的胶体液。

3. **积极处理原发病** 由外科疾病引起的休克，在恢复有效循环血量后，手术治疗原发病。有时需要在抗休克的同时实施手术。

4. **纠正酸碱平衡失调** 休克严重、酸中毒明显、扩容效果不佳时，需应用碱性药物纠正。

5. **应用血管活性药物** 主要包括血管收缩药、扩张药及强心药。血管收缩药使小动脉处于收缩状态，可暂时升高血压，但可使组织缺氧更加严重，应慎重选用。只有当血容量已基本补足而病人发绀、四肢厥冷、毛细血管充盈不良等循环状态未见好转时，才考虑使用。过敏性休克时应及早使用血管收缩药。休克会伴有不同程度的心肌损害，应用强心药。

6. 改善微循环 休克发展至DIC阶段，需使用肝素抗凝治疗。DIC晚期使用抗纤维蛋白溶解药。

7. 糖皮质激素和其他药物的应用 对严重休克及感染性休克病人可使用皮质激素，其他药物如钙通道阻滞剂、吗啡类拮抗剂等。

小试身手 3. 关于休克的治疗，下列哪项是**错误**的

A. 尽早去除休克病因　　　B. 恢复血容量

C. 尽早使用血管收缩剂　　D. 处理代谢障碍

E. 使用皮质激素

参考答案

1. D　2. B　3. C

第三章　多器官功能障碍综合征

第一节　急性肾衰竭

临床表现

主要表现为排尿异常和代谢产物蓄积。病程发展分为3期：

1. **少尿或无尿期**　成人24小时尿量少于400ml称为少尿，少于100ml为无尿。一般可持续7~14天，平均5~6天，最长达1个月以上。此时尿少且比重低，一般在1.010~1.014之间，尿中含有蛋白质、红细胞、白细胞和管型。

> **小试身手**　1. 成人每24小时排尿量不足多少为无尿
> 　A. 50ml　　　　　　　B. 100ml　　　　　　　C. 110ml
> 　D. 120ml　　　　　　E. 170ml

（1）**高钾血症**：是最主要和最危险的并发症，也是引起病人死亡的最常见原因。可出现心律失常，心动过缓，心电图示T波尖而高，QRS间期延长，P波降低，血钾继续升高时可引起心脏骤停。

> **小试身手**　2. 急性肾衰竭少尿期最危险的并发症是
> 　A. 水中毒　　　　　　　B. 尿毒症
> 　C. 胃肠道出血　　　　　D. 高钾血症
> 　E. 酸中毒

> **小试身手**　3. 一名急性肾衰竭病人出现呼吸困难、肌肉乏力，心率56次/分，查心电图：T波高而尖，P–R间期延长，血清钾6.2mmol/L，血清钙2.3mmol/L，血清钠139 mmol/L，此病人出现了
> 　A. 高钾血症　　　　　　B. 低钙血症　　　　　　C. 心功不全
> 　D. 心动过缓　　　　　　E. 低钠血症

（2）**水潴留导致水中毒**：肾脏排尿减少，水分潴留，细胞外液稀释，血钠降低，水分渗入细胞内，引起细胞水肿。最常见的是肺水肿和脑水肿，**水中毒是肾衰竭早期死亡最常见的原因。**

（3）代谢性酸中毒及其他电解质紊乱：肾衰竭后排酸能力下降，酸性物质蓄积，出现代谢性酸中毒。病人出现恶心、呕吐、脉搏细速、呼吸气有酮味，严重时昏迷，继之发生休克。化验检查CO_2CP下降，血镁升高、低血钙、高血磷等，可出现嗜睡及神经肌肉症状。

（4）尿毒症：代谢产物在体内堆积，血中尿素氮、肌酐上升，病人出现头痛、

呕吐、烦躁、意识障碍或昏迷抽搐等症状。

（5）出血倾向：由于血小板下降、凝血因子减少、毛细血管脆性增加，有出血倾向。表现为皮下、口腔黏膜、牙龈及胃肠道出血。消化道出血更加速血钾和尿素氮升高。

2. 多尿期　多尿期提示急性肾衰竭好转，**如每日尿量超过800ml，则表示进入多尿期**，最多可达3000ml以上，有时高达5000~7000ml。虽然尿量增多，但肾功能仍未恢复，氮质血症持续存在。多尿期后期，因大量水分和电解质排出而出现脱水及低钾、低钠血症，一般持续时间1~2周。此期病人体重减轻、营养失调、内环境紊乱、抵抗力低下，易继发感染。

3. 恢复期　血肌酐及尿素氮逐渐下降，待尿素氮稳定后即进入恢复期，但要恢复正常还需较长时间，部分病人较长时间不能恢复而转入慢性肾功能不全。

小试身手　4.急性肾衰竭病人由少尿期转入多尿期的标志是

A. 24小时尿量增至200ml

B. 24小时尿量增至300ml

C. 24小时尿量增至400ml

D. 24小时尿量增至500ml

E. 24小时尿量增至800ml

小试身手　5. 患儿，女，12岁。全身大面积烫伤伴休克入院。每日尿量不足400ml，患儿头晕、心悸、恶心、呕吐、呼吸深快、胸闷气急。该患儿肾功能处于

A. 急性肾衰竭前期　　　　　B. 急性肾衰竭少尿期

C. 急性肾衰竭多尿早期　　　D. 急性肾衰竭多尿期

E. 急性肾衰竭恢复期

第二节　弥散性血管内凝血

治疗原则

早期重在预防。一旦发生DIC，应及时控制原发病，改善微循环，重新建立凝血与抗凝血间的动态平衡。

1.抗凝治疗　及早进行抗凝治疗，常用药物为肝素、双嘧达莫（潘生丁）、右旋糖酐和阿司匹林。肝素能抑制凝血机制，阻止DIC发展，使用越早效果越好。DIC后期纤溶亢进时再单独使用肝素，则有加重出血的危险。

2. 抗纤溶疗法护理　DIC后期因继发纤溶亢进而引起出血，必须使用抗纤维蛋白溶解药氨甲苯酸（止血芳酸）、6-氨基己酸等。

3. 预防　DIC的关键在于预防，预防措施包括：积极治疗原发病，消除各种诱因。及早预防性抗凝治疗，纠正血液高凝状态。

参考答案

1.B　2.D　3.A　4.E　5.B

第四章　重症病人监护

机械通气的临床应用

临床应用

当呼吸器官不能维持正常气体交换，发生（或可能发生）呼吸衰竭时，以机械装置代替或辅助呼吸肌工作，此过程称为**机械通气，是治疗呼吸衰竭的主要方法**。

1. 临床应用　若肺部疾病出现气体交换障碍，导致低氧血症，<u>经面罩吸氧、$PaO_2 < 70mmHg$、$PaCO_2$正常或偏低，称为换气功能衰竭</u>。由各种原因引起肺泡有效通气量不足、$PaCO_2 > 50mmHg$、$pH < 7.30$，合并不同程度低氧血症者，称为通气功能衰竭。因通气障碍引起的低氧血症，应用机械通气恢复肺泡通气量即可纠正。

（1）**机械通气的适应证**：预防性机械通气适用于：<u>①长时间休克；②严重感染</u>；③慢性阻塞性肺疾病行胸腹部手术，代谢紊乱；④酸性物质误吸综合征；⑤恶病质。

治疗性机械通气适用于：①心肺复苏后期治疗；②换气功能衰竭；③通气功能衰竭；④呼吸功能失调或丧失；⑤非特异性衰弱病人，不能代偿呼吸做功的增加。

（2）**机械通气的相对禁忌证**为：①气胸；②因大咯血或严重误吸引起窒息；③伴肺大疱的呼吸衰竭；④支气管异物；⑤严重心力衰竭继发呼吸衰竭。

（3）常用机械通气模式

1）**控制通气**（CMV）：<u>不允许病人自主呼吸，呼吸做功完全由呼吸机承担</u>。包括压力控制和容量控制。

2）**辅助/控制通气**（AMV/CMV）：病人的吸气力量可触发呼吸机产生同步正压通气。当自主呼吸频率超过预置频率时，为辅助通气；而当自主呼吸频率低于预置频率时，转为控制通气。

3）**间歇指令通气**（IMV）：机械通气与自主呼吸相结合，在两次正压通气之间允许病人自主呼吸。同步间歇指令通气（SIMV）与IMV的不同之处在于正压通气是在病人吸气力的触发下发生的，避免IMV时可能发生的自主呼吸与正压通气对抗的现象。

4）**压力支持通气**（PSV）：由病人控制主要呼吸参数，潮气量增加取决于预置压力值，可明显降低自主呼吸时的呼吸做功。

5）**呼气末正压**（PEEP）：呼吸机使呼气末的气道压及肺泡内压高于大气压水平，可使小的开放肺泡膨大，萎陷肺泡再膨胀。**目的是降低肺内分流量，纠正低氧血症**。

小试身手（1~2题共用备选答案）

A. 控制通气   B. 辅助/控制通气

C. 间歇指令通气   D. 压力支持通气

E. 呼吸末正压通气

1. 无自主呼吸的呼吸机应用模式是

2. 降低肺内分流量、纠正低氧血症的呼吸机应用模式是

（4）呼吸机撤离：指由机械通气向自主呼吸过渡，<u>其主要指征是需要呼吸支</u><u>持的原发病减轻或消除</u>。

1）判断临床情况：①呼吸衰竭病因已基本纠正；②血流动力学相对稳定，休克和低血容量已彻底纠正，无致命的心律失常；③体温正常，感染控制；④<u>自主呼</u><u>吸平稳，呼吸有力，有良好的吞咽和咳嗽反射</u>；⑤神志清醒或已恢复到机械通气前的良好状态；⑥吸氧浓度逐渐降至40%以下而无明显呼吸困难和发绀，<u>撤机前12</u><u>小时停用镇静药物</u>。

2）常用的撤机生理参数：①自主呼吸频率<25~30次/min；②每分通气量<10L/min；③$PaCO_2$、pH达正常水平；④顺应性（静态）≥25~30ml/cmH_2O；⑤PaO_2>60mmHg；⑥PEEP≤5cmH_2O等。

2. 护理要点

（1）病情观察：观察病人神志和呼吸变化。如病人出现神志不清、烦躁不安、发绀、鼻翼扇动等，多为缺O_2、CO_2潴留所致。听诊双侧肺呼吸音，判断有无气管插管移位、气胸、肺不张、肺炎等；胸廓及腹部呼吸运动幅度是肺扩张程度、肺通气量的重要标志，如幅度降低或消失，提示呼吸道阻塞和呼吸机故障；若以胸式呼吸为主，腹部膨隆应警惕急性胃扩张。

（2）<u>监测血气分析</u>：每0.5~1小时做一次血气分析，根据血气分析结果，调节呼吸机参数。

（3）监测气道峰值压（PAP）：若PAP增高，提示呼吸道分泌物过多、气管插管或呼吸机管道阻塞或扭曲等、气管插管的斜面贴壁或滑向一侧支气管。若PAP下降，提示呼吸机管道与气管插管连接处、气管导管气囊或呼吸机管道漏气。

（4）观察呼吸机与病人呼吸是否同步。

<u>不同步的原因</u>：①呼吸道分泌物过多；②气管插管移位；③通气不当；④肺部、胸腔的急性病理改变，如血气胸或肺不张；⑤严重缺O_2、CO_2潴留未得到改善；⑥胃潴留或尿潴留；⑦疼痛。

<u>处理方法</u>：①对术前或清醒病人做好解释工作，取得病人合作；②除外不同步的因素后，**在不停机的情况下使用吗啡、地西泮、芬太尼等镇静药**，必要时使用肌松药；③及时倒掉呼吸机连接处贮水杯内的蒸馏水，防止过多蒸馏水进入气道；④监测湿化温度，保持湿化器内适当的蒸馏水，利于解痉、抗感染、稀释痰液的药物到达终末气道；⑤气管导管气囊定时放气，以防气管壁黏膜受压、缺血坏死，每次30分钟，每4~6小时一次，放气前吸净口鼻分泌物。

（5）撤离呼吸机过程中，密切观察病人呼吸频率、节律、呼吸深度及呼吸方式，同时监测心率、血压，观察有无出汗、发绀、呼吸窘迫等症状。如病人出现烦躁不安、自主呼吸频率加快、心动过速、SaO_2和PaO_2下降以及$PaCO_2$升高，都是不能耐受撤机的表现，应停止或减慢撤机。

参考答案

1.A　2.E

第五章 疼痛病人的护理

概 述

治疗方法

1. 药物治疗 诊断明确或术后病人主诉疼痛应积极控制。最好在疼痛发作前给药。一般慢性疼痛病人采取定时定量服用。

临床常用药物治疗方法包括：①解热镇痛抗炎药：抑制体内前列腺素合成从而达到镇痛的目的，镇痛部位主要在外周，如阿司匹林、对乙酰氨基酚、吲哚美辛、布洛芬（芬必得）等。用于解除头痛、牙痛、神经痛、肌肉痛、关节痛等效果较好。②麻醉性镇痛药：通过与中枢神经的阿片受体结合而产生镇痛效果，如吗啡、哌替啶、芬太尼、可待因等。用于急性剧痛和临终的癌症病人，这类药物易成瘾。③催眠镇静药：常用有苯二氮䓬类（如安定、硝基安定和艾司唑仑等），苯巴比妥类药物。此类药物易引起依赖和耐药。④抗癫痫药：苯妥英钠和卡马西平治疗三叉神经痛有效。⑤抗忧郁药：常用的有丙米嗪、阿米替林、多虑平等。用于治疗患肢痛和带状疱疹后遗神经痛。⑥癌症疼痛的药物治疗采用三步阶梯给药方案。第一步：开始时选用非阿片类镇痛药，如阿司匹林；第二步：单用非阿片类镇痛药不能控制癌痛，应加用弱阿片类药以提高镇痛效果，如可卡因；第三步：疼痛进一步加剧，选用强阿片类药，如吗啡。

给药途径有口服、肌内注射、静脉注射、硬膜外给药等。一般以口服法较好，多用于门诊病人的术后镇痛以及住院病人采用与全身用药结合应用口服给药方法。术后病人的中重度疼痛不宜口服给药。肌内注射比口服给药起效快，是我国围手术期镇痛的主要给药途径之一。静脉单次给药，血浆浓度易维持恒定，起效快，但药物在体内快速重分布，药效作用时间短，需重复给药。连续静脉滴注可维持恒定血药浓度达到更佳镇痛效果。应用输液泵持续泵入镇痛药，可比较安全地达到血药浓度，持续无痛。目前常用药物有芬太尼、阿芬太尼、苏芬太尼、普鲁卡因和利多卡因以及哌替啶等。

硬膜外给药主要阻断神经根及末梢达到镇痛效果，经硬膜外导管，通过可控制性微量泵持续给小剂量止痛药，简便有效，适用于长期疼痛和术后的病人。

2. 非药物治疗 采用心理支持及针刺止痛、推拿按摩、物理疗法等措施。

第六章　麻醉病人的护理

护　理

局部麻醉

局麻药中毒

1. 临床表现　局麻药中毒分为中枢毒性和心血管毒性。①中枢毒性：较多见，患者出现中枢神经系统和交感神经兴奋，表现为精神紧张、出冷汗、呼吸急促、心率增快；严重者出现谵妄、狂躁、肌肉震颤、血压升高，甚至意识丧失、抽搐、惊厥、发绀、心律失常。如惊厥不止，可发生窒息而心脏骤停。②心血管毒性：较少见，但后果严重，表现为嗜睡，呼吸浅慢，脉搏缓慢，心排血量减少，血压下降。严重者昏迷，心律失常，发绀，甚至休克、呼吸心跳停止而死亡。

2. 急救处理　立即停用局麻药；确保呼吸通畅并给氧。兴奋型患者肌内注射苯巴比妥钠或地西泮，一般稍事休息即可好转；有抽搐或惊厥时，立即静脉注射地西泮或硫喷妥钠；惊厥反复发作者静脉注射肌肉松弛剂后行气管插管及人工呼吸。抑制型患者以面罩给氧，机械辅助呼吸，静脉输液加适当血管收缩剂（如麻黄碱、间羟胺等）以维持循环功能；如发生呼吸心脏骤停立即行心肺复苏。

第七章 外科感染病人的护理

第一节 概 述

一、临床表现

1.局部表现 **红肿热痛和功能障碍是非特异性感染的典型症状**。体表感染形成脓肿后，触之有波动感。

2.全身症状 轻者无全身症状，重者出现发热、头痛、腰背痛、精神不振、焦虑不安、乏力、食欲减退、出汗、心悸等。严重感染者出现代谢紊乱、营养不良、贫血，甚至并发感染性休克等。

3.组织器官功能障碍 感染直接侵犯某一器官时，可引起功能障碍。

4.特异性表现 特异性感染有特殊的症状和体征。如破伤风病人出现肌肉强直性痉挛；气性坏疽出现皮下捻发音；皮肤炭疽有发痒性黑色脓疱等。

二、治疗原则

局部与全身治疗并重，消除感染因素和毒性物质，积极控制感染，增强机体抗感染和修复能力。

1.局部处理

（1）非手术治疗

1）患部制动：肢体感染者抬高患肢，必要时固定。避免局部受压。

2）局部用药：浅表急性感染在未形成脓肿前选择中西药进行治疗，如消肿散、鱼石脂软膏、芙蓉膏等外敷或硫酸镁湿敷，改善局部血液循环，促进肿胀消退和感染局限；感染伤口创面换药处理。

3）物理治疗：早期局部热敷或超短波、红外线辐射等物理治疗，以改善局部血液循环，促使炎症吸收、消散或局限。

（2）手术治疗：脓肿切开引流，严重感染组织切除。

2.全身治疗 包括支持疗法和抗生素治疗。

（1）支持治疗：保证休息，供给高热量、高蛋白和高维生素饮食，补充水分和电解质，维持体液平衡。营养摄入不足者通过肠内外营养支持；严重贫血、低蛋白血症或白细胞减少者输血或补充血液成分。

（2）抗生素：根据药物敏感试验结果选择抗生素。

（3）中医药治疗：服用清热解毒类中药。

（4）其他：体温过高时物理降温或使用解热镇静药。体温过低时注意保暖。疼痛剧烈者适当使用止痛药。

第二节　全身性感染

浪里淘沙—核心考点

一、临床表现

菌血症和脓毒症有许多相同之处和不同之处。

1. 相同之处

（1）起病急、病情重、发展快、体温可高达40~41℃。

（2）头痛、头晕、食欲低下、恶心、呕吐、腹胀、腹泻、大量出汗、贫血。

（3）神志淡漠或烦躁、谵妄，甚至昏迷。

（4）心率加快、脉搏细速，呼吸急促甚至呼吸困难。

（5）肝脾肿大，严重者出现黄疸或皮下出血、瘀斑等。

（6）代谢失调和肝肾功能损害。

（7）严重者出现感染性休克和多器官功能障碍。

2. 不同之处

（1）**菌血症**：起病急骤，突然出现寒战、高热，**体温达40~41℃**，每日波动0.5~1.0℃，**呈稽留热**。眼结膜、黏膜、皮肤出现瘀点。血细菌培养阳性，由于抗生素的应用有时可为阴性。**一般不出现转移性脓肿**。

小试身手　1.下列关于菌血症的说法，**错误的是**

A. 一般起病急骤，突然寒战后出现高热

B. 眼结膜、黏膜、皮肤常出现瘀血点

C. 体温呈弛张热

D. 一般不出现转移性脓肿

E. 血培养常为阳性

（2）**脓毒症**：突发剧烈寒战后高热，**寒战和高热的发生呈阵发性**，间歇期体温正常，因而**呈弛张热**。病程多呈亚急性或慢性，第2周可出现转移性脓肿。多发生在腰背及四肢的皮下或深部软组织内，一般无明显疼痛和压痛，脓肿转移时可出现脓肿症状，如肺脓肿有恶臭痰，肝脓肿有肝大、压痛、膈肌升高等。**在寒战高热时采血送细菌培养常为阳性**。

小试身手　2.脓毒血症的热型常呈

A. 稽留热　　　　　　　　B. 弛张热　　　　　　　　C. 间歇热

D. 不规则热　　　　　　E. 低热

二、治疗原则

处理原发感染灶、控制感染和全身支持疗法。

1. **及时处理原发病灶**　及时清除伤口内坏死组织和异物，切开脓肿引流等。

2. **尽早解除与感染相关因素**　如血循环障碍、梗阻等。

3. 应用抗生素　①在未获得培养结果前，根据原发感染灶的性质，**及时有效联合应用足量抗生素**；②根据细菌培养及药物敏感试验结果选择抗生素；③对于真菌性脓毒症，停用广谱抗生素，**改用针对性强的抗生素，全身应用抗真菌药物**。

4. 提高全身抵抗力　反复多次输新鲜血，纠正水、电解质平衡失调，补充维生素，进食高热量易消化食物。

5. 支持疗法　降温、抗休克治疗。

第三节　破伤风

浪里淘沙—核心考点

一、临床表现

1. **潜伏期**　通常3~21天，最短24小时，最长可达数月。潜伏期越短，临床症状越重，预后越差。

2. **前驱症状**　无特异性表现，全身乏力、头晕、头痛、失眠、烦躁不安、打呵欠等。伤口处疼痛、周围皮肤潮红、附近肌肉有紧张牵扯感，继之出现咽痛、咀嚼无力、咬肌酸胀、舌和颈部发硬及反射亢进等。一般持续12~24小时。

3. **典型症状**　前驱症状过后，病人很**快出现肌肉强直性痉挛和阵发性抽搐**。在紧张性收缩的基础上呈阵发性强烈痉挛，**最初是咀嚼肌受累**，其次为面肌、颈项肌、背腹肌、四肢肌群、膈肌和肋间肌。病人起始表现为**咀嚼不便、张口困难**，随后牙关紧闭；面肌抽搐，出现蹙眉、口角下缩、咧嘴"苦笑"；颈项肌痉挛时出现颈部强直、头后仰、腰部前凸、足后屈，形成弓背，而四肢呈屈膝、弯肘、半握拳等痉挛姿态，共同**形成"角弓反张"或"侧弓反张"状**；强烈肌肉痉挛致肌断裂，甚至发生骨折。膀胱括约肌痉挛可引起尿潴留。呼吸肌群和喉肌痉挛可致面色青紫、呼吸困难甚至呼吸暂停。在肌肉持续收缩的基础上，任何轻微的刺激，如光线、声响、震动或触碰病人身体，都可诱发全身肌群痉挛和抽搐。

小试身手　3.破伤风最早发生紧张性收缩的肌群是

A. 面肌　　　　　　B. 咀嚼肌　　　　　　C. 颈背肌

D. 四肢肌群　　　　E. 腹肌

小试身手 4.破伤风患者最早出现的症状是

    A.张口困难   B.牙关紧闭   C.苦笑面容

    D.角弓反张   E.颈项强直

    每次发作持续数秒至数分钟不等，发作时神志清楚。发作间歇期长短不一。一般病程为3~4周，自第2周后症状逐渐减轻。恢复期间可出现幻觉、言语、行为错乱等精神症状，多数能自行恢复。

    4.其他症状 少数病人仅有局部肌肉持续性强直，可持续数周或数月。新生儿破伤风，因其肌肉纤弱而症状不典型，常表现为不能啼哭和吸吮乳汁、活动少、呼吸弱甚至呼吸困难。

小试身手 5.以下哪项破伤风的临床表现是正确的

    A.典型的肌肉痉挛，最初始于面肌

    B.光线刺激不会诱发肌肉痉挛

    C.病人神志始终清楚

    D.膀胱括约肌痉挛可引起尿失禁

    E.一般伴有高热

二、治疗原则

    1.**清除毒素来源** 彻底清除坏死组织和异物，用3%过氧化氢溶液冲洗伤口，充分引流。

小试身手 6.消除破伤风毒素来源最有效的方法是

    A.注射抗生素   B.注射抗毒素

    C.注射人体免疫球蛋白   D.注射破伤风抗毒素（TAT）

    E.彻底清创

    2.**中和游离的毒素 注射破伤风抗毒素：破伤风抗毒素可中和游离毒素，应尽早使用**。抗毒素易发生过敏反应，注射前必须进行皮内过敏试验。如过敏，应用脱敏法注射。使用人破伤风免疫球蛋白（TIG），剂量为3000~6000IU，肌内注射。

小试身手 7.破伤风患者注射大量破伤风抗毒素的目的是

    A.控制和解除痉挛   B.抑制破伤风杆菌的生长

    C.中和游离毒素   D.减少毒素的产生

    E.中和游离与结合的毒素

    3.**控制并解除痉挛** 是治疗的重要环节。目的是使病人镇静，控制并解除痉挛。病室保持安静，减少刺激，根据病情交替使用镇静及解痉药物。警惕喉头痉挛和呼吸抑制。新生儿破伤风要慎用镇静解痉药物，应酌情使用洛贝林、尼可刹米等。

小试身手 8.控制破伤风病人痉挛的最主要措施是

    A.保持病室安静   B.限制亲友探视

C.使用镇静及解痉剂　　　　D.护理措施要集中

E.静脉滴注破伤风抗毒素

4.防治并发症　保持呼吸道通畅，给予支持疗法，使用抗生素。

参考答案

1.C　2.B　3.B　4.A　5.C　6.E　7.C　8.C

第八章 损伤病人的护理

第一节 概 述

浪里淘沙—核心考点

一、临床表现

1.局部症状

（1）疼痛：疼痛程度不一，伤后2~3天逐渐缓解。

（2）肿胀：因受伤局部出血和液体渗出所致。可伴有皮肤青紫、瘀斑、血肿。严重肿胀可导致局部组织或远端血供障碍。

（3）功能障碍：因解剖结构破坏、疼痛或炎症反应所致。

（4）**伤口和出血：是开放性损伤特有的征象。**

按伤口清洁度分为3类。①**清洁伤口**：是指**无菌手术切口**。损伤伤口经清创处理后污染减少，甚至可变为清洁伤口，获 **Ⅰ期愈合**。②**污染伤口**：是指被异物或细菌污染，但未发生感染的伤口，一般指**伤后6~8小时以内经处理的伤口**。处理方法是清创术，使之转化为清洁伤口。③**感染伤口**：是指**已发生感染的伤口**，此类伤口需换药治疗，以获二期愈合。

小试身手 1.患儿，男，6岁，在玩耍时不慎被砸碎的玻璃划破手臂，伤口深、出血多，压迫止血后6小时来医院就诊。查体发现一长约2cm的伤口，边缘整齐，无明显污染。此时采取的处理方法是

A.清创后一期缝合 　　B.清创后二期缝合

C.清创后不缝合 　　　D.伤口冷敷

E.控制感染，加强换药

2.全身症状

（1）发热：体温升高：中重度创伤性炎症反应所致的发热，体温一般不超过38.5℃。并发感染时可有高热，颅脑损伤致中枢性高热，体温可高达40℃。

（2）生命体征：心率加快，血压稍高或偏低，呼吸深快。

（3）其他：病人出现口渴、尿少、食欲减退、疲倦、失眠等。

二、治疗原则

1.全身治疗 积极抗休克、保护重要脏器功能、营养支持、预防继发性感染和破伤风等。

2.局部治疗

（1）闭合性损伤：如无合并内脏损伤无需治疗；如骨折脱位应及时复位，妥善固定；如颅内血肿、内脏破裂等，应紧急手术。

（2）**开放性损伤**：及早清创缝合。如伤口已有感染征象，则应积极控制感染，加强换药，促进二期愈合。

三、并发症防治

1.局部并发症

（1）**伤口出血**：指创伤后48小时内发生的继发性出血。观察包扎敷料和创腔引流管引流情况，以估算失血量。

（2）**伤口感染**：多见于开放性损伤，表现为发热、脉速，伤口红肿热明显，疼痛减轻后加重，有脓性分泌物等。若闭合性损伤累及消化道、呼吸道或泌尿道时可引起胸腹腔内感染。

（3）**伤口裂开**：指伤口未愈合，皮肤或皮下各层完全分离。

2.**全身并发症** 休克、急性肾衰竭和呼吸衰竭。

第二节 烧 伤

浪里淘沙—核心考点

一、临床表现

1.烧伤面积 我国使用的烧伤面积计算法包括手掌法和中国新九分法。

（1）手掌法：病人本人五指并拢时的手掌面积约占体表总面积的1%，五指自然分开的手掌面积约为1.25%。

（2）中国新九分法：将人体按体表面积划分为11个9%的等份，再加1%，即为100%。适用于较大烧伤面积的评估，可简记为：3、3、3（头、面、颈），5、6、7（双手、双前臂、双上臂），5、7、13、21（双臀、双足、双大腿、双小腿），13、13（躯干），会阴1。

表2-8-1 成人体表面积中国九分法

部位	成人各部位面积（%）	小儿各部位面积（%）
头颈	9×1=9（发部3 面部3 颈部3）	9+（12-年龄）
双上肢	9×2=18（双手5 双前臂6 双上臂7）	9×2
躯干	9×3=27（腹侧13 背侧13 会阴1）	9×3
双下肢	9×5+1=46（双臀5 双大腿21 双小腿13 双足7）	46-（12-年龄）

> 锦囊妙记：烧伤面积可记为3（头）、3（面）、3（颈）、5（双手）、6（双前臂）、7（双上臂）；13（前胸），13（后背），21（大腿）；双臀占5，会阴1；小腿13，双足7。

小试身手 2.7岁儿童双下肢浅Ⅱ度烧伤，其面积为

A. 20%　　　　　　　　B. 36%　　　　　　　　C. 41%

D. 46%　　　　　　　　E. 51%

小试身手 3.关于烧伤九分法的面积估算，*错误*的是

A. 头颈面各为3%　　　　　B. 双上肢为18%

C. 躯干为27%　　　　　　D. 双下肢为44%

E. 会阴为1%

小试身手 4.根据中国新九分法计算烧伤面积，成人躯干和会阴占全身面积的

A. 20%　　　　　　　　B. 25%　　　　　　　　C. 27%

D. 30%　　　　　　　　E. 35%

小试身手 5.患儿，6岁，头颈部全部烧伤，其烧伤面积约占全身体表面积的

A. 6%　　　　　　　　B. 10%　　　　　　　　C. 12%

D. 15%　　　　　　　　E. 20%

小试身手 6.患者，男性，25岁，头面部、右上肢、前胸、腹部烧伤，其烧伤面积为

A. 15%　　　　　　　　B. 18%　　　　　　　　C. 21%

D. 28%　　　　　　　　E. 36%

2. 烧伤深度　通常采用Ⅲ度四分法，即Ⅰ度、浅Ⅱ度、深Ⅱ度和Ⅲ度。Ⅰ度、浅Ⅱ度为浅度烧伤，深Ⅱ度和Ⅲ度则为深度烧伤。

表2-8-2　烧伤深度分类

分类	伤及深度	表现	愈合
Ⅰ度	表皮层	皮肤灼红，痛觉敏感，干燥无水疱	3~7天愈合，脱屑后有色素加深，后消退，不留痕迹
浅Ⅱ度	表皮全层与真皮浅层	有大小不一的水疱，疱壁较薄、内含黄色澄清液体、基底潮红湿润，疼痛剧烈	2周左右愈合，有色素沉着，无瘢痕
深Ⅱ度	真皮层	可有水疱，疱壁较厚、基底苍白与潮红相间、稍湿，痛觉迟钝，有拔毛痛	3~4周愈合，留有瘢痕
Ⅲ度	皮肤全层，可达皮下、肌肉或骨骼	创面无水疱，痛觉消失，无弹性，干燥如皮革样或呈蜡白、焦黄，甚至炭化成焦痂	

小试身手 7. 某成年男性，面部、颈部、右上肢被火烧伤，胸前还有一巴掌大小的烧伤部位。创面大水疱，基底潮红，水肿，疼痛剧烈。其烧伤面积和烧伤深度分别为

    A. 13%，浅Ⅱ度　　　　　　B. 16%，浅Ⅱ度

    C. 18%，浅Ⅱ度　　　　　　D. 27%，深Ⅱ度

    E. 19%，深Ⅱ度

3. **烧伤严重程度**　我国多采用的分度法是：

轻度烧伤：Ⅱ度面积<10%。

中度烧伤：Ⅱ度面积为11%~30%或Ⅲ度面积不足10%。

重度烧伤：总烧伤面积达31%~50%或Ⅲ度面积达11%~20%，或虽然Ⅱ度、Ⅲ度烧伤面积不足上述百分数，但病人并发休克、吸入性损伤或合并复合伤。

特重烧伤：总烧伤面积>50%或Ⅲ度面积>20%或已有严重并发症。

4. **吸入性损伤**　致病原因包括热力本身和热力作用（燃烧）所产生的烟雾，后者吸入支气管和肺泡后，具有局部腐蚀和全身毒性作用。有些甚至无体表烧伤但因吸入性窒息致死。吸入性损伤的诊断依据：①燃烧现场环境封闭；②出现呼吸道刺激症状：咳出炭末样痰，声音嘶哑，呼吸困难，闻及哮鸣音；③口鼻周围或面颈部有深度烧伤，鼻毛烧焦，口鼻有黑色分泌物。

二、治疗原则

1. **现场救护**

（1）**迅速脱离热源**：现场急救应迅速灭火、救人、转移伤员迅速脱离热源。

（2）**抢救生命**：是急救的首要任务。若伤员获救后反应迟钝，应怀疑有无合并颅脑损伤或休克，若心跳、呼吸停止应立即心肺复苏。

（3）**保持呼吸道通畅**：火焰、烟雾可致吸入性损伤，引起呼吸窘迫，保持呼吸通畅，必要时放置口咽通气道或气管插管、切开。合并CO中毒者转移至通风处并高流量给氧。

（4）保护创面和保暖：防止创面再次污染和损伤。剪开贴身衣服，不可撕脱，以防扯破创面皮肤。裸露的体表和创面，用无菌敷料或干净床单包裹。寒冷环境，增加盖被，防止伤员体温过低。

（5）其他救治

1）处理复合伤：如紧急止血、固定骨折、包扎伤口及处理开放性气胸等。

2）**纠正低血容量**：对休克者，快速建立静脉通道，补充血容量。

3）镇静止痛：安慰伤员，增强其信心。对严重惊恐或出现心理障碍者可给予镇静止痛药，遵医嘱应用哌替啶、吗啡类药物，严密观察有无呼吸抑制。

（6）尽快转运：与接收伤员的医院或抢救中心联系，转送途中加强监护。

小试身手 8. 下列有关烧伤现场救护措施，**不正确的是**

    A. 迅速脱离热源

    B. 手烧伤时可持续用冷水湿敷

    C. 有心跳、呼吸停止者应就地心肺复苏

D. 尽快转送

E. 伤员的贴身衣服应尽快撕下，暴露创面

2. 烧伤处理

（1）**保护烧伤创面、防止污染**：轻度烧伤剃净创周毛发、清洁健康皮肤。

（2）**防治低血容量性休克**：主要为液体疗法。补液量按烧伤面积和体重计算：**伤后第一个24小时**，每1%烧伤面积（Ⅱ度、Ⅲ度）每公斤体重应补充液体1.5ml（小儿为1.8ml，婴儿为2ml），其中**晶体和胶体液量之比为2∶1，大面积深度烧伤与小儿烧伤其比例可改为1∶1，**另加每日生理需水量2000ml［儿童60～80ml/kg，婴儿100ml/kg），即第一个24小时补液量＝体重（kg）×烧伤面积×1.5ml（儿童为1.8ml，婴儿为2ml）＋2000ml（儿童60～80ml/kg，婴儿100ml/kg）］，**即为补液总量**。**晶体首选平衡液、林格液等，**并适当补充碳酸氢钠；**胶体首选血浆，**亦可给全血或血浆代用品，但用量不宜超过1000ml，Ⅲ度烧伤输全血；生理需水量用5%~10%葡萄糖液。**上述总量的一半，应在伤后8小时内输完，**另一半在其后的16小时输完。**伤后第二个24小时补液量，按第一个24小时计算量的1/2，再加每日生理盐水量2000ml补充。**第三个24小时补液量，视伤员病情变化而定。

小试身手（9～10题共用题干）

患者，男性，25岁，体重60kg。双上肢、躯干及双侧臀部被沸水烫伤，创面可见大水疱，疱壁薄，部分水疱破裂，基底潮红，疼痛剧烈，水肿明显。

9. 估计该病人的烧伤总面积及烧伤程度为

A. 40% Ⅰ度　　　　　　　B. 39% 浅Ⅱ度

C. 50% 深Ⅱ度　　　　　　D. 50% 浅Ⅱ度

E. 40% 深Ⅱ度

10. 第一个24小时补液总量应为

A. 4500ml　　　　　B. 5000ml　　　　　C. 6500ml

D. 8000ml　　　　　E. 9500ml

（3）**防治感染**：严重烧伤合并全身性感染时，病人表现为：①神志改变，兴奋或淡漠，谵妄，定向力障碍；②寒战、高热或体温不升；金黄色葡萄球菌感染潜伏期达数日，而铜绿假单胞菌仅为数小时，金黄色葡萄球菌性脓毒败血症多为高热，铜绿假单胞菌性感染体温不升；③脉搏、心率加快而血压下降，出现感染性休克；④呼吸急促；⑤出现烧伤创面脓毒症；⑥血白细胞计数骤升或骤降。

3. 防治全身性感染的措施　①及时纠正休克；②正确处理创面：深度烧伤创面应及早切痂、削痂和植皮；③合理使用抗生素：感染控制后及时停药，以防菌群失调或并发二重感染；④加强支持治疗：维持水、电解质平衡，给予营养支持，尽可能选择肠内营养。

4. 促使创面愈合、降低致残率　切除烧伤组织达深筋膜平面，削除坏死组织至健康组织平面，新鲜创面植皮。

参考答案

1.A　2.C　3.D　4.C　5.D　6.D　7.B　8.E　9.D　10.C

第九章　肿瘤病人的护理

概　述

（一）临床表现

1. **局部表现**　位于体表或浅在的肿瘤，**肿块常是第一症状。良性肿瘤**生长缓慢，形状规则，表面光滑，易推动；**恶性肿瘤**生长较快，质硬，边界不清，表面不平、活动度小，中晚期不易推动甚至固定。良性肿瘤一般无疼痛，肿瘤压迫或侵犯空腔脏器时出现梗阻症状。**恶性肿瘤**中晚期常有癌肿溃疡、出血和感染症状，当侵犯神经时出现剧烈疼痛。晚期出现恶病质和转移症状。

2. **全身表现**　早期多无明显症状。恶性肿瘤中晚期出现乏力、食欲不振、消瘦、贫血、低热等，甚至全身衰竭、恶病质。

（二）治疗原则

治疗方法包括手术、放射线、化学药物、中医中药和生物治疗等。**恶性肿瘤的治疗原则是以手术为主的综合治疗**。早期手术切除原发灶；中期手术切除原发灶或局部放疗，并辅以化疗；晚期采取综合治疗。

1. **手术疗法**　手术切除对实体肿瘤是一种最有效的方法，**是肿瘤病人首选的局部治疗**。良性和临界性肿瘤仅做肿瘤的完整切除。恶性肿瘤的手术方式包括：①**根治手术**：将肿瘤所在器官的大部或全部，连同肿瘤周围的正常组织和区域淋巴结整块切除。适用于早、中期肿瘤。②**姑息手术**：仅做原发灶切除，或将原发灶旷置，如晚期胃癌伴幽门梗阻行胃空肠吻合术，以减轻痛苦，延长生存期。适用于部分晚期肿瘤。

2. **化学疗法**

（1）给药方法：①大剂量冲击法：疗效好、毒性低，对免疫损害少，不易产生耐药。②中剂量短程法：用于术前化疗和不能耐受大剂量冲击者。③小剂量长程给药法：效果差、不良反应大，除用于白血病外，其余很少采用。

（2）给药途径：①**静脉推注**：用于一般刺激性药物。注药完毕抽少量回血，保持注射器内有一定负压再拔针，压迫针眼1~2分钟。②**静脉冲入**：用于强刺激性药物，如长春新碱、丝裂霉素、阿霉素由滴管侧孔冲入。③**静脉滴注**：用于某些抗代谢药，需准确掌握滴速。

肌内注射用于对组织无刺激性的药物，肌内注射宜深，以利吸收。腔内注射主要用于癌性胸腹水和心包积液，注药后协助病人更换体位。**动脉注射适于晚期不宜手术或复发而局限性肿瘤**，直接将药物注入供应肿瘤的动脉，可分为直接穿刺、动脉插管和区域动脉灌注。

3. 放射疗法 常用的放射治疗源有深度X线、γ射线、放射性核素（如镭、^{60}钴）、粒子加速器等。

肿瘤对放射线的敏感度，直接影响放疗的效果：①造血系统肿瘤、性腺肿瘤、淋巴肉瘤、霍奇金病、小脑髓母细胞瘤、多发性骨髓瘤等，对放射线敏感；②鼻咽癌、食管癌、乳腺癌、肺癌、皮肤癌等，对放射线中度敏感；③胃癌、大肠癌、软组织肉瘤等对放射线敏感性差。

小试身手 1. 对放疗高度敏感的肿瘤是

A. 来自上皮组织的恶性肿瘤

B. 淋巴造血系统和某些胚胎组织的恶性肿瘤

C. 软组织恶性肿瘤

D. 骨组织恶性肿瘤

E. 黑色素瘤

4. 生物治疗 包括免疫治疗与基因治疗等。

5. 中医中药治疗 补益气血、调理脏腑，配合手术及放、化疗。

6. 内分泌治疗 某些肿瘤可进行内分泌治疗，如增添激素或内分泌去势治疗等。

（三）预防

1. **一级预防** 为病因预防，**目的是消除或减少致癌因素，降低癌症发病率**。主要措施包括：①加强放射防护；②治疗慢性炎症；③消除环境中的致癌因素；④注意营养，纠正不良饮食习惯，预防肝炎，提倡食用新鲜蔬菜和维生素丰富食物；⑤慎用激素类药物；⑥追踪高癌家族成员；⑦锻炼身体，增强体魄，避免持续精神紧张。

2. **二级预防** 早期发现、早期诊断和早期治疗，**目的是降低癌症死亡率**。适用情况包括：①皮肤、黏膜病变如老年性皮肤角化症、黏膜白斑、疣、摩擦部位黑色素痣等；②久治不愈的慢性溃疡、慢性炎症如皮肤或黏膜溃疡、胃溃疡、萎缩性胃炎、慢性子宫颈炎、子宫颈糜烂、子宫颈息肉等；③有恶变可能的乳腺疾病，如乳腺导管内乳头状瘤等；④食管黏膜上皮重度增生；⑤胃肠道息肉；⑥乙型肝炎及肝硬化；⑦包皮过长或包茎；⑧葡萄胎。

3. **三级预防** 为肿瘤诊断及治疗后的康复，**目的在于提高病人生存质量、减轻痛苦、延长生命**，如癌痛的管理等。

4. 其他措施 为了控制恶性肿瘤的发病，还应做好：①建立健全肿瘤防治网；②建立恶性肿瘤登记报告制度；③针对一种或数种恶性肿瘤，在高发地区开展防癌普查。

参考答案

1.B

第十章　颈部疾病病人的护理

第一节　甲状腺功能亢进症

一、临床表现

甲状腺肿大、性情急躁、易激动、失眠、双手细颤、多汗、怕热、皮肤潮湿、食欲亢进但体重下降、消瘦、易疲乏、心悸、胸部不适、洪脉（**脉率常在每分钟100次以上，休息和睡眠时仍快**）、脉压增大等。部分病人出现停经、阳痿等，肠蠕动加快、腹泻。

二、治疗原则

甲状腺大部切除术是治疗中度甲亢最常用而有效的方法。

手术指征：①继发性甲亢或高功能腺瘤；②中度以上的原发性甲亢；③腺体较大伴压迫症状，或胸骨后甲状腺肿等；④抗甲状腺药物或 ^{131}I 治疗后复发者或长期坚持用药困难者。

手术禁忌证：①**青少年病人**；②症状较轻者；③老年病人或有严重器质性疾病不能耐受手术者。

第二节　甲状腺肿瘤

一、临床表现

1. **甲状腺腺瘤**：多无不适症状，常在无意间或体检时发现颈部肿块。结节多为单发，呈圆形或椭圆形，质地稍硬，表面光滑，**边界清楚**，无压痛，能随吞咽上下移动。腺瘤生长缓慢，历时数年仍保持单发。若乳头状囊性腺瘤因囊壁血管破裂发生囊内出血时，肿瘤体积可迅速增大，局部出现胀痛。

2. **甲状腺癌**：初期无明显症状，仅在颈部发现单个、固定、质硬、表面高低不平、随吞咽上下移动的肿块。肿块逐渐增大，吞咽时上下移动度降低。晚期出现声音嘶哑、呼吸、吞咽困难和颈交感神经受压引起 Horner 综合征及颈丛浅支受侵出现耳、枕、肩部疼痛，出现局部淋巴结及远处器官转移等。

二、治疗原则

甲状腺腺瘤择期行患侧甲状腺大部或部分切除，若腺瘤小可单纯腺瘤切除。**除未分化癌外手术是各类甲状腺癌的基本治疗方法。**

第十一章　乳房疾病病人的护理

第一节　乳腺癌

浪里淘沙—核心考点

一、临床表现

早期患侧乳房出现<u>无痛性单发小肿块，质硬，表面不甚光滑，与周围组织界限不清，不易推动</u>。病人常无自觉症状，多在洗澡、更衣时发现。<u>随肿块增大，乳房局部隆起；若癌肿侵及Cooper韧带</u>，韧带缩短致癌肿表面皮肤凹陷，呈"酒窝征"；邻近乳头或乳晕的癌肿因侵犯乳管使之收缩，可将乳头牵向患侧；乳头深部癌肿侵犯乳管可使乳头内陷。<u>肿块继续增大，如皮内和皮下淋巴管被癌细胞阻塞引起淋巴回流受阻，皮肤呈"橘皮样"改变</u>。

小试身手 1.乳腺癌的早期表现是

A. 无痛性乳房肿块　　　　B. 酒窝征　　　　　　C. 橘皮样变

D. 卫星结节　　　　　　　E. 皮肤溃疡

小试身手 2.乳腺癌病人皮肤出现酒窝征，表示癌肿侵及

A. Cooper韧带　　　　　　B. 淋巴管　　　　　　C.乳腺导管

D. 胸大肌筋膜　　　　　　E. 汗腺

晚期病人出现消瘦、乏力、贫血、发热等恶病质表现。局部癌肿侵入筋膜、胸肌时可固定于胸壁而不易推动；<u>如癌细胞侵入大片皮肤，表面出现多个坚硬小结或条索，呈卫星样围绕原发病灶，即卫星结节</u>，结节彼此融合、弥漫成片、延伸至背部和对侧胸壁，使胸壁紧缩呈铠甲状时呼吸受限。癌肿侵犯皮肤使之破溃形成溃疡，易出血，伴恶臭。

乳腺癌淋巴转移常见部位为患侧腋窝淋巴结。转移至肺和胸膜时可出现咳嗽、胸痛、气急、呼吸困难；转移至椎骨时出现腰背痛，股骨转移易引起病理性骨折；肝转移者可出现肝大和黄疸。

小试身手 3.乳腺癌发生淋巴结转移最常见的部位是

A. 颈部　　　　　　　　　B. 锁骨下　　　　　　C. 腋窝

D. 胸骨旁　　　　　　　　E. 锁骨上

二、治疗原则

<u>以手术治疗为主，辅以化疗、放疗、内分泌治疗、生物治疗等综合治疗</u>。

1. **手术治疗**　目前应用的是乳腺癌根治术和乳腺癌扩大根治术、乳腺癌改良根

治术、全乳房切除术、保留乳房的乳腺癌切除术、前哨淋巴结活检术和腋淋巴结清扫术、乳腺癌根治术后乳房重建术。

2. 化疗 在手术后近期内开始，联合化疗优于单药化疗。化疗方案包括CMF（环磷酰胺、甲氨蝶呤、氟尿嘧啶）、ACMF（阿霉素、环磷酰胺、甲氨蝶呤、氟尿嘧啶）、CAF（环磷酰胺、阿霉素、氟尿嘧啶）和MFO（丝裂霉素、氟尿嘧啶、长春新碱）等。

3. 放疗 根治术后不常规放疗，对复发高危病例，放疗可减少腋窝淋巴结阳性病人局部复发率。

4. 内分泌治疗 癌肿细胞中雌激素受体含量高者可通过内分泌治疗。①去势治疗：适用于年轻女性，包括药物（LHR类似物）、手术或X线去势。②抗雌激素治疗：常用他莫昔芬（三苯氧胺），该药能降低乳腺癌术后复发及转移，对雌激素受体、孕激素受体阳性的绝经后女性效果最好，同时可减少对侧乳腺癌的发生率。③芳香化酶抑制剂：抑制肾上腺分泌的雄激素转变为雌激素过程中的芳香化环节，从而降低雌二醇，达到治疗目的。

第二节 乳房良性肿快

一、乳房囊性增生病

主要表现为**乳房胀痛和肿块**，部分病人有周期性，**与月经周期有关，多数为月经前疼痛加重，月经来潮后减轻或消失**。体检发现一侧或双侧乳房弥漫性增厚，**肿块大小不一**，呈颗粒状、结节状或片状，质韧而不硬，增厚区与周围组织分界不清。本病发展缓慢，病程较长。

小试身手 4.患者，女性，30岁，月经来潮期间出现乳房胀痛半年。两侧乳房内可触及多个大小不等、质地坚韧的结节状肿块，应首先考虑为

A.乳腺癌　　　　B.乳房囊性增生病　　　C.乳房纤维瘤

D.乳管内乳头状瘤　　E.乳房脂肪瘤

以对症治疗为主，可用疏肝理气、调和冲任及调整卵巢功能的中药治疗。如果肿块无明显消退或怀疑局部病灶有恶变者，手术切除并做快速病理检查。若有不典型增生，对侧有乳腺癌或有乳腺癌家族史等高危因素者，以及年龄大，肿块周围乳腺组织增生明显者，做单纯乳房切除术。

二、乳房纤维腺瘤

病人常无明显症状，仅发现肿块，**质似硬橡皮球的弹性感，表面光滑，易于推动，缓慢增长**。月经周期对肿块大小无影响。**手术切除是治疗乳房纤维腺瘤的唯一有效办法**。

参考答案

1.A　2.A　3.C　4.B

第十二章　腹外疝病人的护理

常见腹外疝

一、腹股沟疝

（一）临床表现

1. **腹股沟斜疝**　易复性斜疝主要表现为腹股沟区偶有胀痛和肿块。在站立、行走、咳嗽或用力时出现肿块，**肿块多呈带蒂柄的梨形**，可降至阴囊或大阴唇。如病人平卧或用手将肿块推向腹腔回纳而消失。

难复性斜疝除胀痛外，**主要表现为疝块不能完全回纳**。滑动性斜疝多见于右侧腹股沟区，疝块不能完全回纳，病人有消化不良、便秘等症状。

嵌顿性疝多发生于斜疝，主要表现为疝块突然增大，伴明显疼痛，**平卧或用手推送时不能回纳**。肿块紧张发硬，有明显触痛。嵌顿内容物如为肠袢，局部疼痛明显，腹部绞痛、恶心、呕吐、腹胀、肛门停止排便排气；若为大网膜，局部疼痛轻微。疝一旦嵌顿，症状逐步加重。若不及时处理，可发展为绞窄性疝。

绞窄性疝症状严重，绞窄时间长者，因疝内容物发生感染，侵及周围组织，会出现疝块局部软组织的急性炎症和**腹膜炎表现**，严重者发生脓毒症。肠袢坏死穿孔时，疼痛因疝内压力骤降而缓解。因此，**疼痛减轻但肿块仍存在者，不是病情好转的标志**。

2. **腹股沟直疝**　病人站立时在腹股沟内侧端、耻骨结节外上方出现**一半球形肿块**，不伴疼痛或其他症状；因疝囊颈宽大，**平卧后肿块多能自行消失；直疝不进入阴囊，故极少发生嵌顿**。常见于年老体弱者。

（二）治疗原则

除少数情况外，**尽早实施手术治疗**。

1. **非手术治疗**　婴幼儿采用棉线束带或绷带压住腹股沟管环，防止疝块突出。年老体弱或伴其他严重疾病不能手术者，将医用疝带一端的软垫顶住疝环，阻止疝块突出。

小试身手　1.患儿，男，半岁，在哭闹时腹股沟区出现一肿块，安静时可用手将肿块送回腹腔，该患儿适宜的处理措施是

A. 暂不处理　　　　　　　　B. 采用绷带压住腹股沟的深环

C. 紧急手术　　　　　　　D. 择期手术

E. 药物治疗

2. 手术治疗　单纯疝囊高位结扎术和疝修补术。

3. 嵌顿性和绞窄性疝的处理原则　嵌顿时间在3~4小时内，局部压痛不明显，无腹部压痛或腹肌紧张等腹膜刺激征者**可手法复位**；手法复位后须严密观察腹部体征，**一旦出现腹膜炎或肠梗阻症状，应尽早手术探查**。除上述情况外，**嵌顿性疝原则上要紧急手术治疗**，以防疝内容物坏死，并解除肠梗阻。**绞窄性疝的内容物已坏死，需手术治疗**。

小试身手　2. 患者，男性，38岁，4小时前负重物时，右侧腹股沟斜疝被嵌顿，下列哪项表现说明疝内容物已发生缺血坏死

A. 疝块增大，不能回纳　　　　B. 疝块紧张发硬

C. 疝块有压痛　　　　　　　　D. 阵发性腹痛伴呕吐

E. 全腹有压痛，腹肌紧张

二、股疝

(一)临床表现

疝块往往不大、**多在腹股沟韧带下方卵圆窝处有一半球形突起**。平卧回纳内容物后，疝块可完全或部分消失。易复性股疝症状较轻，若发生股疝嵌顿，除引起局部疼痛外，常伴出现急性肠梗阻。

(二)治疗原则

股疝易嵌顿，一旦嵌顿可迅速发展为绞窄性。因此，一旦确定为股疝，应及时手术治疗。**嵌顿性或绞窄性股疝应紧急手术**。

小试身手　3. 临床上最容易引起嵌顿的疝为

A. 切口疝　　　　　　　B. 股疝　　　　　　　　C. 脐疝

D. 腹股沟直疝　　　　　E. 滑动疝

三、脐疝

(一)临床表现

小儿脐疝多属易复性，**啼哭时疝块脱出，安静时消失**，极少发生嵌顿和绞窄。成人脐疝为后天性，较少见。

(二)治疗原则

2岁之前采取非手术治疗，在回纳疝块后，用一大于脐环、外包纱布的硬币或小木片抵住脐环，然后用胶布或绷带加以固定。满2岁后，若脐环直径大于1.5cm，行手术治疗。成人脐疝采取手术治疗。

四、切口疝

（一）临床表现

腹壁切口处逐渐膨隆，出现大小不一的肿块，**平卧休息时缩小或消失**。较大的切口疝有腹部牵拉感，伴食欲减退、恶心、便秘、腹部隐痛等表现。疝内容物回纳后，多数能扪及疝环边缘。切口疝因疝环宽大，**很少发生嵌顿**。

（二）治疗原则

以手术治疗为主。对于较大的切口疝，可用合成纤维网片或自体筋膜组织修补。

参考答案

1.B　2.E　3.B

第十三章　急性化脓性腹膜炎病人的护理

第一节　急性化脓性腹膜炎

浪里淘沙—核心考点

一、临床表现

1. **腹痛**　**是最主要的临床表现**，腹痛为持续性剧痛，难以忍受。**腹内压增加及变换体位时疼痛加剧**。疼痛多自原发病变部位开始，随炎症扩散而波及全腹。

2. **恶心、呕吐**　腹膜受刺激引起反射性恶心、呕吐，呕吐物多为胃内容物；发生麻痹性肠梗阻时，吐出黄绿色胆汁，甚至棕褐色粪汁样物。

3. 体温、脉搏变化　突发起病者开始时体温正常，后**逐渐升高、脉搏加快**。原有炎性病变者发病初体温已上升，继发腹膜炎后升高。年老体弱者体温不升高，但脉搏加快，**若脉搏快则体温反而下降，提示病情恶化**。

4. 感染中毒症状　高热、脉速、呼吸急促、大汗、口干，严重者出现面色苍白、发绀、舌干苔厚、四肢发凉、血压下降、神志不清等感染中毒及休克症状。

5. **体征**　急性病容，常取仰卧位，双下肢屈曲，不喜动，腹部拒按。腹胀明显，腹式呼吸运动减弱或消失。**腹部压痛、反跳痛、腹肌紧张是腹膜炎的标志性体征，称为腹膜刺激征**。腹胀加重是病情恶化的标志。**胃肠、胆囊穿孔时出现"板状腹"**。叩诊呈鼓音；胃肠穿孔时肠内气体移至膈下，肝浊音界缩小或消失；腹腔内积液较多时可叩出移动性浊音。听诊肠鸣音减弱或消失。直肠指诊：直肠前窝饱满并有触痛，提示盆腔感染或盆腔脓肿形成。

小试身手　1.急性腹膜炎最主要的临床表现是

A.腹痛　　　　　　　　B.恶心、呕吐　　　　　　C.体温升高

D.感染中毒　　　　　　E.休克

小试身手　2.腹膜刺激征是指

A.压痛、反跳痛、肌紧张

B.恶心、呕吐、腹痛

C.肠鸣音亢进、压痛、反跳痛

D.板状腹、肠鸣音亢进、压痛

E.腹痛、腹泻、里急后重

小试身手　3.腹膜炎的标志性体征是

A.腹部压痛　　　　　　　　B.肠鸣音减弱

C. 腹膜刺激征   D. 移动性浊音

E. 腹肌紧张

小试身手 4. 板状腹可见于下列哪种疾病

A. 胃穿孔   B. 急性单纯性阑尾炎

C. 机械性肠梗阻   D. 严重脱水患者

E. 幽门梗阻

二、治疗原则

1. 非手术治疗　病情较轻或病程超过24小时，且腹部体征减轻或炎症局限，或伴严重心肺疾病不能耐受手术以及原发性腹膜炎者考虑非手术治疗。治疗措施包括半卧位、禁食、胃肠减压、纠正水和电解质紊乱、抗生素治疗、营养支持、镇静止痛、给氧等。

2. 手术治疗　多数继发性腹膜炎考虑手术治疗。

（1）手术适应证：①非手术治疗6~8小时后（一般不超过12小时），腹膜炎症状及体征不缓解反而加重者；②腹腔内原发病严重；③腹腔内炎症较重，有大量积液，出现严重肠麻痹或中毒症状，或合并休克；④腹膜炎病因不明且无局限趋势者。

小试身手 5. 急性化脓性腹膜炎行非手术治疗的时间一般不超过

A. 12小时   B. 24小时   C. 36小时

D. 7小时   E. 5小时

（2）手术原则：探查和确定病因、处理原发灶、彻底清理腹腔、充分引流等。

（3）术后处理：禁食胃肠减压、补液、使用抗生素和营养支持，保证引流通畅，密切观察病情变化，预防重要脏器功能障碍及DIC发生，防治并发症。

第二节　腹腔脓肿

浪里淘沙—核心考点

一、膈下脓肿

1. 临床表现　发热，初为弛张热，脓肿形成后为持续高热或中等发热。脉搏增快、舌苔厚腻、乏力、消瘦、厌食、盗汗等。白细胞计数和中性粒细胞比例升高。脓肿部位持续性钝痛，深呼吸时加重，位于肋缘下或剑突下。脓肿刺激膈肌可引起呃逆。出现胸腔积液和肺不张时，病人气促、咳嗽、胸痛等。季肋部叩痛，严重时出现皮肤局部凹陷性水肿，皮温升高。X线检查可见患侧膈肌抬高，随呼吸活动受限或消失，肋膈角模糊或胸腔积液。B超引导下行诊断性穿刺可抽脓、冲洗脓腔、注入抗生素治疗。

小试身手 6.患者，男，40岁，急性胃肠穿孔术后5天，突然出现寒战、发热、出汗等全身中毒症状，伴有上腹痛、呃逆。体检：季肋部压痛、叩击痛。应考虑为

A.盆腔脓肿　　　　　B.膈下脓肿

C.急性腹膜炎　　　　D.败血症

E.肠间脓肿

2.治疗原则　**膈下脓肿主要采用手术治疗。近年多主张经皮穿刺置管引流术**，创伤小，一般不污染游离腹腔，引流效果好。也可根据脓肿所在位置行手术切开引流。加强营养支持、输液、输血及使用抗生素治疗。

二、盆腔脓肿

1.**临床表现**　常发生于急性腹膜炎治疗过程中、阑尾穿孔或结直肠手术后。表现为发热，脉速，出现典型的**直肠或膀胱刺激征，如里急后重、排便次数增多且量少、黏液便、尿频、排尿困难**等。腹部检查无阳性体征，**直肠指诊**在直肠前壁触及向直肠腔内膨起、有触痛、有波动感的肿块。**B超检查可明确脓肿位置和大小**。

小试身手 7.盆腔脓肿最简便的检查方法是

A.B超　　　　　B.大便检查　　　　　C.腹腔穿刺

D.直肠指检　　　E.CT检查

小试身手 8.盆腔脓肿的临床表现**不包括**

A.体温升高

B.可出现典型的膀胱刺激症状

C.可出现典型的直肠刺激症状

D.腹部检查呈阳性

E.直肠指诊可触及肿块

小试身手 9.外伤性肠穿孔行肠修补术后第5天，病人体温升高，排便次数增多，伴里急后重感，首先考虑的并发症是

A.切口感染　　　　B.盆腔脓肿　　　　　C.肠间脓肿

D.肺部感染　　　　E.膈下脓肿

2.治疗原则　盆腔脓肿较小或未形成时采用非手术治疗，治疗措施包括使用抗生素、热水坐浴、温盐水保留灌肠及物理透热等治疗。脓肿较大者经手术切开引流。

参考答案

1.A　2.A　3.C　4.A　5.A　6.B　7.D　8.D　9.B

第十四章 腹部损伤病人的护理

第一节 概 述

一、临床表现

肝、脾、胰、肾等实质性脏器或大血管损伤时，主要表现为**腹腔内（或腹膜后）出血**，病人出现面色苍白，脉搏细弱，血压不稳，甚至休克；腹痛多呈持续性，不剧烈；腹膜刺激征不严重。但肝破裂伴肝内外胆管断裂或胰腺损伤伴胰管断裂时，可因胆汁或胰液流入腹腔而出现明显的腹痛和腹膜刺激征。肾脏损伤时出现血尿。

小试身手 1.腹部实质性脏器损伤的主要临床表现是

A. 腹膜刺激征阳性　　　　B. 呕血、黑便

C. 腹腔内出血症状　　　　D. 气腹

E. 腹痛

胃肠道、胆道、膀胱等空腔脏器破裂时，主要表现为弥漫性腹膜炎。除消化道症状（恶心、呕吐、呕血或便血等）及全身性感染症状外，**腹膜刺激征最为突出**。上消化道破裂时，因**胃液、胆汁或胰液引起的化学刺激，出现剧烈腹痛、腹肌紧张、压痛、反跳痛等典型腹膜炎体征**。下消化道破裂时，腹膜炎体征出现较晚，程度较轻，但造成的细菌污染较上消化道破裂时严重。有时可有气腹征，随后出现肠麻痹、腹胀或感染性休克。

小试身手 2.对腹膜刺激性最强的内容物是

A. 胃、十二指肠液　　　　B. 血液　　　　　　C. 脓液

D. 肠液　　　　　　　　　E. 炎性渗出液

二、治疗原则

立即处理威胁生命的情况，如窒息、开放性气胸或张力性气胸、休克等。若腹部损伤合并**内脏脱出，勿强行回纳腹腔，以免加重腹腔污染，用消毒碗覆盖脱出物**，消毒纱布包扎伤口后迅速转送。

1. **非手术治疗**：①**不随意搬动伤者**，以免加重病情；②**不随意使用止痛药**，以免掩盖病情；③积极补充血容量，防治休克；④使用广谱抗生素，预防腹腔内感染；⑤禁食，疑有空腔脏器破裂或伴明显腹胀时，行胃肠减压。

2. **手术治疗** 已确诊为腹腔内脏器破裂，或非手术治疗期间出现下列情况时，

应及时行手术探查：①腹痛和腹膜刺激征进行性加重或范围扩大；②肠鸣音减弱、消失或出现腹胀；③全身情况不断恶化，出现口渴、烦躁、脉搏加速或体温及白细胞计数上升；④红细胞计数进行性下降；⑤血压由稳定转为不稳定甚至进行性下降者；⑥胃肠道出血不易控制；⑦经积极抗休克治疗情况不见好转反而加重者。剖腹探查手术是治疗腹内脏器损伤的关键。

> 锦囊妙记：腹部损伤的病人出现腹痛和腹膜刺激征进行性加重，血压进行性下降，提示腹腔内脏器活动性出血，因此应边抗休克，边剖腹探查。

第二节　常见的实质性脏器损伤

浪里淘沙—核心考点

肝、脾破裂

肝破裂在各种腹部损伤中占20%~30%，右肝破裂较左肝破裂多见。

一、临床表现与诊断
肝、脾破裂主要表现为腹腔内出血和出血性休克。脾破裂时血性腹膜炎所致的腹膜刺激征不明显，肝破裂后可有胆汁进入腹腔，因此，肝破裂腹痛和腹膜刺激征更为明显。肝破裂后，血液可通过胆管进入十二指肠，病人出现黑便或呕血。B超检查是诊断肝脾破裂的首选方法。

二、治疗原则
脾破裂无休克，影像学检查证实损伤局限、表浅，无其他腹腔脏器合并伤者，可严密观察血压、脉搏、腹部体征、血细胞比容及影像学变化。如发现继续出血或发现合并其他脏器损伤，应紧急手术处理。

肝破裂以手术治疗为主，彻底清创、止血，消除胆汁溢漏和建立通畅引流。

第三节　常见的空腔脏器损伤

浪里淘沙—核心考点

十二指肠损伤

十二指肠大部分位于腹膜后，位置较深，损伤发生率低。

一、临床表现与诊断
十二指肠损伤如发生在腹腔内部分，胰液和胆汁流入腹腔，出现明显的腹膜炎症状和体征。若损伤发生在腹膜后，早期症状和体征不明显，后**逐渐出现持续且进行性加重的右上腹和腰背部疼痛（可向右肩和右睾丸放射），但无腹膜刺激征**；部分病人可有血性呕吐物；血清淀粉酶升高。直肠指检可在骶前扪及捻发音，提示**气体已达盆腔腹膜后组织**。

早期腹部X线平片可见腰大肌轮廓模糊，膈下游离气体，有时见**腹膜后有气泡**；口服或胃管注入水溶性造影剂后X线检查可见其外溢。

小试身手 3.患者腹部外伤，致伤外力作用于右上腹。伤后突感上腹疼痛，2小时后疼痛加剧，疼痛主要位于右上腹，且有时对应部位的背部疼痛，曾有血性呕吐物。X线检查腹膜后有气体，应考虑的诊断是

A.肝破裂　　　　　　B.胆囊破裂　　　　　　C.右肾破裂

D.十二指肠破裂　　　E.腹膜后血管破裂

二、治疗原则

抗休克和及时剖腹探查。手术时仔细探查，手术方式包括单纯修补术、带蒂肠片修补术、损伤肠段切除吻合术、浆膜切开血肿清除术。术后将胃肠减压管置于十二指肠上段；腹膜后破裂者在修补处附近放置引流物，以减少术后并发症。

小试身手（4~7题共用题干）

患者，男，40岁。3小时前以"腹部闭合性损伤"收入院观察。

4.观察期间，下列护理措施**错误**的是

A.不随便搬动病人　　　　　　B.绝对卧床休息

C.禁食　　　　　　　　　　　D.应用广谱抗生素防治腹腔感染

E.注射止痛药减轻疼痛

5.为排除腹腔内出血首要的检查是

A.B超　　　　　　　　B.CT　　　　　　　　C.MRI

D.腹腔穿刺　　　　　　E.腹部X线检查

6.若疼痛主要位于右上腹，曾有血性呕吐物，经X线检查腹膜后有气体，应考虑为

A.肝破裂　　　　　　B.胆囊破裂　　　　　　C.右肾破裂

D.十二指肠破裂　　　E.腹膜后血管破裂

7.在观察期间病人突然出现腹痛加剧，恶心，呕吐，腹胀，全腹压痛、反跳痛，肠鸣音消失。此时最关键的处理措施是

A.输液，补充血容量　　　　　B.抗感染

C.胃肠减压　　　　　　　　　D.终止观察，行剖腹探查

E.肌内注射止痛药，继续观察

参考答案

1.C　2.A　3.D　4.E　5.D　6.D　7.D

第十五章　胃、十二指肠疾病病人的护理

第一节　胃、十二指肠溃疡的外科治疗

一、临床表现

本病**有慢性病程，周期性发作和节律性上腹痛三大特点**。发病与季节、情绪波动、饮食失调等有关。腹痛多为烧灼痛、钝痛、胀痛或饥饿样不适感，多位于中上腹。**十二指肠溃疡表现为上腹部饥饿痛，进餐后缓解**，服抗酸药能止痛，具有周期性发作的特点，体检在脐部偏右上方有压痛。**胃溃疡特点为进餐后上腹痛，进餐后疼痛不能缓解，甚至加重，易引起大出血、急性穿孔等并发症**，压痛点位于剑突与脐间的正中线或略偏左。不典型疼痛者可有反酸、嗳气、上腹胀痛等症状。

X线钡餐检查可在胃十二指肠部位发现龛影。胃镜检查可明确溃疡部位，经活检做病理及幽门螺杆菌检查（HP检查）。迷走神经切断术前、术后测定胃酸，对评估迷走神经切断是否完整有帮助。

二、常见并发症

1.急性穿孔　溃疡穿破浆膜发生穿孔后，具有强烈刺激性的胃、十二指肠液及食物进入腹腔，引起化学性腹膜炎；数小时后细菌繁殖转变为细菌性腹膜炎。

（1）**临床表现**：**因饮食过量，精神紧张或劳累等因素诱发**。突然出现持续性上腹刀割样剧痛，很快扩散至全腹，常伴恶心、呕吐、面色苍白、出冷汗、四肢厥冷。体检：腹式呼吸减弱或消失，**全腹有腹膜刺激征，腹肌紧张呈"木板样"强直**，肝浊音界缩小或消失；肠鸣音减弱或消失。全身出现发热、脉搏增快，甚至肠麻痹、感染性休克。**X线检查见膈下有游离气体**，腹腔穿刺抽出黄色浑浊液体。

1.胃、十二指肠溃疡穿孔的体征**不包括**

A.板状腹　　　　　　　　　B.肝浊音界缩小或消失

C.上腹压痛　　　　　　　　D.肠鸣音亢进

E.腹膜刺激征阳性

（2）**治疗原则**：空腹状态下溃疡穿孔可采用非手术治疗。**若经非手术治疗6~8小时后病情不见好转反而加重者，应手术治疗**。

2.大出血　溃疡侵蚀基底血管引起破裂出血。

（1）**临床表现**：**突然大量呕血或解柏油样大便**，头晕、目眩、无力、心悸甚至

昏厥。当**短期内出血量超过800ml**时，可出现出冷汗、脉搏细速、呼吸浅快、血压下降等**休克**表现。纤维胃镜检查可明确出血原因和部位。实验室检查红细胞、血红蛋白、血细胞比容进行性下降。

小试身手 2.患者，男性，40岁，有消化性溃疡病史，今日出现呕血及黑便，患者出冷汗，脉搏细速，呼吸浅快，血压下降，估计出血量为

A. 300~400ml　　　　　B. 400~500ml

C. 500~600ml　　　　　D. 600~700ml

E. >800ml

（2）**治疗原则**：大多数病人行非手术治疗止血或行急诊胃镜止血。**手术指征为**：①短期内大出血引起休克；②经非手术治疗出血不止或暂时止血又复发；③60岁以上的老年病人血管硬化难以自止；④不久前发生过类似大出血；⑤同时存在溃疡穿孔或幽门梗阻。

3.**幽门梗阻**　幽门附近的溃疡瘢痕组织使幽门狭窄，须手术治疗。

（1）临床表现：进食后上腹不适、饱胀感及阵发性胃收缩痛，病人食欲减退、恶心、嗳气，嗳气带酸臭味。**呕吐是最突出的症状**，常在下午或晚间，**呕吐物为宿食，呕吐量大，不含胆汁，有腐酸臭味**；呕吐后自觉胃部舒适。腹部检查上腹可见胃型和蠕动波，可闻及振水声。梗阻严重者出现消瘦、脱水、电解质紊乱和**低钾低氯性碱中毒**。X线钡餐造影检查见胃扩大，张力降低，排空延迟。胃镜检查可见胃内潴留大量胃液和食物残渣。

（2）治疗原则：**胃大部切除术解除梗阻**，使食物和胃液进入小肠。

三、手术适应证

经内科治疗无效的顽固性溃疡；胃、十二指肠溃疡**急性穿孔**；胃、十二指肠溃疡**大出血**；胃、十二指肠溃疡瘢痕性幽门梗阻；**胃溃疡恶变者**。

四、手术方式

1.**胃大部切除术**　是最常用的方法。手术切除远侧2/3~3/4的胃，包括胃体的远侧部、胃窦部、幽门和十二指肠球部的近胃部分。胃大部切除术治疗溃疡的依据是：①切除胃窦部，消除促胃液素引起胃酸分泌；②切除大部分胃体，减少分泌胃酸、胃蛋白酶的壁细胞、主细胞数量；③切除溃疡的好发部位；④切除溃疡本身。

（1）**毕Ⅰ式胃大部切除术**：胃大部切除后**将残胃与十二指肠吻合**。优点是重建后的消化道接近正常解剖生理状态，**多适用于胃溃疡**。

（2）**毕Ⅱ式胃大部切除术**：适用于各种胃、十二指肠溃疡，特别是十二指肠溃疡。切除远端胃大部后，缝闭十二指肠残端，**残胃与上段空肠吻合**。优点是即使胃切除较多，胃空肠吻合口张力不大，术后溃疡复发率低。缺点是胃空肠吻合改变了正常解剖生理关系，**术后发生胃肠道功能紊乱的可能性大**。

小试身手 3.毕Ⅱ式胃大部切除术，与残留吻合的组织器官是

A. 空肠近端　　　　B. 回肠近端　　　　C. 十二指肠

D. 空肠远端　　　　E. 回肠远端

2. 迷走神经切断术　治疗溃疡病的原理：①消除了头相胃酸分泌；②消除了迷走神经引起的促胃液素分泌，阻断了尾相胃酸分泌，术后胃酸分泌量大大下降。手术方式包括迷走神经干切断术、选择性迷走神经切断术和高选择性迷走神经切断术。

第二节　胃　癌

浪里淘沙—核心考点

一、临床表现

早期无明显症状，部分病人早期出现上腹隐痛，服药后可缓解。当胃窦梗阻时有恶心、呕吐宿食，贲门部癌可有进食梗阻感；少量出血时粪便隐血试验（+）。晚期出现恶病质。

体检：早期无明显体征，或仅有上腹部深压痛；晚期可扪及上腹部肿块。若出现肝转移时，可有肝大、腹水、锁骨上淋巴结肿大。如发生直肠前凹种植转移，直肠指诊可扪及肿块。

二、治疗原则

早期发现、早期诊断和早期治疗是提高胃癌疗效的关键。首选手术治疗，辅以化疗、放疗及免疫治疗等。

根治性手术是整块切除胃全部或大部、大小网膜和区域淋巴结，并重建消化道。晚期癌肿浸润并广泛转移者行姑息性切除术、胃空肠吻合术。

参考答案

1.D　2.E　3.A

第十六章　肠疾病病人的护理

第一节　急性阑尾炎

一、临床表现

典型症状是转移性右下腹疼痛，少数病人开始即出现右下腹疼痛，伴轻度胃肠功能紊乱。阑尾穿孔后出现腹膜炎和麻痹性肠梗阻。如发生门静脉炎时出现寒战高热和轻度黄疸，严重者发生感染性休克。

小试身手 1. 急性阑尾炎典型的症状是

A. 恶心、呕吐　　　　　　B. 腹泻

C. 转移性右下腹痛　　　　D. 发热

E. 脉率增快

体征：右下腹固定压痛。阑尾化脓、坏疽时出现腹肌紧张、反跳痛，如腹膜刺激征范围扩大，提示阑尾穿孔。阑尾周围脓肿形成后在右下腹触及边界不清和固定的压痛性包块。

二、治疗原则

明确诊断后**及早行阑尾切除术**。非手术治疗仅适用于早期单纯性阑尾炎、阑尾周围脓肿或有手术禁忌证者。

第二节　肠梗阻

一、临床表现

1. 症状　**腹痛、腹胀、呕吐、停止排便排气**。

> 锦囊妙记：肠梗阻的主要症状可记为"痛胀吐闭"，即腹痛、腹胀、呕吐、肛门停止排便排气。

小试身手 2. 不同原因引起肠梗阻的共同表现是

A.腹痛、腹胀、呕吐、停止排气排便

B.腹痛、腹胀、呕吐、蠕动波

C.腹痛、腹胀、呕吐、肠鸣音亢进

D.腹痛、腹胀、呕吐、肠型

E.腹痛、便秘、呕吐、肠鸣音亢进

2.体征　单纯性机械性肠梗阻可见腹胀、肠型和蠕动波；肠鸣音亢进，有气过水声或金属音；腹部轻压痛。**绞窄性肠梗阻腹部有固定压痛和腹膜刺激征，腹腔内大量渗液时出现移动性浊音。麻痹性肠梗阻时腹胀均匀，肠鸣音减弱或消失。**

单纯性肠梗阻早期多无全身症状，晚期脱水和代谢性酸中毒，严重者出现休克和多器官功能衰竭。

小试身手　3.单纯性机械性肠梗阻的腹痛特点是

A.阵发性胀痛　　　　　　　　B.持续性隐痛

C.持续性绞痛伴呕吐　　　　　D.阵发性绞痛伴肠鸣音亢进

E.持续性钝痛

二、治疗原则

解除肠道梗阻和纠正全身代谢紊乱。非手术治疗方法包括：**禁食禁饮、胃肠减压、解痉止痛、纠正体液失调、防治感染和中毒**。绞窄性肠梗阻、非手术治疗无效的肠梗阻或必须用手术解除的肠梗阻（如肿瘤、肠畸形等）考虑手术治疗。常用手术方法有：粘连松解术、肠切开去除异物、肠套叠或肠扭转复位术、肠切除肠吻合术、短路手术、肠造口术。

第三节　肠　瘘

浪里淘沙—核心考点

一、临床表现

肠瘘发生后即有**不同范围的腹膜炎症状和体征**。肠外瘘者腹壁有一个或多个瘘口，瘘口内可见脓液、消化液、气体排出，严重肠外瘘可直接观察到破裂的肠管或外翻的肠黏膜。瘘口周围皮肤潮红、糜烂和水肿，部分病人发生感染或出血，疼痛剧烈。

全身表现为营养不良、水、电解质及酸碱平衡失调，并发严重感染者出现寒战、高热、气促、脉速等脓毒血症表现。

二、治疗原则

治疗原则：①控制感染，加强营养，纠正体液失衡。②经手术或瘘管放入双套管负压引流，促使炎症消退。感染控制后瘘管内放置硅胶或乳胶片堵塞瘘管，使肠液不再外流，直至瘘口愈合。③对瘘管已上皮化或瘢痕化，或多个瘘并存考虑手术治疗，如肠段部分切除吻合术、肠瘘旷置术。

第四节　大肠癌

浪里淘沙—核心考点

一、临床表现

1. **结肠癌**　**最早出现排便习惯及粪便性状改变**，表现为排便次数增加、腹泻、便秘、粪便带脓血或黏液。腹痛也是早期症状之一，癌肿较大时，可触及质硬、表面不平、结节状肿块。晚期出现肠梗阻、恶病质和转移症状。**右半结肠以消瘦乏力、贫血和腹部包块等为主要表现。左半结肠以肠梗阻、便秘、腹泻、便血等为主要表现。**

> 锦囊妙记：结肠癌，经常见，分为左半和右半；右半结肠管腔粗，血液循环很丰富；贫血消瘦常出现，腹部肿块为常见；左半结肠管腔细，发生梗阻最容易；腹泻便秘常交替，便血为主来求医。

小试身手　4. 结肠癌最早出现的症状是

A. 腹痛　　　　　　　　　B. 排便习惯及粪便性状改变

C. 腹部包块　　　　　　　D. 肠梗阻

E. 全身中毒症状

2. **直肠癌**　早期无明显症状，癌肿增大并发生溃疡时才出现症状。病人排便习惯改变、便意频繁、便前肛门下坠感、里急后重、排便不尽感。**大便表面带血及黏液，严重时出现脓血便。** 癌肿增大使肠管狭窄，大便变形、变细。随着癌肿增大，出现不完全性肠梗阻征象。

癌肿侵犯膀胱、骶前神经时，有相应的症状。肝转移可引起肝大、黄疸、腹水等。

> 锦囊妙记：直肠癌，脓血便；大便性状有改变，里急后重常出现，大便变细亦常见。

小试身手　5. 直肠癌最常见的早期症状是

A. 腹痛　　　　　　　　　B. 黏液血便

C. 腹部肿块　　　　　　　D. 排便习惯改变

E. 贫血、消瘦

二、治疗原则

以手术切除为主，配合放化疗。结肠癌根治方式有：右半结肠切除术、左半结肠切除术、横结肠切除术、乙状结肠癌根治切除术。直肠癌根治性手术：①**癌肿距齿状线5cm以上者**，经腹切除乙状结肠和直肠大部分，做乙状结肠和直肠吻合，保留正常肛门，称经腹直肠癌切除术（即Dixon手术）；②腹膜返折以下的直肠癌，常采用经腹会阴联合直肠癌根治术（即Miles手术），切除乙状结肠、全部直肠、肛管及肛门周围直径5cm的皮肤及全部肛门括约肌，于左下腹行永久性造瘘。姑息性手术适用于不能根治的晚期病例，包括短路手术或结肠造瘘术等，以缓解症状，延长病人生存时间。

锦囊妙记：直肠癌手术切除时不仅要切除癌肿，癌肿上下5cm的组织也要切除，但齿状线不能切除，否则会引起大便失禁。因此癌肿距齿状线5cm以上者，可保留肛门，5cm以内者，必须做腹壁造瘘。

小试身手 6.直肠癌根治术术式的选择主要取决于

A.肿瘤的大小　　　　　B.肿瘤是否转移
C.患者全身状况　　　　D.肿瘤距肛缘距离
E.肿瘤的类型

参考答案

1.C　2.A　3.A　4.B　5.D　6.D

第十七章　直肠肛管疾病病人的护理

常见直肠肛管疾病

一、直肠肛管周围脓肿

（一）临床表现

1.**肛门周围脓肿**　最常见，主要表现为持续性跳痛，局部红肿触痛，波动感提示脓肿形成。全身感染症状不明显。

小试身手　1.肛门周围脓肿的常见症状是

A.肛周持续性跳痛　　　　B.里急后重　　　　　　C.排便时肛门疼痛

D.肛门瘙痒　　　　　　　E.无痛性便血

2.**坐骨肛管间隙脓肿**　较常见，最初表现为患侧持续胀痛，排便或行走时加重，有直肠刺激征或排尿困难。全身感染症状明显。直肠指检患侧触痛或有波动感，穿刺可抽出脓液。

3.**骨盆直肠间隙脓肿**　全身感染症状更加明显。出现直肠坠胀感和里急后重，伴排尿困难。直肠指检扪及局限性隆起和触痛，或有波动感，局部穿刺可抽出脓液。

（二）治疗原则

早期使用抗生素、局部理疗或坐浴，促进炎症消散。脓肿形成应切开排脓。

二、肛瘘

1.临床表现　肛门周围的外口经常流脓、肛周潮湿、瘙痒。有时外口暂时闭合，瘘管内脓液积聚，出现直肠肛管周围脓肿症状。当脓肿破溃再次排脓后，症状可缓解，如此反复发作。

查体：肛周皮肤有乳头状突起或稍凹陷的外口，直肠指检内口处有轻压痛，可触及索条状瘘管，挤压时外口有脓液流出。肛门镜检可发现内口。若从外口注入亚甲蓝溶液，观察填入肛管和直肠下段纱布条的染色部位，可判断内口位置。碘油瘘管造影检查可明确瘘管走向。

2.治疗原则　低位肛瘘用挂线疗法或手术切除，高位肛瘘以挂线疗法为主。挂线疗法可避免肛管直肠环被一次切断引起肛门失禁。

三、肛裂

1.临床表现　最主要的症状是排便时及排便后肛门疼痛，疼痛特点是有两次高峰。**疼痛、便秘、出血是肛裂的三大症状**。排便时在粪便表面或手纸上见少量鲜血。病人因惧怕疼痛不愿排便，便秘加重，形成恶性循环。

小试身手 2.肛裂病人的典型临床表现是

A.疼痛、出血、排便不尽感

B.疼痛、便秘、出血

C.腹痛、里急后重、鲜血便

D.左下腹痛、脓血便

E.疼痛、间断性黏液性血便

小试身手 3.肛裂的最主要症状是

A.排便时及排便后肛门部剧烈疼痛

B.排便时无痛性出血

C.排鲜血便

D.排便后肛门部剧烈疼痛

E.肛周潮湿、瘙痒

局部检查可见肛管后或前正中部位有梭形裂口，或"前哨痔"、肥大乳头。**肛裂病人不宜做直肠指检或直肠镜检查，以免增加病人痛苦。**

2. 治疗原则 初发病者保持大便通畅、便后坐浴、局部涂抗炎止痛软膏或在溃疡基底封闭注射，促进裂口愈合。陈旧性肛裂需手术切除，术后创口不缝合，通过坐浴、换药直至愈合。

四、痔

(一)临床表现

1. **内痔** 位于齿状线以上，表面覆盖直肠黏膜。好发于直肠下端左侧、右前或右后方(截石位3、7、11点)。**表现为排便时无痛性出血和痔块脱出**。内痔分4度：

Ⅰ度：排便时无痛性出血，**痔块未脱出肛门外**。

Ⅱ度：便血加重，严重时呈喷射状，**排便时痔块脱出，便后自行回纳**。

Ⅲ度：便血减少，**痔块脱出不能自行回纳，需用手托回**。

Ⅳ度：**痔块长期脱出肛门外，或回纳后又脱出**。

当痔块继发感染时局部疼痛，若痔块脱出被痉挛的括约肌嵌顿时疼痛明显。直肠指检常不能触及，肛门镜检查可见暗红色、质软的半球形肿物。

锦囊妙记：内痔的四度可简要记为："一不脱(出)、二自行(回纳)、三帮助(送回)、四长期(脱出)"。

小试身手 4.患者，女性，58岁，长期便秘，半年来排便时有肿物自肛门脱出，便后自行还纳。该患者为

A.内痔Ⅰ度　　　　　　　B.内痔Ⅱ度　　　　　　　C.内痔Ⅲ度

D. 内痔Ⅳ度　　　　　　　　E. 血栓性外痔

2. **外痔**　位于齿状线下方，表面覆盖肛管皮肤。外痔在肛缘局限性隆起，常无明显症状。当肛缘皮下静脉丛形成血栓时，出现**肛门剧痛**，肛管皮下可见**暗紫色肿物，边界清楚，触痛明显**，称为**血栓性外痔**。

小试身手　5. 患者，女，45岁。大便后常出现肛门滴鲜血，无疼痛感，肛指检查未触及明显肿块，肛镜检查见一暗紫色圆形肿物。最可能的诊断是

A. 内痔　　　　　　　　B. 外痔　　　　　　　　C. 混合痔

D. 直肠息肉　　　　　　E. 直肠癌

3. **混合痔**　因直肠上下静脉丛互相吻合，致齿状线上下静脉丛同时曲张，兼有内、外痔的特征。

小试身手（6～8题共用选项）

A. 脓血便　　　　　　　B. 柏油样便　　　　　　C. 鲜血便

D. 无血便　　　　　　　E. 果酱样血便

6. 直肠癌可见

7. 混合痔可见

8. 肠套叠可出现

（二）治疗原则

1. 一般治疗　适用于痔初期，调节饮食，保持大便通畅，便后热水坐浴，加强体育锻炼。血栓性外痔经局部热敷、外敷抗炎止痛药物后疼痛缓解则不需手术。嵌顿性痔初期应尽早手法还纳痔核。

2. Ⅰ～Ⅱ期内痔选用注射疗法、胶圈套扎法。

3. Ⅱ、Ⅲ期内痔及混合痔行痔核切除术。疼痛剧烈的血栓性外痔行外痔剥离术。

五、直肠肛管疾病的护理

护理评估

1. 术前评估

（1）健康史：了解有无酗酒、喜食辛辣刺激性食物的习惯；有无长时间站立或腹内压增高等因素。

（2）身体状况：评估疾病的症状和体征，了解病人对疾病和治疗方法的认识。

2. 术后评估　生命体征及出血情况、是否出现尿潴留以及肛门失禁等。

参考答案

1.A　2.B　3.A　4.B　5.B　6.A　7.C　8.E

第十八章　门静脉高压症病人的护理

门静脉高压症

一、临床表现

1.**脾大、脾功能亢进**　门静脉高压症早期即可出现脾大，伴脾功能亢进。

2.**呕血和黑便**　食管下段-胃底曲张静脉破裂出血，病人呕吐**鲜红色血液或排出柏油样便，甚至休克**；由于肝功能损害致凝血功能障碍，脾功能亢进致血小板减少，病人出血不易自止；大出血引起肝组织严重缺氧，易发生肝性脑病。

小试身手　1.门静脉高压症最危险的并发症为

A.腹水　　　　　　　　　B.肝性脑病

C.脾功能亢进　　　　　　D.食管胃底静脉曲张破裂出血

E.凝血功能下降

3.**腹水**　腹部膨胀，腹部叩诊移动性浊音。

4.**其他**　营养不良，鼻与齿龈出血，黄疸、蜘蛛痣、腹壁静脉曲张等。

二、治疗原则

门静脉高压症以非手术治疗为主。出现食管胃底曲张静脉破裂大出血、严重脾大或伴脾功能亢进、肝硬化引起顽固性腹水，须**手术处理**。

1.食管胃底曲张静脉破裂出血的手术治疗

（1）**断流术**：阻断门-奇静脉交通支的反常血流，达到止血目的。手术方式是贲门周围血管离断术+脾切除。

小试身手　2.外科手术治疗门静脉高压的主要目的是

A.防治腹水　　　　　B.治疗脾功能亢进　　　　C.防治消化道出血

D.预防肝功能衰竭　　E.减轻门静脉压力

（2）**分流术**：将肝门静脉系和腔静脉系的主要血管进行吻合，使压力较高的门静脉血流入压力较低的腔静脉，从而降低肝门静脉系压力，制止出血。**分流术使门静脉向肝脏灌注量减少而加重肝功损害；同时肝门静脉血未经肝处理而直接进入体循环，易致肝性脑病。**

小试身手　3.门静脉高压症分流术的主要问题是

A.手术创伤大　　　　　B.肝性脑病发生率较高　　　　C.容易发生血栓

D. 不能迅速纠正脾功能亢进　　E. 术后再出血发生率较高

（3）肝移植：替换病肝，使门静脉系统血流恢复正常。

2. 脾大、脾功能亢进的手术治疗　脾切除主要适用于脾功能亢进。脾切除可减少门静脉血流量20%~40%，但其降低门静脉压的效果和术后控制食管胃底曲张静脉破裂出血的效果不好。

3. 顽固性腹水的手术治疗　肝移植是有效的治疗方法。对顽固性腹水也可行腹腔–静脉转流术。

参考答案

1.D　2.C　3.B

第十九章　肝脏疾病病人的护理

第一节　原发性肝癌

浪里淘沙—核心考点

一、临床表现

早期缺乏特异症状。**肝区疼痛是最常见症状，半数以上病人以此为首发症状，多为持续性**隐痛、刺痛或**胀痛，**夜间或劳累后加重，癌肿累及横膈时右肩背部牵涉痛。伴发热、食欲减退、腹胀、乏力、消瘦等症状。**中晚期病人肝脏进行性肿大、**质地较硬、表面高低不平、有结节或肿块。癌肿位于肝右叶顶部者，肝浊音界上移，膈肌抬高或活动受限，甚至出现胸水。晚期出现恶病质。

常见并发症有肝性脑病、上消化道出血、癌肿破裂出血及继发性感染等。部分病人伴有癌旁综合征表现，如低血糖、红细胞增多症、高胆固醇血症及高钙血症。如发生肺、骨、脑等肝外转移可出现相应症状。

> **小试身手** 1.原发性肝癌最常见的症状是
>
> A.肝区疼痛　　　　　B.黄疸　　　　　　　C.持续性低热
> D.食欲减退　　　　　E.肝区肿大

二、治疗原则

早期诊断、早期治疗、以手术治疗为主的综合治疗。

1.**手术治疗**　**手术是目前治疗肝癌最有效的方法**。小肝癌手术切除率高达80%以上，术后5年生存率可达60%~70%。手术不能切除的肝癌，可视病情单独或联合应用肝动脉结扎、肝动脉插管化疗等方法，有一定疗效。

2.介入治疗。

3.非手术治疗：①放射治疗②全身治疗。

第二节　肝脓肿

浪里淘沙—核心考点

细菌性肝脓肿

（一）临床表现

起病急骤，**病人出现寒战、高热、肝区疼痛和肝大**。体检：肿大、肝区压痛，右下胸部和肝区叩击痛。若脓肿位于肝前下缘表浅部位，可伴右上腹肌紧张和局部触痛；巨大肝脓肿可使右季肋呈饱满状态，局限性隆起，局部皮肤可出现红肿。严重者出现黄疸。细菌性肝脓肿与阿米巴性肝脓肿的鉴别，见表2-19-1。

表2-19-1　细菌性肝脓肿与阿米巴性肝脓肿的鉴别

	细菌性肝脓肿	阿米巴性肝脓肿
病史	继发于胆道感染或其他化脓性疾病	继发于阿米巴痢疾
症状	病情急骤严重，全身脓毒症状明显，有寒战、高热，多为弛张热	起病较缓慢，病程较长，可有高热，或不规则发热、盗汗，症状较轻
血液化验	白细胞计数及中性粒细胞计数可明显增加。血液细菌培养可呈阳性	白细胞计数可增加，如无继发细菌感染，血液细菌培养阴性。血清阿米巴抗体检测阳性
粪便检查	无特殊发现	部分病人可找到阿米巴滋养体
脓液	多为黄白色脓液，涂片和培养可发现细菌	大多为棕褐色脓液，无臭味，镜检有时可找到阿米巴滋养体。若无混合感染，涂片和培养无细菌
诊断性治疗	抗生素治疗有效	抗阿米巴药物治疗有好转
脓肿	较小，常为多发性	较大，多为单发，多见于肝右叶

小试身手 2.关于细菌性肝脓肿的临床表现，**错误**的是

A.肝大、肝区疼痛　　　　　　B.白细胞计数降低、明显核左移

C.黄疸　　　　　　　　　　　D.起病急、寒战、高热

E.体温表现为弛张热

（二）治疗原则

1.**非手术治疗**　使用抗生素，给予支持治疗，增强机体抵抗力。单个较大脓肿在B超引导下穿刺抽脓，或穿刺置管、持续冲洗引流，并注入抗生素治疗。

2.**手术治疗**　对较大脓肿有穿破可能或已穿入胸腹腔，或慢性肝脓肿者需手术切开引流。

参考答案

1.A　2.B

第二十章　胆道疾病病人的护理

第一节　胆石症和胆道感染

浪里淘沙—核心考点

一、临床表现

1. 胆囊结石及急性胆囊炎

（1）症状：<u>常在饱餐、进食油腻食物后或夜间发作</u>。病人出现右上腹阵发性绞痛，疼痛常放射至右肩或右背部，伴恶心、呕吐、厌食等，病情严重者出现畏寒、发热；部分病人有轻度黄疸。

（2）体征：<u>右上腹压痛、反跳痛和肌紧张，**Murphy征阳性**</u>，右上腹触及肿大而有触痛的胆囊；如大网膜粘连包裹形成胆囊周围炎性包块时，右上腹肿块界限不清，活动受限；如胆囊壁发生坏死穿孔，出现弥漫性腹膜炎体征。

小试身手 1. Murphy征阳性多见于

A. 胆总管结石 　　　　B. 胆道蛔虫病 　　　　C. 急性胰腺炎

D. 急性胆囊炎 　　　　E. 肝内胆管结石

2. 慢性胆囊炎 症状不典型，大多数病人有胆绞痛病史，伴厌油腻、腹胀、嗳气等消化道症状，也可出现上腹部和肩背部隐痛。查体胆囊区有轻压痛和不适感。

3. 胆管结石及急性胆管炎 上腹部不适、呃逆、嗳气等。当结石阻塞胆管并继发感染时出现**典型胆管炎症状：腹痛、寒战高热和黄疸，称为Charcot三联征**。

（1）**腹痛**：<u>位于剑突下或右上腹部，呈阵发性绞痛，或持续性疼痛伴阵发性加重。疼痛向右后肩背部放射</u>，伴恶心、呕吐。

（2）**寒战、高热**：剧烈腹痛后出现寒战、高热。<u>体温高达39~40℃，呈弛张热</u>。

（3）**黄疸**：结石堵塞胆管后，胆红素逆流入血，病人出现黄疸。

> 锦囊妙记：考生应理解胆管结石时为什么会出现腹痛、高热和黄疸。胆管结石引起胆管炎时，结石嵌顿于胆总管下端，引起Oddi括约肌痉挛，出现腹痛；胆管梗阻，胆汁和细菌逆流入肝静脉引起高热；结石堵塞胆管后，胆红素逆流入血，引起黄疸。

小试身手 2. Charcot三联征是指

A. 腹痛、高热、黄疸 　　　B. 腹痛、高热、腹泻 　　　C. 腹痛、高热、呕吐

D. 高热、黄疸、呕吐　　　E. 高热、黄疸、腹泻

（4）单纯肝内胆管结石：可无症状或肝区和患侧胸背部持续性胀痛，合并感染时除有 Charcot 三联征外，可并发胆源性肝脓肿；感染反复发作可引起胆汁性肝硬化、门静脉高压症、肝胆管癌。

4. 急性梗阻性化脓性胆管炎　大多数病人有胆道疾病史。起病急骤，突发剑突下或上腹部持续性疼痛、阵发性加重，并向右肩胛下及腰背部放射，继而寒战、高热、恶心、呕吐。病情发展迅速，<u>有时在尚未出现黄疸前就已发生神志淡漠、嗜睡、昏迷等症状</u>。如未及时治疗，病人出现全身发绀、低血压、急性呼吸衰竭和急性肾衰竭。<u>对本病的诊断是**在 Charcot 三联征的基础上，出现休克和神经精神症状，具备五联征（Reynolds 五联征）即可诊断**。</u>

小试身手 3. 引起急性梗阻性化脓性胆管炎最常见的细菌为

A. 金黄色葡萄球菌　　　B. 白色葡萄球菌　　　C. 大肠埃希菌
D. 变形杆菌　　　　　　E. 铜绿假单胞菌

小试身手 4. 患者，男性，59 岁，剑突下刀割样绞痛 5 小时，寒战、高热伴黄疸。既往有类似发作史。查体：神志淡漠，体温 39℃，血压 80/60mmHg，脉搏 125 次/分，剑突下压痛，肌紧张，白细胞 26×10^9/L，中性粒细胞 95%，肝区叩击痛。可能的诊断是

A. 急性胰腺炎　　　　　B. 急性梗阻性化脓性胆管炎
C. 胆道蛔虫病　　　　　D. 急性胆管炎
E. 溃疡病穿孔

小试身手 （5~7 题共用选项）

A. Charcot 三联征　　　B. Reynolds 五联征　　　C. Murphy 征阳性
D. 倾倒综合征　　　　　E. TUR 综合征

5. 急性梗阻性化脓性胆管炎可出现

6. 急性胆囊炎可出现

7. 胃大部切除术后可出现

二、治疗原则

1. 胆囊结石及急性胆囊炎　**手术切除胆囊**。

2. 胆管结石及急性胆管炎

（1）急诊手术：消炎利胆治疗 1~2 天后病情恶化，黄疸加深，胆囊肿大，压痛明显，<u>出现腹膜刺激征或 Reynolds 五联征应考虑胆总管切开取石及引流术</u>。

（2）择期手术：适用于慢性病人。

3. 急性梗阻性化脓性胆管炎　**紧急手术解除胆道梗阻并减压**。术前纠正水、电解质和酸碱平衡紊乱，给予有效足量抗生素，使用多巴胺等扩血管药物，防治急性呼吸衰竭和肾衰竭等。<u>手术以切开减压并引流胆汁、挽救生命为主要目的</u>，故手术应力求简单有效，同时力争解除梗阻因素。

小试身手　8.急性梗阻性化脓性胆管炎最关键的治疗是

A.手术解除胆道梗阻并减压　　　　B.抗感染

C.纠正水、电解质和酸碱平衡紊乱　D.输液输血补充血容量

E.急诊切除胆囊

小试身手　（9~10题共用题干）

患者，男，40岁。既往有右上腹反复发作疼痛及黄疸病史。日前又出现上述症状，并伴有寒战、高热。查体：体温39.8℃，血压80/60mmHg。全身黄染，右上腹及剑突下压痛。血白细胞20×10^9/L。

9.应首先考虑

A.急性化脓性胆囊炎　　　　　　　B.坏死性胰腺炎

C.胆囊穿孔　　　　　　　　　　　D.急性化脓性梗阻性胆管炎

E.肝内胆管结石

10.此时最关键的处理是

A.积极术前准备，行胆道减压引流术

B.ERCP检查，明确诊断

C.补液，纠正水、电解质和酸碱平衡紊乱

D.积极抗感染

E.给予大量肾上腺皮质激素

第二节　胆道肿瘤

浪里淘沙—核心考点

一、临床表现

1.胆囊息肉　右上腹疼痛或不适，症状轻微。餐后腹胀、恶心、呕吐、消化不良等。查体：右上腹深压痛。如胆囊管梗阻，可扪及肿大胆囊。

2.胆囊癌　国际上目前多采用美国癌症联合委员会（AJCC）制定的胆囊癌TNM分期，这种分期对治疗和预后的判断均有帮助。

3.胆管癌　进行性加重的梗阻性黄疸，常伴全身皮肤瘙痒，尿色深黄，白陶土色粪便；上腹部隐痛、胀痛和绞痛，向腰背部放射，伴恶心、呕吐、食欲缺乏、消瘦、乏力等。腹部检查见肝脏肿大，触痛，质硬；胆囊缩小不可触及，肿瘤位于胆囊以下部位者，可触及胆囊；部分病人有腹水征。

二、治疗原则

1.胆囊息肉样病变

（1）观察随访：良性病变者定期随访观察。

（2）手术治疗：①病变直径大于1cm，基底较宽者；②短期内病变迅速增大者；③伴有胆囊结石或症状明显者。**手术方法为胆囊切除术**。

2. 胆囊癌

（1）单纯胆囊切除术：**为本病的主要治疗方法**。

（2）胆囊癌根治术：除切除胆囊外，附近肝组织楔形切除及胆囊引流区域淋巴结清扫，或肝右叶切除等。

（3）姑息性手术：适用于晚期癌肿不能切除者，以缓解黄疸、瘙痒等症状。

3. 胆管癌　**主要为手术切除**。上、中1/3段胆管癌切除肿瘤后行胆管空肠吻合术；下1/3段胆管癌行胰、十二指肠切除术。晚期肿瘤无法切除者行胆管空肠Roux-en-Y吻合术、内引流、PTCD和经PTC或ERCP置入支撑支架等。

参考答案

1.D　2.A　3.C　4.B　5.B　6.C　7.D　8.A　9.D　10.A

第二十一章　胰腺疾病病人的护理

第一节　急性胰腺炎

浪里淘沙—核心考点

一、临床表现

1.症状

（1）**腹痛**：**最主要的症状**，**多为突发性左上腹持续性剧痛或刀割样疼痛**，常在饱餐或饮酒后发生，伴阵发加剧，可波及脐周或全腹，常向左肩或两侧腰背部放射。疼痛常位于中上腹部。弯腰或前倾时可减轻疼痛。

（2）**恶心、呕吐**：发作频繁，早期为反射性，呕吐物为食物、胆汁。晚期由于麻痹性肠梗阻，呕吐物为粪样。如呕吐蛔虫者多为胆道蛔虫病引起。酒精性胰腺炎呕吐常于腹痛时出现，**胆源性胰腺炎呕吐常发生在腹痛之后**。

（3）**腹胀**：由腹腔内渗出液刺激和腹膜后出血引起，麻痹性肠梗阻致肠道积气积液也可引起腹胀。

（4）**黄疸**：病后1~2天出现不同程度黄疸。黄疸越重提示病情越重，预后不良。

（5）**发热**：多为中度热，在38~39℃之间，3~5天后逐渐下降。重型胰腺炎可持续多日不降，提示胰腺感染或脓肿形成，严重者体温不升。合并胆管炎时可有寒战、高热。

（6）**手足抽搐**：**为血钙降低引起**。进入腹腔的脂肪酶使大网膜、腹膜上的脂肪组织被消化，分解为甘油和脂肪酸，后者与钙结合，使血清钙减少。当**血清钙<2.0mmol/L时则提示病情严重，预后差**。

小试身手　1.能反映急性胰腺炎病情严重程度和预后的指标是

　A.血清淀粉酶　　　　　　B.尿淀粉酶　　　　　　C.血清钙

　D.变性血红蛋白　　　　　E.白细胞计数

（7）**休克**：多见于急性出血坏死型胰腺炎，由于大量渗液、出血、呕吐致体液丢失引起低血容量性休克。病人出现烦躁、冷汗、口渴、四肢厥冷、脉细、呼吸浅快、血压下降、尿少。严重者出现发绀、呼吸困难、谵妄、昏迷、脉快、血压测不到、无尿、肾衰竭等。

小试身手　2.急性出血坏死型胰腺炎发生严重休克的原因是

　A.疼痛与感染　　　　　　B.大量液体丧失于腹腔

　C.中毒性心肌炎　　　　　D.毒素吸收和血液容量减少

　E.急性呼吸衰竭

（8）急性呼吸衰竭：突发呼吸窘迫、发绀、出汗等，常规氧疗不能缓解。

（9）急性肾衰竭：与低血容量、休克和胰激肽的作用有关。胰酶引起凝血异常，出现高凝状态，产生微循环障碍，导致肾缺血缺氧。

（10）循环功能衰竭：重症胰腺炎可出现心力衰竭和心律失常。

（11）胰性脑病：表现为神经精神异常，定向力缺乏，精神错乱，伴有幻想、幻觉等。

2.体征

（1）**腹部压痛及腹肌紧张**：其范围在上腹或左上腹部，轻型仅有压痛，重型压痛、反跳痛及肌紧张明显，范围较广泛。

（2）**腹胀**：重型者因腹膜后出血刺激内脏神经引起麻痹性肠梗阻，腹胀明显，肠鸣音消失，呈现"安静腹"，渗出液多时出现移动性浊音。腹腔穿刺抽出血性液体、淀粉酶含量增高，对诊断有意义。

（3）腹部包块：部分重型者形成脓肿或发生假性胰腺囊肿，在上腹可扪及压痛性包块。

（4）**皮肤瘀斑**：部分病人脐周皮肤出现**青紫色瘀斑（Cullen征）**或两侧腰部出现**棕黄色瘀斑（Grey-Turner征）**。其发生是胰酶穿过腹膜、肌层进入皮下引起脂肪坏死所致。

小试身手 3.患者，男性，饱食2小时后中上腹持续性腹痛，并逐渐加剧，向肩、背部放射，伴恶心、呕吐。查体：呈急性面容，表情痛苦，全腹压痛，尤以中上腹为著，并有肌紧张和反跳痛，肠鸣音微弱，肝区未扪及肿块。最可能的诊断是

A.急性胃肠炎　　　　　B.急性胰腺炎

C.急性绞窄性肠梗阻　　D.急性肾或输尿管结石梗阻

E.胃、十二指肠溃疡穿孔

二、治疗原则

轻型采用非手术疗法治疗，重型胆源性胰腺炎及胰腺脓肿、假性胰腺囊肿等需积极支持和手术处理。

1.非手术治疗

（1）**解痉止痛**

1）哌替啶、阿托品肌内注射：腹痛剧烈时使用。**不宜单独使用吗啡止痛，因其可引起Oddi括约肌痉挛**，合用阿托品可对抗其所引起的痉挛。

小试身手 4.急性胰腺炎病人疼痛剧烈时**不宜**使用的止痛剂是

A.阿托品　　　　　B.山莨菪碱　　　　　C.东莨菪碱

D.吗啡　　　　　E.哌替啶

小试身手 5.有关急性胰腺炎的术前护理，下列**错误**的是

A.控制饮食和胃肠减压

B.静脉输液，维持水、电解质平衡

C.应用抗生素

D. 应用胰酶抑制药

E. 剧痛时应用吗啡止痛

2）疼痛剧烈不缓解，可用0.1%普鲁卡因300~500ml，静脉滴注。

（2）**禁食和胃肠减压**：轻型进少量清淡流食，**禁忌脂肪、刺激性食物，重者严格禁食**，以减少或抑制胰液分泌。病情危重或明显腹胀者胃肠减压，抽出胃液，使胰液分泌减少，防治麻痹性肠梗阻。**禁食期间静脉补液、补充热量、营养支持。维持水、电解质平衡，纠正低血钙、低镁、酸中毒和高血糖等。**必要时全肠外营养（TPN）维持水、电解质和热量供应。

（3）**应用抗生素**：常用青霉素、链霉素、庆大霉素、氨苄西林、磺苄西林、先锋霉素等，为控制厌氧菌感染可同时使用甲硝唑。由于胰腺出血坏死，组织蛋白分解产物常成为细菌繁殖的温床，故重型病例应尽早使用。

（4）胰酶抑制药：①抑肽酶，具有抗蛋白酶及胰血管舒缓素的作用。②5-氟尿嘧啶（5-FU），为细胞毒性药物，可抑制DNA、RNA合成，减少胰酶分泌，对胰蛋白酶及磷脂酶A均有抑制作用。

（5）**给予抗胆碱药物**：阿托品、山莨菪碱、东莨菪碱、溴丙胺太林（普鲁本辛）抑制胰液分泌，宜早期反复应用。同时给予制酸药西咪替丁片200mg、4次/日，氢氧化铝凝胶、碳酸氢钠口服以中和胃酸、抑制胰液分泌。**应用生长抑素能有效抑制胰腺分泌作用。**

（6）中药治疗：①清胰汤Ⅰ号，适用于水肿型胰腺炎。②清胰汤Ⅱ号，适用于胆道蛔虫性胰腺炎。

（7）**抗休克**：**重型者早期即出现休克**，主要由于大量体液外渗，循环血容量丢失，故出现**低血容量性休克，是早期死亡原因**。根据CVP、血压、尿量、血细胞比容和电解质水平，补给平衡盐溶液、血浆、新鲜全血、人血白蛋白、右旋糖酐等，以恢复有效循环血量和电解质平衡。上述情况改善后，可使用血管活性药物，首选多巴胺。

2. 手术治疗。

小试身手 6. 下列哪项**不属于**急性胰腺炎术后常见的并发症

A. 出血　　　　　　　　B. 胰瘘　　　　　　　　C. 肠瘘

D. 脾肿大　　　　　　　E. 急性肾衰竭

第二节　胰腺癌和壶腹周围癌

浪里淘沙—核心考点

一、临床表现

1. **上腹部不适及隐痛**　**是胰腺癌最常见的首发症状**，肿瘤常致胰管或胆管梗阻，胆汁排泄不畅，胆道内压力升高，胆管及胆囊扩张，病人出现腹部不适及隐痛。**腹痛**在胰头癌病人中也很常见。胰体尾部癌，腹痛发生率更高，且可由于累及腹腔神经丛而出现显著的上腹痛和腰背痛，<u>提示病变已进入晚期</u>。

2. **食欲减退和消瘦** 是胰腺癌的常见表现，肿瘤使胰液及胆汁排泄受阻，因此影响病人食欲，且有消化吸收不良，体重明显减轻。晚期癌肿浸润或压迫胃十二指肠，可出现上消化道梗阻或消化道出血。

3. **梗阻性黄疸** 是胰头癌的突出表现。肿瘤如靠近壶腹周围，<u>黄疸可较早出现，黄疸常呈持续性且进行性加深</u>。大便颜色变淡，呈白陶土色。皮肤黄染，呈棕色或古铜色，皮肤瘙痒。

小试身手 7.胰头癌最主要的临床表现是

A. 食欲缺乏   B. 恶心呕吐   C.乏力消瘦

D. 黄疸   E.上腹部饱胀不适

小试身手 8.患者，男，50岁，3个月来经常上腹部不适，食欲不振，近1个月来，出现黄疸并进行性加重。查体：全身黄染明显，肝大，肋下3cm，并能触到胆囊，最大可能是

A.病毒性肝炎   B.胆囊结石   C.胰头癌

D.慢性胰腺炎   E.肝内胆汁淤积症

4. 胰头癌除引起梗阻性黄疸外，右上腹可扪及胆囊肿大。梗阻性黄疸伴胆囊肿大常提示壶腹周围肿瘤。

5. 晚期胰腺癌出现上腹肿块，腹水征阳性，可有恶病质及肝、肺或骨骼转移等表现。

小试身手 9. 患者，男，50岁。皮肤黄染进行性加重，食欲减退1个月。无腹痛，不发热，粪便呈陶土色。查体：肝右肋缘下2cm，质韧，胆囊可触及，血胆红素86μmol/L（5mg/dl）。可能的诊断为

A.胆总管结石   B.壶腹周围癌

C.慢性胰腺炎   D.狭窄性胆管炎

E.慢性肝炎

二、治疗原则

1.**手术切除** 以手术治疗为主。常用术式有以下几种。

（1）**胰头、十二指肠切除术（简称Whipple术）：是胰头癌首选的根治性切除术式。**

（2）全胰切除术（TP）：适用于癌症波及整个胰腺，无肝转移及腹膜种植者。此为全胰切除术的绝对适应证。

（3）胰体尾部切除术（DP）：适用于胰体尾部癌无转移者。连同脾脏、胰体尾部肿瘤及周围淋巴结一并切除。

（4）保留幽门的胰、十二指肠切除术（PPPD）：仅适用于壶腹癌、较小的胰头癌，十二指肠壶腹及胃幽门部无癌直接浸润，胃周围淋巴结无转移者。

2. 放射治疗　放射治疗已成为胰腺癌治疗的主要手段之一。

3. 化学治疗。

第三节　胰岛素瘤

浪里淘沙—核心考点

一、临床表现

典型症状为低血糖发作，清晨、傍晚或劳累后发作，可因精神刺激、发热或月经来潮诱发。主要表现为冷汗、面色苍白、心慌、四肢发凉、手足震颤、饥饿无力、头痛、头晕、视力模糊、焦躁不安、精神恍惚、意识不清、反应迟钝。长时间低血糖可出现精神异常、思维错乱、躁狂及行为异常，甚至失语和瘫痪，有病人表现为意识突然丧失、牙关紧闭、四肢抽搐、瞳孔散大、大小便失禁等。上述症状**在进食或静脉注射葡萄糖后能迅速缓解，**病人对发作时的情况不能记忆。长时间低血糖发作，将引起不可逆转的智力低下。

二、治疗原则

手术切除是治疗胰岛素瘤的唯一有效方法，一旦确诊应尽早手术。

参考答案

1.C　2.D　3.B　4.D　5.E　6.D　7.D　8.C　9.B

第二十二章 外科急腹症病人的护理

急腹症的类型

一、临床表现

（一）病史

1.**现病史** 评估腹痛的诱因、始发部位、性质、程度及治疗效果。

（1）**腹痛 是急腹症的主要症状。**

1）发生的诱因：**急腹症常与饮食有关**，如急性胰腺炎常与暴饮暴食和酗酒有关，胆绞痛常发生在进油腻食物后。

2）部位及范围：腹痛部位一般就是病变部位，且范围越大提示病情越重。但某些炎症性、梗阻性疾病早期腹痛定位常不明确，当刺激波及壁腹膜时，疼痛才出现在病变器官所在部位。

3）**性质及过程**：阵发性绞痛见于空腔脏器梗阻如机械性肠梗阻等，是因平滑肌痉挛所致；持续性钝痛是因腹腔脏器受到炎症、缺血、出血性病变等的持续性刺激所致，但**溃疡病穿孔可引起化学性腹膜炎而呈刀割样锐痛**；当空腔脏器梗阻合并绞窄时，**腹痛呈持续性剧痛伴阵发性加剧**；**麻痹性肠梗阻以持续性胀痛**为特征，胆道蛔虫病常出现间歇性剑突下"钻顶样"剧痛。

小试身手 1.下列有关急腹症的腹痛性质及过程描述**错误**的是

A.腹腔炎症或出血性病变的刺激常导致持续性阵痛

B.溃疡病穿孔等引起化学性腹膜炎常导致刀割样锐痛

C.空腔脏器梗阻合并绞窄时常表现为阵发性绞痛

D.麻痹性肠梗阻常表现为持续性胀痛

E.胆道蛔虫病常表现为间歇性剑突下"钻顶样"剧痛

4）程度：一般情况下，腹痛加剧常提示病情加重，腹痛减轻提示病情缓解，但急性阑尾炎穿孔后腹痛短时间内减轻，随后病情加重。

（2）其他伴随症状

1）**呕吐**：腹痛初起常因内脏神经末梢受刺激出现反射性呕吐，呕吐量和次数少，为胃内容物；**机械性肠梗阻呕吐频繁而剧烈**；腹膜炎致肠麻痹，呕吐呈溢出性。**幽门梗阻时呕吐物无胆汁**；**高位肠梗阻呕吐多量胆汁**；**粪臭样呕吐物提示低位小肠梗阻**；**血性或咖啡色呕吐物提示肠绞窄**。

2）**腹胀**：腹胀逐渐加重应考虑为低位肠梗阻，或腹膜炎病情恶化引发麻痹性肠梗阻。

3）**排便改变**：<u>肛门停止排便排气是肠梗阻典型症状之一</u>；**腹腔脏器炎症伴大便次数增多或里急后重感**，应考虑**盆腔脓肿**形成；**果酱样血便或黏液血便是肠套叠**的特征。

4）**发热**：腹痛后发热提示继发感染。

5）**黄疸**：见于肝胆疾病或继发肝胆病变。

6）**血尿或尿频尿急尿痛**：见于泌尿系损伤、结石或感染等。

2. 月经史　对有生育能力的妇女，应准确询问月经史。

3. 既往史　了解既往病史有助于估计急腹症的原因。

（二）体格检查

（1）全身情况：评估生命体征、神志、体位、有无休克等。

（2）腹部检查

1）观察腹部形态及腹式呼吸运动：有无肠型、胃肠蠕动波，有无局限性隆起等。

2）腹部有无压痛：压痛部位常是病变部位。如有腹膜刺激征，应了解其部位、范围及程度。

3）腹部包块：若触及腹部包块，应注意其部位、大小、形状、质地、压痛情况、活动度等。

4）浊音界：胃肠穿孔或肠胀气时肝浊音界缩小或消失；炎性肿块、扭转肠袢可呈局限性浊音区；腹膜炎渗液或腹腔内出血可有移动性浊音。

5）肠鸣音：肠鸣音亢进、气过水声。机械性肠梗阻初起时肠鸣音增加，音质高亢，常伴气过水声；发生腹膜炎时肠鸣音减弱或消失。

6）**直肠指检**：**是判断急腹症病因及其病情变化的简易有效方法**。如急性阑尾炎时直肠右侧触痛；直肠膀胱陷凹（或直肠子宫陷凹）脓肿时直肠前壁饱满、触痛、有波动感；**指套染有血性黏液考虑为肠管绞窄**等。

二、治疗原则

诊断明确者，需紧急手术治疗。暂时难以明确诊断者，应对症处理，密切观察病情变化，进行抗休克、补液及抗感染治疗，**不轻易使用止痛药**，以免影响病情观察。未能排除肠坏死、肠穿孔等**不可灌肠和使用泻药**。出现下列情况者应积极剖腹探查：腹腔内出血不止；疑有肠坏死或肠穿孔而致严重腹膜炎者；经积极非手术治疗后病情无好转反而加重者。

参考答案

1. C

第二十三章　周围血管疾病病人的护理

第一节　深静脉血栓形成

一、临床表现

主要表现为血栓静脉远端回流障碍症状，可出现患肢肿胀、疼痛，浅静脉曲张、发热等。

1.上肢深静脉血栓形成前臂和手部肿胀，上肢下垂时症状加重。

2.上下腔深静脉血栓形成

（1）上腔静脉血栓：上肢静脉回流障碍表现为面颈部肿胀，球结膜充血水肿等。

（2）下腔静脉血栓：常为下肢深静脉血栓向上蔓延所致，下肢深静脉回流障碍，躯干浅静脉扩张；可有心悸，甚至轻微活动即可引起心慌、气短等心功能不全的症状等。

3.下肢深静脉血栓形成

（1）小腿肌肉静脉丛血栓形成（周围型）：小腿肌肉静脉丛为手术后深静脉血栓形成的好发部位。

（2）髂股静脉血栓形成（中央型）：左侧多见，起病急骤；局部疼痛、压痛等。

（3）全下肢深静脉血栓形成（混合型）：临床上最常见，可为前两者表现的相加。

小试身手 1.下肢深静脉血栓形成最常见的临床表现是

A.下肢突然疼痛　　　B.下肢突然肿胀　　　C.下肢浅静脉曲张

D.足部动脉搏动消失　　　E.足背青肿

二、治疗原则

深静脉血栓形成主要是非手术治疗，发病48小时以内的中央型和混合型患者及发生股部青肿趋向静脉性坏疽者考虑手术治疗。

1.非手术治疗

（1）一般治疗：下肢急性深静脉血栓病人须卧床休息2周，患肢抬离床面20~30cm，下床活动时穿弹力袜或绑弹力绷带，以促进静脉回流。

（2）抗凝疗法：是治疗急性深静脉血栓形成最主要的方法。常用药物：肝素、香豆素类衍化物。

（3）溶栓疗法：在发病7天内可采用溶血栓疗法。常用药物为尿激酶。

（4）其他：口服肠溶阿司匹林和双嘧达莫等抑制血小板聚集药。

2. 手术治疗　Fogarty气囊导管取栓术适用于广泛性髂股静脉血栓伴动脉痉挛出现股青肿者。发病48小时内手术效果较好。

第二节　血栓闭塞性脉管炎

浪里淘沙—核心考点

一、临床表现

起病隐匿，开始常一侧下肢受累，后来才累及对侧。症状分为3个阶段：

1. **局部缺血期**　**以感觉和皮肤色泽改变为主**，表现为患肢动脉供血不足，出现肢端发凉、怕冷及**间歇性跛行**等。

2. **营养障碍期**　以疼痛和营养障碍为主，此期除血管痉挛加重外，动脉阻塞，**出现静息痛**。常有肌肉抽搐，尤以夜间为甚。患肢胫后动脉和足背动脉搏动消失；Buerger征阳性；足背静脉充盈时间延长。

3. **坏疽期**　以溃疡和坏疽为主，患肢动脉完全闭塞，肢体远端发生干性坏疽。继发感染后转为湿性坏疽。病人疼痛剧烈，彻夜难眠，**屈膝抱足为此期的典型体位**。

小试身手　2. 血栓闭塞性脉管炎患者出现持续患肢疼痛，趾甲变形，皮肤干燥，肌肉抽搐等症状，此时疾病处于哪个阶段

A. 局部缺血期　　　　　B. 缺血痉挛期　　　　　C. 营养障碍期

D. 血栓形成期　　　　　E. 坏疽期

小试身手　3. 右下肢反复发作静脉炎，并有间歇性跛行，最可能的诊断是

A. 雷诺病　　　　　　　B. 动脉栓塞　　　　　　C. 大动脉炎

D. 血栓闭塞性脉管炎　　E. 动脉硬化性闭塞症

二、治疗原则

防止病情发展，改善和促进下肢血液循环。

1. 一般疗法

（1）**严禁吸烟**，以消除烟碱对血管的刺激作用。

（2）**防止受冷、受潮和外伤，不宜使用热疗**，以免增加组织需氧量。

（3）**患肢进行锻炼，以促进侧支循环建立**。

（4）止痛：**疼痛是本病较为突出的症状**，当患肢出现溃疡、坏疽或继发感染时，疼痛加重，一般镇痛药物难以奏效，可适当使用吗啡或哌替啶类药物止痛。

2.药物治疗

（1）**低分子右旋糖酐**500ml，或加丹参注射液20ml静脉滴注，每日1次。低分子右旋糖酐可减少血液黏稠度，抗血小板黏聚，改善微循环。

（2）血管扩张药：妥拉唑林、烟酸交替联合使用。

3.高压氧疗法　在高压氧舱内，提高血氧含量，增加肢体血氧弥散，改善组织缺氧，可促进溃疡愈合。

4.创面处理　干性坏疽创面，消毒后包扎创面，预防继发感染；感染创面可湿敷处理；组织坏死已有明确界限者做截肢（趾、指）术。

5.手术治疗。

参考答案

1.B　2.C　3.D

第二十四章　颅内压增高病人的护理

第一节　颅内压增高

一、临床表现

1. 颅内压增高"三主征"　头痛、呕吐和视神经乳头水肿称为颅内压增高三主征。头痛是颅内压增高最常见症状，因颅内压增高使脑膜血管和神经受刺激引起。常在晨起或夜间出现，咳嗽、低头、用力时加重，头痛部位常在前额、两颞或是枕后或眶部。呕吐因迷走神经受激惹引起，常在头痛剧烈时出现，呈喷射性，可伴恶心，与进食无关。视神经乳头水肿是颅内压增高的重要客观体征，常为双侧性，早期多不影响视力，长久可引起视力减退，严重者失明。

小试身手 1. 颅内压增高的典型表现是

A. 躁动不安，胡言乱语

B. 呼吸减慢，血压降低

C. 意识障碍加重

D. 头痛、呕吐、视神经乳头水肿

E. 眩晕、伴脉搏加速

2. 生命体征改变　早期生命体征出现血压升高，脉搏慢而有力，呼吸深而慢（二慢一高），这种典型改变称为库欣（Cushing）反应。病情严重者出现血压下降、脉搏细速、呼吸浅促或潮式呼吸，最终因呼吸循环衰竭而死亡。

小试身手 2. 颅内压增高早期生命体征的变化是

A. 血压升高，脉搏慢而有力，呼吸深而慢

B. 血压升高，脉搏慢而有力，呼吸浅而快

C. 血压降低，脉搏慢而有力，呼吸深而慢

D. 血压降低，脉搏慢而有力，呼吸浅而快

E. 血压降低，脉压减小，呼吸深而慢

3. 意识障碍　急性颅内压增高时有进行性意识障碍。慢性颅内压增高时出现神志淡漠、反应迟钝，症状时轻时重。

4. 其他症状与体征　引起展神经麻痹或复视、头晕、猝倒等。婴幼儿颅内压增高可见囟门饱满、颅缝增宽、头颅增大、头皮静脉怒张等。

二、治疗原则

去除病因是最根本的治疗方法，如手术清除颅内血肿、切除颅内肿瘤、处理大片凹陷性骨折、控制颅内感染等。对原因不明或一时不能解除病因者，先限制液体入量，应用脱水药、糖皮质激素，冬眠低温疗法，减轻脑水肿，降低颅内压。对脑积水病人先穿刺侧脑室引流，暂时降低颅内压，待病因明确后再行手术治疗。

`小试身手` 3. 颅内压增高最根本的治疗方法是

A. 对症处理　　　　　　B. 去除病因　　　　　C. 控制感染

D. 低温冬眠疗法　　　　E. 立即手术

第二节　急性脑疝

一、临床表现

1. **小脑幕切迹疝**　典型表现是在颅内压增高的基础上，**病人出现进行性意识障碍**，患侧瞳孔最初短暂缩小，以后逐渐散大，直接或间接对光反射消失，并伴有患侧上眼睑下垂及眼球外斜。病变对侧肢体瘫痪、肌张力增加、腱反射亢进、病理征阳性。如病情继续发展，病人出现深昏迷，双侧眼球固定及瞳孔散大、对光反射消失，四肢全瘫，去皮质强直，生命体征严重紊乱，最后呼吸心跳停止。

`小试身手` 4. 小脑幕切迹疝主要临床表现为头痛、呕吐及

A. 视神经乳头水肿

B. 血压升高、脉搏呼吸变慢

C. 颈项强直，早期出现生命体征紊乱，意识、瞳孔改变较晚

D. 意识障碍，病变同侧瞳孔散大伴对侧瘫痪

E. 对侧肢体偏瘫

2. **枕骨大孔疝**　病人剧烈头痛，以枕后部疼痛为甚，反复呕吐，颈项强直或强迫体位，**生命体征改变出现较早**，意识障碍出现较晚。因脑干缺氧，瞳孔忽大忽小。当呼吸中枢延髓受压时，**病人早期即可突发呼吸骤停而死亡**。

`小试身手` 5. 枕骨大孔疝可以造成

A. 颅内压增高　　　　　　B. 硬脑膜下血肿

C. 小脑挫裂伤　　　　　　D. 呼吸、循环中枢受压

E. 通过血管运动中枢引起高血压危象

二、治疗原则

一旦发生脑疝，**应立即快速输入高渗脱水药，同时尽快手术，去除病因**。若难以确诊或虽确诊但无法手术者，选择姑息性手术降低颅内压。

三、急救护理

1. **紧急处理**　保持呼吸道通畅并给氧，**立即静脉快速输入甘露醇**、地塞米松、

呋塞米等，以暂时降低颅内压；同时紧急做好术前准备，密切观察生命体征、瞳孔变化。呼吸功能障碍者立即气管插管行辅助呼吸。

2. **病情观察**　观察意识、生命体征、瞳孔和肢体活动。意识可反映大脑皮质和脑干功能状态，评估意识障碍的程度、持续时间和演变过程，是分析病情进展的重要指标；**急性颅内压增高早期病人生命体征常有"二慢一高"现象；**瞳孔的观察对判断病变部位具有重要的意义，注意双侧瞳孔大小，是否等大、等圆及对光反应的灵敏度，颅内压增高病人出现**病侧瞳孔先小后大，对光反应迟钝或消失，应警惕小脑幕切迹疝。**

参考答案

1.D　2.A　3..B　4.D　5.D

第二十五章　颅脑损伤病人的护理

第一节　颅骨骨折

一、临床表现

1. **颅盖骨折**　线形骨折常合并头皮损伤，依靠触诊很难发现。凹陷范围大、软组织出血不多的骨折，**触诊可确定**，但小的凹陷骨折需**X线摄片**才能发现。凹陷的骨折片陷入颅内，局部脑组织受压或合并颅内血肿。

2. **颅底骨折**　颅底骨折常伴硬脑膜破裂引起脑脊液外漏或颅内积气。

（1）**颅前窝骨折**：眼睑青紫，眼结膜下出血，俗称"熊猫眼征""兔眼征"，鼻和口腔流出血性脑脊液，合并**嗅神经和视神经损伤**。

小试身手　1. 颅前窝骨折最易伤及

A. 展神经　　　　　　　B. 嗅神经　　　　　　　C. 面神经

D. 听神经　　　　　　　E. 滑车神经

小试身手　2. 熊猫眼征是哪种颅脑损伤的特殊表现

A. 颅前窝骨折　　　　　B. 颅中窝骨折　　　　　C. 颅后窝骨折

D. 脑挫伤　　　　　　　E. 颅内血肿

（2）**颅中窝骨折**：耳后乳突区皮下淤血。脑脊液从外耳道流出，如鼓膜未破，则可沿咽鼓管入鼻腔形成鼻漏；骨折累及蝶骨会出现脑脊液鼻漏。可损伤面神经和听神经。

（3）**颅后窝骨折**：耳后及枕下部皮下瘀斑，脑脊液漏至胸锁乳突肌和乳突后皮下，偶有第9~12对脑神经损伤。

3种颅底骨折类型的区别见表2-25-1。

表2-25-1　颅底骨折的类型及区别

颅底骨折部位	主要表现	脑脊液漏	损伤神经
颅前窝	"熊猫眼征""兔眼征"	鼻漏	**嗅神经和视神经**
颅中窝	耳后乳突区皮下淤血	**鼻漏、耳漏**	面神经和听神经
颅后窝	耳后及枕下部皮下瘀斑	—	第9~12对脑神经

3. **颅盖骨线形骨折**　头颅X线摄片能发现。**CT检查对颅底骨折有诊断意义**。

小试身手 3.颅底骨折诊断的最可靠依据是

A.颅底X线片　　　　　B.脑脊液耳、鼻漏　　　C.颅底头皮下出血

D.颅底骨质凹陷　　　　E.颅神经损伤

二、治疗原则

　　颅盖骨线形骨折或凹陷性骨折下陷浅时不需处理；**骨折凹陷范围超过3cm、深度超过1cm，兼有脑受压症状者需手术摘除陷入的骨片。**颅底骨折无特殊处理，**重点是预防颅内感染**，一般脑脊液漏2周内愈合。**脑脊液漏4周不能自行愈合者**，考虑硬脑膜修补术。

三、护理问题

　　潜在并发症：①颅内出血；②颅内感染。

第二节　脑损伤

浪里淘沙—核心考点

一、脑震荡

　　脑震荡是指头部受到撞击后，立即发生一过性神经功能障碍，无肉眼可见的病理改变，但在显微镜下可见神经组织结构紊乱。

　　1. 临床表现及诊断　伤后立即出现短暂意识丧失，一般持续时间不超过30分钟，同时伴有面色苍白、出冷汗、血压下降、脉搏缓慢、呼吸浅慢，生理反射迟钝或消失。意识恢复后，对受伤时甚至受伤前一段时间内的情况不能回忆，而对往事记忆清楚，称为逆行性遗忘。清醒后感头痛、头晕、恶心呕吐、失眠、情绪不稳、记忆力减退，一般持续数日或数周。神经系统检查无阳性体征。

小试身手 4.患者，男性，18岁，不慎从树上掉下，后枕部着地后，有意识障碍约15分钟，清醒后有逆行性遗忘，并有头痛、恶心、呕吐。最可能的诊断是

A.脑挫伤　　　　　　　B.脑震荡　　　　　　　C.硬脑膜下血肿

D.硬脑膜外血肿　　　　E.脑内血肿

　　2. 治疗原则　无需特殊治疗，**卧床休息5~7天**，给予镇静等对症处理，多在2周内恢复正常。

二、脑挫裂伤

(一)临床表现及诊断

　　1. **意识障碍**　是脑挫裂伤最突出的症状，伤后可立即昏迷，持续时间长短不一，由数分钟至数小时、数天、数月不等，严重者长期昏迷。

小试身手 5.脑挫裂伤最突出的症状是

A.头痛　　　　　　　B.呕吐　　　　　　　C.失语

D.瘫痪　　　　　　　E.意识障碍

2.局灶症状与体征　脑皮质功能受损时**伤后立即出现神经功能障碍症状或体征**，如语言中枢损伤出现失语，运动区受损伤出现对侧肢体瘫痪等。

3.**头痛、呕吐**　与颅内压增高、脑血管运动功能障碍或外伤性蛛网膜下隙出血有关。合并蛛网膜下隙出血时脑膜刺激征阳性，脑脊液检查有红细胞。

4.**颅内压增高与脑疝**　因继发脑水肿和颅内出血引起，早期意识障碍或偏瘫加重，或意识障碍好转后又加重。脑干损伤是脑挫裂伤中最严重的类型。

5.诊断　**CT或MRI检查**可显示脑挫裂伤部位、范围、脑水肿程度及有无脑室受压等。

（二）治疗原则

保持气道通畅，**防止脑水肿，脱水**。加强支持治疗和对症处理。当出现脑疝征象时，应开颅减压或局部病灶清除。

三、颅内血肿

（一）临床表现及诊断

1.**硬脑膜外血肿**　常因颅骨颞侧骨折致**脑膜中动脉破裂**引起。病人意识障碍有3种表现：①**典型意识障碍是伤后昏迷有"中间清醒期"，即昏迷—清醒—再昏迷**；②原发性脑损伤严重，**伤后持续昏迷并进行性加重**，血肿症状被原发性脑损伤掩盖；③原发性脑损伤轻，**伤后无原发性昏迷，至血肿形成后出现继发性昏迷**。病人昏迷前或中间清醒期常有头痛、呕吐等症状，**幕上血肿大多有典型小脑幕切迹疝的表现**。

小试身手 6.外伤后急性硬脑膜外血肿患者典型的意识障碍形式是

A.清醒与蒙眬状态交替出现

B.持续性昏迷加重

C.早期清醒，随后逐渐昏迷

D.清醒，随后昏迷，再次清醒

E.昏迷，随后清醒，再次昏迷

小试身手 （7~8题共用备选答案）

A.脑震荡　　　　　　B.脑挫裂伤　　　　　C.颅底骨折

D.硬脑膜外血肿　　　E.硬脑膜下血肿

7.易出现逆行性遗忘的是

8.易出现中间清醒期的是

2.**硬脑膜下血肿**

（1）急性或亚急性硬脑膜下血肿：因脑皮质血管破裂所致。**伤后持续昏迷或昏**

迷进行性加重，少有中间清醒期，<u>较早出现颅内压增高症状</u>。

（2）<u>慢性硬脑膜下血肿</u>：较少见，多见于老年人，病程较长。有轻微头部外伤史，主要表现为<u>慢性颅内压增高症状</u>，也可有偏瘫、失语、局限性癫痫等局灶症状，有时伴有智力下降、记忆力减退、精神失常等症状。

小试身手（9~10题共用题干）

患者，男，35岁。慢性颅内压增高症状，CT显示颅内占位性病变，并压迫脑组织，出现了精神异常，表现为淡漠，情绪欣快，注意力不集中。

9. 患者的病变部位可能是

A. 额叶 　　　　　　B. 中央前回 　　　　　　C. 中央后回

D. 小脑 　　　　　　E. 枕叶

10. 最可能的诊断为

A. 颅脑损伤 　　　　　B. 硬膜下血肿 　　　　　C. 颅内肿瘤

D. 颅骨骨折 　　　　　E. 脑疝

3. 脑内血肿　多因脑挫裂伤导致脑皮质内血管破裂引起，常与硬脑膜下血肿并存，临床表现与脑挫裂伤和急性硬脑膜下血肿类似。

（二）治疗原则

<u>颅内血肿一经诊断，原则上手术清除血肿</u>，并彻底止血。

四、护理

护理评估

1. 健康史　了解受伤经过、意识状态、伤后有无颅内压增高、脑脊液漏。
2. 身体状况　评估伤后生命体征、意识、瞳孔及神经系统体征的变化。
3. 心理和社会支持情况　了解病人和家属对颅脑损伤及其预后的心理反应。

参考答案

1.B　2.A　3.B　4.B　5.E　6.E　7.A　8.D　9.A　10.B

第二十六章 常见颅脑疾病病人的护理

第一节 颅内肿瘤

颅内肿瘤（又称脑瘤）包括来源于脑膜、脑组织、脑血管、垂体、脑神经等组织的原发性肿瘤，以及来自其他部位恶性肿瘤转移到颅内的继发性肿瘤。常见的原发性肿瘤包括脑膜瘤、神经胶质瘤、听神经瘤、垂体腺瘤、颅咽管瘤等。

一、临床表现及诊断

颅内肿瘤所在部位不同，临床表现不同，但颅内压增高和神经功能定位症状是其共同表现。

1. **颅内压增高** 约90%以上的病人出现颅内压增高的症状，常呈慢性、进行性加重，如未得到及时治疗，轻者出现视神经萎缩，视力减退，最终失明；重者引起脑疝。

2. 定位症状与体征 肿瘤对脑组织直接刺激、压迫和浸润破坏引起的症状。根据定位症状可判断病变部位。

3. 影像学检查 包括颅骨摄片、脑血管造影、脑室造影以及CT和MRI检查。**CT和MRI是目前最常用的检查方法**，可确定肿瘤部位、大小、脑室受压和脑组织移位情况。

垂体腺瘤来源于腺垂体，属良性肿瘤，根据细胞分泌功能不同分为催乳素腺瘤、促肾上腺皮质激素瘤、生长激素腺瘤及混合性腺瘤。病人出现内分泌功能障碍的表现，**血清内分泌激素**检查有助于确诊。

二、治疗原则

1. **手术治疗** **手术切除脑肿瘤是主要治疗方法**。

2. 放射治疗 肿瘤位于重要功能区或部位深不宜手术者，对放射线敏感的恶性肿瘤可选放射治疗。

3. 化学药物治疗。

第二节 颅内动脉瘤

颅内动脉瘤是颅内局部血管壁异常产生的囊性膨出，<u>多数位于大脑动脉环的前</u>

部及其邻近的动脉主干上。发病原因包括先天性缺陷，后天性动脉粥样硬化和高血压等。以40~60岁人群多见。

1. 临床表现及诊断 小动脉瘤破裂前无症状，大动脉瘤压迫邻近组织出现局灶症状。如**颈内动脉-后交通支动脉瘤**可出现病侧动眼神经麻痹，单侧眼睑下垂、瞳孔散大、内收、上视、下视不能，直接间接对光反射消失。在运动、情绪激动、咳嗽等诱因作用下动脉瘤破裂出血，血液流至蛛网膜下隙，病人出现剧烈头痛、呕吐、意识障碍和脑膜刺激征阳性等。**脑血管造影**是确诊颅内动脉瘤必需的检查方法。

2. 治疗原则 及早手术或介入治疗，防止出血和再出血。

第三节 颅内动静脉畸形

浪里淘沙—核心考点

颅内动静脉畸形是先天性脑血管发育异常，是由一支或几支发育异常供血动脉、引流静脉形成的病理脑血管团，动脉与静脉直接交通，其间无毛细血管网，畸形血管周围的脑组织因缺血而萎缩。好发于20~30岁人群，男性稍多于女性。

1. 临床表现及诊断 畸形血管破裂致脑内、脑室内和蛛网膜下隙出血，**最常见的首发症状是意识障碍、头痛、呕吐，较常见的症状是癫痫**。病人出现运动、感觉、视野及语言功能障碍，累及脑组织范围广泛者，可出现智力障碍及精神症状。**脑血管造影**是确诊的必需手段。

小试身手（1~3题共用选项）

A. 意识障碍、头痛、呕吐及癫痫症状
B. 慢性、进行性颅内压增高症状和局灶症状
C. 剧烈头痛、呕吐、意识障碍和脑膜刺激征
D. 突然剧烈头痛、头晕、呕吐、语言不清、一侧肢体无力、半身麻木
E. 突发单侧肢体无力、感觉麻木、单眼短暂失明及失语，多无意识障碍

1. 出血性脑卒中的常见临床表现是
2. 颅内肿瘤的常见临床表现是
3. 颅内动静脉畸形的常见临床表现是

2. 治疗原则 **手术切除是最根本的治疗方法**。对脑深部或重要功能区直径小于3cm的颅内动静脉畸形，用伽马刀治疗，对血流丰富且体积较大者行血管内栓塞术。

第四节 脑卒中的外科治疗

浪里淘沙—核心考点

脑卒中又称脑中风或脑血管意外，是指有潜在脑血管疾病的病人，在各种诱因

作用下引起脑内动脉狭窄、闭塞或破裂，造成急性脑血液循环障碍，临床上表现为一过性或永久性脑功能障碍。脑卒中分为缺血性脑卒中和出血性脑卒中。

一、缺血性脑卒中

缺血性脑卒中发病率占脑卒中的60%~70%，脑动脉粥样硬化致管腔狭窄导致血栓形成，引起该动脉供血区脑组织缺血是主要原因。或颈动脉粥样斑块脱落造成脑缺血坏死。血流缓慢和血压下降是本病的诱因，故病人常在睡眠中发病。

1. 临床表现及诊断 分为3种类型。①**短暂性脑缺血发作（TIA）**：神经功能障碍持续数分钟至数小时，在24小时内恢复正常，可反复发作。主要表现为突发单侧肢体无力或瘫痪、感觉麻木、单眼短暂失明及失语等，多无意识障碍。椎动脉系统闭塞主要表现为眩晕、恶心呕吐、眼球震颤、步态不稳、复视、耳鸣及猝倒等。②**可逆性缺血性神经功能障碍（RIND）**：临床表现类似TIA，但持续时间超过24小时，可达数天。③完全性脑卒中（CS）：症状较上述两种类型严重，有不同程度昏迷，神经功能障碍长期不能恢复。

小试身手 4. 患者，男，69岁。有动脉粥样硬化病史20年，近期多次出现突发的右侧肢体无力，麻木，数分钟后可自行缓解，发作时意识清楚。考虑该患者发生了

A. 颅内肿瘤　　　　　　B. 可逆性缺血性神经功能障碍

C. 短暂性脑缺血发作　　D. 完全性脑卒中

E. 脑出血

小试身手 5. 缺血性脑卒中患者出现神经功能障碍持续48小时，后完全恢复，最有可能是

A. 短暂性脑缺血

B. 暂时性缺血性神经功能障碍

C. 可逆性缺血性神经功能障碍

D. 部分性缺血性神经功能障碍

E. 完全性脑卒中

脑血管造影可发现病变部位、性质、范围和程度。发病24~48小时后CT显示缺血病灶，MRI提示动脉狭窄和闭塞程度。

2. 治疗原则 先内科治疗，卧床休息、扩血管、抗凝、稀释血液及扩容。脑动脉完全闭塞者24小时内手术治疗。

二、出血性脑卒中

出血性脑卒中（又称脑出血）多见于50岁以上有高血压及动脉粥样硬化的病人，出血是因粟粒状微动脉瘤破裂，导致脑实质内出血，血肿压迫脑组织，发生颅内压增高甚至脑疝，是高血压病人主要的死亡原因。出血部位多在大脑半球深部的基底核壳处，少数发生在小脑及脑干。

1. 临床表现及诊断　剧烈活动、情绪激动、饮酒、便秘等引起血压急剧升高而发病。病人突发剧烈头痛、头晕、呕吐、语言不清、一侧肢体无力、半身麻木；严重者意识障碍、偏瘫、失语以及大小便失禁；病人呼吸深且有鼾声，脉搏慢而有力、血压升高，甚至去皮质强直、生命体征紊乱，伴消化道出血。

急性脑出血首选CT检查。

2. 治疗原则　急性期绝对卧床休息、止血、脱水、降血压和颅内压，病情继续加重者考虑手术清除血肿，控制活动性出血。常用手术方法为开颅血肿清除并行减压术，或颅骨钻孔血肿穿刺吸除术。

参考答案

1.D　2.B　3.A　4.C　5.C

第二十七章　胸部损伤病人的护理

第一节　肋骨骨折

浪里淘沙—核心考点

一、临床表现

1.**症状**　局部疼痛，咳嗽、深呼吸或改变体位时加剧，部分病人咯血。多根多处肋骨骨折有呼吸困难、发绀、气促、休克等。

2.**体征**　受伤胸壁压痛、肿胀、畸形，有时可触及骨折断端及骨摩擦感；**多根多处肋骨骨折时患侧胸壁有反常呼吸运动，皮下气肿。**

小试身手　1.患者，女性，28岁。右胸部外伤后，局部疼痛，咳嗽时加重，且胸壁局部出现反常呼吸运动，应首先考虑为

A.多根多处肋骨骨折　　　B.单根单处肋骨骨折　　　C.胸壁软组织挫伤

D.闭合性气胸　　　　　　E.血胸

二、治疗原则

1.**闭合性单处肋骨骨折**　止痛、固定胸廓和防治并发症。

（1）固定胸廓：用多头胸带或胶布固定胸部。胶布行叠瓦式固定，由下向上，后起健侧脊柱旁，前方越过胸骨。

（2）药物镇痛：遵医嘱口服镇痛药，如吲哚美辛、布洛芬、地西泮、可待因、曲马多、吗啡等或中药三七片、云南白药等，也可用1%普鲁卡因行肋间神经阻滞或封闭骨折处。

（3）防治并发症：鼓励病人咳嗽、咳痰。

2.闭合性多根多处肋骨骨折

（1）止痛、局部固定或加压包扎。

（2）出现反常呼吸运动应首先处理，采用牵引固定或厚棉垫加压包扎，以消除反常呼吸，促进患肺复张。

小试身手　2.患者，男性，32岁，驾车时因急刹车造成多根多处肋骨骨折，应采取的急救方法是

A.立即吸氧，止痛　　　B.应用胸腔闭式引流　　　C.加压包扎固定胸部

D.肋骨牵引固定　　　　E.注射破伤风抗毒素

（3）建立人工气道：对咳嗽无力、不能有效排痰或呼吸功能不全者行气管插管或气管切开。

（4）预防感染：清除呼吸道分泌物，防止感染。

3. 开放性肋骨骨折

（1）清创与固定：彻底清创，分层缝合后包扎固定。多根多处肋骨骨折者清创后内固定。

（2）胸膜穿破者行胸腔闭式引流。

（3）使用抗生素预防感染。

第二节　气　胸

浪里淘沙—核心考点

一、闭合性气胸

1. **临床表现**　肺萎陷30%以下者多无明显症状，肺萎陷30%以上者可出现胸闷、胸痛和气促等，气管向健侧移位，患侧叩诊呈鼓音，听诊呼吸音减弱或消失。

2. **治疗原则**　小量气胸无需治疗，1~2周内自行吸收。大量气胸行胸膜腔穿刺抽气，减轻肺萎缩，必要时行胸腔闭式引流术，以排除积气促进肺膨胀。遵医嘱使用抗生素预防感染。

二、开放性气胸

1. **临床表现**　气促、发绀、呼吸困难、休克等。胸部检查可见患侧胸壁伤口，呼吸时可听到空气进入胸膜腔伤口的响声。胸部及颈部皮下可触及捻发音，患侧胸部叩诊呈鼓音，听诊呼吸音减弱或消失，气管、心脏向健侧移位。

2. 治疗原则

（1）**紧急封闭伤口**　用无菌敷料如凡士林纱布加棉垫封闭伤口，再用胶布或绷带包扎固定，**使开放性气胸变为闭合性气胸**。

（2）**抽气减压**　**行胸膜腔穿刺**，减轻肺受压，解除呼吸困难。

（3）清创　缝合胸壁伤口，行胸腔闭式引流。

（4）剖胸探查　适用于疑有胸内脏器损伤或活动性出血者。

（5）预防及处理并发症　吸氧、补充血容量，纠正休克，使用抗生素预防感染。

小试身手（3~5题共用题干）

患者，男，19岁。因左胸被刀刺伤1小时入院。查体：脉搏150次/分，血压90/75mmHg。患者躁动，面色苍白，皮肤湿冷，脉搏弱；颈静脉怒张，左前胸壁第四肋间近胸骨处有一4cm长伤口，有不凝血流出，心脏听诊：心率150次/分，律齐，心音遥远。

3. 最可能的诊断是

A. 左侧气胸　　　　　　　B. 失血性休克　　　　　　C. 左侧开放性气胸

D. 左侧张力性气胸　　　　E. 心脏外伤心包压塞

4.其基本病理生理变化为

A. 血胸   B. 纵隔扑动   C. 低氧血症

D. 血容量不足   E. 心脏受压

5.应立即采取的治疗措施为

A. 抗休克治疗   B. 胸腔闭式引流   C. 气管切开吸痰

D. 呼吸机辅助呼吸   E. 封闭胸壁伤口

三、张力性气胸

1.**临床表现**   极度呼吸困难、大汗淋漓、发绀、烦躁不安、昏迷、休克，甚至窒息。体检见气管向健侧偏移；患侧胸廓饱满，肋间隙增宽，呼吸幅度减小，皮下明显气肿。叩诊呈鼓音，听诊呼吸音消失。

2.治疗原则

（1）**立即排气减压**   用一粗针头**在患侧第2肋间锁骨中点连线处刺入胸膜腔排气**，以降低胸膜腔内压力。

3种气胸的比较见表2-27-1。

表2-27-1   3种气胸的比较

类型	病理生理	临床表现	处理	特点
闭合性	—	肺压缩<30%无明显症状，>30%出现呼吸困难	轻者无需处理，重者胸腔闭式引流	气体不进不出
开放性	纵隔扑动	空气自由进出胸膜腔	封闭伤口	气体进进出出
张力性	纵隔向健侧移位	极度呼吸困难，查体触及皮下气肿	穿刺放气	气体只进不出

小试身手 6.针对张力性气胸患者的现场急救，首先应

A. 厚辅料加压包扎   B. 闭式胸膜腔引流   C. 人工呼吸

D. 胸腔穿刺排气   E. 快速输液、吸氧

（2）**胸腔闭式引流术**   在积气最高部位，即**第2肋间锁骨中线处放置胸腔引流管**，连接水封瓶。待漏气停止24小时后，经X线检查证实肺已膨胀，可拔除引流管。

（3）**剖胸探查**   若胸腔闭式引流管内不断有大量气体溢出，呼吸困难不见好转，提示可能有肺及支气管严重损伤，考虑剖胸探查，修补裂口。

（4）使用抗生素，预防感染。

小试身手（7~10题共用备选答案）

A. 剖胸止血   B. 胸穿排气

C. 封盖伤口，并抽气减压   D. 包扎固定，并清创缝合伤口

E. 加压给氧，并输血输液

7. 胸外伤病人，面色苍白，呼吸困难，患侧胸部逐渐饱满，气管向健侧移位，叩诊呈浊音，呼吸音减弱，急救处理应首选

8. 胸外伤病人，呼吸困难，紫绀，可听到空气进入伤口的响声，叩诊鼓音，呼吸音减弱，急救处理应首选

9. 胸外伤病人，胸痛、气短，患侧胸壁出现吸气时胸壁内陷，呼气时鼓出，急救处理应首选

10. 胸外伤病人，胸痛、呼吸困难，紫绀，烦躁不安，患侧胸部饱满，皮下气肿，气管移向健侧，叩诊呈现高度鼓音，呼吸音消失，急救处理应首选

第三节　血　胸

浪里淘沙—核心考点

一、临床表现

1. **小量血胸（成年人0.5L以下）** 无明显症状，胸部X线检查见肋膈角消失。

2. **中量（0.5~1L）和大量（1L以上）出血** 脉搏细弱、四肢湿冷、血压下降、气促。可伴有胸膜腔积液征象，如肋间隙饱满，气管向健侧移位，患侧胸部叩诊呈浊音，心界向健侧移位，呼吸音减弱或消失。

3. **合并感染** 出现高热、寒战、疲乏、出汗、血白细胞计数升高等。

小试身手 11. 成人大量血胸是指胸腔出血量
A. 0.3L以下　　　　　B. 0.3~0.5L　　　　　C. 0.5~0.8L
D. 0.8L以上　　　　　E. 1L以上

二、治疗原则

1. **非进行性血胸** 小量积血不必穿刺。积血较多者，早期行胸膜腔穿刺，抽出积血，必要时行胸腔闭式引流，促进肺膨胀。

2. **进行性血胸** 立即剖胸探查止血，及时补充血容量，防止休克。

3. **凝固性血胸** 出血停止后数日剖胸清除积血和血块，以防感染或机化。对机化血块可在病情稳定后早期行血块和纤维组织剥除术。

第四节　心脏损伤

浪里淘沙—核心考点

一、心脏挫伤

1. **临床表现** 轻者无明显症状，重者心前区疼痛、心悸、呼吸困难，偶可闻及

心包摩擦音。

2. 治疗原则　卧床休息，心电监护；氧气吸入，纠正低氧血症；补足血容量维持血压；控制心律失常和心力衰竭。

二、心脏破裂

1. 临床表现

（1）开放性胸部损伤伴心脏破裂　胸壁伤口有鲜血涌出，病人面色苍白、呼吸浅快、脉搏细速、血压下降，甚至发生休克引起死亡。

（2）闭合性胸部损伤　**除出现低血容量休克外，伴颈静脉怒张和Beck三联征**：①静脉压升高>1.47kPa（15cmH2O）；②心搏微弱，心音遥远；③脉压减小，动脉压降低，甚至难以测出。

2. 治疗原则　**立即手术治疗**。急性心包压塞先做心包腔穿刺减压，同时输血补液维持血压，争取抢救时间。有明显出血、心包压塞症状的病人，需立即送手术室行剖胸探查、止血。

参考答案

1.A　2.C　3.C　4.B　5.E　6.D　7.A　8.C　9.D　10.B　11.E

第二十八章　脓胸病人的护理

第一节　急性脓胸

一、临床表现

1.病史　有肺炎经久不愈或反复发作的感染病史。

2.症状　呼吸急促、高热、脉速、胸痛、食欲低下、乏力等。积脓较多者胸闷、咳嗽、咳痰，严重者出现发绀和休克。

3.体征　体检可见患侧呼吸运动减弱，肋间隙饱满；患侧语颤减弱；叩诊呈浊音，脓气胸者上胸部叩诊呈鼓音，下胸部叩诊呈浊音；听诊呼吸音减弱或消失。

二、治疗原则

1.根据药物敏感试验选择抗生素，控制全身和胸膜腔内感染。

2.尽早排净脓液，使肺早日复张。尽早、反复胸腔穿刺抽脓，并向胸膜腔内注入抗生素。若脓液稠厚不易抽出、经治疗后脓液不见减少、病人症状无明显改善或发现有大量气体、疑有气管－食管瘘等，尽早行胸腔闭式引流术。

3.消除病因，如食管吻合口瘘等。

4.全身支持治疗，如补充营养，维持水、电解质平衡，纠正贫血等。

第二节　慢性脓胸

一、临床表现及诊断

1.**症状**　长期低热、食欲减退、消瘦、贫血、低蛋白血症等症状；**杵状指（趾）**；有时伴气促、咳嗽、咳脓痰等症状。

2.**体征**　可见胸廓内陷、呼吸运动减弱、肋间隙变窄，听诊呼吸音减弱或消失。严重者有脊椎侧凸。

小试身手 1.慢性脓胸的体征**不包括**

A.胸廓塌陷　　　　　　B.呼吸音减弱　　　　　C.肋间隙变宽

D.脊柱侧凸　　　　　　E.呼吸运动减弱

二、治疗原则

1.非手术治疗：改善全身状况，消除中毒症状和纠正营养不良。积极治疗病因，消灭脓腔。

2.手术治疗：引流胸腔，使肺复张，恢复肺功能。手术方式包括胸膜纤维板剥除术、胸廓成形术、胸膜肺切除术。

参考答案

1.C

第二十九章　肺部疾病外科治疗病人的护理

第一节　肺结核

浪里淘沙—核心考点

一、临床表现及诊断

1.消瘦、低热、食欲低下、体重下降、胸痛、咳嗽、咯血、盗汗等。

2. 红细胞沉降率加快、**结核菌素试验阳性**、胸部X线和CT检查可见肺部结核病灶。

二、外科治疗原则

1.抗结核治疗　术前给予正规的抗结核治疗，病灶稳定达6~8个月以上。

2.支持治疗　补充营养，改善全身营养情况。

3.手术治疗　尽可能切除病灶，保存健康肺组织，术后继续抗结核治疗。

（1）手术适应证：经内科治疗后长期排菌者，如结核空洞、结核球、毁损肺、支气管狭窄或扩张等。其次为合并大咯血、脓胸、原因不明的肺不张等。

（2）手术禁忌证：①处于活动期的肺结核；②心肺代偿能力差；③肺切除后严重影响呼吸功能；④合并其他脏器结核，病情仍在发展。

第二节　肺　癌

浪里淘沙—核心考点

一、临床表现

1. 早期　多无症状，癌肿增大后出现**刺激性干咳**，**痰中带血**或间断少量咯血；大量咯血少见。少数病人由于支气管阻塞，出现胸闷、哮鸣、气促、发热和胸痛等症状。

小试身手 1.肺癌的首发症状是

A. 刺激性咳嗽　　　　　　B. 胸闷　　　　　　　C. 咯血

D. 胸痛　　　　　　　　　E. 气促

2. 晚期　肿瘤压迫、侵犯邻近器官或发生远处转移，产生相应症状：①压迫或侵犯膈神经：同侧膈肌麻痹；②压迫或侵犯喉返神经：**声带麻痹、声音嘶哑**；③压迫上腔静脉：面部、颈部、上肢和上胸部**静脉怒张**，皮下组织水肿，上肢静脉压升高；④侵犯胸膜：胸膜腔血性积液，大量积液可引起气促；⑤癌肿侵犯胸膜及胸壁：引起剧烈胸痛；⑥侵犯纵隔，压迫食管，引起吞咽困难；⑦肺上沟癌，亦称Pancoast肿瘤：侵入纵隔和压迫位于胸廓入口的器官，如第1肋间、锁骨下动静脉、臂丛神经、颈交感神经等而产生剧烈胸肩痛、上肢静脉怒张、上肢水肿、臂痛和运动障碍，同侧上眼睑下垂、瞳孔缩小、眼球内陷、面部无汗等颈交感神经综合征（Horner征）。

小试身手 2.肺癌病人出现声音嘶哑，声带麻痹，应首先考虑

A.肿瘤侵及声带 　　　　B.肿瘤压迫喉返神经

C.肿瘤侵及喉上神经 　　D.有纵隔淋巴结转移

E.肿瘤压迫大支气管

二、治疗原则

以手术治疗为主，结合放化疗、中医中药以及免疫治疗等。

1.手术治疗　彻底切除肺部原发病灶和局部及纵隔淋巴结。周围型肺癌行肺叶切除术，中央型肺癌行肺叶或一侧全肺切除术。

2.放射治疗　小细胞癌对放疗敏感性较高，鳞癌次之，腺癌和细支气管肺泡癌最低。

3.化学治疗　对小细胞癌疗效较好。也可单独用于晚期肺癌，以缓解症状，或与手术、放疗综合应用。

4.中医中药治疗　辨证论治，可减轻部分病人症状，延长生存期。

5.靶向治疗　针对肿瘤特有的基因异常进行治疗。

6.免疫治疗。

参考答案

1.A　2.B

第三十章　食管癌病人的护理

食管癌

浪里淘沙—核心考点

一、临床表现

1. 症状

（1）**早期**：常无明显症状，仅在吞咽硬食物时有不适感，如哽噎感，胸骨后烧灼样、针刺样或牵拉样疼痛。食物通过缓慢，并有停滞感或异物感。

小试身手 1. 食管癌的早期症状是

A. 进行性吞咽困难　　　　B. 进食后哽咽感、胸骨后烧灼感

C. 消瘦、体重减轻　　　　D. 饮水呛咳

E. 声音嘶哑

（2）**中晚期**：表现为**进行性吞咽困难**，先是难咽干硬食物，后只能进半流质、流质饮食，最后滴水难进。病人消瘦、贫血、乏力、明显脱水及营养不良。癌肿侵犯喉返神经出现声音嘶哑；侵入主动脉引起溃烂破裂，导致大量呕血；侵入气管，引起食管气管瘘；高度阻塞可致食物反流，出现进食呛咳及肺部感染；持续胸痛或背痛为晚期症状，提示癌肿已侵犯食管外组织；最后出现恶病质。

小试身手 2. 进行性吞咽困难伴消瘦是以下哪种疾病的特征性临床表现

A. 食管炎　　　　　　B. 食管良性狭窄　　　　　C. 食管癌

D. 食管憩室　　　　　E. 贲门失弛缓症

小试身手 3. 食管癌患者最典型的临床表现是

A. 疼痛　　　　　　　B. 异物感　　　　　　　　C. 呕血

D. 进行性吞咽困难　　E. 声嘶

2. **体征**　中晚期病人锁骨上淋巴结肿大，肝转移者可触及肝肿块，恶病质者有腹水征。

二、治疗原则

以手术治疗为主，辅以放化疗等综合治疗。

1. **手术治疗**　适用于全身状况和心肺功能储备良好、无明显远处转移的病人。

2. **放射疗法**　①放射联合手术治疗，可增加手术切除率，提高远期生存率。术前放疗后2~3周再做手术。手术时不能完全切除的残留癌组织做金属标记，术后

3~6周开始放疗；②单纯放射疗法，多用于颈段、胸上段食管癌病人。

3. 化学药物治疗　采用化疗与手术相结合或与放疗、中医中药相结合的方法，可提高疗效，延长存活期。

参考答案

1.B　2.C　3.D

第三十一章　心脏疾病病人的护理

第一节　后天性心脏病的外科治疗

一、二尖瓣狭窄

（一）临床表现

（1）症状　症状轻重取决于瓣口狭窄程度，瓣口面积小至 $2.5cm^2$ 时，静息时无症状；小于 $1.5cm^2$ 时，出现气促、咳嗽、咯血、发绀等。通常在活动时出现气促。剧烈体力活动、情绪激动、呼吸道感染、妊娠、房颤等可诱发阵发性气促、端坐呼吸或急性肺水肿。咳嗽多在活动、夜间入睡后和肺淤血加重时出现。此外，还有心悸、乏力、心前区闷痛等症状。

（2）体征　病人面颊与口唇轻度发绀，称为"二尖瓣面容"；并发房颤者脉律不齐。右心室肥大者，心前区可扪到收缩期抬举性搏动，心尖区扪及舒张期震颤。心尖区可听到第一心音亢进和舒张中期隆隆样杂音。在胸骨左缘第3、4肋间可听到二尖瓣开瓣音。肺动脉瓣区第二心音增强，轻度分裂。重度肺动脉高压伴肺动脉瓣功能性关闭不全者，在胸骨左缘第2、3或第4肋间可听到舒张早期高音调吹风样杂音，在吸气末增强，呼气末减弱。右心衰竭病人出现肝大、腹水、颈静脉怒张、下肢水肿等。

（二）治疗原则

无症状或心脏功能Ⅰ级者不主张手术。心功能Ⅱ级以上者手术治疗。重度二尖瓣狭窄伴有心力衰竭或房颤者，术前强心、利尿、纠正电解质失衡。手术方式有：

1. 经皮穿刺球囊导管二尖瓣交界扩张分离术：适用于隔膜型二尖瓣狭窄者。

2. 闭式二尖瓣交界分离术：适用于单纯性二尖瓣狭窄。

3. 直视分离术：在体外循环下进行。

二、二尖瓣关闭不全

（一）临床表现

1. 症状　轻者无明显症状。病变重或病程长者出现乏力、心悸，劳累后气促等症状。临床症状一旦出现，病情可在较短时间内恶化。

2. 体征　心尖搏动增强并向左下移位，心尖区可听到全收缩期杂音，向左侧腋中线传导；肺动脉瓣区第二心音亢进，第一心音减弱或消失；晚期出现肝大、腹水等右心衰竭体征。

（二）治疗原则

给予强心、利尿、纠正水、电解质失衡及心律失常治疗。二尖瓣关闭不全症状明显、心功能受影响、心脏扩大者，在体外循环下行直视手术。手术方法有：

1. 二尖瓣修复成形术　适用于瓣膜病变轻、活动度好者。
2. 二尖瓣置换术　适用于二尖瓣严重受损、不宜行二尖瓣修复成形者。

三、主动脉瓣狭窄

（一）临床表现

1. 症状　轻度狭窄无明显症状。中度和重度狭窄者出现乏力、眩晕或晕厥、心绞痛、劳累后气促、端坐呼吸、急性肺水肿等，并可并发细菌性心内膜炎或猝死。

2. 体征　胸骨右缘第2肋间扪及收缩期震颤，主动脉瓣区有粗糙喷射性收缩期杂音，向颈部传导，主动脉瓣第二心音延迟并减弱；重度狭窄病人脉搏细小、血压偏低和脉压减小。

（二）治疗原则

对于出现心绞痛，昏厥或心力衰竭等症状且狭窄严重者，需要尽早行人工主动脉瓣膜替换术。对单纯性主动脉瓣狭窄、瓣膜无钙化又不适合手术者，可经皮穿刺气囊导管扩张分离术。

四、主动脉瓣关闭不全

（一）临床表现

1. 症状　早期心悸、心前区不适、头部强烈搏动感。重度关闭不全者常有心绞痛发作、气促，出现阵发性呼吸困难、端坐呼吸或急性肺水肿。

2. 体征　①心界向左下方增大；②心尖部见抬举性搏动；③胸骨左缘第3、4肋间和主动脉瓣区可闻及叹息样中期或全舒张期杂音，向心尖区传导；④重度关闭不全者现水冲脉、动脉枪击音、毛细血管搏动征。

（二）辅助检查

1. 心电图检查　电轴左偏和左心室肥大、劳损。

2. X线检查　左心房明显增大，向左下方延长。主动脉结隆起，升主动脉和弓部增宽，左心室和主动脉搏动增强。逆行升主动脉造影，可见造影剂在舒张期从主动脉反流入左心室。

3. 超声心动图检查　主动脉瓣开放与关闭速度增快，舒张期呈多线。由于舒张期血液反流入左心房，冲击二尖瓣，可见二尖瓣大瓣高速颤动。

（三）治疗原则

如有心绞痛，左心室衰竭或心脏扩大等征象，尽早行人工瓣膜置换术。

第二节　冠状动脉粥样硬化性心脏病

浪里淘沙—核心考点

一、临床表现与诊断

1.**心绞痛**　轻者无症状。重者在体力劳动、情绪激动、饱餐时出现心绞痛症状。

2.**心肌梗死**　表现为突然发生的剧烈持续的心绞痛，伴恶心、呕吐、大汗淋漓、发热、心律失常、发绀、血压降低、休克、心力衰竭或心室壁破裂。

3.缺血性心肌病　心肌长期缺血缺氧，心肌广泛变性和纤维化，心脏扩张。表现为一组以心功能不全为主的综合征，称为缺血性心肌病。

二、治疗原则

包括内科药物治疗、介入治疗和外科手术治疗。外科治疗的目的是通过手术重建血运通道，达到改善心肌供血供氧和心脏功能，缓解和消除心绞痛症状。

手术适应证：

（1）心绞痛经内科治疗不能缓解，影响工作和生活，冠状动脉造影发现冠状动脉主干或主要分支明显狭窄，但狭窄远端血流通畅者。

（2）左冠状动脉主干和前降支狭窄者易发生猝死，应尽早手术。

（3）冠状动脉前降支、回旋支和右冠状动脉有两支以上明显狭窄者。

第三十二章　泌尿、男性生殖系统疾病的主要症状和检查

主要症状

一、排尿异常

1. **尿频**　是指排尿次数增多但每次尿量减少，因泌尿、生殖道炎症，膀胱结石，前列腺增生引起。

2. **尿急**　是指有尿意即迫不及待要排尿且难以自控，但尿量很少。多见于下尿路急性炎症或膀胱容量显著减少者。

3. **尿痛**　是指排尿时感到尿道疼痛，有烧灼感或针刺样痛感，亦为炎症表现。

> 锦囊妙记：尿频、尿急和尿痛统称为尿路刺激征，多见于泌尿感染（急性膀胱炎）。

4. **排尿困难**　是指尿液不能通畅排出，因膀胱以下尿路梗阻引起。

5. **尿潴留**　分为急性与慢性尿潴留。急性尿潴留见于膀胱颈部以下尿路梗阻，病人突然不能排尿，尿液潴留于膀胱内。常由腹部、会阴部手术后引起。慢性尿潴留常见于膀胱颈部以下尿路不完全性梗阻或神经源性膀胱，表现为膀胱充盈、排尿困难，可无疼痛或仅感轻微不适。

6. **尿失禁**　是指尿液不受控制而自主排出。分为4种类型：

（1）真性尿失禁（又称完全性尿失禁）：因外伤、手术、先天性疾病导致膀胱颈和尿道括约肌受损。

（2）压力性尿失禁：当腹内压突然增加如咳嗽、打喷嚏、大笑时，尿液不随意流出。多见于经产妇。

（3）充溢性尿失禁（又称假性尿失禁）：是指膀胱功能完全失代偿，膀胱过度充盈，压力增高而引起尿液不断溢出。见于各种原因引起的慢性尿潴留。

（4）急迫性尿失禁：严重的尿频、尿急而膀胱不受意识控制而发生尿液排空，见于严重的膀胱感染。

锦囊妙记：真性尿失禁是指排尿中枢受损，膀胱内尿液全部流出，膀胱始终处于空虚状态；压力性尿失禁是指腹内压增高引起尿液不自主流出；充溢性尿失禁是指压力增高引起尿液不断溢出，但膀胱始终呈胀满状态。

小试身手 1.前列腺增生尿潴留后，尿液从尿道口溢出，称为

A. 松弛性尿失禁　　　　B. 压力性尿失禁

C. 充溢性尿失禁　　　　D. 神经性尿失禁

E. 痉挛性尿失禁

小试身手 2.当腹压突然增加时尿液不自主流出，称为

A. 真性尿失禁　　　　　B. 压力性尿失禁

C. 充盈性尿失禁　　　　D. 急迫性尿失禁

E. 膀胱刺激症状

小试身手 3.前列腺肥大引起尿液外流称为

A. 真性尿失禁　　　　　B. 压力性尿失禁

C. 充溢性尿失禁　　　　D. 急迫性尿失禁

E. 麻痹性尿失禁

二、尿液异常

1.**血尿**　尿液中含有血液。

（1）**镜下血尿**：是指离心后**每高倍视野红细胞超过3个**。多见于泌尿系慢性感染、结石、急慢性肾炎及肾下垂。

（2）**肉眼血尿**：是指肉眼能见到血色的尿。**1000ml尿中含1ml血液即为肉眼血尿**。常见于**泌尿系肿瘤、急性膀胱炎、急性前列腺炎、膀胱结石或创伤等**。肉眼血尿可分为：①**初始血尿**：提示**病变在膀胱颈部或尿道**。②**终末血尿**：提示病变在膀胱颈部、三角区或后尿道。③**全程血尿**：提示病变在膀胱及其以上部位。

小试身手 （4~5题共用备选答案）

A. 全程血尿　　　　B. 初始血尿　　　　C. 终末血尿

D. 镜下血尿　　　　E. 血红蛋白尿

4.患者前尿道损伤后多见

5.患者肾挫伤后多见

2.**脓尿**　是指**离心尿每高倍视野白细胞超5个以上**。尿路感染时大量增多，成堆出现。

3.**乳糜尿**　尿液中含乳糜或淋巴液，可混有大量脂肪、蛋白质、红白细胞及纤维蛋白原。**常见于丝虫病**。

4.**晶体尿**　在各种因素影响下，尿中有机或无机物质沉淀结晶，形成晶体尿。常见于尿液中盐类过饱和状态时，有时呈石灰水样，静置后有白色沉淀物。

5. 少尿或无尿　每日尿量少于400ml为少尿；少于100ml为无尿。

三、其他症状

1. **尿道分泌物**　尿道有分泌物时可自行流出。黄色、黏稠脓性分泌物见于急性淋菌性尿道炎。少量白色或无色稀薄分泌物由支原体、衣原体引起的非淋菌性尿道炎，血性分泌物提示尿道癌。

2. **疼痛**　为常见症状。

3. **肿块**　有时泌尿生殖系统疾病仅以肿块为表现。

4. **性功能症状**　男性表现为性欲异常、勃起功能障碍、射精功能障碍。

参考答案

1.C　2.B　3.C　4.B　5.A

第三十三章　泌尿系统损伤病人的护理

第一节　肾损伤

浪里淘沙—核心考点

一、临床表现

1.**休克**　重度肾损伤或合并其他脏器损伤时，因严重失血引起休克。

2.**血尿**　**出血是肾损伤的常见症状**，肾挫伤时血尿轻微，严重肾裂伤可见大量肉眼血尿。血尿与损伤程度不成正比，血块堵塞输尿管、肾盂或输尿管断裂、肾蒂血管断裂，血尿可不明显。损伤后第2、3周，可因感染或过早下床活动而继发血尿。

小试身手　1.肾损伤的常见症状是

A.休克　　　　　　　　B.血尿　　　　　　　　C.疼痛

D.腰部肿块　　　　　　E.发热

3.**疼痛**　胸膜下血肿肾包膜张力增加、肾周围软组织损伤、出血或尿外渗引起患侧腰腹部疼痛。血块通过输尿管时引发同侧肾绞痛。血液或尿液渗入腹腔或合并腹内脏器损伤时，出现全腹疼痛和腹膜刺激征。

4.腰腹部肿块　肾周围血肿和尿外渗形成局部肿块，有明显触痛和肌强直。

5.感染　尿外渗继发感染并形成肾周脓肿，或化脓性腹膜炎，并伴全身中毒症状，严重者可并发感染性休克。

小试身手　2.患者，男性，32岁。因右腰部撞击伤后伴右腰部疼痛2小时入院。查体：右腰部可扪及包块，肉眼血尿，神志淡漠，脉搏细速，血压80/60mmHg，应初步考虑为

A.急性腹膜炎　　　　　B.尿道损伤　　　　　　C.膀胱损伤

D.肾损伤　　　　　　　E.尿潴留

二、治疗原则

肾损伤的治疗目的是保存肾功能和降低死亡率。

1.紧急处理　伴休克者迅速输血，确定有无合并其他脏器损伤，做好手术探查准备。

2.非手术治疗　绝对卧床休息，密切观察生命体征、血尿颜色和腰腹部肿块的变化，及时补充血容量，使用抗生素预防感染，使用止痛、镇静和止血药物。

3. 手术治疗　包括肾修补、肾部分切除或肾切除术；血或尿外渗引起肾周脓肿时行肾周引流术。

小试身手　3. 可采取非手术治疗的肾损伤是

A. 肾蒂裂伤　　　　　　B. 肾挫伤　　　　　　C. 肾全层裂伤

D. 严重肾裂伤　　　　　E. 肾损伤合并腹内脏器损伤

第二节　膀胱损伤

浪里淘沙—核心考点

一、临床表现

1. **休克**　骨盆骨折合并大出血，膀胱破裂致尿外渗或腹膜炎，引发休克。

2. **腹痛和腹膜刺激症状**　腹膜内破裂时，尿液流入腹腔引起全腹压痛、反跳痛及肌紧张，移动性浊音（+）。腹膜外破裂时下腹部疼痛，压痛及肌紧张。膀胱壁轻度挫伤仅有下腹部疼痛和少许终末血尿。

3. **血尿和排尿困难**　因尿液流入腹腔或膀胱周围，病人有尿意但不能排出或仅排出少量血尿。

4. **尿瘘**　膀胱破裂与体表、直肠或阴道相通时，引起伤口漏尿、膀胱直肠瘘或膀胱阴道瘘。

二、治疗原则

1. 紧急处理　对严重损伤、出血导致休克者积极抗休克治疗。膀胱破裂应尽早使用抗生素预防感染。

2. 非手术治疗　膀胱挫伤或较小的膀胱破裂，膀胱造影时仅有少量尿外渗，留置导尿管持续引流尿液7~10天，破口可愈合。

小试身手　4. 膀胱破裂非手术治疗至少留置导尿管的时间是

A. 3 天　　　　　　　　B. 5 天　　　　　　　　C. 7 天

D. 14 天　　　　　　　E. 21 天

3. 手术治疗　伴出血、尿外渗且病情严重者。

第三节　尿道损伤

浪里淘沙—核心考点

一、临床表现

1. **休克**　骨盆骨折致后尿道损伤，可引起休克。

2.**疼痛** 尿道球部损伤时会阴部肿胀、疼痛，排尿时加重。后尿道损伤疼痛可放射至肛门周围，耻骨后及下腹部。伴骨盆骨折时移动会加重疼痛。

3. 尿道出血 前尿道破裂时尿道外口流血，后尿道破裂时无尿道口流血或仅少量血液流出。

4. 排尿困难 尿道挫裂伤因局部水肿或括约肌痉挛，出现排尿困难。尿道断裂时可发生尿潴留。

5. 血肿及尿外渗 尿道膜部损伤或后尿道损伤引起尿生殖膈撕裂时会阴、阴囊出现血肿及尿外渗，并发感染时出现全身中毒症状。

二、治疗原则

1.**紧急处理** 严重损伤合并休克者首先抗休克治疗。骨盆骨折病人须平卧，勿随意搬动，以免加重损伤。尿潴留不宜导尿或未能立即手术者行耻骨上膀胱穿刺或造瘘术。

2. 非手术治疗 排尿困难者应首先在严格无菌条件下试插导尿管，如试插成功留置导尿管2周左右作为支架，促进尿道愈合。

3. 手术治疗 后尿道和前尿道部分及完全断裂先试插导尿管，若不成功再考虑手术治疗。

参考答案

1.B 2.D 3.B 4..C

第三十四章 泌尿系统结石病人的护理

第一节 上尿路结石

浪里淘沙—核心考点

一、临床表现

主要表现是与活动有关的**疼痛和血尿**，其程度与结石部位、大小及有无损伤、感染、梗阻等有关。

1.**疼痛** 肾结石可引起**肾区疼痛伴肋脊角叩痛**。肾盂内大结石及肾盏结石，可无明显症状。结石活动或引起输尿管完全性梗阻时出现肾绞痛。

2.**血尿** 为结石损伤黏膜所致，病人活动或**肾绞痛后出现肉眼或镜下血尿**，以镜下血尿为主。

小试身手 1.肾和输尿管结石的主要症状是

A.无痛性肉眼血尿 　　　B.肾绞痛和血尿 　　　C.尿频、尿痛

D.排尿困难 　　　E.尿失禁

小试身手 2.上尿路结石的血尿特点是

A.镜下血尿 　　　B.肉眼全血尿 　　　C.疼痛后血尿

D.血尿后疼痛 　　　E.无症状血尿

3.**恶心、呕吐** 输尿管结石引起尿路梗阻时，输尿管管腔内压力增高，管壁局部扩张、痉挛和缺血。由于输尿管与肠有共同的神经支配而导致恶心、呕吐，常与肾绞痛伴发。

4.**其他症状** 结石引起肾积水时，肾脏肿大；继发急性肾盂肾炎或肾积脓时，出现发热、畏寒、脓尿、肾区压痛。双侧上尿路完全性梗阻出现无尿。

二、治疗原则

根据结石大小、数目、位置、肾功能和全身情况选择治疗方案。

1.**非手术治疗** 适用于结石直径小于0.6cm，光滑、无尿路梗阻或感染、肾功能正常者。

（1）**止痛**：肾绞痛发作时使用止痛药物，如注射阿托品、哌替啶等缓解肾绞痛。

（2）**大量饮水**：每日饮水2500~3000ml，保持每日尿量在2000ml以上，促进结石排出。

（3）控制感染：感染性结石需控制感染，根据尿细菌培养及药物敏感试验选择抗生素。

（4）调节尿pH：根据结石成分碱化或酸化尿液，口服枸橼酸钾或氯化铵等。

（5）饮食调节：根据结石成分调节饮食。

（6）中西医结合疗法：包括中西药、解痉、利尿、针刺等，促进排石。

（7）影响代谢的药物：别嘌醇可降低尿酸含量。

2. **体外冲击波碎石（ESWL）** 在B超引导下将冲击波聚焦于结石使之粉碎，然后随尿流排出体外。大多数上尿路结石适用此法，**最适宜于直径<2.0cm肾结石及输尿管上段的结石。两次治疗间隔时间以10~14天为宜。**

> 锦囊妙记：体外冲击波碎石除了粉碎结石外，还会对正常的输尿管造成损伤，因此两次治疗应间隔一段时间（10~14天）。

小试身手 3.体外冲击波碎石（ESWL）两次治疗的间隔时间为

A. 3天   B. 5天   C. 7天

D. 9天   E. 10~14天

3. 手术治疗

（1）非开放手术：①输尿管肾镜取石或碎石术：适用于肥胖、结石硬、停留时间长而不能用ESWL的中下段输尿管结石。②经皮肾镜取石或碎石术：适用于直径>2.5cm的肾盂结石及有症状的肾盏结石，可与ESWL联合应用治疗复杂性肾结石。

（2）开放手术：结石远端存在梗阻、部分泌尿系畸形、结石嵌顿紧密及非手术治疗失败、肾积水感染严重或病肾无功能等需考虑开放手术治疗。

第二节　膀胱结石

浪里淘沙—核心考点

一、临床表现

主要症状是**膀胱刺激症状**，如尿频、尿急和尿痛。**典型症状是排尿突然中断，并感疼痛**，常放射至阴茎头部和远端尿道，变换体位后又能排尿。**常有终末血尿**，合并感染时出现脓尿。**直肠指诊可扪及较大结石。**

小试身手 4.膀胱结石最典型的症状是

A. 尿频   B. 尿急   C. 排尿终末痛

D. 排尿中断   E. 脓尿

小试身手 5.膀胱结石的典型临床表现是

A. 尿流中断   B. 肉眼血尿   C. 尿痛

D. 脓尿　　　　　　　E. 无尿

二、治疗原则

手术去除结石，治疗病因。膀胱严重感染时使用抗生素。多数结石可经膀胱镜机械、超声或弹道气压碎石。结石过大、过硬或有膀胱憩室时采用耻骨上膀胱切开取石。

参考答案

1.B　2.C　3.E　4.D　5.A

第三十五章　泌尿、男性生殖系统结核病人的护理

第一节　肾结核

浪里淘沙—核心考点

一、临床表现

肾结核病灶在肾，症状在膀胱。早期仅尿中有少量白细胞和结核杆菌。病变进一步发展可出现明显症状。

1. **膀胱刺激症状**　**尿频是肾结核最早出现的症状**，同时有尿急、尿痛。晚期膀胱挛缩，尿频次数增多，甚至尿失禁。

小试身手 1. 肾结核患者最早出现的症状是
A. 尿频　　　　　　　B. 尿急　　　　　　　C. 尿痛
D. 肿块　　　　　　　E. 脓尿

2. **血尿**　为肉眼或镜下血尿，一般来自膀胱的血尿为终末血尿，来自肾脏的血尿为全程血尿。

3. **脓尿**　尿液中含大量脓细胞，表现为镜下脓尿至肉眼脓尿，严重者尿液呈洗米水样。

4. 腰痛和肿块　少数结核病变波及肾包膜或继发感染时出现腰部钝痛或绞痛。结核性脓肾时可出现腰部肿块。

5. 全身症状　晚期肾结核出现发热、盗汗、贫血、虚弱、消瘦、食欲减退等。双侧肾结核或肾结核对侧肾积水时，可出现恶心、呕吐、水肿、贫血、少尿或无尿等。

小试身手 2. 肾结核血尿的特点是
A. 腰部剧痛后血尿　　　　B. 排尿困难伴血尿
C. 大量无痛性肉眼血尿　　D. 膀胱刺激症状伴血尿
E. 无其他症状的显微镜下血尿

小试身手 3. 患者，女性，42岁，尿频、尿急、尿痛半年，血尿，曾自行服用多种抗生素治疗均无明显效果，现症状加重，且尿液逐渐浑浊。应考虑其患有
A. 肾结石伴感染　　　　B. 肾结核　　　　　　C. 肾癌
D. 膀胱结石　　　　　　E. 膀胱癌

二、治疗原则

1. 一般治疗　补充营养、合理休息、避免劳累及适当运动。

2. **药物治疗**　抗结核治疗，**做到早期、联合、适量、全程、规律用药，一般至少治疗半年。**

3. 手术治疗　**术前服用抗结核药2～4周，术后继续服药。**

（1）肾切除术：适用于肾结核破坏严重，对侧肾功能正常或对侧结核病变轻微。肾结核对侧肾积水、肾功能不良先引流积水肾，再切除结核病肾。

（2）保留肾组织的肾结核手术：适用于局限的结核性脓肿或闭合性空洞。

（3）对膀胱挛缩的病人行膀胱扩大术。

第二节　男性生殖系统结核

浪里淘沙—核心考点

一、附睾结核

1. 临床表现　附睾出现无痛性硬结，生长缓慢，病变肿大形成寒性脓肿，与阴囊皮肤粘连，破溃形成窦道经久不愈，流出稀黄色脓液。病变侧输精管增粗，有串珠状小结节。

2. 治疗原则　早期附睾结核服用抗结核药物。有脓肿或形成窦道时，应用药物并配合手术治疗。

二、前列腺、精囊结核

1. 临床表现　症状不明显，偶感会阴和直肠内不适。病变严重者出现精液减少、脓血精、不育。

2. 治疗原则　全身支持治疗和抗结核药物治疗，去除泌尿系结核病灶。

参考答案

1.A　2.D　3.B

第三十六章　泌尿系统梗阻病人的护理

第一节　良性前列腺增生

浪里淘沙—核心考点

一、临床表现

1. **尿频**　是**最初症状**。前列腺充血刺激引起尿频，尤其是夜尿次数增多。

2. **排尿困难**　增生的前列腺压迫尿道，使尿道变长、弯曲、变窄，阻力增加，病人出现**进行性排尿困难，是前列腺增生最典型的症状**。轻度梗阻时排尿迟缓、断续、尿后滴沥，严重梗阻时排尿费力、射程缩短，尿线变细，终呈滴沥状。

3. **尿潴留**　梗阻严重者膀胱残余尿增多，长期可致膀胱收缩无力，发生尿潴留、充溢性尿失禁。病人因受凉、劳累、饮酒等使前列腺急剧充血、水肿，发生急性尿潴留。

4. **血尿**　增生腺体表面黏膜血管破裂发生无痛血尿。

5. 若并发感染或结石，可有尿痛、尿急等膀胱刺激征。少数病人晚期出现肾积水和肾功能不全。

小试身手 1. 前列腺增生患者最早出现的症状是

A. 尿潴留　　　　　　　　B. 血尿　　　　　　　　C. 尿频

D. 尿急　　　　　　　　　E. 尿痛

小试身手 2. 良性前列腺增生的典型症状是

A. 尿频　　　　　　　　　B. 尿痛　　　　　　　　C. 进行性排尿困难

D. 尿潴留　　　　　　　　E. 血尿

二、治疗原则

梗阻较轻或难以耐受手术的病人采取非手术疗法或姑息性手术。**膀胱残余尿超过60ml或曾发生急性尿潴留者，考虑手术治疗**。

1. 前列腺增生无临床症状，无残余尿者随诊。

2. **药物治疗**　适用于症状较轻者。通过药物治疗达到抗雄激素、抗雌激素，缩小前列腺，缓解梗阻的目的。一般用药3个月前列腺体积缩小，排尿功能改善。

3. **手术治疗**　手术方式包括经尿道前列腺切除术、耻骨上经膀胱前列腺切除术、耻骨后前列腺切除术。

4. **其他疗法**　用于尿道梗阻较重而又不适宜手术者。激光治疗、经尿道气囊高压扩张术、经尿道高温治疗、体外高强度聚焦超声，适用于前列腺增生体积较小者。危重病人可考虑前列腺尿道支架网。

第二节　急性尿潴留

一、临床表现

突然出现**膀胱胀满但滴尿不出**，耻骨上可扣及膨胀膀胱，用手按压病人有尿意。

二、治疗原则

其治疗原则为**解除病因，恢复排尿**。**病因不明或一时难以解除者则需先做尿液引流**。

> 锦囊妙记：前列腺增生、术后因残留麻醉药物作用引起的急性尿潴留均首选导尿以解除尿潴留。

小试身手（3~4共用题干）

患者，男性，65岁，尿频伴进行性排尿困难2年余，3小时前突然不能排尿，伴下腹部胀痛，体检下腹部膨隆，叩诊呈浊音。

3.导致病人急性尿潴留最有可能的原因是

A. 前列腺增生症　　　　B. 前列腺癌　　　　　C. 尿道狭窄

D. 膀胱结核　　　　　　E. 泌尿系结石

4.处理时应首先

A. 留观察室观察，鼓励自行排尿

B. 导尿后拔除导尿管

C. 导尿后留置导尿管

D. 膀胱穿刺

E. 急诊膀胱造瘘术

参考答案

1.C　2.C　3.A　4.C

第三十七章 泌尿、男性生殖系统肿瘤病人的护理

第一节 肾 癌

一、临床表现

早期无明显症状，肾癌"三联征"即为血尿、肿块和疼痛。

1. 血尿 全程无痛间歇肉眼血尿为常见症状。肾癌出血堵塞输尿管产生肾绞痛。有时可表现为持久镜下血尿。

2. 肿块 肿瘤较大时在腹部或腰部摸到肿块，质坚硬。

3. 疼痛 多为腰部钝痛或隐痛，因肿块增长、肾包膜压力增大所致。肿瘤侵犯周围脏器和腰大肌时呈持续性剧痛。

4. 肾外表现 低热，持续或间歇出现，高血压，半数以上病人红细胞沉降率加快。部分病人有贫血。若肾静脉和腔静脉有癌栓，同侧阴囊可见精索静脉曲张，平卧时不消失。

小试身手 1. 以下哪项是肾癌的典型临床表现

A. 尿频、尿急伴进行性排尿困难

B. 尿频、尿急伴进行性排尿困难，血尿

C. 尿频、尿急、尿痛，血尿，腰部酸痛

D. 间歇性无痛肉眼血尿，腹部肿块，腰部隐痛

E. 间歇性无痛肉眼血尿，尿频、尿痛，排尿困难

二、治疗原则

以手术为主。Tia期，位于肾脏表面，便于手术操作的肿瘤，行保留肾组织的局部切除术，术后配合放射和化学治疗可提高手术存活率。如瘤体较大可在术前1天行肾动脉栓塞治疗，使瘤体缩小，减少术中出血，提高肿瘤的切除率和术中安全性。

第二节 膀胱癌

一、临床表现

1. 血尿 为膀胱肿瘤最常见和最早出现的症状，多为全程无痛肉眼血尿，偶见

终末或镜下血尿，血尿间歇出现，量多少不一，<u>出血可自行停止</u>，易造成"治愈"或"好转"假象。

小试身手 2.膀胱肿瘤最常见和最早出现的症状是

A. 血尿 　　　　　　B. 膀胱刺激症状 　　　　　C. 排尿困难

D. 尿潴留 　　　　　E. 腹部肿块

2. 膀胱刺激症状　膀胱刺激征因肿瘤瘤体较大或侵入肌层所致，肿瘤坏死、溃疡和合并感染时更明显。

3. 排尿困难和尿潴留　<u>发生于肿瘤较大或堵塞膀胱出口时</u>。

4. 其他　肿瘤浸润输尿管口可引起肾积水。晚期出现贫血、水肿、腹部肿块。

二、治疗原则

<u>以手术治疗为主的综合治疗</u>。

1. 手术治疗　根据肿瘤的分化程度、临床分期及病人全身状况选择手术方式。

2. 放射、化学治疗　晚期肿瘤用姑息性放射治疗和化疗可减轻症状。化疗药物可选用顺铂、阿霉素、甲氨蝶呤、长春新碱等。

3. 预防复发　凡保留膀胱的手术治疗，<u>50%以上的病人在2年内复发</u>。因此术后需进行膀胱内药物灌注治疗以预防或推迟复发。<u>膀胱内药物灌注治疗一般每周1次，连续6~8周以后每月1次，持续两年</u>。

第三节　前列腺癌

浪里淘沙—核心考点

一、临床表现

早期无明显症状，在直肠指诊或PSA筛查时发现。**当肿瘤较大时出现与前列腺增生相似的症状，如排尿困难、尿潴留、血尿**等。晚期出现骨痛、病理性骨折或脊髓受压等转移症状。

小试身手 3.进行性排尿困难，前列腺增大、坚硬、表面不光滑，最可能的诊断是

A.前列腺增生 　　　　B.前列腺肉瘤 　　　　C.前列腺癌

D.前列腺结核 　　　　E.慢性前列腺炎

二、治疗原则

Ⅰ期癌可不处理，严密随访。**Ⅱ期癌行根治性前列腺切除术**。Ⅲ、Ⅳ期癌以内分泌治疗为主，采用手术或药物（如促黄体释放激素类似物）去势，配合抗雄激素制剂，可提高生存率。放射治疗对前列腺癌的局部效果较好。

参考答案

1.D　2.A　3.C

第三十八章　男性性功能障碍、节育者的护理

男性性功能障碍

一、临床表现

1. 性欲改变　是指无性欲或性欲低下，表现为无主动的性要求，在任何刺激下均对性交无兴趣。

2. 勃起功能障碍　分为轻、中、重三度，阳痿属于重度的勃起功能障碍。发生原因分功能性、器质性及混合性3种。

3. 射精功能障碍　不射精是指性交过程中没有射精活动，无性高潮。早泄和不射精多为功能性。逆行射精是性交时有高潮和射精感，但精液未射出体外，逆向流入膀胱，常由器质性疾病引起。精液中含有血液由精囊炎或肿瘤引起。

二、治疗原则

1. 精神心理治疗　适用于各种原因引起的性功能障碍。夫妻双方共同参与性心理治疗，可提高效果。

2. 非手术治疗　口服药物对大多数勃起功能障碍有效，老年人、心血管疾病病人慎用。激素治疗适用于内分泌因素所致阳痿。阴茎海绵体血管活性药物注射、经尿道给药、负压缩窄装置和阴茎海绵体功能性电刺激等有一定疗效。

3. 手术治疗　血管性勃起功能障碍可采用阴茎静脉结扎或阴茎动脉重建术等治疗。阴茎假体植入术适用于其他疗法无效的器质性阳痿。

第三十九章　肾上腺疾病外科治疗病人的护理

第一节　皮质醇症

浪里淘沙—核心考点

一、临床表现

1. **向心性肥胖**　皮质醇可促进脂肪动员和合成，使脂肪分布不均，出现**满月脸、水牛背、悬重腹，躯干明显肥胖**。

2. 皮肤菲薄　皮质醇可抑制蛋白质合成，导致蛋白质过度消耗。因皮肤弹力纤维脆弱断裂，可通过极薄的皮肤透见血管的皮下组织而显出紫色条纹。多分布在腹部、臀部和大腿前内侧等。

3. 脂肪重新分布　皮质醇抑制肌肉对氨基酸的摄入引起。

4. **高血压**　与皮质醇降低肾脏远曲小管对水的通透性，水钠潴留有关。此外肾素浓度增加，血管紧张素Ⅱ分泌增加，也可引起高血压。

5. **电解质紊乱**　皮质醇有贮钠排钾作用，导致高血钠、低血钾。高钠可致病人轻度水肿，低钾导致病人乏力。

6. **性腺功能紊乱**　痤疮、多毛、女性月经失调和男性化、性功能减退。

7. 腰背痛　易发生病理性骨折。

8. 精神异常　失眠，易激动。

9. **糖代谢紊乱**　出现糖尿病或糖耐量异常，由皮质醇抑制糖利用，促进糖异生，拮抗胰岛素引起。

10. 免疫力低下　易发生感染及消化性溃疡。

小试身手　1. 下列哪项是皮质醇症的主要临床表现

A. 向心性肥胖、四肢无力、高血压、性腺功能紊乱

B. 向心性肥胖、高血压、低血糖、电解质紊乱

C. 高血压、低血钾、神经肌肉功能障碍

D. 高血压、高血糖、低血钾、便秘

E. 发热、高血压、高血糖、便秘

二、治疗原则

1. 垂体腺瘤或微腺瘤行垂体瘤切除术，若经蝶手术失败或无手术指征，库欣病症状又严重者，行双侧肾上腺切除加垂体放疗。

2. 肾上腺皮质癌或腺瘤外科手术切除效果好。有远处转移则切除原发灶，不能切除或复发性肿瘤使用药物治疗。

3. 结节性肾上腺皮质增生按肾上腺瘤处理。

4. 异位ACTH瘤行手术切除。若无法定位或不能切除时，按库欣病做肾上腺切除。

5. 药物治疗：用于术前准备、术后复发及无法切除的肾上腺皮质癌的辅助治疗。主要药物有皮质醇合成抑制药及直接作用于下丘脑－垂体的药物。

小试身手 2. 患者，女，24岁。婚后1年不育，月经不调，查体：满月脸，颜面皮肤菲薄，皮下血管明显，四肢较细小。辅助检查：血浆皮质醇明显升高，B超、CT均提示双侧肾上腺皮质增生。对该患者的处理原则**不包括**

A. 去除病因　　　　　　B. 降低皮质醇水平　　　　C. 切除双侧肾上腺

D. 切除肾上腺肿瘤　　　E. 切除垂体肿瘤

第二节　原发性醛固酮增多症

浪里淘沙—核心考点

一、临床表现

1. **高血压**　是原发性醛固酮增多症的主要表现。因醛固酮分泌过多使肾脏对钠的重吸收增多，水钠潴留使血压增高。

2. **低血钾**　因尿中钾丢失增多所致。

3. 多尿、夜尿和烦渴　因长期缺钾，肾浓缩功能减退引起。

小试身手 3. 原发性醛固酮增多症出现的代谢紊乱是

A. 高血钾　　　　　　　B. 尿钾排出增加　　　　　C. 低血钠

D. 血浆肾素水平增加　　E. 血醛固酮水平降低

二、治疗原则

1. 手术治疗　醛固酮瘤手术切除可望完全恢复；原发性肾上腺皮质增生，行一侧肾上腺次全切或全切；特发性肾上腺皮质增生选用药物治疗或行一侧肾上腺切除或次全切除；肾上腺皮质腺癌及异位分泌醛固酮瘤，需做肿瘤根治术。

2. 药物治疗　适用于术前准备、特发性肾上腺皮质增生、不能切除的皮质腺癌、有手术禁忌证的醛固酮瘤、糖皮质激素可控制的原醛症。

第三节　儿茶酚胺症

浪里淘沙—核心考点

一、临床表现

主要为高血压以及代谢改变。

1. **高血压** 有**阵发性和持续性，或持续性伴阵发性加重。阵发性高血压**病人平时血压不高，体位改变、情绪激动、创伤、劳累、大小便、按压肿瘤时诱发，大量儿茶酚胺间歇性进入血液循环，引起血压骤然升高，表现为<u>剧烈头痛、面色苍白或潮红、四肢发冷、恶心呕吐、大量出汗、心悸、视力模糊</u>等。严重者因心力衰竭、肺水肿、脑出血而死亡。**持续性高血压**病人伴有<u>畏寒、多汗、心动过速、心律失常、头痛、烦躁</u>。

2. **代谢紊乱** 大量儿茶酚胺引起基础代谢增高，出现：①<u>发热</u>；②<u>高血糖、糖尿和糖耐量降低</u>，因肝糖原分解加速及胰岛素分泌受抑制引起糖代谢紊乱；③血中游离脂肪酸和胆固醇增高，因脂肪分解加速所致；④<u>低钾血症</u>，可能与儿茶酚胺促使钾离子进入细胞内及促进肾素、醛固酮分泌所致；⑤便秘，儿茶酚胺使肠蠕动及张力减弱所致。

二、治疗原则

手术切除肿瘤或增生的肾上腺，效果较好。①术前应用肾上腺素受体阻滞剂酚苄明和钙离子通道阻滞剂2周以上，以有效控制血压，减少高血压危象和严重心血管并发症。②术中根据CVP和动脉压变化，调整补液速度；肿瘤或增生腺体切除后，需加快输血输液量，甚至使用升压药物。③术后注意维持水、电解质平衡，必要时补充皮质激素，防止肾上腺功能不全或肾上腺危象发生。

参考答案

1.A　2.C　3.B

第四十章　骨与关节损伤病人的护理

第一节　骨折概述

浪里淘沙—核心考点

一、骨折的临床表现

（一）全身表现

1.**休克**　长骨骨折或多发性骨折，因大量出血和剧烈疼痛可引起休克。

2.**发热**　一般无发热，当骨折大量出血后吸收可引起低热。

（二）局部表现

1.一般表现　疼痛和压痛、肿胀和瘀斑、功能障碍等。

2.**骨折专有体征**　畸形、假关节活动（异常活动）、骨擦音或骨擦感。

二、骨折的诊断

1.有损伤史。

2.临床表现　具有骨折专有体征之一即可诊断。

三、骨折的并发症

（一）早期并发症

1.**休克**　股骨干骨折、骨盆骨折及多发性骨折出血量大易引起失血性休克。

2.血管损伤　骨折断端直接损伤血管，如肱骨髁上骨折可损伤肱动脉、股骨下1/3及胫骨上1/3骨折可损伤腘动脉。

3.神经损伤　肱骨干骨折可损伤桡神经，肘关节周围骨折可损伤尺神经、正中神经，胫腓骨骨折可损伤腓总神经，脊椎骨折可引起脊髓损伤。

4.内脏损伤　肋骨骨折可损伤肺、肝、脾，骨盆骨折可损伤膀胱、尿道和直肠等。

5.**骨筋膜室综合征**　骨筋膜室内压力增高，软组织血液循环障碍，神经肌肉急性缺血出现**早期症候群，常见于前臂和小腿**，主要表现为**肢体剧痛、肿胀，指（趾）呈屈曲状**、活动受限，**局部皮肤苍白或发绀**，常由骨折血肿、组织水肿或石膏管过紧引起。

（二）晚期并发症

1.关节僵硬　患肢长期固定，关节周围组织浆液渗出和纤维蛋白沉积，发生纤维性粘连及关节囊和周围肌肉挛缩。

2. 骨化性肌炎　关节附近骨折，骨膜剥离形成骨膜下血肿，由于处理不当，血肿扩大、机化并在关节附近软组织内骨化。

3. 愈合障碍　复位固定不当、局部血供不良引起延迟愈合或不愈合。

4. 畸形愈合　复位不好或固定不牢发生错位导致畸形愈合。

5. 创伤性关节炎　发生在关节内骨折易引起创伤性关节炎。

6. 缺血性骨坏死　如股骨颈骨折引起股骨头坏死。

7. **缺血性肌挛缩**　如发生在**前臂掌侧即"爪形手"畸形**。

8. 感染　开放性骨折易造成化脓性感染和厌氧菌感染，以化脓性骨髓炎多见。

四、骨折愈合过程和影响因素

（一）骨折愈合过程

骨折愈合是一个连续过程，分3个阶段：

1. **血肿机化演进期**　骨折后，骨折端和周围软组织的出血形成血肿，伤后6~8小时凝血系统被激活，凝成血块，几天后新生的毛细血管、成纤维细胞和巨噬细胞侵入血块，形成纤维组织，由纤维组织将骨折端连接在一起，故又称纤维愈合期，此期需2~3周。

2. **原始骨痂形成期**　骨折断端的骨内外膜增生，血管长入，骨折端形成的骨样组织骨化成新骨，成为内外骨痂。而骨折端之间和骨髓腔内的血肿机化形成纤维组织，转化为软骨，经过增生、钙化而骨化，成为桥梁骨痂。内外骨痂和桥梁骨痂三者融合，形成原始骨痂。此期能抵抗肌肉收缩及成角、剪力和旋转力，即达到临床愈合，故又称临床愈合期，此期需要12~24周。

3. **骨痂改造塑形期**　原始骨痂尚不牢固，不能适应肢体活动和负重，在应力轴线的骨痂不断加强，而应力轴线外的骨痂不断被清除，最后原始骨痂改造为永久骨痂，骨髓腔相通，骨折痕迹消失，达到骨性愈合，又称骨性愈合期，此期需1~2年。

（二）影响骨折愈合的因素

骨折愈合需要3个先决条件，即有足够的接触面、固定牢固、血供充分。

1. 全身性因素　如年老、体弱、营养不良、各种代谢障碍性疾病等可影响愈合。

2. 局部性因素　如骨折部位、类型、程度，骨折端血供不良，骨折局部感染。

3. 治疗方法　如反复多次的手法复位，治疗操作不当，骨折固定不牢固，过早和不恰当的功能锻炼等。

五、骨折的急救

1. 抢救生命　首先判定有无颅脑、胸、腹合并伤，给予相应急救。

2. 防止进一步损伤或污染　骨折或疑有骨折的病人应**给予临时固定**；外露骨端一般不现场复位；对可疑脊柱骨折病人应保持脊柱中立位，由三人分别扶托病人的头背、腰臀和双下肢，协调动作，平稳置于脊柱固定架或硬板上抬运，**切忌背驮、**

抱持，**严禁弯腰扭腰，疑有颈椎骨折或脱位，专人双手牵引头部使颈椎呈中立位**，将病人置于硬板上，颈两侧用沙袋固定，限制头颈部活动。

3.迅速转运 **经初步抢救、妥善包扎固定后，迅速平稳转运。**

小试身手 1.骨折病人现场急救的程序，以下最正确的是

A.妥善固定、包扎伤口、初步检查、平稳运送

B.包扎伤口、妥善固定、初步检查、平稳运送

C.平稳运送、包扎伤口、妥善固定、初步检查

D.初步检查、包扎伤口、妥善固定、平稳运送

E.妥善固定、初步检查、包扎伤口、平稳运送

4.开放性骨折 **尽早清创并使用抗生素和TAT**，预防感染。

小试身手 2.开放性骨折最关键的处理步骤是

A.复位和固定　　　　　　B.彻底清创　　　　　　C.应用抗生素

D.及早闭合伤口　　　　　E.迅速转运

六、骨折的治疗原则

（一）复位

是将移位的骨折断端恢复正常或接近正常的解剖关系。**复位是治疗骨折的首要步骤**。

1.按复位程度分

（1）解剖复位：两骨折端接触面（对位）和两骨折端在纵轴线上对线完全良好，恢复正常解剖关系。

（2）功能复位：两骨折端对位欠佳，但对线基本良好，愈合后肢体功能恢复正常。

2.复位方法

（1）**手法复位**：是在麻醉下应用手法复位，是闭合性骨折最常用的复位方法。手法复位争取一次成功，达到解剖复位，避免反复操作引起损伤。

（2）切开复位：应用手术切开骨折部位，在直视下将骨折复位。优点是复位准确，可达到解剖复位，可早期下床活动。但切开和分离组织会损伤周围组织和血管，影响愈合。切开复位适用于手法复位困难、骨折端夹有神经血管软组织的、关节内骨折等。

（3）持续牵引复位：对部分骨折行持续牵引复位，同时起固定作用。如颈椎骨折、大腿骨折等。

（二）固定

有小夹板固定或石膏绷带固定。

1.小夹板固定 适用于四肢长骨的稳定型骨折，固定范围不包括骨折处的上下关节，利于早期功能锻炼。

2.石膏绷带固定 按肢体形状塑形，干固后固定可靠，固定范围大，不易发生移位，但不利于功能锻炼。

3. **持续牵引**　骨牵引较直接且力量大，利于开放性伤口观察和换药、方便功能锻炼，但不能早期下床活动；皮牵引力量小，多用于儿童。

4. **切开复位及内固定**　复位准确且固定牢靠，但具有创伤的缺点。

（三）功能锻炼

是骨折治疗的重要阶段，是功能恢复的保证，固定后即可开始功能锻炼。

早期：伤后1~2周内，锻炼目的是促进血液循环，消除肿胀，防止肌肉萎缩。以患肢肌肉的舒缩运动为主，骨折部位的上下关节保持不动。

中期：损伤2~3周后，锻炼目的是防止肌肉萎缩和关节僵硬，以骨折处上、下关节运动为主。

晚期：损伤6~8周后，此期骨折已达临床愈合，锻炼目的是促进关节活动和肌力恢复，以重点关节为主的全面功能锻炼。

功能锻炼的原则是动静结合，主动为主，被动为辅，循序渐进。

> 锦囊妙记：骨折病人固定后即可开始功能锻炼，早期是锻炼骨折处的肌肉，中期是锻炼骨折处上下关节，晚期是锻炼全身的重点关节。

小试身手　3.骨折后以肌肉收缩活动为主要形式的功能锻炼在伤后

A. 1~2周　　　　　　　B. 3~4周　　　　　　　C. 5~6周

D. 7~8周　　　　　　　E. 9~10周

第二节　常见四肢骨折病人的护理

浪里淘沙—核心考点

一、锁骨骨折

（一）治疗原则

1. **手法复位石膏托固定**　局部轻度肿胀、无血管神经损伤可手法复位，石膏托固定4~5周。

2. **骨牵引**　伤后时间长，局部肿胀明显先行尺骨鹰嘴牵引，肿胀消退后再行手法复位石膏托固定。肿胀不严重者可卧床休息，抬高患肢，待肿胀消退后再复位固定。

3. **手术复位内固定**　手法复位失败或伴血管神经损伤行手术复位内固定。

二、肱骨髁上骨折

（一）临床表现

肘部肿胀、疼痛、皮下瘀斑、功能障碍。检查局部压痛、假关节活动、现骨擦音。屈曲型为肘部向后突出并处于半屈位，肘前方可触及骨折断端。伸直型肘后可触及骨折端。检查时注意观察前臂肿胀程度，桡动脉搏动情况，手的感觉和运动功能。

小试身手 4.患者，女，40岁。外伤性肱骨髁上骨折，骨折线从前下方斜向后上方。最易发生的并发症是

A.尺神经损伤　　　　B.桡神经损伤　　　　C.肌皮神经损伤

D.肱动脉损伤　　　　E.骨化性肌炎

（二）治疗原则

1.手法复位石膏托固定　局部轻度肿胀、无血管神经损伤可手法复位，石膏托固定4~5周。

2.骨牵引　伤后时间长，局部肿胀明显先行尺骨鹰嘴牵引，肿胀消退后再行手法复位石膏托固定。肿胀不严重者可卧床休息，抬高患肢，待肿胀消退后再复位固定。

3.手术复位内固定　手法复位失败或伴血管神经损伤行手术复位内固定。

三、桡骨远端伸直型骨折（Colles骨折）

（一）临床表现

局部疼痛、肿胀、压痛、功能障碍，手掌畸形，侧面观"餐叉样"畸形，正面观"枪刺样"畸形。

小试身手 5.患者，男性，18岁。不慎跌倒时右手掌撑地，当时右腕剧痛，渐肿胀，活动障碍，局部呈"餐叉"畸形。可能发生了

A.桡骨远端伸直型骨折　B.桡骨远端屈曲型骨折　C.腕骨骨折

D.掌骨骨折　　　　E.腕关节骨折

小试身手 6.患者，女性，59岁。跌倒时手掌撑地，局部疼痛、肿胀明显，侧面观"餐叉样"畸形。最可能的诊断是

A.锁骨骨折　　　　B.肱骨髁上骨折　　　　C.肘关节后脱位

D.Colles骨折　　　　E.Smith骨折

（二）治疗原则

1.手法复位外固定　局麻下手法复位，纠正移位后用小夹板或背侧石膏托固定在屈腕、尺偏、旋前位2周，之后改为中立位固定2周。

2.手术复位内固定　对粉碎性骨折、手法复位失败者考虑手术复位内固定。

四、股骨颈骨折

（一）临床表现

患侧髋部疼痛、活动障碍，不能站立和行走，患肢呈屈曲、内收、缩短、外旋畸形，外旋45°~60°，检查见大转子上移。嵌插骨折畸形不明显，仍可行走，数

天后症状加重。

小试身手 7. 一老人走路时被绊倒，髋部疼痛，仍能行走，后疼痛加重，查体示臀部叩击痛（+），患肢呈外旋畸形，最可能的诊断是

A. 髋关节挫伤   B. 髋关节脱位   C. 髋臼骨折

D. 股骨颈骨折   E. 髋骨翼骨折

小试身手 8. 患者，女性，65岁。被自行车撞倒后，右髋痛，但仍能扶拐行走，次日疼痛加重，检查右下肢外旋位，轻度短缩，最可能的诊断是

A. 软组织挫伤   B. 髋关节扭伤   C. 股骨大粗隆骨折

D. 股骨颈骨折   E. 髂骨骨折

（二）治疗原则

1. **持续皮牵引** 适用于无明显移位外展型骨折或嵌入骨折。

2. 骨牵引。

3. 手术治疗 手术治疗术后病人可早期活动，预防老年人长期卧床引起的并发症。手术方式包括经皮或切开加压螺纹钉固定，人工股骨头置换或全髋关节置换术。

五、股骨干骨折

（一）临床表现

局部疼痛、肿胀、功能障碍、畸形，检查时局部压痛、异常活动、骨擦音。股骨骨折出血多，易出现休克。下1/3骨折易引起血管神经损伤，查体时注意肢体远端血运、感觉和运动功能。

（二）治疗原则

1. 持续牵引固定

（1）**皮牵引**：适于3岁以下儿童，采用垂直悬吊牵引，双下肢垂直向上悬吊，牵引重量以使儿童臀部抬离床面为宜。

（2）骨牵引：适于成年人股骨骨折。

2. 手术治疗 适于非手术失败、伴有血管神经损伤或多发性损伤的病人。

六、胫腓骨干骨折

（一）临床表现

局部疼痛、肿胀、压痛、功能障碍。短缩或成角畸形，异常活动，骨擦音或骨擦感。开放性骨折骨端外露，如有胫前动脉损伤，足背动脉搏动消失，肢端苍白、冰凉。

（二）治疗原则

1. 非手术治疗

（1）手法复位外固定：横形和短斜形手法复位，长腿石膏或夹板固定。

（2）骨牵引治疗：斜形、螺旋形和轻度粉碎性骨折行跟骨结节牵引固定。

2.手术治疗　对手法复位失败、严重的开放性或粉碎性骨折考虑手术治疗。

第三节　脊柱骨折及脊髓损伤

浪里淘沙—核心考点

一、脊柱骨折

（一）临床表现

局部疼痛、肿胀、脊柱活动受限、骨折处棘突压痛明显，有叩击痛；胸腰椎骨折伴后突畸形；合并截瘫时损伤脊髓平面感觉、运动、反射障碍，高位截瘫可出现呼吸困难，甚至呼吸停止。

（二）治疗原则

病人伴有的颅脑损伤、胸部损伤、腹部损伤及休克等危及生命的情况应优先处理。

1.胸腰椎骨折

（1）单纯压缩骨折：椎体压缩不足1/5或不能耐受复位和固定的病人，卧硬板床，骨折部位加厚枕，使脊柱过伸，3日后开始锻炼腰背肌，初起臀部不离床左右移动，以后背伸，臀部离开床面，伤后3个月可少许下床，3个月后逐渐增加下床时间。椎体压缩大于1/5的年轻病人，可用两桌法或双踝悬吊法过伸复位，复位后石膏背心固定3个月，固定期间每日坚持背肌锻炼。

（2）爆破型骨折

1）无神经症状，经CT检查无骨折片挤入椎管内，用双踝悬吊法复位。

2）有神经症状和有骨折片挤入椎管内考虑手术治疗。

2.颈椎骨折

（1）稳定型骨折：牵引复位后石膏固定。

1）颌枕带牵引：轻度压缩骨折用颌枕带牵引复位，牵引重量3kg，复位后用头颈胸石膏固定3个月，石膏干固后下床活动。

2）颅骨牵引：压缩明显或双侧椎间关节脱位，持续颅骨牵引复位，牵引重量3~5kg，复位后再牵引2~3周后，头颈胸石膏固定3个月。

（2）爆破型骨折伴有神经症状的：考虑手术治疗，经前路手术，去除骨片、减压、植骨融合及内固定。

二、脊髓损伤

（一）临床表现

1.**脊髓震荡**　损伤后出现短暂功能障碍，弛缓性瘫痪，损伤平面以下感觉、运动、反射及括约肌功能丧失，**数分钟、数小时或稍长时间逐渐恢复**，一般不留后遗症。

2. **脊髓挫伤和脊髓受压**　损伤平面以下感觉、运动、反射及括约肌功能丧失，可为单侧或双侧，双侧多在同一平面。2~4周后逐渐演变为痉挛性瘫痪，肌张力增高、腱反射亢进，锥体束征阳性。胸段脊髓损伤表现为截瘫，颈段损伤为四肢瘫，上颈段损伤表现为四肢痉挛性瘫痪，下颈段损伤表现为上肢弛缓性瘫痪、下肢痉挛性瘫痪。

3. **脊髓半切征**　损伤平面以下同侧肢体的运动和深感觉丧失，对侧肢体的痛觉和温度觉丧失。

小试身手　9.脊髓半横切损伤后病人损伤平面以下出现

A.同侧肢体运动、深感觉消失，对侧肢体痛觉、温度觉消失

B.对侧肢体运动、深感觉消失，同侧肢体痛觉、温度觉消失

C.同侧肢体运动、温度觉消失，对侧肢体痛觉、深感觉消失

D.对侧肢体运动、温度觉消失，同侧肢体痛觉、深感觉消失

E.同侧肢体运动、浅感觉消失，对侧肢体痛觉、深感觉消失

4. **脊髓断裂**　损伤平面以下的感觉、运动、反射和括约肌功能完全丧失。

5. 脊髓圆锥损伤　会阴部皮肤鞍状感觉消失、括约肌功能及性功能障碍，双下肢感觉和运动功能正常。

6. **截瘫指数**　是将瘫痪程度量化，截瘫指数分别用"0""1""2"表示，"0"代表没有或基本没有瘫痪；"1"代表功能部分丧失；"2"代表完全或接近完全瘫痪；一般记录肢体的自主运动、感觉及大小便功能，最后数字相加即为病人的截瘫指数。

小试身手　10.某患者双下肢自主运动功能完全丧失，其瘫痪指数为

A.0　　　　　　　　　B.1　　　　　　　　　C.2

D.3　　　　　　　　　E.4

小试身手　11.患者，女性，28岁。因脊柱骨折致瘫痪1个月。粪便秘结，每3~4日排便1次。有排尿失禁现象。双下肢肌力明显减退，浅感觉麻木。其截瘫指数为

A.1　　　　　　　　　B.2　　　　　　　　　C.3

D.4　　　　　　　　　E.5

（二）治疗原则

1. **固定**　尽早固定，防止脊髓进一步损伤。

2. **解除脊髓受压**　尽早解除椎骨骨折、脱位及血肿对脊髓的压迫，以免压迫过久引起不可逆损害，**这是保证脊髓功能恢复的关键**。

3. **减轻脊髓水肿**　使用地塞米松静滴或甲泼尼龙冲击疗法；利尿脱水，甘露醇静滴；高压氧治疗，尽早使用。

第四节　骨盆骨折

一、临床表现

1. 症状　疼痛、活动障碍。

2. **体征**　耻骨联合、腹股沟及会阴部压痛、瘀斑。**骨盆分离试验和挤压试验阳性**，检查者双手交叉按压病人两侧髂嵴，如骨盆骨折处出现疼痛为骨盆分离试验阳性；检查者双手挤压病人两侧髂嵴，骨盆骨折处出现疼痛为骨盆挤压试验阳性。两下肢不等长。

二、治疗原则

优先处理危及生命的并发症，再处理骨折。

1. 非手术治疗

（1）**卧床休息**：适用于骨盆单处骨折，骨盆环完整的病人卧床3~4周。

（2）**骨盆兜悬吊牵引**：适用于骨盆环单处骨折，尤其是耻骨联合分离的病人。

2. 手术治疗

（1）骨外固定架固定术：适用于骨盆环两处骨折的病人。

（2）钢板内固定术：适用于骨盆环多处骨折的病人。

第五节　关节脱位

（一）临床表现

1. 一般表现　关节疼痛、肿胀、压痛、关节功能障碍。

2. **特征表现　畸形、弹性固定、关节盂空虚**。

小试身手 12. 下列哪项可作为确诊为关节脱位的依据

A. 疼痛　　　　　　　　B. 肿胀　　　　　　　　C. 功能障碍

D. 瘀斑　　　　　　　　E. 关节腔空虚

小试身手 13. 关节脱位的特有体征，是受伤部位出现

A. 骨擦音　　　　　　　B. 异常活动　　　　　　C. 血管杂音

D. 弹性固定　　　　　　E. 疼痛

（二）并发症

关节脱位合并关节内外骨折；关节附近重要血管损伤；牵拉和压迫可致血管神经损伤，引起出血和麻痹；晚期可发生骨化性肌炎或创伤性关节炎。

小试身手 14. 以下哪项**不是**关节脱位的并发症

A. 合并骨折　　　　　　B. 神经、血管损伤　　　　　C. 骨化性肌炎

D. 创伤性关节炎　　　　E. 骨筋膜室综合征

（三）治疗原则

1. **复位**　手法复位为主，早期手法复位效果好，越早越好。伴有关节内骨折及软组织嵌入、陈旧性脱位手法复位失败者考虑手术复位。

2. **固定**　复位后固定有利于关节囊、韧带及周围软组织修复，一般固定2~3周。

3. **功能锻炼**　目的是防止肌肉萎缩、关节僵硬。固定后即可开始功能锻炼，早期锻炼患部周围肌肉及其他关节，去除固定后，逐渐活动患部关节。

常见关节脱位

（一）肩关节脱位

1. **临床表现**　肩部疼痛、肿胀、活动障碍，以健手托扶患侧前臂，头部向患侧倾斜。三角肌塌陷，呈"方肩"畸形、原关节盂空虚，杜加试验阳性，即病人患侧手掌搭在对侧肩上，患侧肘部不能紧贴胸壁；或肘部紧贴胸壁，手掌不能搭在对侧肩上。

小试身手 15. 患者，男性，26岁。在上臂外展外旋时肩部受外力作用，当即患肢不能活动，疼痛，呈"方肩"畸形，杜加征阳性。应考虑为

A. 肱骨头骨折　　　　　B. 肱骨颈骨折　　　　　C. 肱骨干骨折

D. 锁骨骨折　　　　　　E. 肩关节脱位

2. 治疗原则

（1）复位：手法复位，分为手牵足蹬法和牵引回旋法。

（2）固定：复位后将肩关节固定于**内收、内旋、屈肘90°**，用三角巾悬吊于胸前，固定3周。

（3）功能锻炼：固定期间活动手和腕，去除固定后活动肩关节。

（二）肘关节脱位

1. **临床表现**　肘部疼痛、肿胀、活动障碍、畸形，肘部弹性固定在半屈位，肘后空虚，可触及凹陷，肘后三点关系失常。

小试身手 16. 肘关节脱位的特有体征是

A. 肿胀　　　　　　　　B. 疼痛　　　　　　　　C. 反常活动

D. 肘后三点关系失常　　E. 杜加征阳性

2. **辅助检查**　X线检查可明确脱位方向及有无骨折。

3. 治疗原则

（1）复位：尽早手法复位，如复位失败行手术切开复位。

（2）固定：复位后用长臂石膏托固定，肘关节屈肘90°，用三角巾悬吊前臂于胸前3周。

（3）功能锻炼：固定期间活动手指和肩部，去除固定后活动肘部。

（三）髋关节脱位

1. **临床表现**　疼痛、功能障碍、患肢出现典型的屈曲、内收、内旋、短缩畸形，臀部可触及股骨头。

2. 治疗原则

（1）**复位**：尽早进行，力争24小时内，麻醉下闭合复位，48小时后再复位较为困难。通过提拉法手法复位，复位失败考虑手术复位。

（2）**固定**：复位后置患肢于**外展中立位**，**皮牵引或穿丁字鞋固定2~3周**，严禁屈曲、内收、内旋，避免再脱位。

（3）**功能锻炼**：固定期间做股四头肌等长收缩，2~3周后活动关节，4周后扶拐下地，3个月内患肢不负重。

小试身手（17~19题共用题干）

患者，男，71岁。不慎摔倒后运动障碍。经检查诊断为左腿外展性股骨颈骨折。

17. 最适宜的治疗方法是

A. 骨牵引　　　　　　　B. 骨盆带牵引　　　　　C. 皮牵引

D. 手法复位石膏固定　　E. 骨盆悬吊牵引

18. 牵引时正确的指导方法是

A. 患肢抵住床尾

B. 若不能耐受，可自行拆除牵引

C. 患肢和牵引绳上不可覆盖厚被

D. 牵引物可适时着地，以免牵引过度

E. 皮肤若出现水疱，可自行拆除牵引装置

19. 牵引期间，护士主要指导患者进行患肢

A. 腓肠肌按摩　　　　　B. 缝匠肌等长运动　　　C. 膝关节伸屈运动

D. 髋关节伸屈运动　　　E. 股四头肌等长运动

第六节　断肢再植

浪里淘沙—核心考点

一、临床表现

1. 全身表现　单个手指或脚趾离断一般无明显全身症状，大的肢体离断由于出血和剧烈疼痛可引起休克。

2. 局部表现　完全离断时肢体远端与近端无组织相连，或仅有少量受损严重的组织相连。不完全离断时伤肢软组织大部分离断，断面有骨折或脱位，离断肢体远端无血供。

二、治疗原则

1. 现场急救　包括包扎止血、断肢保存和快速转运，抢救休克。

（1）止血：损伤肢体近端断面出血以压迫包扎止血较好，如压迫无效可使用止血带止血，但要注意定时放松。

（2）包扎：止血后对断肢近端断面用无菌敷料包扎，对尚有少量组织相连用夹板固定。

（3）**断肢保存**：对离断肢体**严禁冲洗、浸泡、涂药，尽快用无菌或清洁敷料包裹、立即干燥冷藏保存**，方法是将包裹好的断肢放入清洁塑料袋内，再将其放入有盖的容器中，周围放冰块，保持在4℃左右。避免离断肢体直接与冰块接触发生冻伤。如多指离断分别包好，做好标记。

小试身手 20. 断肢保存的正确方法是

A. 无菌处理后，放入无菌敷料内保存于冰块中，保持0℃左右

B. 不做无菌处理，放入清洁敷料内保存于冰块中，保持0℃左右

C. 无菌处理后，直接放入无菌塑料袋保存于冰块中，保持4℃左右

D. 无菌处理后，无菌敷料包裹后放入塑料袋保存于冰块中，保持4℃左右

E. 不做无菌处理，清洁敷料包裹后放入塑料袋冰块中保存，保持4℃左右

（4）快速转运：快速将离断肢体与病人同时转运到医院进行再植，**力争6小时内手术**。转运过程中严密观察病人全身及离断肢体情况。

小试身手 21. 对断肢的处理方法，除需干燥、冷藏保存外，还需要

A. 首先无菌处理，力争4小时内断肢再植

B. 首先无菌处理，力争5小时内断肢再植

C. 首先无菌处理，力争6小时内断肢再植

D. 无需无菌处理，力争4小时内断肢再植

E. 无需无菌处理，力争6小时内断肢再植

2. 手术治疗　断肢再植属显微外科手术，进行彻底清创、处理骨折、缝合肌腱、吻合血管和神经、缝合创面。

参考答案

1.D　2.B　3.A　4.D　5.A　6.D　7.D　8.D　9.A　10.C　11.A　12.E　13.D　14.E　15.E　16.D　17.C　18.C　19.E　20.E　21.E

第四十一章　骨与关节感染病人的护理

第一节　化脓性骨髓炎

浪里淘沙—核心考点

一、急性血源性骨髓炎

（一）临床表现

起病急，**寒战、高热达39℃以上**，全身中毒症状，患儿烦躁、惊厥，严重时出现休克或昏迷。**患处持续性剧痛及深压痛**，患肢活动受限，当骨膜下脓肿形成或已破入软组织时，患肢局部红、肿、热、痛或有波动感。脓肿穿破皮肤形成窦道，合并化脓性关节炎时，关节红肿热痛。

小试身手 1.患儿，男，9岁，膝关节上方剧痛1周，略肿，皮肤无明显发红，关节活动受限，浮髌试验（－），T 39℃，P 100次/分，血常规示：WBC 30×10^9/L，N 0.90。X线片未见异常。最可能为

A.恶性骨肿瘤　　　　　B.急性血源性骨髓炎　　　C.风湿性关节炎
D.化脓性关节炎　　　　E.蜂窝织炎

（二）治疗原则

早期诊断、早期治疗是关键。

1. **抗生素治疗**　早期联合使用广谱抗生素，**抗生素使用越早越好**，根据细菌培养结果选择抗生素。**体温恢复正常后3周内不能停药**。

2. 支持疗法　高热病人降温，维持水、电解质和酸碱平衡，给予营养丰富易消化饮食。

3. 局部制动　局部持续皮牵引或石膏托固定。

4. 手术治疗　**早期经全身抗生素治疗48~72小时无效考虑手术治疗**。手术目的是引流脓液，控制病情发展。**引流方法一是钻孔，二是开窗**。于骨髓腔内置管，应用抗生素液持续冲洗引流。

二、慢性骨髓炎

（一）临床表现

病人贫血、消瘦、营养不良。**静止期多无明显改变，患肢增粗、畸形、窦道周围皮肤色素沉着、瘢痕及窦道**。急性发作期患肢红肿疼痛、压痛明显，暂时闭合的

窦道破溃时流出臭味脓液或小死骨片，伴全身感染中毒症状。

（二）治疗原则

<u>手术治疗</u>为主，去除死骨和炎性肉芽组织。做病灶清除，消灭无效腔和切除窦道。

第二节　化脓性关节炎

浪里淘沙—核心考点

一、临床表现

<u>多见于儿童</u>，尤其是体弱多病者。<u>好发于**髋关节和膝关节**</u>。

1. 全身表现　起病急骤，全身症状明显，乏力、食欲减退、寒战高热，体温可达39℃以上，严重者出现谵妄、惊厥、昏迷等状状。

2. 局部表现　**病变关节剧痛、红肿、功能障碍**。<u>关节呈半屈位，拒绝检查和活动。膝关节化脓性炎症查体可见**浮髌试验阳性**</u>。

小试身手 2. 寒战、高热、膝关节红、肿、热、痛，呈半屈曲位，浮髌试验阳性，最可能以下哪种疾病的临床表现

A. 急性血源性骨髓炎　　　B. 恶性骨肿瘤　　　　　C. 膝关节结核

D. 化脓性膝关节炎　　　　E. 膝关节滑膜结核

二、治疗原则

1. 非手术治疗：早期关节腔内注入抗生素。表浅大关节可行关节腔灌洗，在关节部位两侧穿刺，分别置入滴注管和引流管灌洗。<u>每日经滴注管滴入含抗生素的溶液2000~3000ml，直至引流液清澈，细菌培养阴性为止</u>。行牵引或石膏固定。

2. 手术治疗：关节切开引流：适用于深在的大关节，术后置管灌洗。关节矫形术：适用于关节严重破坏，功能明显受损者。

第三节　骨与关节结核

浪里淘沙—核心考点

一、概述

（一）临床表现

1. 全身表现　起病缓慢，低热、盗汗、食欲低下、乏力、消瘦、贫血等。
2. 局部表现　疼痛、关节肿胀、畸形、功能障碍、寒性脓肿及窦道。

（二）治疗原则

1. 全身治疗

（1）支持疗法：合理休息，多食蔬菜水果，给予营养丰富、高维生素饮食。

（2）**抗结核药物**：遵循早期、联合、适量、规律的原则联合使用2~3种药物，给药不可间断，一般用药1.5~2年。

2. 局部治疗

（1）非手术治疗

1）固定制动：牵引或石膏固定和制动。

2）局部注药：具有用量少、局部浓度高、全身反应小等优点。

（2）手术治疗

1）切开排脓：对合并化脓性感染的寒性脓肿，中毒明显的病人行脓肿切开排脓。

2）病灶清除术：清除病变部位的脓液、死骨、结核性肉芽组织、干酪样坏死，消灭无效腔，注入药物，闭合伤口。

3）其他：关节融合术适用于已破坏且不稳定的关节，关节成形术和截骨术可改善关节功能和矫正畸形。

二、常见骨关节结核

（一）脊柱结核

1. 临床表现

（1）全身表现 起病缓慢，食欲低下、低热、盗汗、乏力、消瘦等中毒症状。

（2）局部表现

1）疼痛：病变部位疼痛，活动、咳嗽、打喷嚏时加重。可出现放射痛，颈椎结核放射到枕后或上肢，胸椎结核放射到腹部，腰椎结核放射到下肢。

2）特殊姿势：颈椎结核病人常以双手托腮，腰椎结核腰部僵硬，双手扶腰，头和躯体后倾，拾物时挺腰姿势下蹲，称为拾物试验阳性。

3）畸形：脊椎后凸、侧凸畸形，腰椎生理性前凸消失，胸椎后凸严重出现驼背。

4）寒性脓肿和窦道：咽后壁脓肿和食管后脓肿可出现呼吸、吞咽困难。锁骨上窝、腹股沟部、大腿外侧等处脓肿。脓肿破溃后出现窦道，有分泌物流出。

5）瘫痪：是脊椎结核的严重并发症，结核的脓液、死骨、干酪样坏死、破坏的椎体和椎间盘压迫脊髓引起瘫痪，颈椎病变导致高位截瘫，表现为四肢瘫，甚至影响呼吸。下部脊椎结核引起截瘫，病变以下感觉、运动、括约肌功能障碍。

2. 治疗原则

（1）非手术治疗

1）全身治疗：注意休息，加强营养，使用抗结核药物。

2）局部治疗：卧硬板床，固定制动，控制病情发展，减轻疼痛。颈椎结核用枕颌带或颅骨牵引，胸腰椎结核用石膏背心，下腰椎结核用石膏背心及腰围带－腿固定3个月。

（2）手术治疗

1）脓肿切开：寒性脓肿继发化脓性感染时切开排脓。

2）病灶清除术：清除病变处脓液、肉芽组织、干酪样坏死及死骨。

3）矫形手术：矫正脊柱后凸畸形。

（二）膝关节结核

1.临床表现

（1）全身表现　起病缓慢，乏力、低热、盗汗、消瘦、贫血、食欲低下等。

（2）局部表现　膝部疼痛，活动时加重。膝部肿胀，由于消瘦和肌肉萎缩，下肢变细，加上肿胀粗大的膝关节，称为"鹤膝"。关节内积液，浮髌试验阳性。为缓解疼痛膝部半屈状，日久发展为屈曲挛缩，屈曲畸形，关节半脱位，骨骺破坏可导致短缩畸形，可有寒性脓肿和窦道，病变静止后出现关节强直。

小试身手 3.下列哪项**不是**膝关节结核的临床表现

A.单纯滑膜结核或骨结核病程较长

B.一旦转变成全关节结核，疼痛加重

C.单纯骨结核中心型早期X线多呈溶骨性破坏

D.膝关节肿胀呈梭形

E.严重时可有屈曲或内翻畸形

2.治疗原则

（1）全身治疗　休息、加强营养、抗结核药物治疗。

（2）局部治疗　单纯滑膜结核行关节穿刺抽液注入抗结核药物，如滑膜肥厚行滑膜切除，术后继续抗结核治疗。单纯骨结核病灶清除术后植骨，石膏固定3个月。全关节结核早期行病灶清除术，对15岁以上关节破坏严重并有畸形的病人术后行关节加压融合术，4周后拔除加压钢针，改为石膏管固定2个月以上。

（三）髋关节结核

1.临床表现

（1）全身表现　起病缓慢，低热、盗汗、疲倦、消瘦、贫血、食欲低下等。

（2）局部表现　患侧髋部疼痛，活动后加重，休息后减轻，重者跛行。疼痛向膝部放射，患儿夜啼，诉膝痛。晚期于腹股沟内侧或臀部查到寒性脓肿，可见窦道，出现病理性脱位。下列试验有助于诊断："4"字试验，检查方法是病人仰卧，患侧下肢屈曲，将外踝搭在对侧髌骨上，检查者用手下压患侧膝部，因疼痛膝部不能接触床面为阳性，主要是检查髋部的屈曲、外展、外旋运动。另一检查是托马斯征（Thomas征），又称为髋屈曲畸形试验，检查方法是病人仰卧硬桌上，检查者将病人健侧髋膝屈曲，使髋部尽量贴近前胸，患侧下肢不能伸直为阳性，此试验是检查髋关节有无屈曲畸形。**髋关节结核时上述试验均为阳性。**

2. 治疗原则

（1）全身治疗　休息、加强营养和使用药物。

（2）局部治疗　单纯滑膜结核行关节腔注入抗结核药物，皮牵引及髋人字石膏固定。单纯骨结核应及早清除病灶，术后皮牵引和髋人字石膏固定。全关节结核，早期行病灶清除术，术后皮牵引，晚期行病灶清除术＋关节融合，术后髋人字石膏固定3~6个月。对于病变已静止，关节纤维性强直，稍微活动出现疼痛者，做关节融合术或全关节置换术。明显畸形者行截骨术矫形。

参考答案

1.B　2.D　3.C

第四十二章　腰腿痛及颈肩痛病人的护理

第一节　腰椎间盘突出症

一、临床表现

1. 症状

（1）**腰痛**：**最多见**，早期仅有腰痛，为急性剧烈疼痛或慢性隐痛，当腹内压增高如咳嗽、弯腰时疼痛出现或加重。

（2）**坐骨神经痛**：为突出组织压迫坐骨神经所致，表现为一侧，疼痛从下腰部向臀、下肢、足背或足外侧放射，可伴麻木感。中央型腰椎间盘突出可为双侧坐骨神经痛，表现为双侧大腿和小腿后侧疼痛。

（3）**马尾神经受压**：中央型腰椎间盘突出表现为双侧大腿、小腿、足跟后侧及会阴部迟钝，大小便功能障碍。

2. 体征

（1）**腰椎侧突**：是腰椎为减轻神经根受压而呈现的代偿姿势，当髓核突出位于神经根内侧时，腰椎突向健侧，如髓核突出位于神经根外侧时，腰椎突向患侧。

（2）**腰部活动受限**：腰部各方向活动受限，以前屈受限最明显。

（3）**压痛、叩击痛**：在病变椎间隙的棘突间、棘突旁1cm处有深压痛和叩击痛。

（4）**直腿抬高试验和加强试验阳性**：病人平卧，患侧下肢伸直，被动抬高，当抬高至60°以内出现放射痛，为**直腿抬高试验阳性**。在此基础上，缓慢降低患肢高度，至放射痛消失，再被动背屈踝关节，疼痛再现，为**加强试验阳性**。

（5）**神经系统体征**：感觉异常、肌力下降，踝反射减弱或消失。当腰5神经根受累时，患侧小腿前外侧和足背内侧触觉、痛觉减退，第1足趾背伸力下降。骶1神经根受累时，外踝附近及足外侧的触觉、痛觉减退，足跖屈无力，踝反射减弱或消失。

小试身手　1. 腰椎间盘突出症最重要的体征是

A. 腰椎侧突畸形　　　　　　　B. 腰部活动受限

C. 压痛、叩击痛　　　　　　　D. 直腿抬高试验和加强试验阳性

E. 感觉减退、肌力下降、腱反射减弱

小试身手　（2~4题共用题干）

患者，女，46岁。半年前出现腰背部疼痛，劳动时疼痛加重，休息后减轻。2

天前后腰背部疼痛加剧并放射至右下肢。查体：腰部外观正常，弯腰受限，$L_{4~5}$棘突上和棘突间有压痛。

2.最可能的诊断是

A.急性腰扭伤   B.腰部肌筋膜炎   C.腰椎间盘突出症

D.腰椎结核   E.腰椎管狭窄症

3.其最主要的病因是

A.长期反复弯腰扭转   B.腰部急性损伤   C.腰部既往外伤史

D.椎间盘退行性变   E.长期伏案工作

4.患者的典型体征是

A.托马斯试验阳性   B."4"字试验阳性   C.拾物试验阳性

D.腰骶关节试验阳性   E.直腿抬高试验阳性

二、治疗原则

1.非手术治疗

（1）**绝对卧床休息**：初次发作时应**绝对卧床休息，睡硬板床**，有利于缓解脊旁肌肉痉挛，减轻疼痛。**卧床3周后戴腰围下床活动，3个月内不做弯腰动作**，以后酌情做腰背肌锻炼。

小试身手 5.腰椎间盘突出症初次发作时一般卧床时间是

A.1周   B.2周   C.3周

D.4周   E.5周

（2）**持续牵引**：增大椎间隙，减轻椎间盘内压力和肌肉痉挛，缓解疼痛。使用骨盆带牵引，重量为7~15kg，持续2~3周。也可间断牵引，每日2次，每次1~2小时。

（3）硬膜外注射皮质激素：减轻神经根周围炎症和粘连，常用醋酸泼尼松龙，每周1次，3次为1疗程。

（4）理疗、推拿和按摩：**除中央型椎间盘突出外，应用理疗、推拿和按摩**，有助于缓解肌肉痉挛和疼痛，减轻椎间盘压力。

2. **手术治疗** 非手术治疗无效或巨大或骨化椎间盘、中央型椎间盘突出压迫马尾神经者，考虑摘除腰椎间盘突出物、人工椎间盘置换术或经皮穿刺髓核摘除术。

第二节 腰椎管狭窄症

浪里淘沙—核心考点

一、临床表现

1.症状

（1）**间歇性跛行**：行走一段时间后出现下肢疼痛、麻木、无力，下蹲休息几分钟后可继续行走，如此反复出现。

（2）**腰腿痛**：过伸位、站立或行走过久疼痛加重，**前屈位**、蹲位或骑自行车时**疼痛减轻**。

（3）**马尾神经受压**：双侧大小腿、足跟后侧和会阴部感觉迟钝，大小便功能障碍。

小试身手 6.腰椎管狭窄症典型的临床表现是行走时出现

A.尿意   B.腰痛   C.腿痛

D.喜下蹲   E.下肢神经源性间歇性跛行

小试身手 7.下列哪项是腰椎管狭窄症的主要临床表现

A.腰腿痛反复发作伴间歇性跛行，喜前屈位，下肢感觉迟钝

B.腰腿痛反复发作伴间歇性跛行，前屈受限，下肢感觉迟钝

C.坐骨神经痛伴间歇性跛行，喜前屈位，下肢感觉异常

D.坐骨神经痛伴间歇性跛行，前屈受限，下肢感觉异常

E.坐骨神经痛，肌力下降，喜前屈位，下肢感觉异常

2.体征

（1）腰部后伸受限及压痛：为缓解疼痛，病人常取前屈位，腰椎生理性前凸减小或消失，下腰椎棘突盘压痛。

（2）感觉、运动和反射改变：以多条神经根轻度受压多见。

二、治疗原则

1.非手术治疗　大多数病人经非手术治疗可缓解。

2.手术治疗　适用于症状严重、非手术治疗无效，神经功能明显障碍者。

第三节　颈椎病

浪里淘沙—核心考点

一、临床表现

1.**神经根型颈椎病**　最常见，主要因神经根受压所致，表现为**颈肩疼痛及僵硬**，向上肢放射，上肢麻木、感觉过敏、无力或有放电样窜痛。查体头偏向患侧，上肢相应神经感觉减退、过敏或感觉异常，肌力下降，腱反射减弱。**臂丛牵拉试验阳性，压头试验阳性**。

锦囊妙记：神经根型颈椎病的表现为：颈臂疼、睡不成，咳嗽、喷嚏能加重，颈、手活动差，压头、臂丛要牵拉，麻木、感觉反射要检查。

小试身手 8.颈椎病发生率最高的是

A.神经根型   B.脊髓型   C.椎动脉型

D.椎静脉型   E.交感型

2.**脊髓型颈椎病** 发病率居第二位,是脊髓受到刺激或压迫所致,**表现为四肢无力、握力弱、精细活动失调、步态不稳、有踩棉花样感觉**,病情加重后出现上运动神经元损伤表现,四肢反射亢进,肌张力增高,病理征阳性,躯体有感觉障碍平面、括约肌功能障碍。

> 锦囊妙记:脊髓型颈椎病的表现为:下肢先紧麻,走路如踩花;胸腹如束带,手麻握力差;反射均亢进,病理征有俩(Hoffmann、Babinski)。

小试身手 9.以下哪项**不属于**脊髓型颈椎病的临床表现

A.大小便障碍

B.上肢发麻,手部肌力弱,持物不稳

C.下肢发紧、发麻、行走困难

D.压头及牵拉试验阳性

E.不规则躯干和下肢感觉障碍,腱反射亢进,肌张力增高

小试身手 10.患者,女性,52岁,工人。双下肢发紧、无力3个月,继而行走困难,双手持物力弱,查体:肌张力增高,肌力弱,有不规则感觉减弱区,Hoffman征阳性,可能是

A.神经根型颈椎病   B.脊髓型颈椎病   C.原发性神经炎

D.椎动脉型颈椎病   E.脊髓空洞症

3.**椎动脉型颈椎病** 因椎动脉供血不足引起,表现为颈部活动时出现眩晕,特别是仰头时,出现**平衡障碍和共济失调**,甚至猝倒。

> 锦囊妙记:椎动脉型颈椎病的表现为:头痛、头晕易猝倒,肢体疼麻神志清,恶心、呕吐也常见,耳鸣、视物也不清,动脉造影诊断明。

小试身手 11.椎动脉型颈椎病的主要表现是

A.吞咽不适

B.肢体发紧、发麻,无力感

C.肢体的不规则感觉障碍区

D.疼痛放射到上臂、前臂及手指

E.头晕、头痛、眩晕及猝倒

4.**交感神经型颈椎病** 由颈椎不稳定、刺激颈交感神经所致,表现为头痛、头晕、耳鸣、视物模糊、听力下降、上睑下垂、面部麻木无汗、心律失常等。

> 锦囊妙记：交感神经型颈椎病的表现为：偏头痛、枕后痛，视物不清眼发病，面麻耳聋听力差。

二、治疗原则

1. 非手术治疗

（1）原则：去除压迫、消炎止痛、增加颈椎稳定性。

（2）方法

1）**牵引**：颌枕带牵引，**适用于除脊髓型外的颈椎病**。病人取坐位或卧位，牵引重量2~6kg，每日1~2次，每次1小时，或每日6~8小时，2周为一疗程。

小试身手 12.**不适宜**做颈枕带牵引治疗的颈椎病类型是

A.神经根型颈椎病   B.脊髓型颈椎病   C.混合型颈椎病

D.椎动脉型颈椎病   E.交感神经型颈椎病

2）**颈托和围领**：佩戴颈托或围领可限制颈部活动，增加稳定性。

3）**推拿按摩**：**脊髓型颈椎病禁用**。

小试身手 13.**不宜**采用推拿疗法的颈椎病是

A.神经根型   B.椎动脉型   C.交感型

D.脊髓型   E.混合型

4）其他：理疗药物、高位硬脊膜外封闭。

2. 手术治疗

适用于非手术治疗无效、反复发作或脊髓型颈椎病压迫症状进行性加重者。

参考答案

1.D 2.C 3.D 4.E 5.C 6.E 7.A 8.A 9.D 10.B 11.E 12.B 13.D

第四十三章　骨肿瘤病人的护理

第一节　概　述

一、临床表现

1.**疼痛和压痛**　程度不一，**良性肿瘤**局部发现肿块时无疼痛和压痛、边界清楚。**恶性肿瘤**开始疼痛及压痛较轻，以后显著，甚至出现剧烈疼痛。

2.**肿块和肿胀**　**良性骨肿瘤**局部出现肿块，质硬，无明显肿胀。**恶性骨肿瘤出现肿块**，在长管状骨干骺端肿胀明显，皮肤发热，局部表浅静脉怒张，提示肿瘤血管丰富。

3.功能障碍和压迫症状　邻近关节的肿瘤可引起关节功能障碍。邻近大血管神经的骨肿瘤可压迫血管神经引起相应表现。脊柱肿瘤可压迫脊髓出现截瘫。

4.病理性骨折和脱位　骨干的肿瘤破坏骨质，引起病理性骨折。骨端的骨肿瘤，破坏关节，引起关节脱位。

5.转移表现　通过淋巴或血行转移至附近淋巴结、肺、脑和肝等。

6.病理检查　包括切开活检和穿刺活检。

二、治疗原则

根据骨肿瘤性质、病变部位和范围、有无转移等选择治疗方案。

1.良性骨肿瘤　手术切除。

2.**恶性骨肿瘤**　以手术为主采取综合治疗，包括化疗、放疗、免疫及中药治疗。

第二节　常见骨肿瘤

一、骨软骨瘤

1.临床表现　可无症状，多是无意中发现骨性肿块。当肿瘤长大对周围组织产生压迫时出现疼痛。

3.**治疗原则**　手术切除。

小试身手　1.患者，女，17岁。2个月前偶然发现右肱骨上端一圆形硬性肿块，不动，边界清楚，右上肢活动轻度受限。最可能的诊断是

A. 骨软骨瘤　　　　　B. 骨肉瘤　　　　　　C. 软组织挫伤

D. 关节脱位　　　　　E. 骨结核

二、骨巨细胞瘤

1. 临床表现　局部疼痛、肿胀，如肿瘤侵及关节出现关节功能障碍。

2. 辅助检查　X线检查显示骨端偏心性溶骨性破坏，骨皮质变薄膨胀，呈肥皂泡样改变，无骨膜反应。

三、骨肉瘤

1. 临床表现　局部疼痛，初起间歇隐痛，后逐渐加重，剧痛难忍。病变部位肿胀，肿瘤血管丰富，皮温增高、静脉怒张、震颤和血管杂音。关节功能障碍，易出现病理性骨折。

2. 治疗原则　处于$G_2T_{1\sim2}M_0$的肿瘤以手术治疗为主，手术前后大剂量化疗。

参考答案

1. A

第三篇　妇产科护理学

第一章　妊娠期妇女的护理

第一节　妊娠诊断

整个妊娠过程分为3期：妊娠13周末以前称早期妊娠，第14~27周末称中期妊娠，第28周及分娩称晚期妊娠。

一、早期妊娠诊断

临床表现

1. **停经**　平素月经周期正常的育龄女性，月经过期10天或以上，应首先考虑为早期妊娠。

2. **早孕反应**　于停经6周左右出现早孕反应，妊娠12周左右自行消失。

3. **尿频**　因增大子宫压迫膀胱引起，妊娠12周左右增大子宫进入腹腔，尿频症状自然消失。

4. **乳房**　妊娠8周起乳房增大，孕妇自觉乳房胀痛及乳头刺痛，乳头及乳晕着色，乳晕周围有深褐色蒙氏结节。

5. 妇科检查　子宫增大变软，妊娠6~8周阴道黏膜及宫颈充血，呈紫蓝色。阴道检查子宫增大，子宫峡部极软，感觉宫颈与宫体似不相连称黑加征。妊娠12周在耻骨联合上方可触及子宫。

小试身手　1. 患者，女，28岁。既往月经规律，停经50天，近3天晨起呕吐，厌油食，伴有轻度尿频，仍可坚持工作。最可能的诊断是

A. 病毒性肝炎　　　　　　B. 继发性闭经

C. 急性膀胱炎　　　　　　D. 早期妊娠

E. 妊娠剧吐

二、中晚期妊娠诊断

临床表现

1. 有早期妊娠经过，子宫明显增大，出现胎动，触及胎体，听诊有胎心音。

2. 子宫增大　子宫随妊娠进展逐渐增大（表3–1–1）。

表3-1-1　不同妊娠周数的子宫底高度及子宫长度

妊娠周数	妊娠月份	手测子宫底高度	尺测耻上子宫底高度
满12周	3个月末	耻骨联合上2~3横指	
满16周	4个月末	脐耻之间	
满20周	5个月末	脐下1横指	18（15.3~21.4）cm
满24周	6个月末	脐上1横指	24（22.0~25.1）cm
满28周	7个月末	脐上3横指	26（22.4~29.0）cm
满32周	8个月末	脐与剑突之间	29（25.3~32.0）cm
满36周	9个月末	剑突下2横指	32（29.8~34.5）cm
满40周	10个月末	脐与剑突之间或略高	33（30.0~35.3）cm

3. **胎动**　妊娠18~20周开始自觉胎动，每小时3~5次。

4. **胎心音**　妊娠18~20周腹壁可听到胎心音，每分钟110~160次。妊娠24周前，胎背所在侧听胎心音最清楚。

5. **胎体**　妊娠20周以后可触及胎体，妊娠24周以后运用四部触诊法可判断胎产式、胎先露和胎方位。

第二节　妊娠期常见症状及其护理

浪里淘沙—核心考点

临床表现

主要表现包括：恶心、呕吐，尿频、尿急，白带增多，下肢水肿，下肢外阴静脉曲张，便秘，腰背痛，下肢肌肉痉挛，仰卧位低血压综合征，贫血，失眠等。

参考答案

1. D

第二章　分娩期妇女的护理

正常分娩妇女的护理

产程护理

（一）第一产程妇女的护理

1. 临床表现

（1）**规律宫缩**：产程开始时宫缩持续时间短（约30秒），间歇期长（5~6分钟）。随产程进展，持续时间延长（50~60秒），强度增加，间歇期缩短（2~3分钟）。宫口近开全时宫缩持续时间长达1分钟或以上，间歇期仅为1~2分钟。

（2）**宫口扩张**：阴道检查或肛查可确定宫口扩张程度。潜伏期宫口扩张速度慢，进入活跃期后扩张加快。

小试身手（1~2题共用备选答案）

A. 2小时　　　　　　　B. 4小时　　　　　　　C. 8小时

D. 16小时　　　　　　E. 24小时

1. 正常分娩总产程不得超过

2. 正常分娩第一产程潜伏期不得超过

（3）**胎头下降程度**：是决定能否经阴道分娩的重要指标。定时做肛门检查或阴道检查，以确定胎头颅骨最低点的位置。

（4）**胎膜破裂**：随产程进展宫缩逐渐加强，当羊膜腔内压力达到一定程度时，胎膜自然破裂。破膜多发生在宫口近开全时。

（二）第二产程妇女的护理

1. 临床表现　**第二产程宫缩持续时间长，间歇时间短**。宫口开全后如仍未破膜行人工破膜。破膜后宫缩可暂时停止，随后宫缩重现且较前增强，每次持续1分钟或以上，间歇期仅1~2分钟，待产妇有排便感。随产程进展，会阴膨隆和变薄，肛门松弛。胎头于宫缩时暴露于阴道口，宫缩间歇又缩回阴道内，称为**胎头拨露**。随产程进一步发展，宫缩间歇时胎头也不再回缩，称为**胎头着冠**。

第二产程时待产妇不由自主向下屏气用力，主动增加腹压，体力消耗大，常表现为大汗淋漓，四肢随意活动，腰骶酸痛，小腿肌肉痉挛。

（三）第三产程妇女的护理

1. 临床表现

（1）**胎盘剥离**：胎儿娩出后**子宫底降至平脐**，宫缩暂停几分钟后又出现。

胎盘剥离征象：**子宫体变硬呈球形，胎盘剥离后降至子宫下段**，下段扩张，子宫体被推向上，**子宫底升高达脐上**；阴道少量流血；**阴道口外露的一段脐带自行延长**；用手掌尺侧在耻骨联合上方**轻压子宫下段，子宫体上升而外露的脐带不再回缩**。

参考答案

1.E 2.D

第三章 产褥期妇女的护理

产褥期妇女的护理

临床表现

1. 生命体征 产后体温多正常，产后24小时内体温略有升高，但一般不超过38℃。未及时有效母乳喂养者，产后3~4天因乳房血管、淋巴管充盈可有发热，称为**泌乳热**，体温高达37.8~39℃，一般持续数小时，最多不超过16小时，体温即下降，不属病态。产后脉搏60~70次/分，产后呼吸深而慢，14~16次/分。产后胸式呼吸变为胸腹式呼吸。血压一般无变化。

> 锦囊妙记：产褥期产妇生命体征的特点是"两慢一高一正常"，即呼吸、心率慢，体温高，血压正常。

小试身手 1. 产妇在产后第一天的体温、脉搏变化特点为
A. 体温升高，脉搏升高
B. 体温升高，脉搏降低
C. 体温降低，脉搏升高
D. 体温降低，脉搏降低
E. 体温、脉搏均不变

小试身手 2. 产妇，26岁，经阴道分娩后第1天，未发生产后出血，其正常的生命体征变化为
A. 体温↑、脉搏↑、呼吸↑、血压↑
B. 体温↑、脉搏↓、呼吸↓、血压正常
C. 体温↓、脉搏↓、呼吸↓、血压正常
D. 体温↓、脉搏↑、呼吸↑、血压↑
E. 体温↑、脉搏↑、呼吸↓、血压↓

2. 褥汗 产褥早期出汗多，特别是夜间睡眠和初醒时，1周内自行好转，不属病态。
3. 产后宫缩痛 一般持续2~3天后自行消失。
4. 子宫复旧 胎盘娩出后**子宫收缩变硬，宫底在脐下1横指**。产后第1天宫底

上升平脐，以后每日下降1~2cm，**产后10天子宫降至骨盆腔内**，耻骨联合上方摸不到子宫底。

5. 会阴　会阴轻度水肿，产后2~3天消退，若有会阴侧切伤口或撕裂修补者，会阴处疼痛。

6. **恶露**　产后随子宫蜕膜特别是**胎盘附着处蜕膜脱落，含有血液、坏死蜕膜组织经阴道排出**，称为恶露。

（1）**血性恶露**：色鲜红，含大量血液，量多，可有小血块。**血性恶露持续3~4天**，子宫出血量逐渐减少，浆液增加，转变为浆液恶露。

（2）**浆液恶露**：色淡红含多量浆液、少量血液，但有较多坏死蜕膜组织、宫颈黏液、宫腔渗出液。**浆液恶露持续10天左右**，浆液逐渐减少，白细胞增多，变为白色恶露。

小试身手　3.产褥期浆液性恶露一般持续时间为

A.1~2天　　　　B.3~4天　　　　C.10天左右

D.3周　　　　E.4周

（3）**白色恶露**：黏稠，色泽较白。含大量白细胞、坏死蜕膜组织、表皮细胞及细菌等。**白色恶露持续3周**。

小试身手　4.**不属于产褥期母体生理状况的是**

A.产后血性恶露持续3~4天

B.产后24小时内体温38.5℃

C.产后脉搏每分钟60~70次

D.产褥早期出汗多

E.产后10天子宫降入盆腔

参考答案

1.B　2.B　3.C　4.B

第四章 高危妊娠妇女的护理

第一节 高危妊娠的治疗原则及护理

治疗原则

预防和治疗引起高危妊娠的因素。

第二节 胎儿宫内窘迫及新生儿窒息的护理

一、胎儿宫内窘迫的护理

(一)临床表现

急性胎儿窘迫多发生在分娩期，主要表现为**产时胎心率异常、胎动异常**、羊水胎粪污染及酸中毒；**慢性胎儿窘迫常发生在妊娠晚期，主要表现为胎动减少或消失**，产前电子胎心监护异常，胎儿生物物理评分低，胎儿多普勒超声血流异常。**羊水胎粪污染可分为3度：Ⅰ度为浅绿色；Ⅱ度为黄绿色并浑浊；Ⅲ度为棕黄色，稠厚。**

(二)治疗原则

对于急性胎儿窘迫，应积极寻找原因并进行宫内复苏，采取一系列干预措施改善胎儿缺氧状态。病情紧迫或经宫内复苏处理无效者，立即终止妊娠。慢性胎儿窘迫，应针对妊娠合并症或并发症特点及其严重程度，根据孕周、胎儿成熟度及胎儿缺氧程度综合判断，拟定处理方案。

小试身手 1.关于胎儿宫内窘迫的处理，下述错误的是

A.嘱孕产妇取左侧卧位　　B.给予孕产妇氧气吸入

C.继续静脉滴注催产素　　D.严密监测胎心音变化

E.做好新生儿抢救和复苏的准备

小试身手（2~3题共用题干）

初产妇，孕40周，阴道流水14小时，未宫缩，LOA，胎心148次/分，羊水I度黄染，先露在棘上0.5cm。

2. 正确的处理原则是

A. 抬高臀部，避免肛诊和阴道检查

B. 采取措施，尽快结束分娩

C. 产后给抗生素预防感染发生

D. 给予地塞米松滴注，促胎肺成熟

E. 等待其自然分娩

3. 本病例最主要的护理问题是

A. 焦虑与胎膜早破后，下生殖道病原体上行感染有关

B. 有胎儿受伤的危险与脐带脱垂和早产儿肺部不成熟有关

C. 有感染的危险与未知的妊娠结果有关

D. 有胎儿受伤的危险与宫内缺氧有关

E. 潜在并发症出血性休克

二、新生儿窒息的护理

（一）临床表现

分轻度窒息和重度窒息，**以Apgar评分为依据**。

1. **轻度（青紫）窒息**　Apgar评分4~7分。面部与皮肤**呈青紫色**；呼吸表浅不规律；心跳规则有力，心率减慢（80~120次/分）；对外界刺激有反应，喉反射存在；肌张力好，四肢稍屈。

2. **重度（苍白）窒息**　Apgar评分0~3分。皮肤苍白，口唇暗紫；无呼吸或仅有喘息样微弱呼吸；心跳不规则，心率<80次/分且弱；对外界刺激无反应，喉反射消失；肌张力松弛。

出生后5分钟Apgar评分对估计预后很有意义。评分越低，酸中毒和低氧血症越严重，如5分钟的评分数<3分，新生儿死亡率及发生脑部后遗症的几率明显增加。

小试身手　4. 有关新生儿窒息，下述哪项正确

A. Apgar评分3分为轻度窒息

B. 产时使用麻醉剂不可能造成新生儿窒息

C. 青紫窒息为重度窒息

D. 苍白窒息为轻度窒息

E. 全身皮肤苍白，仅口唇呈暗紫色为苍白窒息

（二）治疗原则

一旦发生，及时抢救。估计胎儿娩出后有窒息的危险，应做好复苏准备。**如发**

生了窒息要按A（清理呼吸道）、B（建立呼吸，增加通气）、C（维持正常循环）、D（药物治疗）、E（评价）步骤复苏。

参考答案

1.C　2.B　3.D　4.E

第五章　妊娠期并发症妇女的护理

第一节　流　产

浪里淘沙—核心考点

临床表现及处理原则

停经、腹痛及阴道流血是流产的主要症状。

1. **先兆流产**　停经后少量阴道流血，量少，伴**轻微下腹痛、腰痛**。妇科检查**子宫大小与停经周数相符，宫颈口未开，胎膜未破，妊娠产物未排出**。经休息及治疗后，若流血停止或腹痛消失，**妊娠可继续进行**。处理原则是**卧床休息，禁止性生活，减少刺激**。

2. **难免流产**　**流产不可避免**，阴道流血量增多，**阵发性腹痛加重**。妇科检查**子宫大小与停经周数相符或略小，宫颈口扩张**，但组织尚未排出。**一旦确诊，尽早使胚胎及胎盘组织排出，防止出血和感染**。

小试身手 1.先兆流产与难免流产的主要鉴别点是

A.宫颈口是否已开　　　　B.阴道流血发生时间　　　C.下腹疼痛程度

D.妊娠反应轻重　　　　　E.妊娠试验阴性或阳性

小试身手 2.患者，女性，27岁，停经67天，下腹阵痛，阴道出血多于月经量，妇科检查：子宫如孕2个月大小，子宫颈口开大，尿妊娠试验阳性，应考虑为

A.先兆流产　　　　　　　B.难免流产　　　　　　　C.不全流产

D.完全流产　　　　　　　E.稽留流产

3. **不全流产**　妊娠产物部分排出体外，部分残留在宫内，阴道流血不止，严重时引起出血性休克，腹痛减轻。妇科检查子宫小于停经周数，宫颈口已扩张，血液自宫颈口内流出，有时可见胎盘组织堵塞宫颈口或**部分妊娠产物排出阴道内，而部分仍留在宫腔**。**一旦确诊，行吸宫术或钳刮术**。

锦囊妙记：考生可将先兆流产、难免流产、不全流产进行比较（表3-5-1）。

表3-5-1　不同流产类型比较

流产类型	子宫大小	宫颈口	妊娠产物	特点
先兆流产	与停经周数相符	宫颈口未开	未排出	要流还未流，想保能保住

续表

流产类型	子宫大小	宫颈口	妊娠产物	特点
难免流产	相符或略小	已扩张	尚未排出	要流还未流，想保保不住
不全流产	小于停经周数	已扩张	部分排出，部分在子宫内	流了一半，还有一半

小试身手 3.患者，女，26岁，平时月经规则，现停经2个月，有恶心呕吐。昨日阴道流血量多于月经，轻微腹痛。妇检：宫颈口扩张，有血液不断自宫颈口内流出，1个月妊娠大小，质软，活动，压痛，附件未及异常，尿妊娠试验（±）。护理上应当

A.加强保胎措施和心理护理

B.按先兆流产护理

C.嘱孕妇继续观察出血情况

D.按完全流产护理

E.按不全流产护理

4.完全流产 妊娠产物完全排出，阴道出血停止，腹痛消失。妇科检查子宫接近未孕大小，宫颈口关闭。如无感染征象不需处理。

5.稽留流产 指胚胎或胎儿死亡后滞留在宫腔内尚未排出者。胚胎或胎儿死亡后，子宫缩小，早孕反应消失，若已至妊娠中期，腹部不再增大，胎动消失。妇科检查子宫小于妊娠周数，宫颈口关闭。听不到胎心。及时促进胎儿和胎盘排出，以防稽留太久引起凝血功能障碍。处理前做凝血功能检查。

小试身手 4.患者，女，25岁。1年前曾自然流产1次。本次妊娠停经62天时出现少量阴道流血。妇科查体示宫口未开。B超检查示胚胎符合7周妊娠，未见胎心搏动。最有可能的诊断是

A.不全流产　　　　　B.先兆流产　　　　　C.难免流产

D.稽留流产　　　　　E.习惯性流产

6.复发性流产 指自然流产连续发生3次或3次以上者。每次流产多发生在同一妊娠月份。早期流产常因黄体功能不全、甲减、染色体异常等；晚期流产因宫颈内口松弛、子宫畸形、子宫肌瘤等。以预防为主，受孕前男女双方均应接受详细检查。

小试身手 （5~6题共用备选答案）

A.先兆流产　　　　　B.难免流产

C.习惯性流产　　　　D.完全流产

E.过期流产

5.孕妇阴道排出组织物后出血减少，宫体接近正常大小，宫口闭，此种流产为

6.自然流产连续3次或3次以上，此种流产为

第二节 异位妊娠

浪里淘沙—核心考点

异位妊娠是指受精卵在子宫体腔外着床发育，其中以**输卵管妊娠最为常见**。

临床表现

1. 症状

（1）**停经**：停经6~8周后出现不规则阴道流血。

（2）**腹痛**：**是就诊的主要症状**，发生在流产或破裂前，出现一侧下腹隐痛或酸胀感；如发生在流产或破裂时，突感**一侧下腹撕裂样疼痛**，随后遍及全腹，可放射至肩部。

小试身手 7. 输卵管妊娠破裂时腹痛的性质是

A. 隐痛 　　　　　　B. 撕裂样疼痛 　　　　　　C. 坠痛

D. 间歇性疼痛 　　　E. 痉挛性疼痛

小试身手 8. 输卵管妊娠患者前来就诊时，最常见的主诉是

A. 腹痛 　　　　　　B. 胸痛 　　　　　　C. 咳嗽

D. 咯血 　　　　　　E. 呼吸急促

（3）阴道流血：胚胎死亡后，阴道不规则流血，色暗红或深褐，出血量不多。

（4）**晕厥与休克**：大量急性内出血及剧烈腹痛可引起晕厥或休克。

2. 体征 贫血貌，下腹部压痛、反跳痛；出血较多时叩诊有移动性浊音。

第三节 妊娠期高血压疾病

一、临床表现及分类

1. 妊娠期高血压 妊娠期首次出现BP≥140/90mmHg并于产后12周内恢复正常；蛋白尿（－）；伴有上腹部不适或血小板减少。

2. 子痫前期

（1）轻度：妊娠20周后出现BP≥140/90mmHg；尿蛋白≥0.3g/24h或尿蛋白/肌酐比值≥0.3，或随机尿蛋白≥（＋）；可伴有上腹不适、头痛、视物模糊等症状。

（2）重度：BP≥160/110mmHg，尿蛋白≥2.0g/24h或随机尿蛋白≥（＋＋＋）；血清肌酐＞106μmol/L，血小板＜100×109/L；出现微血管溶血（LDH升高）；血清ALT或AST升高；持续性头痛或其他脑神经或视觉障碍；持续性上腹不适等。

3. 子痫 在子痫前期的基础上**出现抽搐，或伴昏迷**。发生在妊娠晚期或临产前称产前子痫，发生在分娩过程中称产时子痫，发生在产后24小时内称产后子痫。

典型子痫发作过程：眼球固定，瞳孔散大，头偏向一侧，牙关紧闭，口角及面部肌肉颤动，数秒后全身及四肢肌肉强直，双手紧握，双臂伸直，发生强烈抽动。抽搐时呼吸暂停，面色青紫。1分钟后抽搐强度减弱，全身肌肉松弛，随即深长气呼吸恢复。抽搐期间病人神志丧失。病情转轻时抽搐减少，抽搐后很快苏醒；如

抽搐频繁且持续时间较长，病人陷入深昏迷。<u>抽搐时易发生唇舌咬伤、摔伤甚至骨折，昏迷时呕吐引起窒息或吸入性肺炎。</u>

> 锦囊妙记：孕妇血压≥140/90mmHg，未出现蛋白尿，考虑为妊娠高血压性疾病；血压≥140/90mmHg但<160mmHg，同时尿蛋白阳性，考虑为轻度子痫前期；血压≥160/110mmHg，尿蛋白阳性，考虑为重度子痫前期；出现抽搐，考虑为子痫。

4. 慢性高血压并发子痫前期　高血压孕妇于妊娠20周前无蛋白尿，<u>孕20周后出现蛋白尿≥0.3g/24h</u>；或妊娠20周后突然出现蛋白尿增加、血压升高，血小板减少（<100×10^9/L）。

5. 妊娠合并慢性高血压　妊娠前或妊娠20周前血压≥140/90mmHg，但妊娠期无明显加重；或妊娠20周后首次诊断高血压并持续到产后12周以后。

二、治疗原则

治疗原则为镇静、解痉、降压、利尿，适时终止妊娠，预防子痫发生。
1. **解痉**　首选硫酸镁，可预防和控制子痫发作，适用于先兆子痫和子痫。

小试身手 9. 重度妊高征的孕妇，治疗时首选药物是
A. 利血平　　　　　　　　B. 盐酸氯丙嗪　　　　　　C. 甘露醇
D. 硫酸镁　　　　　　　　E. 地塞米松

2. **镇静**　适用于禁忌使用硫酸镁或效果不好时，分娩时慎用。常用药物为地西泮和冬眠合剂。

3. **降压**　适用于血压过高特别是舒张压高者。常用药物为肼屈嗪、卡托普利等。

4. **扩容**　在解痉的基础上进行，严密观察生命体征和尿量，防止肺水肿和心力衰竭。常用药物为白蛋白、全血、平衡液和低分子右旋糖酐。

5. **利尿**　适用于全身水肿、急性心力衰竭、肺水肿、脑水肿、血容量过高且伴潜在肺水肿者。常用药物为呋塞米、甘露醇等。

第四节　前置胎盘

一、临床表现

<u>妊娠晚期或临产时发生无诱因、无痛性反复阴道流血是前置胎盘的主要症状。</u>根据阴道流血时间、发作次数、流血量的不同，前置胎盘分为4类（图3-7-1）。

小试身手 10. 前置胎盘的典型临床表现是
A. 妊娠期持续性腹痛伴阴道流血
B. 血压升高
C. 血压下降、贫血

D. 并发胎儿宫内窘迫

E. 妊娠晚期或临产时，无痛性无诱因反复阴道流血

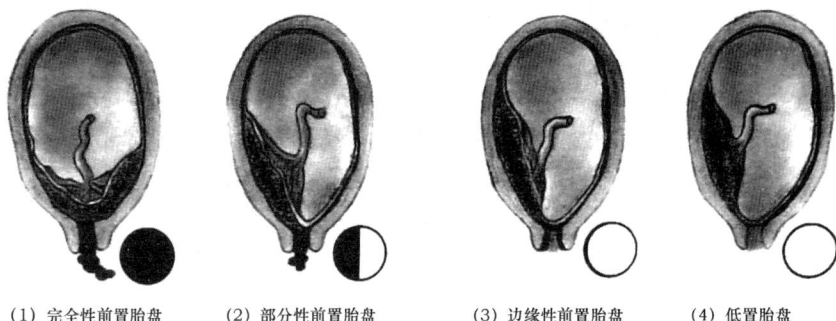

(1) 完全性前置胎盘　　(2) 部分性前置胎盘　　(3) 边缘性前置胎盘　　(4) 低置胎盘

图3-7-1　前置胎盘的类型

1. **完全性前置胎盘**　子宫颈内口完全为胎盘组织所覆盖。初次出血早，约在妊娠28周，反复出血次数频繁、量较多，有时一次大量阴道出血即可陷入休克。

2. **部分性前置胎盘**　子宫颈内口部分为胎盘组织所覆盖。出血情况介于完全性前置胎盘和边缘性前置胎盘之间。

3. **边缘性前置胎盘**　胎盘附着于子宫下段，边缘不超过子宫颈内口。初次出血发生晚，多见于妊娠37~40周或临产后，量较多。

4. **低置胎盘**　胎盘附着于子宫下段，边缘距离宫颈内口<2cm，胎盘边缘与宫颈内口的关系常随孕周而变化，目前临床上以处理前最后一次检查结果来确定分类。

由于反复多次大量阴道流血，病人出现贫血，贫血程度与出血量成正比，严重者发生休克，还可导致胎儿缺氧、宫内窘迫，甚至死亡。

前置胎盘常合并胎位异常、胎先露下降受阻；分娩时出现宫颈撕裂或胎盘绒毛植入子宫肌层引起产后大出血。胎盘剥离面靠近子宫颈口引起产褥感染。

二、治疗原则

治疗原则是抑制宫缩、纠正贫血、预防感染和适时终止妊娠。

1. **期待疗法**　适用于妊娠不足36周或估计胎儿体重小于2300g，阴道出血不多，孕妇全身情况良好、胎儿存活者。

2. **终止妊娠**　适用于入院已处于休克，或期待疗法中发生大出血，或妊娠已足月或已临产者。**剖宫产术是主要手段**。阴道分娩适用于边缘性前置胎盘，胎先露为头位、临产后产程进展顺利并能在短时间内结束分娩者。

> 锦囊妙记：前置胎盘的治疗原则可记为：能保则保，否则就剖，即妊娠不足36周就保胎，否则就剖宫产。

第五节　胎盘早剥

浪里淘沙—核心考点

一、临床表现

典型临床表现为阴道流血、腹痛，可伴有子宫张力增高和子宫压痛，尤以胎盘剥离处最明显。阴道流血特征为陈旧不凝血，出血量与疼痛程度、胎盘剥离程度不一定相符。**严重时子宫硬如板状，压痛明显，胎动异常或消失**，可出现恶心、呕吐、面色苍白、脉搏细数及血压下降等休克症状。临床上推荐按胎盘剥离的Page分级标准评估病情的严重程度。

　　0级：分娩后回顾性产后诊断。

　　Ⅰ级：外出血，子宫软，无胎儿窘迫。

　　Ⅱ级：胎儿宫内窘迫或胎死宫内。

　　Ⅲ级：产妇出现休克症状，伴或不伴弥散性血管内凝血。

小试身手 11. 关于胎盘早剥的临床表现，以下说法正确的是

　　A. 无痛性反复阴道出血

　　B. 轻型胎盘早剥以内出血为主

　　C. 重型胎盘早剥主要症状为突发持续性腹痛

　　D. 轻型胎盘早剥剥离面积不超过胎盘的1/5

　　E. 重型胎盘早剥贫血程度与外出血量相符

小试身手 12. 患者，女性，30岁，孕3产0，此次妊娠38周后突感剧烈腹痛伴有少量阴道流血。检查：血压170/120mmHg，子宫似足月妊娠大小，硬如板状，有压痛，胎心90次/分，胎位不清，最大的可能是

　　A. 子痫　　　　　　　　　B. 胎膜早破

　　C. 前置胎盘　　　　　　　D. 胎盘早期剥离

　　E. 先兆子痫

二、治疗原则

纠正休克、监测胎儿宫内情况，及时终止妊娠。病人入院后积极补充血容量，及时输入新鲜血液。**胎盘早剥一旦确诊，须及时终止妊娠。**

> 锦囊妙记：胎盘一旦剥离，胎儿失去了母体的血液供应，缺血、缺氧，因此应及时终止妊娠。

小试身手 13. 胎盘早剥的处理原则是

　　A. 镇痛　　　　　　　　　B. 纠正休克，及时终止妊娠

　　C. 使用止血剂　　　　　　D. 抑制宫缩

E. 镇静

第六节 早 产

浪里淘沙—核心考点

一、临床表现

主要是子宫收缩，最初为不规则宫缩，伴少量阴道血性分泌物或流血，可发生胎膜早破，继之发展为规律宫缩。**诊断依据是妊娠晚期者子宫收缩规律（20分钟≥4次），伴以宫颈管消退≥80%以及进行性宫口扩张2cm以上。**

小试身手 14.早产的主要临床表现是

A. 血压升高

B. 呼吸困难

C. 腹泻、呕吐

D. 规律性子宫收缩

E. 头痛、视物模糊、血糖增高

二、治疗原则

如胎儿存活、胎膜未破、无胎儿窘迫，药物治疗控制宫缩，尽量维持至足月；若胎膜已破、早产不可避免，尽可能提高早产儿存活率。

第七节 过期妊娠

浪里淘沙—核心考点

治疗原则

根据胎盘功能、胎儿大小、宫颈成熟度等选择分娩方式，可以试产，但应放宽剖宫产指征。**下列情况应立即终止妊娠：**宫颈条件成熟、胎儿体重≥4000g或胎儿宫内生长受限、12小时内胎动<10次或NST呈无反应型、OCT阳性、尿持续低E/C值、羊水过少或胎粪污染、重度先兆子痫或子痫等。

小试身手 15.对于过期妊娠孕妇，发现以下情况应立即终止妊娠的是

A. 胎儿估计体重3000g

B. 12小时内胎动14次

C. 羊水中有胎粪

D. 胎心监护NST有反应型

E. 尿E/C值>15

第八节 羊水量异常

一、羊水量过多

（一）临床表现

1. **急性羊水过多** 较少见，妊娠20~24周多见。羊水量急剧增加，<u>子宫急剧增大、横膈上抬，病人呼吸困难、不能平卧、发绀</u>，孕妇表情痛苦，<u>下肢及外阴水肿、静脉曲张</u>。

2. **慢性羊水过多** 较多见，妊娠晚期多见，羊水在数周内增多。**子宫大于妊娠月份，腹部膨隆、腹壁皮肤发亮、变薄，检查时胎位不清，胎心遥远或听不到**。羊水过多易并发妊高征、胎位不正、早产等。破膜后子宫骤然缩小，可引起胎盘早剥。产后因子宫收缩乏力引起产后出血。

（二）治疗原则

1. 羊水过多合并胎儿畸形应及时终止妊娠。
2. 羊水过多但胎儿正常者，根据羊水量与胎龄决定处理方案。

二、羊水量过少

临床表现

胎动时孕妇感腹痛，<u>查体宫高、腹围小于同期正常孕妇，子宫敏感性高</u>，临产后剧烈阵痛，宫缩不协调，**宫口扩张缓慢、产程延长**。羊水过少者引起肺发育不全、胎儿生长受限等。<u>羊水过少易发生胎儿宫内窘迫与新生儿窒息，围生儿死亡率高</u>。

第九节 多胎妊娠

一、临床表现

1. **症状** 早孕反应重，**子宫大于孕周**，尤其是在24周后。因子宫增大明显，横膈上升，呼吸困难；胃部胀满，食欲下降，摄入量减少，孕妇感极度疲劳和腰背部疼痛。<u>孕妇自诉多处有胎动</u>。

2. **体征** 宫高大于正常孕周，腹部可触及两个胎头、多个肢体，胎动部位不固定且胎动频繁，**在腹部的不同部位可听到两个胎心音，且两者速率相差>10次/分**。

二、治疗及护理

1. **妊娠期**　及早诊断，增加产前检查次数。加强营养，预防贫血、妊高征的发生，防止早产、羊水过多、产前出血等。

2. **分娩期**　观察产程和胎心变化，如有宫缩乏力或产程延长应及时处理。第一个胎儿娩出后，应立即断脐，助手扶正第二个胎儿，保持纵产式，等待15~20分钟后第二个胎儿自然娩出。如15分钟后仍无宫缩，可人工破膜或静脉滴注缩宫素加强宫缩。

3. **产褥期**　第二个胎儿娩出后应立即肌内注射或静脉滴注缩宫素，腹部放置沙袋，预防产后出血。

小试身手（16~17题共用题干）

女，27岁。第一次怀孕，双胎，妊娠33周，胎心、胎动好，已住院观察。

16. 关于双胎的处理，下述正确的是

A. 孕期如不合并妊高征，则按单胎处理

B. 如第一产程宫缩乏力，不可用小量缩宫素静脉滴注

C. 第一胎儿娩出后，应等脐搏动停止后断脐

D. 第一胎儿娩出后应静脉注射缩宫素

E. 第一胎儿娩出后如无异常情况，可等待20分钟让第二胎儿自然分娩

17. 双胎妊娠母体并发症**不包括**

A. 妊娠期贫血　　　　　　　B. 妊娠高血压综合征

C. 胎膜早破　　　　　　　　D. 产后出血

E. 过期妊娠

参考答案

1.A　2.B　3.E　4.D　5.D　6.C　7.B　8.A　9.D　10.E　11.C　12.D　13.B　14.D　15.C　16.E　17.E

第六章　妊娠期合并症妇女的护理

第一节　心脏病

一、临床表现

1. 早期　①轻微活动后即感胸闷、心悸、气短；②休息时心率超过110次/分；③夜间因胸闷而坐起，到窗口呼吸新鲜空气；④肺底部出现少量持续性湿啰音，咳嗽后不消失。

2. **左心衰竭**　以肺淤血及心排出量降低为主要表现。

症状包括：①不同程度呼吸困难：**劳力性呼吸困难为最早出现的症状**，端坐呼吸，夜间阵发性呼吸困难，严重者出现哮鸣音，**急性肺水肿、呼吸困难是左心衰竭最严重的表现**；②咳嗽、咳痰、咯血；③疲倦、乏力、头晕、心慌；④少尿及肾功能损害症状。

体征包括：①肺部湿啰音；②心脏扩大，肺动脉瓣区第二心音亢进及舒张期奔马律。

3. **右心衰竭**　以体静脉淤血为主要表现。

症状包括：①消化道症状：腹胀、恶心、呕吐、食欲减退；②劳力性呼吸困难。

体征有：①水肿，肝脏肿大；②颈静脉征，如出现肝颈静脉反流征阳性则更具特征性；③右心室显著扩大，出现三尖瓣关闭不全的反流性杂音。

4. 全心衰竭　右心衰竭继发于左心衰竭而出现全心衰竭。

二、治疗原则

心脏病孕妇的主要死因是心力衰竭和严重感染。其治疗原则为：

1. 非孕期　根据孕妇所患**心脏病类型、病情及心功能等级，决定是否可以妊娠**。

小试身手　1. 孕早期心脏病患者决定能否继续妊娠主要取决于

A. 以往有否生育史　　　　B. 心功能分级

C. 心脏病变的部位　　　　D. 症状严重程度

E. 心脏病的种类

2. **妊娠期**　不宜妊娠但已怀孕者，**在妊娠12周前行人工流产术**；妊娠超过12周者应密切监护。对顽固性心力衰竭孕妇应在严密监护下行剖宫产结束妊娠。

3. **分娩期**　**心功能Ⅰ～Ⅱ级**，胎儿不大，胎位正常，宫颈条件良好者，**在严密监护下经阴道分娩，第二产程助产**。心功能Ⅲ～Ⅳ级，胎儿偏大，宫颈条件不佳，合并其他并发症者选择剖宫产终止妊娠。行剖宫产者术前需预防性应用抗生素1～2天。

4. **产褥期**　**产后3天内，尤其24小时内仍是心力衰竭发生的危险期**，产妇应充分休息，密切监护。遵医嘱应用抗生素，**产后1周无感染征象时停药。心功能Ⅲ级或以上者不宜哺乳。**

第二节 病毒性肝炎

浪里淘沙—核心考点

治疗原则

肝炎病人原则上不宜妊娠。妊娠期轻型肝炎者应**增加休息，加强营养，积极保肝治疗，预防感染。**妊娠期重型肝炎者需保护肝脏，积极预防和治疗肝性脑病，**限制蛋白质摄入，每日应<0.5g/kg，**增加糖类，保持大便通畅，预防DIC及肾衰竭。妊娠末期重型肝炎者，经积极治疗24小时后考虑剖宫产结束妊娠。分娩期备新鲜血液，缩短第二产程，防止母婴传播及产后出血。产褥期使用对肝脏损害小的抗生素预防感染。

小试身手 2.对妊娠合并病毒性肝炎的处理，下述正确的是

A.原则上不宜妊娠

B.产褥期给予大量抗生素预防感染

C.高脂肪、高蛋白、高糖饮食

D.产后常规用雌激素回奶

E.病人的新生儿不必与其他新生儿隔离

第三节 糖尿病

浪里淘沙—核心考点

一、临床表现

合并糖尿病孕妇在妊娠期可出现三多症状（多饮、多食、多尿），重症者症状明显。但大多数GDM孕妇无明显的临床表现。有外阴阴道假丝酵母菌病、不明原因反复流产、死胎、巨大儿或分娩足月新生儿呼吸窘迫综合征史、胎儿畸形、新生儿死亡等不良孕产史。

诊断要点：

（1）孕前糖尿病：符合以下2项中任意一项者，可诊断为PGDM。

1）妊娠前已确诊为糖尿病的病人。

2）妊娠前未进行过血糖检查的孕妇，尤其存在糖尿病高危因素者，如肥胖、一级亲属患2型糖尿病、妊娠期糖尿病史或大于胎龄儿分娩史、多囊卵巢综合征病人及妊娠早期空腹尿糖反复阳性，首次产前检查时应明确是否存在妊娠前糖尿病，达到以下任何一项标准应诊断为孕前糖尿病：①空腹血糖（FPG）≥7mmol/L。

②75g口服葡萄糖耐量试验（OGTT）的2小时血糖≥11.1mmol/L（200mg/dl）。OGTT具体方法为：试验前连续3天正常体力活动、正常前1天晚餐后禁食至少8小时至次日晨。检查期间静坐，禁烟。检查时，5分钟内口服含75g葡萄糖的液体300ml，分别抽取服糖前、服糖后1小时及2小时的静脉血（从开始饮用葡萄糖水起算时间），测定葡萄糖水平。③**糖化血红蛋白（HbAlc）≥6.5%**。④**伴有典型的高血糖或高血糖危象症状，同时血糖≥11.1mmol/L**。

（2）妊娠期糖尿病：①妊娠24~28周及28周后首次就诊时行75gOCTT，**空腹及服糖后1小时、2小时的血糖值分别低于5.1mmol/L、10.0mmol/L、8.5mmol/L。任何一点血糖值达到或超过上述标准者诊断为GDM**。②产妇具有GDM高危因素或医疗资源缺乏地区，建议24~28周首先检查空腹血糖。空腹血糖≥5.1mmol/L，可直接诊断为GDM。

二、治疗原则

糖尿病妇女在妊娠前应判断病情轻重，确定妊娠的可能性。允许妊娠者须密切监护，尽可能将血糖控制在正常或接近正常范围内。

第四节　急性肾盂肾炎

浪里淘沙—核心考点

治疗原则

支持疗法、保持泌尿道通畅和抗感染。

第五节　贫　血

浪里淘沙—核心考点

治疗原则

去除病因、治疗并发症、补充铁剂。**如血红蛋白<60g/L，接近预产期或短期内准备剖宫产者，宜少量多次输血**。积极预防产后出血和产褥感染。

小试身手 3. 初产妇，孕35周，既往有再生障碍性贫血病史，血红蛋白为50g/L，血小板80×10⁹/L，应采取的措施是

A. 吸氧　　　　　　　B. 少量多次输血　　　　　C. 右旋糖酐输注

D. 抗生素预防感染　　E. 输血后终止妊娠

参考答案

1.B　2.A　3.B

第七章　异常分娩的护理

第一节　产力异常

一、临床表现

1. 子宫收缩乏力

（1）协调性子宫收缩乏力：子宫收缩具有正常的节律性、对称性和极性，但**收缩力弱，宫腔压力低，小于15mmHg，持续时间短，间歇期长且不规律，宫缩小于2次/10分钟**。产程开始子宫收缩正常，在进展到某一阶段时子宫收缩力变弱，产程进展缓慢，甚至停滞。

（2）不协调性子宫收缩乏力：**子宫收缩极性倒置，宫缩兴奋点来自子宫的一处或多处，节律不协调**。宫缩时宫底部不强，中段或下段强，宫缩间歇子宫壁不能完全放松，**属无效宫缩**。产妇自觉宫缩强，持续腹痛，拒按，精神紧张，烦躁不安，产程延长或停滞，严重者出现水、电解质紊乱、肠胀气、尿潴留。由于胎儿-胎盘循环障碍，胎儿宫内窘迫。

（3）产程曲线异常：①潜伏期延长：从临产规律宫缩开始至活跃期起点（4~6cm）称为潜伏期。初产妇>20小时、经产妇>14小时称为潜伏期延长。②活跃期延长：从活跃期起点（4~6cm）至宫颈口开全称为活跃期。活跃期宫颈口扩张速度<0.5cm/h为活跃期延长。③活跃期停滞：当破膜且宫颈口扩张≥6cm后，若宫缩正常，宫颈口停止扩张≥4小时；若宫缩欠佳，**宫颈口停止扩张≥6小时称为活跃期停滞**。④**第二产程延长：初产妇>3小时，经产妇>2小时**（硬膜外麻醉镇痛分娩时，初产妇>4小时，经产妇>3小时），**产程无进展（胎头下降和旋转），称为第二产程延长**。⑤胎头下降延缓：第二产程初产妇胎头先露下降速度<1cm/h，经产妇<2cm/h，称为胎头下降延缓。⑥胎头下降停滞：第二产程胎头先露停留在原处不下降>1小时，称为胎头下降停滞。⑦**滞产：指总产程超过24小时**。

小试身手（1~3题共用备选答案）

A. 潜伏期延长　　　　　　　B. 活跃期延长

C. 活跃期停滞　　　　　　　D. 第二产程停滞

E. 胎头下降延缓

1. 从宫口开大3cm到宫口开全超过8小时，称为

2. 进入第二产程1小时胎头下降无进展，称为

3. 活跃晚期至宫口全开，胎头下降速度<1cm/h，称为

2. 子宫收缩过强

（1）协调性子宫收缩过强：**子宫收缩的节律性、对称性和极性均正常，仅子宫收缩力过强。分娩在短时间内结束，造成急产，即总产程不超过3小时**。多见于经产妇。宫缩过强易致产道损伤、胎儿缺氧或新生儿外伤等。

（2）不协调性子宫收缩过强：①强直性子宫收缩：宫颈口以上部分子宫肌层出现强直性痉挛性收缩，**宫缩间歇短或无间歇、产妇烦躁不安、持续腹痛、拒按**。胎方位触诊不清，胎心音听不清。**脐下或平脐处见一环状凹陷，即病理性缩复环**。②子宫痉挛性狭窄环：指子宫壁某部肌肉呈痉挛性不协调性子宫收缩形成环状狭窄，持续不放松，称子宫痉挛性狭窄环。此环不随宫缩上升，阴道检查可触及狭窄环。产妇持续腹痛、烦躁、宫颈扩张缓慢、胎先露下降停滞、胎心律不规则。

二、对母儿的影响

1. **子宫收缩乏力** ①对产妇的影响：导致产程延长、产妇体力消耗、肠胀气、尿潴留，引起产伤、产后出血、产后感染；②**对胎儿和新生儿的影响：导致产程延长、胎膜早破、胎儿窘迫**，新生儿窒息或死亡；产程延长致手术产增加，产伤增加，新生儿颅内出血发病率和死亡率增加。

2. **子宫收缩过强** ①对产妇的影响：子宫收缩过强、过频，产程过快，导致宫颈、阴道及会阴撕裂伤，接产时来不及消毒导致产褥感染。产后子宫肌纤维缩复不良导致胎盘滞留或产后出血。**子宫痉挛性狭窄环导致产妇衰竭**，手术产机会增多；②对胎儿及新生儿的影响：宫缩过强、过频影响子宫胎盘血液循环，胎儿宫内缺氧，**导致胎儿窘迫、新生儿窒息甚至胎死宫内**。胎儿娩出过快，易引起新生儿颅内出血。如来不及消毒即分娩，易发生新生儿感染、骨折、外伤等。

三、治疗及护理

1. 子宫收缩乏力

（1）协调性子宫收缩乏力：针对病因进行处理。**对头盆不称、胎位异常或其他剖宫产指征者及时考虑剖宫产**。对经阴道分娩者，先改善全身状况，然后根据产程进展情况加强子宫收缩，促使产妇尽快分娩。

小试身手 4.下列情况可以应用静脉滴注催产素加强子宫收缩力的是

A. 头盆相称　　　　　B. 持续性枕后位

C. 有剖宫产史　　　　D. 胎儿窘迫

E. 漏斗骨盆

（2）不协调性子宫收缩乏力：**恢复子宫收缩的生理极性和对称性**，适当给予镇静剂，使产妇恢复为协调性子宫收缩。**在宫缩恢复为协调性之前，严禁使用缩宫素**。

2. 子宫收缩过强 ①协调性：有急产史的产妇提前住院待产。左侧卧位，提供心理支持。②不协调性：**停用缩宫素及阴道操作，给予宫缩抑制剂**。仍不能缓解者

立即剖宫产。临产后做好新生儿接生及抢救准备。

小试身手 5.一待产妇，协调性宫缩乏力，宫口开大5cm，未破膜，无头盆不称，此时的主要护理措施为

A.人工破膜 　　　　　　B.催产素静脉滴注

C.等待产程自然进展 　　D.注射盐酸哌替啶后休息

E.应用地西泮

第二节 产道异常

浪里淘沙—核心考点

一、临床表现

1.**入口平面狭窄** 胎头衔接受阻，不能入盆，前羊水囊受力不均导致胎膜早破。胎头入盆不均，或胎头骑跨在耻骨联合上方（即跨耻征阳性），表现为继发性宫缩乏力，潜伏期和活跃早期延长。

2.**中骨盆及出口平面狭窄** 胎头下降至中骨盆和出口平面时，常不能顺利转为枕前位，形成持续性枕横位或枕后位，活跃晚期及第二产程后进展缓慢，甚至停滞。

小试身手 6.中骨盆和骨盆出口平面狭窄，入口正常，此骨盆属于

A.均小骨盆 　　　　　B.扁平骨盆 　　　　C.漏斗骨盆

D.横径狭小骨盆 　　　E.畸形骨盆

小试身手 7.中骨盆狭窄对母儿的影响主要是导致

A.胎膜早破 　　　　　　B.病理性缩复环

C.胎先露入盆受阻 　　　D.胎头跨耻征阳性

E.持续性枕后位或枕横位

小试身手 8.中骨盆狭窄时主要会导致

A.胎头跨耻征阳性 　　　　B.异常胎位 　　　C.胎膜早破

D.胎先露入盆受阻 　　　　E.持续性枕后位或枕横位

3.**三个平面狭窄** 多见于身材矮小、体形匀称的女性。胎儿小、产力好、胎位正常者可借助胎头极度俯屈和变形经阴道分娩。中等大小以上的胎儿经阴道分娩困难。

二、软产道异常的临床表现

1.外阴异常 常见于外阴瘢痕、坚韧和水肿，由于组织缺乏弹性，无伸展，使阴道口狭窄，影响胎头娩出或造成严重撕裂伤。

2.阴道异常 常见阴道纵隔、横膈和阴道尖锐湿疣。

3.宫颈异常 常见于宫颈外口粘连、宫颈水肿和宫颈瘢痕等，影响胎头下降，导致产程延长、产妇体力耗竭等。

三、治疗原则

明确骨盆狭窄的类别和程度，了解胎位、胎儿大小、胎心、宫缩强弱、宫颈扩张程度，结合年龄、产次、既往分娩史选择合理的分娩方式。

对软产道异常应根据局部组织的病变程度及对阴道分娩的影响，选择局部手术治疗处理或剖宫产结束分娩。

第三节　胎位、胎儿发育异常

浪里淘沙—核心考点

一、持续性枕后位、枕横位临床表现

1. 分娩过程中胎头以枕后位或枕横位衔接。下降过程中胎头枕骨持续不能转向前方，直至分娩后期仍处于母体骨盆后方或侧方，导致分娩困难，称持续性枕后位或持续性枕横位。常导致协调性宫缩乏力和宫口扩张缓慢。若枕后位产妇自觉肛门坠胀及排便感，宫口尚未开全时过早使用腹压，**导致宫颈前唇水肿和产妇疲劳，影响产程进展。**

2. 腹部检查　在宫底部触及胎臀，胎背偏向母体后方或侧方，在对侧明显触及胎儿肢体。**胎心在脐下一侧偏外方听得最响亮**，在胎儿肢体侧的胎胸部位也可听到。

3. 肛门检查或阴道检查　当肛查宫口部分扩张或开全时，如为枕后位，盆腔后部空虚，查明胎头矢状缝位于骨盆斜径上，前囟在骨盆右前方，后囟在骨盆左后方则为枕左后位，反之为枕右后位。查明胎头矢状缝位于骨盆横径上，后囟在骨盆左侧方，则为枕左横位，反之为枕右横位。

二、臀先露的临床表现及治疗原则

（一）臀先露的临床表现

胎儿以臀、足或膝为先露，以骶骨为指示点，在骨盆的前、侧、后构成6种胎位称为臀先露，约占足月分娩总数的3%~4%。**臀先露是最常见的异常胎位，其中以单臀先露最多见**，其次以完全臀先露或混合臀先露较多见。**孕妇常感觉肋下或上腹部有圆而硬的胎头**，由于胎臀不能紧贴子宫下段及子宫颈，导致子宫收缩乏力，产程延长，手术产机会增多。

小试身手 9.关于臀位，正确的叙述是

A. 胎体纵轴与母体纵轴垂直

B. 孕妇常感觉肋下有圆而硬的胎头

C. 胎心在母体脐下方听得最清楚

D. 妊娠34周后不必纠正胎位

E. 完全臀位是指胎儿双髋关节屈曲，双膝关节伸直

（二）治疗原则

1. 临产前　胎位异常者定期产前检查，妊娠 30 周以后胎位仍不正常者，**根据病情予以矫正**。常用矫正方法有**胸膝卧位**、激光照射或艾灸至阴穴、外转胎位术。若矫正失败，提前 1 周住院待产。

2. 临产后　根据产妇及胎儿具体情况综合分析，采用阴道助产或剖宫产术结束分娩。

三、胎儿发育异常

1. **巨大胎儿**　是指出**生体重达到或超过 4000g 者**。多见于父母身材高大，孕妇患糖尿病，过期妊娠等。常引起头盆不称、肩难产、软产道损伤、新生儿产伤等。

2. **胎儿畸形、脑积水**　表现为明显头盆不称，跨耻征阳性，如不及时处理可导致子宫破裂。

参考答案

1.B　2.D　3.E　4.A　5.B　6.C　7.E　8.E　9.B

第八章 分娩期并发症妇女的护理

第一节 胎膜早破

一、临床表现与并发症

（一）临床表现

1. 症状 **有较多液体自阴道流出**，继而少量间断排出。当咳嗽、打喷嚏、负重等腹内压增加时羊水即流出。

2. 体征 肛诊检查时触不到羊膜囊，上推胎儿先露部可见流液量增多。

（二）并发症

早产、感染和脐带脱垂。

二、治疗原则

1. **足月胎膜早破** 评估有无胎儿窘迫、绒毛膜羊膜炎、胎盘早剥和脐带脱垂等。随着破膜时间延长，宫内感染风险增加，**破膜超过12小时应预防性应用抗生素**，同时尽量避免频繁阴道检查。若**无明确剖宫产指征，宜在破膜后2~12小时内积极引产**。对宫颈成熟的孕妇，首选缩宫素引产。宫颈不成熟且无阴道分娩禁忌证者，可应用前列腺素制剂促宫颈成熟，试产过程中严密监测母胎情况。有明确剖宫产指征时宜行剖宫产终止妊娠。

2. **未足月胎膜早破** 根据孕周、母胎状况、当地新生儿救治水平及孕妇和家属意愿综合决策；如果终止妊娠的益处大于期待治疗，则考虑终止妊娠。

（1）引产：**妊娠<24周的胎膜早破**，由于胎儿存活率极低、母胎感染风险很大，**以引产为宜**；妊娠24~27^{+6}周的胎膜早破，可根据孕妇及家属意愿、新生儿抢救能力等决定是否引产。

（2）**不宜继续妊娠**：采用引产或剖宫产终止妊娠：①**妊娠34~36^{+6}周者**；②**无论任何孕周，明确诊断绒毛膜羊膜炎、胎儿窘迫、胎盘早剥等不宜继续妊娠者**。

（3）期待治疗：①妊娠24~27^{+6}周要求期待治疗者，应充分告知期待治疗过程中的风险，慎重抉择；②28~33^{+6}周，无继续妊娠禁忌，应行期待治疗，具体内容包括：a.一般处理：**保持外阴清洁，避免不必要的肛查和阴道检查**，动态监测体温、宫缩、母胎心率、阴道流液量和性状，定期复查血常规、羊水量、胎心监护和超声检查等，确定有无绒毛膜羊膜炎、胎儿窘迫和胎盘早剥等并发症。b.促胎肺成熟：**妊娠<35周者给予地塞米松或倍他米松肌内注射，促进胎肺成熟**。c.预防感染：应及时预防性应用抗生素（如青霉素类、大环内酯类），可有效延长孕周，减少绒毛

膜羊膜炎和新生儿感染的发生率。通常5~7日为一个疗程。B族溶血性链球菌检测阳性者，青霉素为首选药物。d.**抑制宫缩：妊娠<34周者，建议给予宫缩抑制剂48小时，配合完成糖皮质激素的促胎肺成熟治疗**并转运至有新生儿ICU的医院。

小试身手 1.下列可促进早产儿肺成熟的药物是

A. 阿司匹林 　　　　　　B. 糖皮质激素 　　　　　　C. 维生素K

D. 维生素C 　　　　　　E. 沙丁胺醇

第二节　产后出血

浪里淘沙—核心考点

一、临床表现

1. 症状　产妇**阴道流血**，面色苍白、出冷汗、口渴、头晕、心慌。当出血积聚在宫腔及阴道内时，<u>产妇出现寒战、怕冷、打哈欠、懒言或表情淡漠、呼吸急促、烦躁不安、昏迷</u>。软产道损伤造成阴道壁血肿时出现尿频、肛门坠胀感，排尿疼痛。

2. 体征　**血压下降，脉搏细速**。**子宫收缩乏力及胎盘因素所致出血者，子宫轮廓不清**，触不到宫底，按摩子宫后变硬，停止按摩后**变软**，按摩子宫时阴道大量出血。血液积存或胎盘剥离而滞留在子宫腔内者，宫底升高，按摩子宫并挤压宫底，可促进胎盘和淤血排出。因软产道裂伤或凝血功能障碍所致出血，腹部检查宫缩良好，轮廓清晰。

<u>阴道大量出血可导致休克而危及生命</u>；持续少量出血或隐性出血，可并发贫血、产褥感染。如失血严重，休克时间长，可导致垂体功能减退，即席汉综合征。

小试身手（2~3题共用备选答案）

A. 产后宫缩乏力 　　　　　B. 软产道裂伤 　　　　　C.胎盘剥离不全

D. 胎盘滞留 　　　　　　　E. 凝血功能障碍

2.胎儿娩出后即阴道持续性出血，色鲜红，可能的诊断是

3.产后1小时，阵发性阴道出血，色暗红，宫底脐上2横指，质软。可能的诊断是

二、治疗原则

针对原因迅速止血，**补充血容量纠正休克，防治感染**。

1. **因子宫收缩乏力引起大出血，使用宫缩剂、按摩子宫**、宫腔内填塞纱布条或结扎血管、子宫压缩缝合术、经导管动脉栓塞术、切除子宫等方法止血。

2. **软产道撕裂伤引起大出血　及时准确缝合**。如阴道血肿应首先切开血肿，清除血块，缝合止血。

3. **胎盘因素引起大出血**　及时取出胎盘，并做好刮宫准备。

4. 凝血功能障碍者所致出血　针对不同病因进行治疗，如血小板减少、再生障碍性贫血等输新鲜血或成分输血，如发生DIC应进行抗凝与抗纤溶治疗，全力抢救。

小试身手 4.产后出血休克的处理，下列**不妥**的措施是

A. 立即平卧位、吸氧、保暖

B. 迅速建立静脉通道

C. 密切观察出血量及血压、脉搏、呼吸

D. 立即切除子宫制止出血

E. 配合医师采取有效止血措施

三、预防

（一）妊娠期

1.加强孕期保健，定期产前检查，及时治疗高危妊娠。

2.高危妊娠者，如妊高征、多胎妊娠、羊水过多、肝炎、贫血等提前入院。

（二）分娩期

1.第一产程密切观察产程进展，防止产程延长，必要时给予镇静剂。

2.第二产程严格执行无菌技术，指导产妇正确使用腹压，适时会阴侧切；胎头、胎肩娩出要慢，一般相隔3分钟左右；**胎肩娩出后立即肌内注射或静脉滴注缩宫素**，促进子宫收缩，减少出血。

3.第三产程正确处理胎盘娩出。胎盘未剥离前不可过早牵拉脐带或按摩、挤压子宫，待胎盘剥离后及时协助胎盘娩出并**仔细检查胎盘胎膜是否完整**。

（三）产褥期

1.**产后2小时内仍需留在产房接受监护**。密切观察产子宫收缩、阴道出血及会阴伤口情况。定时测量生命体征。

2.督促产妇及时排空膀胱，以免影响子宫收缩引起产后出血。

3.早吸吮可刺激子宫收缩，减少子宫出血。

4.对可能发生产后出血的高危产妇，保持静脉通畅，做好输血和急救准备。

第三节　子宫破裂

浪里淘沙—核心考点

一、临床表现

（一）先兆子宫破裂

1.症状　临产过程中产妇烦躁不安，疼痛难忍，**下腹部拒按**，表情痛苦，呼吸急促、脉搏加快。由于胎先露部压迫膀胱使之充血，产妇**出现排尿困难、血尿**。由于子宫收缩过频，胎儿血供受阻，出现窘迫症状，**胎动频繁，胎心率加快或减慢**。

2. 体征 先兆破裂阶段，**子宫强直性收缩，下段压痛明显。胎心率先加快后减慢或听不清**。强力宫缩使子宫下段拉长变薄，而宫体增厚变短，两者间形成环状凹陷，称为**病理性缩复环**。这种情况如不解除，子宫很快在病理性缩复环处及其下方发生破裂。

小试身手 5.关于先兆子宫破裂的表现，下列正确的是
A.过频的宫缩转为宫缩乏力
B.产妇烦躁，胎动频繁
C.宫底部可见病理缩复环
D.胎心多无变化
E.宫体部肌肉菲薄

（二）子宫破裂

1. 症状 产妇突感下腹部**一阵撕裂样剧痛**，之后缓解，子宫收缩停止。**迅速出现休克症状，产妇面色苍白，出冷汗，脉搏细速，呼吸急促，血压下降。**

2. 体征 **全腹压痛，反跳痛，叩及移动性浊音**；腹壁扪及胎体，子宫缩小位于胎儿侧边，胎心、胎动消失。查体宫颈口缩小，先露部上升，可扪及宫壁裂口。

二、治疗原则

1. 先兆子宫破裂 **立即抑制子宫收缩**，如乙醚全麻或**肌内注射哌替啶**。尽快剖宫产结束分娩。

小试身手 6.先兆子宫破裂时，应遵医嘱立即注射
A.哌替啶　　　　　B.钙剂　　　　　C.硫酸镁
D.地塞米松　　　　E.缩宫素

2. 子宫破裂 **在抢救休克的同时尽快剖宫产**。手术力求简单、迅速，达到止血目的。术中、术后给予抗生素控制感染。

第四节　羊水栓塞

浪里淘沙—核心考点

一、临床表现与并发症

（一）症状

典型的羊水栓塞以血压骤然下降（血压下降程度与失血量不符）、低氧血症和凝血功能障碍为特征，称为羊水栓塞三联征。

突然出现烦躁不安、寒战、恶心、呕吐、气急等先兆症状，继而出现呛咳、呼吸困难、发绀，迅速出现循环衰竭，进入休克或昏迷状态，严重者数分钟内死亡。短期内未死亡者可出现出血不止，血不凝，皮肤、黏膜、胃肠道或肾脏出血。继之出现少

尿、无尿等肾衰竭表现。临床经过分为**急性休克期、出血期、急性肾衰竭期**三个时期。

小试身手 7. 以下**不属于**羊水栓塞临床表现的是

A. 休克   B. 出血   C. 肾衰竭

D. 呼吸困难   E. 阴道出血有凝血块

（二）体征

心率增快，肺部听诊湿啰音。全身皮肤、黏膜有出血点及瘀斑，**阴道出血不止，切口渗血不凝**。

二、治疗原则

（一）羊水栓塞的处理

一旦出现羊水栓塞症状，立即紧急处理。

1. **首先纠正缺氧**，解除肺动脉高压、防止心衰，抗过敏和抗休克。

（1）吸氧：取半卧位，**加压给氧**，必要时气管插管或气管切开，**保证供氧**，减轻肺水肿，改善脑缺氧。

（2）抗过敏：**静脉推注地塞米松**20~40mg，以后静脉滴注维持；或氢化可的松500mg静脉推注，以后静脉滴注维持。

（3）解痉挛：①**阿托品**：心率慢时1mg加于10%~25%葡萄糖液10ml中，每15~30分钟静脉推注，**直至病人面色潮红，微循环改善；心率>120次/分慎用。**②罂粟碱：与阿托品合用可扩张肺小动脉。30~90mg加于10%~25%葡萄糖液20ml中推注，能解除支气管平滑肌及血管平滑肌痉挛。

（4）纠正心衰，消除肺水肿：①**毛花苷丙**0.2~0.4mg加入10%葡萄糖液20ml中静脉推注，必要时1~2小时后重复使用，6小时后可重复1次；②**呋塞米**20~40mg静脉推注或依他尼酸25~50mg静脉推注，以消除肺水肿，防治急性肾衰竭。

（5）抗休克，纠正酸中毒：①低分子右旋糖酐补足血容量后血压仍不回升，多巴胺20mg加于5%葡萄糖液250ml中静脉滴注，20滴/分钟，以后根据血压调节滴速；②**5%碳酸氢钠**250ml静脉滴注，及早应用能快速纠正休克和代谢紊乱。

2. DIC阶段应早期**用肝素抗凝**，补充凝血因子；晚期抗纤溶同时补充凝血因子，防止大出血。

3. 少尿或无尿阶段及时使用利尿剂，预防与治疗肾衰竭。

（二）产科处理

待产妇呼吸循环功能明显改善，凝血功能纠正后再处理分娩。

1. **第一产程发病者应立即剖宫产结束分娩。**

2. **第二产程发病者根据情况经阴道助产结束分娩。**

3. 对无法控制的子宫出血考虑子宫切除术。

4. 中期妊娠钳刮术中或羊膜腔穿刺时发生应立即终止手术，积极抢救。

5. 发生羊水栓塞时如正在滴注缩宫素应立即停止。

小试身手 8.初产妇，35岁，孕41周，宫缩强，因第二产程先露下降受阻行剖宫产，胎儿娩出后突然产妇出现烦躁不安、呛咳、气急。此时考虑的治疗原则是

A.按失血性休克处理 　　　　B.按术中药物过敏处理

C.纠正手术步骤与方法 　　　D.按羊水栓塞紧急处理

E.立即补充血容量抗休克

参考答案

1.B　2.C　3.A　4.D　5.B　6.A　7.E　8.D

第九章 产后并发症妇女的护理

第一节 产褥感染

一、临床表现

1. **急性外阴、阴道、宫颈炎** 分娩时会阴损伤或手术产引起感染，局部灼热、疼痛、下坠感、伤口边缘红肿、流出脓性分泌物，压痛明显。**阴道、宫颈感染表现为黏膜充血、溃疡、分泌物增多并呈脓性。**产妇轻度发热、畏寒、脉速等。

2. **急性子宫内膜炎、子宫肌炎** 病原体经胎盘剥离面侵入，扩散到子宫蜕膜层称子宫内膜炎，侵入子宫肌层称子宫肌炎，**两者常伴发**。轻者表现为**恶露量多、浑浊有臭味；下腹疼痛、宫底压痛、质软伴低热。**重者出现高热、头痛、寒战、心率增快、白细胞增多，下腹压痛，恶露增多有臭味。

小试身手 1. 足月自然分娩后3天，出现下腹痛，体温37.8℃，恶露多，有臭味，宫底脐上一指，宫体软。根据该临床表现首先考虑为

  A.子宫肌炎   B.盆腔结缔组织炎

  C.急性输卵管炎   D.子宫内膜炎

  E.急性盆腔腹膜炎

3. **急性盆腔结缔组织炎、急性输卵管炎** 局部感染扩散到子宫周围组织引起盆腔结缔组织炎，累及输卵管时引起输卵管炎。产妇出现**寒战、高热、腹胀、下腹痛，严重者侵犯整个盆腔形成"冰冻骨盆"。输卵管炎时可触及包块和压痛。**

4. **急性盆腔腹膜炎及弥漫性腹膜炎** 炎症扩散到腹膜引起盆腔腹膜炎甚至弥漫性腹膜炎。**病人出现全身症状及腹膜炎症状，**如高热、恶心、呕吐、腹胀，下腹部压痛、反跳痛，因产妇腹壁松弛，腹肌紧张多不明显。如脓肿波及肛管及膀胱可有腹泻、里急后重和排尿困难。急性期治疗不彻底演变为慢性盆腔炎时导致不孕。

5. **血栓性静脉炎** 来自胎盘剥离处的感染性栓子，经血运播散引起盆腔血栓性静脉炎，侵犯子宫静脉、卵巢静脉、髂内静脉、髂总静脉及阴道静脉，**厌氧性细菌为常见病原体，病变常为单侧。**病人于产后1~2周，继子宫内膜炎后出现反复发作寒战、高热，持续数周。**髂总静脉或股静脉栓塞时阻碍下肢静脉回流，下肢水肿、皮肤发白和疼痛（称股白肿）。**小腿深静脉栓塞时出现腓肠肌及足底部疼痛和压痛。

6. **脓毒血症及败血症** 感染血栓脱落进入血液循环引起脓毒血症，出现肺、脑、肾脓肿或肺栓塞。当侵入血液循环的细菌大量繁殖引起败血症时，出现全身症状及感染性休克，如寒战、高热、脉细速、血压下降、呼吸急促、尿量减少等。

二、治疗原则

1. 支持疗法　纠正贫血和水、电解质紊乱，加强营养，增加蛋白质和维生素的摄入，增强抵抗力。

2. 使用抗生素　根据细菌培养和药敏试验选择抗生素。**感染严重者首选广谱高效抗生素等综合治疗**，必要时加用肾上腺糖皮质激素。

3. 清除宫腔残留物，盆腔脓肿须切开排脓或穿刺引流。

4. 对血栓性静脉炎病人在应用大剂量抗生素时加用肝素，并口服双香豆素。

5. 感染性休克或肾衰竭者应积极抢救。

小试身手 2. 有关产褥感染的处理，下列**错误的**是

A. 选用有效的抗生素，最好联合用药

B. 改善全身一般情况

C. 患者采取半卧位

D. 保证产妇充足的休息和睡眠

E. 会阴伤口冷敷

第二节　晚期产后出血

浪里淘沙—核心考点

一、临床表现

1. **胎盘、胎膜残留**　表现为**血性恶露持续时间延长，反复出血或突然大量流血**。查体子宫复旧不全，宫口松弛，可触及残留组织。

2. 蜕膜残留　宫腔刮出物病理检查**可见坏死蜕膜，混以纤维素、玻璃样变的蜕膜细胞和红细胞，但不见绒毛**。

3. **子宫胎盘附着面感染或复旧不全**　表现为**突然大量阴道流血**，查体**子宫大而软**，宫口松弛，阴道及宫口有血块堵塞。

4. 剖宫产术后子宫伤口裂开　多见于**术后2~3周，阴道大量流血，甚至休克**。

小试身手 3. 产妇产后2周，突然大量阴道流血。检查子宫大而软，宫口松，有血块填塞。根据该临床表现首先考虑为

A. 胎盘、胎膜残留

B. 子宫胎盘附着部位复旧不全

C. 蜕膜残留

D. 子宫黏膜下肌瘤

E. 子宫内膜息肉

小试身手 4. 剖宫产术后子宫伤口裂开引起的晚期产后出血多发生在产后

A. 2~3周　　　　　　　B. 1~2周　　　　　　　C. 7~8天

D. 5~6天　　　　　　　E. 3~5天

二、治疗原则

1. 药物治疗　少量或中量阴道流血给予抗生素、宫缩剂以及支持疗法。

2. 手术治疗　疑有胎盘、胎膜、蜕膜残留或胎盘附着部位复旧不全者，行刮宫术。刮出物送病理检查，以明确诊断。剖宫产术后阴道流血，少量或中量者给予抗生素；阴道大量流血须积极抢救，必要时剖腹探查。

小试身手（5~6题共用题干）

患者，女，27岁。剖宫产术后17天，突然出现大量阴道流血，约400ml。查体：体温38.9℃，脉搏100次/分，血压90/60mmHg，心肺听诊无异常，子宫体3个月妊娠大小，压痛，软。实验室检查：白细胞计数7.2×10^9/L，中性粒细胞5×10^9/L，淋巴细胞2×10^9/L。

5. 最可能的诊断是

A. 子宫胎盘附着面复旧不全　B. 蜕膜残留

C. 胎盘息肉　　　　　　　　　D. 子宫切口裂开

E. 黏膜下子宫肌瘤

6. 首选的处理方法是

A. 刮宫　　　　　　　　　　　B. 抗感染

C. 应用缩宫素　　　　　　　　D. 输血，输液

E. 立即剖腹探查

第三节　泌尿系统感染

浪里淘沙—核心考点

一、临床表现

1. **膀胱炎**　产后2~3天出现，**尿频、尿急、尿痛**，排尿时有烧灼感或排尿困难；伴低热，无全身症状。查体：膀胱区压痛或下腹部胀痛不适。

2. **肾盂肾炎**　多见于右侧，**症状常出现在产后第2~3天或产后3周**，表现为**单侧或双侧腰痛**、高热、寒战、恶心、呕吐、周身酸痛等，**尿频、尿急、尿痛、排尿未尽感及膀胱刺激症状**。

二、治疗原则

1. 卧床休息，多饮水，保持尿液通畅，**每日尿量2000ml以上**。

2. 使用抗生素控制感染，保证液体入量。

3. 给予清热、泻火、利水、通淋等中药。

第四节　产褥期抑郁症

浪里淘沙—核心考点

一、分类

1. **情绪改变**　发病率为50%~70%，表现为情绪不稳、易哭、情绪低落、感觉孤独、焦虑、疲劳、易忘、失眠等。这种状态可发生在产后任何时间。

2. 对生活缺乏信心、睡眠障碍、食欲减退。

3. 自我评价降低、自卑、自责。

4. 创新思想受阻、迟钝、缺乏思考。

小试身手　7.初产妇，26岁，其外祖母有精神病史。顺产，母亲、新生儿健康。但于产后2周开始感觉与社会隔绝，失眠，对任何事物失去兴趣，面对孩子的啼哭感到自己有罪恶。此症状已持续1周多。根据该临床表现首先考虑为

A. 产后沮丧　　　　　　B. 产后精神病

C. 产后精神焦虑　　　　D. 产后抑郁

E. 精神分裂症

二、治疗原则

1. 避免不良刺激，减轻心理压力。

2. 产后沮丧不需特别治疗，给予心理卫生保健指导；重症产后抑郁或精神病者给予抗抑郁等治疗。

3. 定期家访，提供心理咨询。

参考答案

1.D　2.E　3.B　4.A　5.A　6.A　7.D

第十章　女性生殖系统炎症病人的护理

第一节　外阴部炎症

一、外阴炎

外阴炎是指外阴部皮肤和黏膜的炎症。

(一)临床表现

1.症状　**外阴部皮肤黏膜瘙痒、疼痛、灼热**，性交及排便时加重。

2.体征　局部充血、红肿、湿疹、肿胀、糜烂，有抓痕，**皮肤黏膜粗糙增厚、皲裂或呈棕色改变。**

(二)治疗原则

去除病因及物理刺激，积极治疗阴道炎、尿瘘和糖尿病。注意个人卫生，保持外阴清洁干燥。**局部用0.1%碘伏或1：5000高锰酸钾溶液坐浴，水温41~43℃**，每日2次，每次15~30分钟，如有破溃涂抗生素软膏。**急性期用微波或红外线局部治疗。**

二、前庭大腺炎

(一)临床表现

1.症状　急性期，**大阴唇下1/3处疼痛、肿胀**，严重时走路受限。

2.体征　局部可见皮肤红肿、发热、疼痛。可伴发热，偶见腹股沟淋巴结肿大。当脓肿形成时触之有波动感。脓肿自行破溃，如引流良好炎症消退而自愈；如引流不畅，炎症持续不退或反复发作。

(二)治疗原则

取前庭大腺开口处分泌物做细菌培养，根据培养结果选择抗生素。**脓肿形成应切开引流及造口。**

第二节 阴道炎症

一、滴虫阴道炎

(一)临床表现

1. 症状 <u>阴道分泌物增加伴瘙痒，分泌物典型特点为**稀薄泡沫状**</u>，如合并其他细菌感染，白带呈黄绿色、血性、脓性且有臭味，阴道口和外阴瘙痒，局部疼痛、灼热、性交痛，尿道感染时出现尿频、尿痛甚至血尿。阴道毛滴虫能吞噬精子并阻碍乳酸生成，造成不孕。<u>少数无症状性滴虫感染者称带虫者。</u>

2. 体征 <u>阴道黏膜充血，严重时有散在出血点。后穹隆有呈黄绿色或脓性泡沫状分泌物。</u>

(二)治疗原则

杀灭阴道滴虫，恢复阴道正常状态，防止复发。<u>治疗后在每次月经干净后复查1次，连续3个月经周期均为阴性方为治愈。</u>

> **好礼相送** "**事不过三**"（武哥总结，严禁转载，违者必究）
> 细菌性痢疾患儿肠道隔离至连续3次便培养阴性为止。
> 病人的传染性分泌物3次培养结果均为阴性方可解除隔离。
> 急性肾盂肾炎停药后每周尿细菌培养1次，共2~3周，若均为阴性，方可认为临床治愈。
> 习惯性流产是指自然流产连续发生3次或3次以上。
> 滴虫性阴道炎病人治愈的标准：月经干净后复查，连续3次滴虫检查均为阴性者为治愈。

1. 全身治疗 <u>口服甲硝唑（灭滴灵）400mg/次</u>，每天3次，7天为1疗程。妊娠期、哺乳期女性慎用。

2. 夫妻双方同时治疗，切断直接传播途径。

二、外阴阴道假丝酵母菌病

(一)临床表现

1. 症状 <u>外阴、阴道奇痒，坐卧不宁，异常痛苦，尿频、尿痛、性交痛，**阴道分泌物典型特点为干酪样白带或豆渣样白带**。</u>

2. 体征 <u>小阴唇内侧、阴道黏膜红肿并附着白色块状薄膜，易剥离，下面为糜烂及溃疡。</u>外阴可见红斑、水肿，皮肤现抓痕。

小试身手（1~3题共用备选答案）

A. 外阴炎　　　　　　　　　B. 老年性阴道炎

C. 念珠菌性阴道炎　　　　　D. 滴虫性阴道炎

E. 前庭大腺炎

1. 无外阴瘙痒症状的炎症是

2. 阴道稀薄的泡沫状分泌物可见于

3. 阴道稠厚豆渣样分泌物可见于

（二）治疗原则

1. 消除病因　积极治疗糖尿病，长期使用抗生素、雌激素、皮质类固醇激素者应停药。

2. 阴道用药　制霉菌素栓剂、克霉唑栓剂、咪康唑栓剂置于阴道内。每晚1片，连用7~10天。

3. 阴道灌洗　**2%~4%碳酸氢钠阴道灌洗或坐浴**，每日1次，10次为1疗程。

> 锦囊妙记：三种阴道炎除外阴阴道假丝酵母菌病用碳酸氢钠灌洗外，其余均用醋酸灌洗。

4. 全身用药　氟康唑150mg，顿服。

小试身手（4~5题共用题干）

患者，女，35岁。发现糖尿病3年，因外阴瘙痒严重，影响睡眠前来就诊。妇科检查：阴道黏膜红肿。白带呈干酪样，剥离后可见阴道上有小溃疡，宫颈光滑。

4. 考虑诊断为

A. 滴虫阴道炎　　　　　　　B. 老年阴道炎

C. 细菌性阴道炎　　　　　　D. 非特异性外阴炎

E. 外阴阴道假丝酵母菌病

5. 局部阴道冲洗选用的溶液是

A. 生理盐水　　　　　　　　B. 1%乳酸

C. 2%~4%碳酸氢钠　　　　　D. 1：5000高锰酸钾

E. 1：5000苯扎溴铵

三、萎缩性阴道炎

（一）临床表现

1. 症状　白带增多，分泌物稀薄，呈淡黄色。严重感染时白带呈脓性，有臭味。黏膜浅表溃疡时分泌物为血性，部分病人有点滴出血，伴外阴瘙痒、灼热、尿频、尿痛、尿失禁等症状。

2. 体征　阴道皱襞消失，上皮菲薄，黏膜出血，表面有散在小出血点或片状出血点，严重时形成浅表溃疡。阴道弹性消失、狭窄，慢性炎症、溃疡还可引起阴道粘连、阴道闭锁。若炎症分泌物引流不畅可导致阴道积脓甚至宫腔积脓。

（二）治疗原则

1.增加阴道内酸度抑制细菌生长　0.5%醋酸或1%乳酸阴道灌洗，每日1次。灌洗后局部用抗生素。

2.增加阴道抵抗力　全身用药：口服尼尔雌醇或小剂量雌激素。局部用药：阴道涂抹雌激素软膏。乳腺癌和子宫内膜癌慎用雌激素制剂。

三种阴道炎的鉴别见表3-10-1。

表3-10-1　三种阴道炎的鉴别

阴道炎	传播途径	白带特点	阴道灌洗液	是否夫妻同治
滴虫性阴道炎	性交	稀薄泡沫状	醋酸	是
外阴阴道念珠菌病	自身传染	呈豆渣样	碳酸氢钠溶液	否
老年性阴道炎	—	稀薄淡黄色	醋酸	否

第三节　子宫颈炎症

浪里淘沙—核心考点

一、临床表现

1.症状　慢性子宫颈炎表现为阴道分泌物增多，分泌物呈乳白色黏液状或淡黄色脓性，宫颈息肉时为血性分泌物或性交后出血。病人腰骶部疼痛，下坠感。因脓性分泌物黏稠，精子穿行受阻，导致不孕。

2.检查见宫颈糜烂、囊肿、肥大或息肉。

小试身手　6.慢性宫颈炎的主要症状是
A.不孕　　　　　　　B.腰骶痛
C.脓性分泌物　　　　D.性交后出血
E.阴道分泌物增多

二、治疗原则

慢性宫颈炎以局部治疗为主，治疗前做宫颈刮片或活组织检查，以排除早期宫颈癌。

1.**物理治疗**　是治疗宫颈糜烂最常用的治疗方法，原理是将宫颈糜烂面单层柱状上皮破坏，使之坏死脱落后由新生鳞状上皮覆盖。治疗方法有激光、冷冻、微波疗法等。治疗时间是月经干净后3~7天之内。

小试身手 7.慢性宫颈炎最常用的有效治疗方法是

A. 阴道冲洗　　　　　　B. 物理治疗　　　C. 局部敷药

D. 抗菌治疗　　　　　　E. 宫颈切除

2. **药物疗法**　适用于糜烂面小、炎症浸润较浅者。处方：莪术油栓放入阴道，每天1枚，连用7~10天。宫颈黏膜炎局部治疗效果不佳者需全身治疗，治疗前取宫颈管分泌物做药敏试验，根据结果选择抗生素。

第四节　盆腔炎性疾病

浪里淘沙—核心考点

一、急性盆腔炎

（一）临床表现

1. 症状

（1）起病后下腹持续性疼痛，活动后加重，发热，阴道分泌物增多。重者体温达38~40℃，寒战、脉速、食欲减退。

（2）腹膜炎时出现腹胀、恶心、呕吐、腹泻。

（3）月经期发病经量增多、经期延长。

（4）膀胱刺激征如尿痛、尿频、排尿困难；直肠刺激征如腹泻、里急后重、排便困难；腹膜刺激征如压痛、反跳痛、肌紧张。

2. **体征**　急性病容，体温升高，下腹部压痛、反跳痛、肌紧张。妇科检查：阴道黏膜充血，脓性分泌物自宫颈口流出。穹隆触痛、饱满，宫颈充血，宫颈举痛，宫体略大、压痛、活动受限，输卵管增粗并有压痛。

（二）治疗原则

1. 支持疗法　卧床休息，纠正电解质、酸碱平衡紊乱，高热时物理降温。避免不必要的妇科检查。

2. **抗生素治疗**　是治疗急性盆腔炎的主要手段。根据细菌培养和药敏试验选择抗生素。应足量，联合用药，注意毒性反应。

3. 手术治疗　对药物治疗无效，病人中毒症状加重者可手术治疗，对于可疑脓肿破裂者需立即剖腹探查。

4. 中药治疗　以活血化瘀、清热解毒为主。

小试身手（8~9题共用题干）

患者，女，27岁。人工流产后2天，突发下腹痛。查体：体温38.9℃，宫颈口有脓性分泌物，宫颈举痛，子宫压痛。B超示：盆腔积液。

8. 最可能的诊断为

A. 宫外孕　　　　　　　　B. 阑尾炎

C. 肠梗阻　　　　　　　　D. 急性盆腔炎

E. 急性宫颈炎

9. 为明确诊断，应进一步进行的检查为

A. 血常规　　　　　　　　B. 尿常规

C. 盆腔X线片　　　　　　D. 宫腔镜

E. 腹腔镜

二、慢性盆腔炎

（一）临床表现

1. 症状

（1）全身症状多不明显，有时低热，全身不适。

（2）**下腹坠痛、腰痛、肛门坠胀、月经期或性交后加重，**也可出现月经失调、痛经或经期延长。

（3）**因输卵管阻塞引起不孕**及异位妊娠。

2. 体征　妇科检查：**子宫呈后位，活动受限，粘连固定，**输卵管炎可在子宫一侧或两侧触及增厚的输卵管呈条索状，输卵管卵巢积水或囊肿可摸到囊性肿物。

小试身手 10. 关于慢性盆腔炎的临床表现，下述**错误**的是

A. 慢性盆腔炎一般不会影响受孕

B. 导致宫外孕发生率增加

C. 全身症状不明显

D. 子宫常呈后位

E. 可导致月经失调

（二）治疗原则

1. 药物治疗　主要是抗生素药物治疗。在使用抗生素的同时使用α-糜蛋白酶或透明质酸酶，以防粘连和利于炎症吸收，提高疗效。

2. 手术治疗　输卵管积水、输卵管卵巢囊肿考虑手术治疗。

3. 中药治疗　以清热利湿、活血化瘀为主。

4. **物理疗法**　短波、超短波、离子透入、蜡疗等。

5. 一般治疗　加强锻炼，增进营养，提高机体抵抗力。

第五节　尖锐湿疣

一、临床表现

局部瘙痒、烧灼痛，可见微小散在的乳头状疣，质软，粉红色或污灰色。疣增多增大，互相融合形成鸡冠状，顶端有角化和溃烂。触之易出血，有腥臭脓性分泌物。

小试身手 11. 26岁，未婚女性，有男朋友。肛门周围见一圈粉红色乳头状疣，瘙痒且有烧灼感。根据临床表现，该患者所患为

A. 普通的皮肤病，不会传染

B. 二期梅毒的皮肤损害

C. 人乳头瘤病毒所致的性病

D. 不属于性传播疾病的范围

E. 治愈率高且不复发的性病疣

小试身手 12. 尖锐湿疣的典型体征是

A. 白带增多及外阴瘙痒　　　B. 外阴瘙痒和白带增多

C. 尿频　　　　　　　　　　D. 尿痛

E. 鸡冠状小丘疹

二、治疗原则

1. 局部用药　常用药物为50%三氯醋酸、5%氟尿嘧啶等，也可冷冻治疗、CO_2激光治疗。

2. 大的尖锐湿疣行手术切除。妊娠期尖锐湿疣坚持局部治疗或手术，若病灶位于外阴、阴道、宫颈等部位，经阴道分娩易造成软产道裂伤，因此考虑剖宫产分娩。

小试身手 13. 有关尖锐湿疣的治疗，下列哪项是错误的

A. 药物治疗适用于小的病灶

B. 常用药物为三氯醋酸

C. 治疗期间避免性生活

D. 治疗用物、器械应严格消毒

E. 治疗预后好，不易复发

第六节　淋　病

一、临床表现

1. 急性淋病　最早症状为尿痛、尿频、排尿困难，脓性白带增多。外阴红肿、

烧灼感，宫颈感染时宫颈充血、水肿、脓性分泌物。淋球菌侵入输卵管、卵巢引起急性盆腔炎，病人出现两侧下腹剧痛、寒战、高热、恶心、呕吐。

2.**慢性淋病** 表现为慢性尿道炎、慢性宫颈炎、输卵管积水。<u>淋球菌可长期潜伏在尿道旁腺、前庭大腺深处反复发作。</u>

分泌物涂片检查，急性期可见中性粒细胞内革兰阴性双球菌（+）。**分泌物淋球菌培养是诊断淋病的金标准。**

二、治疗原则

1. <u>尽早治疗，彻底、及时、足量、规范用药。</u>

2. <u>首选药物为第三代头孢菌素，性伴侣同时治疗。</u>

3. 新生儿经产道接触可引起淋菌性结膜炎，因此应及时治疗并隔离。足月儿应用普鲁卡因青霉素、红霉素眼药膏涂眼。

第七节 梅 毒

浪里淘沙—核心考点

一、临床表现

<u>梅毒潜伏期为2~4周，表现为皮肤黏膜损害，晚期能侵犯心血管、神经系统等脏器，造成劳动力丧失甚至死亡。</u>梅毒分为一期、二期和三期。

对胎儿及婴幼儿的影响：**患一、二期梅毒孕妇的传染性最强，**梅毒病原体在胎儿内脏和组织中大量繁殖，导致妊娠16周后流产、早产、死胎、死产。先天梅毒儿约占死胎的30%。

小试身手 14. 有关梅毒的主要临床表现，下述正确的是

A. 早期能侵犯心血管重要脏器

B. 恶性早期梅毒能侵犯神经系统

C. 晚期先天梅毒出现在3岁以后

D. 一期梅毒以胸背部皮肤梅毒疹为特征

E. 一期梅毒以出现硬下疳为特征

二、治疗原则

1. <u>早期诊断，及时治疗。</u>**首选青霉素，用量要足，规则用药。**

锦囊妙记：下列疾病首选青霉素治疗：猩红热、肺炎链球菌肺炎、梅毒、破伤风、风湿热、小儿急性肾小球肾炎合并链球菌感染等。

2. 性伴侣同时接受检查和治疗。

3. 治疗后随访　第1年每3个月复查1次，以后每半年复查1次，连续2~3年。如发现血清复发或症状复发，药量加倍。

4. 治愈标准　**血清学治愈为梅毒血清学试验阴性，脑脊液检查阴性**。

第八节　获得性免疫缺陷综合征

浪里淘沙—核心考点

一、临床表现

潜伏期长达3个月至5年。早期无明显症状或有原因不明的颈淋巴结、腋淋巴结肿大。发病后表现为全身性病变。

二、治疗原则

目前无特效药物，**以对症治疗为主**。常用药物为抗病毒药物、干扰素、免疫刺激剂、对感染的特异性治疗。

参考答案

1.E　2.D　3.C　4.E　5.C　6.E　7.B　8.D　9.E　10.A　11.C　12.E　13.E　14.D

第十一章　月经失调病人的护理

第一节　功能失调性子宫出血

一、临床表现

(一)无排卵性功血

不规则子宫出血是最常见症状，其特点是：**月经周期紊乱，经期长短不一，出血量时多时少，停经数周或数月后大量出血**，持续2~3周甚至更长时间，也可出现长时间少量出血，淋漓不断。失血过多引起贫血，**一般无腹痛**。根据子宫出血特点分为：①**月经过多**：周期规则，经期大于7天或经量大于80ml；②**经量过多**：周期规则，经期正常，经量过多；③子宫不规则过多出血：周期不规则，经期延长，经量过多；④**子宫不规则出血**：周期不规则，经期延长而经量不多。

> **小试身手**　1.无排卵性功能失调性子宫出血最常见的出血状况是
>
> A.经量增多　　　　　　　　B.经间期出血
>
> C.周期不规则的阴道出血　　D.经前、经后点滴出血
>
> E.性交后出血

(二)排卵性功血

黄体功能不足，表现为月经周期缩短，伴不孕或在孕早期流产。**子宫内膜不规则脱落者表现为月经周期正常，但因子宫内膜不规则脱落，经期延长**，达9~10天，出血量多。

二、治疗原则

无排卵性功血的青春期和生育期病人以**止血、调周期、促排卵为目的**。**绝经过渡期以止血、调周期、减少经量、防止子宫内膜病变为主**。**排卵性功血以恢复黄体功能为目标**。对于急性大出血及有子宫内膜癌风险的病人采用刮宫术止血，**刮宫是立即有效的止血措施**，而且刮出物送检可明确诊断以排除器质性疾病。

功血病人伴有贫血，应补充铁剂、维生素C和蛋白质，严重者输血。流血时间长者使用抗生素预防感染，使用止血药减少出血。

第二节 闭 经

浪里淘沙—核心考点

治疗原则

1. **全身治疗** 去除精神和环境因素的影响，改善全身健康状况及心理状态。
2. 积极治疗诱发闭经的原始疾病。
3. **激素治疗 达到补充激素不足及拮抗激素过多的目的。**
4. **手术治疗** 适用于生殖器畸形、粘连、垂体及生殖器官肿瘤。

小试身手 2.闭经的全身治疗首先应

A. 补充雌激素   B. 补充孕激素

C. 拮抗雄激素   D. 增强体质

E. 心理治疗

第三节 痛 经

浪里淘沙—核心考点

一、临床表现

下腹疼痛是痛经的主要症状。疼痛于经前12小时出现，月经第1天最剧烈，常**呈阵发性痉挛性疼痛**，持续时间长短不一，2~3天后缓解。严重者疼痛可放射至外阴、肛门、腰骶部、大腿内侧，并伴有恶心、呕吐、腹痛、腹泻、头晕、乏力等症状，甚至出现四肢厥冷、面色苍白、出冷汗等。**原发性痛经常见于青少年期**，多在月经初潮的1~2年内发病。

小试身手 3.痛经以疼痛为主要临床特征，具体表现为

A. 月经前1天最剧烈   B. 呈阵发性痉挛性疼痛

C. 于月经干净后才缓解   D. 重者疼痛可向肩背放射

E. 最早出现于经前24小时

二、治疗原则

避免精神刺激或劳累，重视心理治疗，以对症治疗为主，给予镇痛、镇静、解痉类药物。口服避孕药可抑制子宫内膜生长，减少月经量及抑制排卵，减少月经血中前列腺素含量，缓解疼痛；也可用前列腺素合成酶抑制剂减少前列腺素释放，减轻疼痛，如布洛芬400mg，每日3~4次。

第四节　围绝经期综合征

浪里淘沙—核心考点

一、临床表现

1. **月经紊乱**　**是常见症状**。表现为：①**月经频发**：月经周期少于21天，经前点滴出血致经期延长；②**月经稀发**：月经周期超过35天；③**不规则子宫出血**：排卵停止而发生功能性子宫出血；④**闭经**：经历月经改变后进入闭经。

小试身手　4. 围绝经期常见的症状是

A. 潮热　　　　　　　　B. 月经紊乱　　　　　　　C. 尿失禁

D. 激动易怒　　　　　　E. 骨质疏松

2. **心血管疾病**　雌激素对女性心血管系统有保护作用。绝经后雌激素水平下降，血胆固醇水平升高，绝经后妇女易患动脉粥样硬化、心肌梗死、高血压和脑出血。

3. **泌尿生殖道**　表现为泌尿生殖道萎缩。

4. **骨质疏松**　围绝经期约25%的妇女发生骨质疏松。

5. **皮肤和毛发改变**　由于雌激素下降使皮肤胶原纤维丧失，皮肤皱纹增多加深，皮肤变薄，色素沉着，出现斑点、干燥甚至皲裂。

6. **精神神经症状**　多疑、激动易怒、忧郁、焦虑、情绪低落，不能自我控制。注意力不集中，记忆力减退，行动迟缓、失眠等。雌激素缺乏可引起阿尔茨海默病。

二、治疗原则

1. **加强围绝经期保健，重视精神心理治疗**　调节自主神经功能，情绪不稳者适当使用镇静剂，如谷维素等。

2. **雌激素替代治疗**　适用于预防及控制围绝经期各种症状及骨质疏松和心血管疾病等。**原因不明的子宫出血、肝胆疾病、血栓性静脉炎等禁忌使用**。雌激素替代治疗对有子宫者应同时使用雌激素和孕激素，单纯雌激素治疗只适用于子宫切除者。使用最小有效量。口服给药的优点是血药浓度稳定，阴道给药用于治疗下泌尿道生殖道局部症状。雌激素替代治疗的副作用包括乳房胀痛、水肿、色素沉着，增加了子宫内膜癌的风险。

小试身手　5. 患者，女，51岁，因"月经紊乱半年伴潮热、焦虑、睡眠差"就诊，医嘱给予激素治疗。患者询问激素替代治疗的主要目的，护士的正确回答是

A. 调整周期

B. 纠正与性激素不足有关的健康问题

C. 促使卵巢功能的恢复

D. 减少月经量

E. 防止子宫内膜病变

3. 为预防骨质疏松补充钙剂、维生素D、降钙素等。

参考答案

1.C　2.E　3.B　4.B　5.B

第十二章　妊娠滋养细胞疾病病人的护理

第一节　葡萄胎

浪里淘沙—核心考点

一、临床表现

1. **停经**　病人有停经史，停经时间8~12周。

2. **阴道流血**　**是最常见的症状**，大多数病人在停经8~12周左右发生不规则阴道流血，量少，呈咖啡色黏液状或暗红色，后量逐渐增多，且反复发生阴道流血，可排出水泡状物。阴道出血时间长，未及时治疗的病人出现贫血和继发感染。

3. **子宫异常增大**　葡萄胎生长迅速以及宫腔内出血，子宫体积增长较快，约2/3的病人子宫大于相应妊娠月份，且质地极软，1/3的病人子宫大小与停经月份相符，少数病人子宫小于停经月份。

4. **卵巢黄素化囊肿**　由于滋养细胞增生，产生大量人绒毛膜促性腺激素（hCG），在hCG的刺激下，卵巢呈多发性囊肿改变，称为**卵巢黄素化囊肿**。葡萄胎清除术后2~4个月内黄素化囊肿自然消失。

5. **妊娠呕吐及妊高征**　由于滋养细胞产生大量hCG，病人呕吐严重且持续时间长。因子宫增长速度快，子宫内张力高，病人在妊娠早中期即可出现妊高征，病人在孕24周前即出现高血压、水肿、蛋白尿，1/4的病人发展为子痫前期。

6. **腹痛**　由于子宫急速扩张引起下腹隐痛，一般出现在阴道流血前。

二、治疗原则

1. **清宫**　葡萄胎一经确诊应立即清除。

2. **子宫切除术**　单纯切除子宫只能去除病变侵入局部组织的危险，不能防止转移的发生。

3. **黄素化囊肿的处理**　一般无需处理。当黄素化囊肿出现扭转且卵巢出现血运障碍时应切除一侧卵巢。

4. **预防性化疗**　不常规推荐对具有恶变倾向的完全性葡萄胎患者应预防性化疗。

小试身手 1.有关良性葡萄胎的处理，以下**错误的**是

A. 一经确诊，应尽快给予清除

B. 术后至少避孕1年

C. 有恶变倾向的病人应选择性地采取预防性化疗

D. 术后严密追访至妊娠试验阴性

E. 术中应严密监测，防止大出血

第二节　侵蚀性葡萄胎

浪里淘沙—核心考点

临床表现

1. **病史**　常继发于良性葡萄胎，一般发生在葡萄胎清除术后6个月内。

2. **阴道流血**　为最常见的症状。多发生在葡萄胎清除后，阴道不规则出血。阴道转移结节破溃时大出血。

3. **转移灶表现**　最常见的转移部位是肺，其次是阴道、宫旁，脑转移少见。脑转移时病人出现头痛、呕吐、抽搐、偏瘫及昏迷。

小试身手　2. 一患者葡萄胎排空后5个月，出现阴道流血，首先考虑的临床诊断是

A. 侵蚀性葡萄胎　　　B. 绒毛膜癌　　　C. 先兆流产

D. 完全性葡萄胎　　　E. 部分性葡萄胎

小试身手　3. 侵蚀性葡萄胎最常见的转移部位是

A. 脑　　　　　　　　B. 肺　　　　　　C. 阴道

D. 胸骨　　　　　　　E. 宫旁

第三节　绒毛膜癌

浪里淘沙—核心考点

一、临床表现

1. **病史**　葡萄胎、流产或足月产后。

2. **阴道流血**　为最主要的症状。产后、流产后、葡萄胎清宫术后出现阴道持续不规则出血，也可由子宫病灶侵蚀血管或阴道转移结节破溃引起。

小试身手　4. 绒毛膜癌最主要的症状是

A. 阴道流血　　　　　　B. X线胸片可见转移阴影

C. 卵巢黄素囊肿持续存在　D. 阴道可见紫蓝色转移结节

E. 葡萄胎清宫术后血hCG持续阳性

3. **盆腔包块及内出血**　子宫增大或阔韧带内形成血肿或卵巢黄素化囊肿，病人出现下腹包块。

4. **腹痛**　癌组织侵蚀子宫壁或子宫腔积血引起。

5. **转移灶症状**　阴道转移破溃出现阴道大出血，肺转移时出现咯血、胸痛及憋气等；脑转移出现头痛、呕吐、抽搐、偏瘫以及昏迷等；肝和脾转移出现呕血和柏油样便；肾转移出现血尿等。

二、治疗原则

以化疗为主，手术为辅。

1. **化学治疗**　常用化疗药物：氟尿嘧啶、放线菌素D、甲氨蝶呤、环磷酰胺、长春新碱等。

2. **手术治疗**　病变在子宫或肺、化疗疗程较多但效果差者考虑手术治疗。

小试身手 5.女性生殖器恶性肿瘤中，对化学药物疗效最好的是

A. 绒毛膜癌　　　　　　　B. 宫颈鳞状细胞癌

C. 子宫内膜腺癌　　　　　D. 卵巢浆液性囊腺癌

E. 外阴癌

参考答案

1.D　2.A　3.B　4.A　5.A

第十三章　妇科恶性肿瘤化疗病人的护理

常用药物

一、常用药物及作用机制

（一）分类

根据化疗药物的性质分为以下几类。

1. **烷化剂**　是细胞周期非特异性药。常用药物有邻脂苯芥、硝卡芥、氮芥、环磷酰胺。以静脉给药为主，副作用有骨髓抑制和白细胞下降。

2. **抗代谢药**　能干扰核酸代谢，属细胞周期**特异性药**。常用药物有氟尿嘧啶、甲氨蝶呤、阿糖胞苷。甲氨蝶呤为抗叶酸类药物，氟尿嘧啶为嘧啶拮抗剂。

3. **抗肿瘤植物药**　常用药物有长春碱、长春新碱、紫杉醇。

4. **抗肿瘤抗生素**　由微生物产生的具有抗肿瘤活性的化学物质，属细胞周期非特异性药物。常用药物有放线菌素D、平阳霉素、阿霉素。

5. 其他　如顺铂。

> **小试身手**　1. 以下常用化疗药中属于细胞周期特异性药物的是
> A. 5-氟尿嘧啶　　　　　　B. 更生霉素　　　　　　C. 氮芥
> D. 阿霉素　　　　　　　　E. 环磷酰胺

（二）化疗药物的作用机制

影响去氧核糖核酸（DNA）的合成；直接干扰核糖核酸（RNA）的复制；干扰转录，抑制信使RNA（mRNA）的合成；阻止纺锤丝的形成，阻止蛋白质的合成。

二、常见的化疗不良反应

1. **造血功能障碍（骨髓抑制）**　是最常见和最严重的不良反应，主要表现为外周血中白细胞及血小板计数下降。白细胞计数下降后病人易发生感染，严重时出现败血症；血小板计数下降，病人出现乏力、精神淡漠、反应迟钝，严重者有全身出血倾向，如牙龈出血、鼻出血、皮下出血、尿血、便血，甚至内脏出血。

> **小试身手**　2. 化疗药物最严重的副反应是
> A. 骨髓抑制　　　　　　　B. 消化道反应
> C. 皮肤黏膜的损伤　　　　D. 肝功能的损害

E. 肺功能的损害

2. **消化道反应** 食欲减退、恶心、呕吐，消化性溃疡，腹痛、腹泻。

3. **皮肤黏膜损伤**

（1）**皮肤反应**：甲氨蝶呤、氟尿嘧啶等引起皮肤炎性反应，表现为皮肤干燥、色素沉着、皮疹、全身瘙痒，严重者出现剥脱性皮炎。

（2）**毛发脱落**：因毛囊上皮生长迅速，对化疗药物敏感，尤其是**放线菌素D最为明显**。组织坏死。

（3）组织坏死。

小试身手 3. 下列哪种药物最易引起毛发的脱落

A. 放线菌素D　　　　B. 甲氨蝶呤　　　　C. 环磷酰胺

D. 5-氟尿嘧啶　　　　E. 东莨菪碱

4. **肝肾功能损害** 多数化疗药物在肝脏代谢，大剂量化疗损伤肝脏。主要表现为血清谷丙转氨酶（SGPT）增高，严重者出现黄疸。环磷酰胺以原形排泄引起出血性膀胱炎。

5. **其他**

（1）其他脏器损伤：阿霉素、紫杉醇等可引起心功能损害，表现为脉率增快，心电图"T"波倒置，停药后可恢复。平阳霉素、依托泊苷等可引起肺功能损害，过量使用导致肺纤维化。

（2）周围神经毒性：长春新碱可出现指、趾端麻木，有针刺样感。

参考答案

1.A　2.A　3.A

第十四章　妇科腹部手术病人的护理

第一节　子宫颈癌

浪里淘沙—核心考点

一、临床表现

1.症状　早期常无症状，随病情发展可出现下列表现：

（1）**阴道流血：早期表现为接触性出血**，于性交后或妇科检查后出血。阴道出血量与癌肿大小、类型、侵蚀血管等有关。**早期阴道出血不多，晚期一旦侵蚀大血管可引起致命性大出血。**

小试身手 1.宫颈癌的早期典型症状是

A.恶病质　　　　　　　　B.接触性出血

C.腰骶部疼痛　　　　　　D.反复阴道大量出血

E.阴道大量排出脓性液体

（2）阴道排液：**阴道排液增多，为白色或血性，稀薄如水或米泔样，有腥臭。晚期**癌组织坏死继发感染时，有大量脓性或米汤样恶臭白带。

小试身手 2.下列哪项是宫颈癌的早期临床特点

A.绝经后阴道大量出血　　B.接触性出血

C.大量血性白带伴腥臭　　D.尿频、尿急、肛门坠胀

E.下肢肿胀

2.体征　**外生型癌**可见向外突出的赘生物，呈息肉、乳头或菜花状，合并感染时有灰白色渗出物，触之易出血。**内生型癌**表现为宫颈肥大、质硬、宫颈管膨大如桶状，宫颈表面光滑或有浅表溃疡。晚期癌组织脱落后形成凹陷性溃疡，整个宫颈被空洞替代，并覆有坏死组织，伴恶臭味。癌肿浸润阴道时可见阴道壁有赘生物。浸润盆腔时扪及冰冻骨盆。

二、治疗原则

采取**手术、放射治疗及化学治疗等综合治疗措施。**

小试身手 3.Ib~Ⅱa期的宫颈癌患者，宜采用的手术方法是

A.宫颈锥切术

B.宫颈根治术

C.全宫加单侧附件切除术

D. 宫颈癌根治术加盆腔淋巴结清扫术

E. 全宫加双附件切除术加盆腔淋巴结清扫术

小试身手 4. 患者，女，50岁。近日阴道内有血性分泌物，来院检查后确诊为宫颈癌Ⅱ期，决定手术治疗，手术方式为

A. 宫颈锥形切除术

B. 全子宫切除术，保留正常卵巢

C. 扩大子宫切除术

D. 广泛性子宫切除术

E. 子宫癌根治术及盆腔淋巴结清扫术

第二节　子宫肌瘤

浪里淘沙—核心考点

一、临床表现

1. 月经改变　较大的肌壁间肌瘤使子宫黏膜面积变大，子宫收缩不良或子宫黏膜增生过长，月经周期缩短、经期延长、经量增多、不规则阴道流血等。黏膜下肌瘤表现为月经过多，随肌瘤增大，经期延长。

2. 下腹部肿块　是浆膜下肌瘤最常见症状。

3. 白带增多　当黏膜下肌瘤脱出阴道内并发感染时脓性或血性白带增多。

4. 腹痛、腰酸、下腹坠胀　肌瘤常引起腰酸、腰痛、下腹坠胀，经期加重。

5. 压迫症状　较大肌瘤压迫膀胱时出现尿频、排尿障碍、尿潴留等；肌瘤压迫直肠引起便秘、排便困难等。

6. 不孕　肌瘤压迫输卵管或使宫腔变形，阻碍受精卵着床引起不孕。

7. 继发性贫血　长期月经过多引起继发性贫血。

8. 体征　肌瘤较大者在腹部可扪及。妇科检查：肌壁间肌瘤可触及增大子宫，表面不规则、呈结节状。浆膜下肌瘤可扪及有蒂与子宫相连的质地较硬的球状物。黏膜下肌瘤子宫均匀增大，在宫颈口或阴道内见到红色、表面光滑的肌瘤。肌瘤感染时表面有炎性渗出物覆盖或溃疡形成。

二、治疗原则

(一)保守治疗

1. 随访观察　肌瘤小且无症状者不需治疗，尤其是围绝经期病人，随体内雌激素水平下降，肌瘤可萎缩或消失。

2. 药物治疗　诊断明确，子宫小于2个月妊娠大小，症状不明显，接近绝经年龄或全身情况不能手术者，考虑药物治疗。常用药物：①促性腺激素释放激素类似物（GnRH-a）治疗，以抑制FSH和LH分泌，降低雌激素水平。②其他药物：

米非司酮，可作为术前用药或提前绝经使用。

（二）手术治疗

手术方式包括肌瘤剔除术和子宫切除术。

1. **肌瘤切除术** 适用于35岁以下希望保留生育功能的病人，保留子宫。
2. **子宫切除术** 适用于**肌瘤较大，症状明显，治疗效果不佳，无生育要求者。**

第三节 子宫内膜癌

浪里淘沙—核心考点

一、临床表现

1. **阴道流血** 不规则阴道流血，量不多。典型症状是**绝经后出现阴道流血**；未绝经者表现为经量增多、经期延长或经间期出血。

小试身手 5.子宫内膜癌典型的临床表现是

A. 绝经后少量不规则阴道流血

B. 接触性出血

C. 绝经延迟

D. 绝经后，子宫变大变硬

E. 脓血性白带

小试身手 6.子宫内膜癌患者绝经后出血的特点是

A. 持续的大量阴道出血

B. 间断的大量阴道出血

C. 出血量时多时少，时有时无

D. 持续或间歇性出血，出血量不多

E. 持续的少量阴道出血

2. **阴道排液** 少数病人**阴道排液增多**，早期为浆液性或浆液血性白带，晚期合并感染时可见脓性或脓血性排液，**并有恶臭**。

小试身手 7.子宫内膜癌晚期阴道排液的性状为

A. 血性 　　　　B. 浆液性 　　　　C. 干酪样

D. 脓性 　　　　E. 稀薄血性

3. **疼痛** 晚期癌肿浸润周围组织，压迫神经引起下腹部和腰骶部疼痛，并向下肢及足部放射。癌肿堵塞宫颈管引起宫腔积脓时，出现下腹部胀痛和痉挛性疼痛。

4. **全身症状** 晚期出现发热、贫血、消瘦、衰竭等。

5. **体征** 早期妇科检查无明显异常。后子宫增大，质稍软。**晚期偶见癌组织自宫颈口脱出，质脆，触之易出血。**合并宫腔积脓时，子宫明显增大变软。晚期癌肿浸润周围组织时，子宫固定，宫旁或盆腔内扪及不规则结节状块物。

二、治疗原则

根据子宫大小、是否浸润肌层、癌细胞分化及转移等情况选择治疗方案。

1. **手术治疗** 为首选方案，适用于早期病人。根据病情选择子宫根治术及双侧附件切除术，或广泛子宫切除术及双侧盆腔淋巴结清扫与主动脉旁淋巴结清扫术。

2. **手术加放射治疗** 适用于已有转移或可疑转移者，术前、术后加放射治疗，可提高手术效果。

3. 放射治疗 对年老体弱不能耐受手术或癌症晚期不能手术者行放疗。

4. <u>药物治疗</u>

（1）<u>孕激素</u>：适用于癌症晚期或癌肿复发者，不能手术切除或早期癌灶的年轻病人，要求保留生育能力者，可大剂量孕激素治疗。**常用药物为甲羟孕酮。**

（2）<u>抗雌激素制剂治疗</u>：他莫昔芬有促孕激素受体水平升高的作用，其适应证与孕激素相同。常见不良反应有：潮热、畏寒、急躁；骨髓抑制的表现：白血病、血小板下降；头晕、恶心、呕吐、阴道流血、闭经等。

（3）<u>化疗</u>：适用于晚期不能手术或复发者。常用化疗药物有阿霉素、氟尿嘧啶（5FU）、环磷酰胺等。

第四节　卵巢肿瘤

<u>浪里淘沙—核心考点</u>

一、临床表现

（一）症状

<u>良性肿瘤发展缓慢，早期肿瘤小，多无症状。</u>当肿瘤增大时，腹部可扪及肿块，并有腹胀。肿块较大时，<u>妇科检查可触及囊性或实性之球形肿瘤，表面光滑，蒂长者活动良好。</u>肿瘤继续增大占满盆腔，出现压迫症状，如尿频、便秘、气急、心悸等。

恶性肿瘤早期常无症状，一旦出现腹胀或腹部肿块提示晚期。<u>晚期肿瘤广泛转移时病人出现腹痛、腰痛或下腹疼痛，消瘦、贫血、水肿、衰竭等恶病质表现。</u>

（二）体征

<u>触及子宫一侧或两侧的卵巢囊性、实质性或半实性包块，表面光滑，易活动</u>，与周围组织无粘连，肿块表面高低不平，与周围组织粘连，固定不动，**伴腹水**。

二、治疗原则

（一）良性肿瘤

<u>一旦确诊，手术治疗。</u>怀疑为卵巢瘤样病变且直径小于5cm者短期随访观察。

对年轻病人有一侧卵巢肿瘤者应保留对侧正常卵巢；两侧卵巢肿瘤者行肿瘤剥除术，保留部分卵巢组织。对围绝经期妇女应高度警惕肿瘤恶变，做全子宫及双侧附件切除，对可疑病变部位进行快速活组织检查，决定手术范围。

（二）恶性肿瘤

手术为主，化疗、放疗为辅。

1. **手术治疗** 一旦疑为恶性肿瘤，立即手术治疗。

2. **化疗** 为主要辅助治疗措施。卵巢恶性肿瘤对化疗较敏感，可用于术后预防复发、延长生命；对无法手术的病人先行化疗，以提高手术效果。

3. **放疗** 无性细胞瘤对放疗非常敏感，颗粒细胞瘤中度敏感。

小试身手 8.内胚窦瘤生长迅速，预后差，治疗原则为

A.手术+放疗 　　　 B.手术+化疗 　　　 C.化疗

D.手术治疗 　　　 E.放疗

第五节　子宫内膜异位症

浪里淘沙—核心考点

一、临床表现

1.症状

（1）**痛经和慢性盆腔痛：典型症状是继发性渐进性痛经。** 疼痛位于下腹、腰骶部，呈持续性，可放射至会阴、阴道、大腿或肛门，月经前1~2天始，经期第1天最剧烈，后逐渐减轻。随时间推移痛经呈进行性加重。

小试身手 9.子宫内膜异位症最典型的症状是

A.月经增多或经期延长 　　 B.肛门坠胀 　　　 C.性交痛

D.不孕 　　　 E.继发性渐进性痛经

（2）**不孕：** 内膜异位症不孕率高达40%。

（3）**月经失调：** 15%~30%病人出现经量增多、经期延长或经前少量出血。

（4）**性交痛：** 30%病人有性交痛。

2.**体征** 典型表现为子宫后倾固定，子宫直肠陷凹、宫骶韧带触及痛性结节。卵巢子宫内膜异位囊肿时，附件扪及囊性包块，有轻压痛。若病变累及直肠阴道隔时，在阴道后穹隆处扪及局部隆起的紫蓝色斑点或结节。

二、治疗原则

根据病人情况综合考虑，强调个体化原则。

1.手术治疗

（1）**保守性手术（保留生育功能）：** 适用于药物治疗无效、有生育要求者，轻中

度病人。

（2）**半根治性手术（保留卵巢功能）**：对年轻无生育要求、中重度病人切除子宫、切除病变卵巢。

（3）根治性手术：适用于年龄较大、无生育要求、症状严重、药物及保守手术无效的病人。切除全子宫、双附件及所有可见病灶。

2. **药物治疗** **主要是控制症状、解决生育要求**。对症治疗适用于病变局限在Ⅰ～Ⅱ期有慢性盆腔疼痛，无生育要求者。激素抑制疗法包括假孕疗法及假绝经疗法。单纯药物多作为术后的辅助用药。

3. 介入治疗 在超声引导下做卵巢巧克力囊肿穿刺，同时可在囊内注射无水乙醇及高效孕酮。

参考答案

1.B　2.C　3.D　4.E　5.A　6.D　7.D　8.E　9.E

第十五章 会阴部手术病人的护理

第一节 外阴癌

一、临床表现

1. **症状** 外阴瘙痒、局部肿块或溃疡是最常见的症状。出现结节肿块或疼痛，伴有溃疡或少量出血。如继发性感染则分泌物增多有臭味。组织向深部浸润时出现明显疼痛。当血管被浸润时有大出血危险。肿瘤侵犯直肠或尿道时产生尿频、尿急、尿痛、血尿、便秘、便血等症状。

2. **体征** 癌灶大多数发生于大阴唇，其次为小阴唇、阴蒂、会阴、尿道口、肛门周围等。早期表皮出现突起小结、肿块或局部变白，呈菜花状。癌肿向深部浸润，基底皮肤变硬。组织脆而易脱落、溃烂、感染，有脓性或血性分泌物，继发感染后有红、肿、痛。淋巴转移时腹股沟淋巴结肿大、变硬。

小试身手 1.有关外阴癌的临床特点，下述错误的是

A.最常见的症状是外阴出血

B.肿瘤可侵犯直肠和尿道

C.淋巴转移时可有腹股沟淋巴结肿大

D.早期表现为表皮出现突起小结

E.癌组织深部浸润时，可出现明显疼痛

二、转移途径

外阴癌具有转移早、发展快的特点，转移途径以直接浸润为主，血运转移常发生在晚期。

三、治疗原则

早期肿瘤以手术治疗为主，晚期肿瘤辅以放疗和化疗，转移病灶采用姑息对症及支持治疗。

第二节 外阴、阴道创伤

一、临床表现

（一）症状

1. **疼痛** 是外阴、阴道创伤的主要症状。随血肿增大，疼痛加重，甚至出现疼

痛性休克。

2.局部肿胀 由创伤后水肿或血肿引起。如处理不及时可形成巨大阴道盆腔血肿。

3.外出血 局部组织受损、血管破裂，新鲜血液从阴道或外阴创伤处流出。

4.其他 疼痛造成行走困难；出血量多时出现头晕、乏力、心慌、出汗等症状；合并感染时出现发热和局部红肿热痛等。

小试身手 2.外阴、阴道创伤的主要症状是

A.疼痛　　　　　　B.出血　　　　　　C.血肿

D.水肿　　　　　　E.尿道刺激征

（二）体征

外阴皮肤、皮下组织或阴道有明显裂口及活动性出血；形成外阴血肿时见外阴有紫蓝色块状物，明显压痛；伤及膀胱、尿道时有尿液自阴道流出；伤及直肠见直肠黏膜外翻等。出血多时出现脉细速、血压下降等表现。

二、治疗原则

止痛止血、抗休克、抗感染。疼痛严重者给予镇痛药。活动性出血者缝合止血。小于5cm的血肿立即冷敷，使血管收缩，减少出血；也可用棉垫加压包扎；较大血肿在抢救休克的同时切开血肿，结扎血管并行血肿清除术，然后加压包扎。术后使用抗生素预防感染。

第三节　先天性无阴道

浪里淘沙—核心考点

一、临床表现

病人体格、第二性征、外阴发育均正常，但无阴道口，或仅在前庭后部见一浅凹，偶见短浅阴道盲端，常伴子宫发育不良，多合并无子宫或仅有痕迹子宫。45%~50%的病人伴泌尿道异常，10%病人伴脊椎异常。

小试身手 3.先天性无阴道患者的临床特征**不包括**

A.第二性征及外阴发育均正常

B.阴道口黏膜向外凸起呈紫蓝色

C.几乎均合并无子宫或仅有痕迹子宫

D.双侧卵巢一般均正常

E.近50%的患者伴泌尿道异常

二、治疗原则

手术治疗是唯一有效的方法，尽早发现、及时手术是防治并发症的关键。

1. Ⅰ型阴道闭锁及时行阴道闭锁段切开，引流经血。创面较大时考虑放置羊膜铺垫，术后放置阴道模型。

2. Ⅱ型阴道闭锁病人处理关键是能否保留子宫。若不能保留行全子宫切除。待婚前6个月再行人工阴道成形术。

第四节　子宫脱垂

浪里淘沙—核心考点

一、临床表现

1. **症状**　轻度脱垂无自觉症状。**Ⅱ、Ⅲ度脱垂外阴有"肿物"脱出，行动不便，轻者卧床后"肿物消失"，重者"肿物"一直存在，不可还纳。中度以上脱垂有腰骶部酸痛或下坠感**，久站或劳累后加重，卧床休息可缓解。**重度病人伴有直肠、膀胱膨出，出现排便、排尿困难。**暴露在外的宫颈受到摩擦，组织增厚、角化、出现溃疡、分泌物增多或因感染导致脓性分泌物。子宫脱垂很少影响月经，也不影响受孕、妊娠、分娩，但可导致难产。

2. **体征**　以病人平卧用力向下屏气时子宫下降的程度分为Ⅲ度：

（1）Ⅰ度：

轻型：宫颈外口距处女膜缘<4cm，未达处女膜缘。

重型：**宫颈已达处女膜缘，但未超出该缘**。

（2）Ⅱ度：

轻型：宫颈脱出阴道口外，宫体仍在阴道内。

重型：部分宫体脱出阴道口。

（3）Ⅲ度：**子宫颈及子宫体全部脱出阴道口外**。

小试身手 4. 女性，61岁，宫颈脱出阴道口，宫体仍在阴道内，子宫脱垂分度为

A. Ⅰ度轻型　　　　　　　　B. Ⅰ度重型　　　C. Ⅱ度轻型

D. Ⅱ度重型　　　　　　　　E. Ⅲ度

小试身手（5~6题共用备选答案）

A. 子宫颈及部分宫体已脱出阴道口外

B. 子宫颈距处女膜缘少于4cm，但未达处女膜缘

C. 子宫颈已脱出阴道口外，但宫体仍在阴道内

D. 宫颈及宫体全部脱出于阴道口外

E. 子宫颈已达处女膜缘，但未超过该缘

5. Ⅰ度轻型子宫脱垂指的是

6. Ⅲ度子宫脱垂指的是

二、治疗原则

加强盆底肌肉和筋膜张力，促进盆底功能恢复，积极治疗慢性咳嗽、便秘。

1.非手术治疗

（1）支持疗法：治疗腹内压增高的慢性疾病；绝经者在医生指导下适量补充雌激素；注意劳逸结合。

（2）盆底肌肉（肛提肌）锻炼：适用于轻度子宫脱垂者。

（3）**子宫托**：适用于不同程度的子宫脱垂，因体弱或患其他疾病不能耐受手术者。

2.**手术治疗**　适用于保守治疗无效、Ⅱ度、Ⅲ度脱垂、合并直肠阴道膨出者。

小试身手（7~9题共用题干）

患者，女，67岁，孕4产3，有产钳助产史。诉腰骶部酸痛数年，近2年来加重，伴有下坠感，咳嗽时有小便溢出伴有尿频，自感有一肿物脱出阴道口2个月，用手推送可以还纳至阴道内。妇科检查：子宫颈脱出阴道口外，阴道前后壁膨出。疑为子宫脱垂。

7.该患者子宫脱垂分度是

A.子宫脱垂Ⅰ度轻型伴阴道前后壁膨出

B.子宫脱垂Ⅰ度重型伴阴道前后壁膨出

C.子宫脱垂Ⅱ度轻型伴阴道前后壁膨出

D.子宫脱垂Ⅱ度重型伴阴道前后壁膨出

E.子宫脱垂Ⅲ度伴阴道前后壁膨出

8.该患者子宫脱垂最主要的病因是

A.长期站立　　　　　　　　B.便秘

C.盆腔组织退行性变　　　　D.多产及产伤

E.产后过早体力劳动

9.该患者最佳的手术方法是

A.阴道前后壁修补术

B.阴道前后壁修补术+韧带缩短术

C.经阴道子宫全切术+阴道前后壁修补术

D.阴道前后壁修补术+宫颈部分切除术

E.子宫悬吊术

第五节　尿　瘘

浪里淘沙—核心考点

一、临床表现

1.**漏尿**　无自主排尿，**尿液不断自阴道流出**。分娩压迫及手术时组织剥离过度导致坏死型漏尿，多在产后及术后3~7天开始。手术损伤者术后立即开始漏尿。

2. **外阴皮炎**　由于尿液刺激，外阴部甚至大腿内侧出现皮炎，外阴瘙痒；继发感染后，病人感外阴灼痛，行走不便。

3. **尿路感染**　尿频、尿急、尿痛等。

4. 闭经　约15%的病人出现闭经或月经失调，可能与精神创伤有关。

二、治疗原则

以手术治疗为主，少数病人保守治疗。器械损伤所致的新鲜清洁瘘孔一经发现应立即手术修补。坏死型尿瘘或伴感染者等3~6个月，待炎症消除、瘢痕软化、局部血供恢复正常后再考虑手术。

参考答案

1.A　2.A　3.B　4.C　5.B　6.D　7.C　8.D　9.C

第十六章　不孕症妇女的护理

不孕症

治疗原则

针对不孕症的病因进行治疗，根据具体病情选择辅助生殖技术。

第十七章　计划生育妇女的护理

避孕方法及护理

一、工具避孕

工具避孕是利用工具防止精子和卵子结合或通过改变宫腔内环境达到避孕目的的方法。

（一）宫内节育器（intrauterine derice，IUD）

1. 种类　分为惰性宫内节育器和活性宫内节育器两类。活性宫内节育器又可分为带铜宫内节育器和药物缓释宫内节育器。

2. 避孕原理　通过改变宫腔内环境和导致子宫内膜表层无菌性炎性刺激，阻碍受精卵着床。

3. 宫内节育器放置术

（1）适应证：育龄妇女自愿要求放置且无禁忌证者。

（2）禁忌证：①急慢性生殖道炎症；②生殖器官肿瘤；③月经紊乱：月经过多过频或不规则出血；④子宫畸形；⑤宫颈口过松、重度陈旧性宫颈裂伤或子宫脱垂；⑥严重全身性疾病。

（3）放置时间：①月经干净后3~7天无性交；②产后42天恶露已净，会阴伤口愈合，子宫恢复正常，剖宫产术后半年；③人工流产术后（出血少、宫腔长度小于10cm者）；④哺乳期排除早孕者。⑤性交5日内放置为紧急避孕方法之一；⑥含孕激素节育器在月经4~7日放置。

4. 宫内节育器取出术

（1）适应证：①治疗无效或出现并发症；②带器妊娠；③改用其他措施避孕或绝育者；④考虑再生育或已无性生活不需再避孕者；⑤放置期限已满；⑥绝经1年者；⑦节育器嵌顿或移位。

（2）取器时间：①月经干净后3~7天；②带器妊娠者于人工流产时取出；③出血多者随时取出。

小试身手　1.取出宫内节育器的时间应在

A. 月经干净后1~2天　　　　B. 月经前3~5天

C. 经后立即取出　　　　　　D. 月经干净后7~10天

E. 月经干净后3~7天

（3）护理：**术后休息1天，禁止性生活和盆浴2周**。

5. 宫内节育器的不良反应及护理

（1）出血：**发生在放置后1年内，尤其是头以3个月多见**。表现为月经过多、经期延长或周期中点滴出血。如出现月经过多，指导病人休息、增加营养、观察出血量和持续时间，遵医嘱用药。

（2）腰酸腹胀：轻者无需处理，重者休息或遵医嘱使用解痉药。处理无效后更换合适节育器。

6. 宫内节育器的并发症及护理

（1）**感染**：常见病原体为细菌、厌氧菌、衣原体、**放线菌感染多见**，感染部位有子宫内膜、输卵管、卵巢、盆腔结缔组织。一旦感染，取出节育器并使用抗生素治疗。

（2）IUD异位。

（3）**节育器嵌顿或断裂**：一经确诊立即就诊取出。

（4）**IUD下移或脱落**。

（5）带器妊娠。

7. 宫内节育器脱落及带器妊娠

（1）脱落：**多发生在放置节育器1年内，尤其是3个月内**，常在经期脱落。发生原因有：①放器时未将节育器放置子宫底部；②节育器与子宫大小不符，引起子宫收缩；③宫颈口松弛或月经过多。因此，放置1年内应定期随访。

（2）带器妊娠：一旦确诊带器妊娠，应人工流产终止妊娠。

（二）阴茎套

阴茎套可防止性疾病传播。每次性交时使用新阴茎套，使用前检查阴茎套是否合格。

二、药物避孕

避孕药为人工合成的甾体激素，由雌激素和孕激素配伍组成，是目前应用最广的女用避孕药，使用安全、有效、经济、简便。

1. **短效口服避孕药**

（1）作用机制：①**抑制排卵**；②**改变宫颈黏液性状，阻碍精子穿透**；③**改变子宫内膜形态与功能**。

小试身手 2. 关于复方短效口服避孕药避孕机制的说法，下列**错误**的是

A. 受持续的雌、孕激素作用，输卵管的正常分泌和蠕动频率发生改变，从而改变受精卵正常的运行速度

B. 改变宫颈黏液性状使黏液量变少、黏度增高，不利于精子的穿行

C. 改变子宫内膜形态与功能，不适于受精卵着床

D. 通过异物的局部效应发挥作用

E. 抑制排卵

（2）适应证：育龄妇女无禁忌证者。

（3）**禁忌证**：①急慢性肝炎和肾炎；②严重心血管疾病；③血液病及血栓性疾病；④内分泌疾病如糖尿病使用胰岛素控制者、甲亢；⑤恶性肿瘤、癌前期病变、子宫或乳房肿块；⑥哺乳期；⑦月经稀少或年龄>45岁者；⑧用药后出现偏头痛或持续头痛；⑨产后未满6个月或月经未来潮者；⑩年龄>35岁的吸烟妇女。

（4）**用法及注意事项**：**自月经周期第5天起，每晚1片，连用22天不间断，如漏服于次晨补服1片**。一般停药后2~3天发生撤退性出血。若停药7天无阴道出血，则当晚开始第2周期用药。若再次无出血，宜停药并检查治疗。

（5）药物不良反应

1）**类早孕反应**：因雌激素刺激胃黏膜引起。一般1~3个周期后症状自行消失。严重者遵医嘱用药。

2）**月经改变**：月经变规则、经期缩短、经量减少、痛经症状减轻。但可发生闭经、突破性出血。

3）**体重增加**。

4）**色素沉着**：少数女性面部皮肤出现淡褐色色素沉着，停药后多能消退。

5）其他：**考虑妊娠者须停药6个月后再受孕**。

2. 长效口服避孕药

（1）作用机制 利用长效雌激素炔雌醚从胃肠道吸收后储存在脂肪组织缓慢释放起长效避孕作用。**服药1次避孕1个月**。

（2）**用法** 第1周期于月经来潮第5天服第1片，第10天服第2片，以后每次月经来潮第5天服1片。

（3）不良反应及处理 与短效避孕药类似。

（4）**注意事项** 停用时在月经周期第5天开始服短效口服避孕药3个月作为过渡期。

3. **长效避孕针**

有单纯孕激素类和雌孕激素混合类两种，每月肌内注射1次。

（1）适应证与禁忌证 与复方短效避孕药类似，月经频发或经量过多者禁忌使用。

（2）**用法** 第1个月在月经周期第5天和第12天各肌内注射1次，以后每次月经周期第10~12天肌内注射1次，用药后12~16天月经来潮。

（3）不良反应及其处理 用药初3个月出现月经期不规则、经量多，建议就诊处理。

4. 速效避孕药（探亲避孕药）

服用时间不受月经周期限制，适用于探亲夫妇。

（1）作用机制 改变子宫内膜形态与功能，阻碍受精卵着床；使宫颈黏液变黏稠，阻碍精子穿透；月经前半周期服用还可抗排卵。

（2）种类和用法

1）**快诺酮**：每片5mg，于性生活当晚及以后每晚口服1片；若超过14天，可改用短效避孕药至探亲结束。停药后7天内月经来潮，经量不变。

2）快诺孕酮：每片3mg，性生活前1~2天服用。

3）探亲片1号：每片含甲地孕酮2mg，性生活前8小时服1片，当晚再服1片。以后每晚1片，直到探亲结束次晨加服1片。

5. 缓释系统避孕药

缓释系统避孕药是由避孕药与具备缓释性能的高分子化合物制成，在体内持续恒定微量释放，起长效避孕作用。不良反应有不规则少量阴道流血。服药期间禁用苯巴比妥、利福平等药。

6. 外用避孕药　通过阴道给药，通过杀精或改变精子功能达到避孕目的。

三、其他避孕方法

1. **安全期避孕**　排卵前后4~5天内为易孕期，其他时间不易受孕，视为安全期。在安全期内性交而达到避孕目的，称为安全期避孕。使用安全期避孕需确定安全期：①月经规律者以月经周期推算，月经周期28~30天，排卵时间为下次月经前14天，排卵日及其前5天、后4天以外的时间为安全期。②基础体温测定，基础体温升高0.3~0.5℃的3天后为安全期；如体温是逐渐升高，连续3天的基础体温均高于上升前6天平均体温0.2℃以上，以后为安全期。③宫颈黏液检查，正常育龄妇女宫颈黏液性状和量有周期变化，排卵前增加10倍，稀薄、透明、黏液拉丝度达10cm以上。

2. **紧急避孕**　此方法只能对一次无防护性生活起保护作用。紧急避孕是通过阻止或延迟排卵，干扰受精或阻碍着床达到避孕目的。

（1）**适应证**：无保护性性生活72~120小时内使用紧急避孕的对象包括：①未采用任何避孕措施者；②避孕失败者（如阴茎套破裂、滑脱、过早取出，IUD脱落、避孕药漏服等）；③遭到强奸者。

（2）紧急避孕方法：宫内节育器和避孕药物。

3. 黄体生成激素释放激素类似物避孕。

参考答案

1.E　2.D

第十八章　妇产科常用护理技术

第一节　会阴擦洗与冲洗

浪里淘沙—核心考点

一、目的

去除会阴部分泌物，保持会阴部清洁，促进会阴伤口愈合；防止生殖系统、泌尿系统逆行感染。

小试身手 1.会阴擦洗的目的**不包括**

A.保持会阴及肛门部清洁　　B.促进患者舒适　　　　C.促进会阴伤口愈合

D.增加受孕机会　　　　　　E.防止泌尿、生殖系统感染

二、适应证

适用于长期卧床、妇科腹部手术留置导尿管的病人；会阴阴道手术后；产后会阴裂伤或会阴切开行缝合术后；急性外阴炎。

三、操作方法

1.将用物携至床旁，向病人解释，询问是否排尿。用屏风遮挡，帮助病人脱去一侧裤腿，取屈膝仰卧位暴露会阴。

2.协助病人臀下垫一次性垫巾，护士戴一次性手套。

3.夹取数个大棉球放入治疗碗内，倒入适量擦洗液，用镊子取浸透药液的大棉球擦洗。**擦洗顺序：第一遍自上而下，由外向内**，初步清除会阴部分泌物和血迹；**第二遍以伤口为中心，由内向外，自上而下。最后擦洗肛门及周围。一个棉球仅用一次**，最后用干棉球或纱布擦干。冲洗时用无菌纱布堵住阴道口，防止污水进入阴道引起逆行感染。

4.擦洗完毕，撤去一次性垫巾，协助病人穿好裤子，取舒适卧位。

5.清理用物。

第二节　阴道灌洗

浪里淘沙—核心考点

一、目的

阴道灌洗有收敛、热疗和消炎作用。改善阴道血液循环，缓解局部充血、减少

阴道分泌物，达到消炎的目的。

二、适应证

适应证包括：①慢性子宫颈炎、阴道炎局部治疗；②经腹全子宫切除或阴道手术的术前准备；③应用^{137}铯后常规清洁冲洗。

三、常用的灌洗溶液

1：15000高锰酸钾溶液、0.02%的碘伏溶液、1%乳酸溶液、0.5%醋酸溶液、2%~4%碳酸氢钠溶液、4%硼酸溶液、生理盐水等。

滴虫阴道炎病人选用酸性溶液灌洗；假丝酵母菌性阴道炎病人选用碱性溶液灌洗；而非特异性炎症者选择一般消毒液或生理盐水。

四、操作方法

1. 向病人解释，用屏风遮挡；嘱病人脱去一侧裤腿，**取膀胱截石位**。

2. 配制灌洗溶液500~1000ml，将灌洗筒挂于距床面适当位置处，排去管内空气后备用。

3. 打开灌洗包，在小碗内倒入适量20%肥皂溶液。

4. 进行阴道灌洗，**顺序为**：

（1）**第一把卵圆钳夹纱球蘸肥皂液：擦洗阴阜–左侧小阴唇–右侧小阴唇–左侧大阴唇–右侧大阴唇**。

（2）**第二把卵圆钳夹纱球蘸肥皂液：擦洗宫颈–穹窿–阴道前后壁**。

（3）用灌洗液将外阴肥皂液冲净。

（4）戴一次性手套，放置窥器充分暴露宫颈，用灌洗液冲洗宫颈、穹窿及阴道前后壁；转动窥器暴露宫颈、穹窿、阴道壁用冲洗液冲净分泌物。

5. 灌洗液约剩100ml时，拔出灌洗头，冲洗外阴部，然后扶病人坐于便盆上，让阴道内存留液体流出。

6. 撤去便盆，擦干外阴，协助病人穿好裤子，整理用物。

第三节　会阴热敷

浪里淘沙—核心考点

1. 适应证：①会阴部水肿及血肿消散期；②会阴部和伤口硬结及早期感染者。

2. 操作方法

（1）携用物至床旁，向病人解释。

（2）戴一次性手套，按会阴擦洗方法清洁会阴后擦干。

（3）热敷部位先涂一薄层凡士林软膏，盖上纱布，再将被热敷溶液浸泡的纱布轻轻敷上，外面盖上大棉垫。

（4）每3~5分钟更换敷料一次，也可在棉垫外放热水袋。

（5）每次热敷时间15~30分钟，每日2~3次。

（6）热敷完毕更换会阴垫，整理床铺，清理用物。

第四节　阴道宫颈上药

浪里淘沙—核心考点

一、目的

治疗急、慢性子宫颈炎、各种阴道炎和术后阴道残端炎。

二、操作步骤

上药前先做阴道冲洗、灌洗，拭去宫颈黏液或炎性分泌物。上药方法有以下4种。

（一）局部用药

1.腐蚀性药物

（1）**20%~50%硝酸银溶液：适用于慢性宫颈炎颗粒增生型**。

（2）20%或100%铬酸溶液：适应证同上。

2.非腐蚀性药物

（1）新霉素、氯霉素等消炎药用于急性或亚急性宫颈炎、阴道炎。

（2）1%甲紫或大蒜液涂擦，适用于假丝酵母菌性阴道炎。每日1次，7~10天为一疗程。

（二）喷雾法

磺胺嘧啶、土霉素、呋喃西林等药物可用喷雾器将药物均匀地喷在炎症组织表面。

（三）阴道后穹窿塞药

凡栓剂、丸剂及片剂，如咪康唑栓、甲硝唑、制霉菌素片剂等可采用纳入法将药物直接送到阴道后穹窿处。**对阴道滴虫、假丝酵母菌感染者，老年性阴道炎及慢性宫颈炎患者常用此法**。病人也可自行放置，于睡前洗净双手或戴无菌手套用示指将药片沿阴道后壁向上向后推进，直到示指完全进入为止。

（四）子宫颈棉球上药

适用于宫颈急性或亚急性炎症伴出血者。常用药物有抗生素和止血粉等。先将带尾线的大棉球蘸上药液和药粉，再将棉球送入子宫颈处，将棉球尾线留于阴道外，并用胶布将尾线固定在阴阜侧上方，**嘱病人于放药12~24小时后牵引尾线取出棉球**。

参考答案

1.D

第十九章　妇产科诊疗及手术病人护理

第一节　阴道及宫颈细胞学检查

阴道及宫颈脱落细胞学检查是一种简便、经济、无痛苦的检查方法，阴道脱落细胞主要来自阴道上段和宫颈阴道部，也可来源于宫腔、输卵管、卵巢及腹腔。

一、适应证

1. 协助诊断宫颈、宫腔、输卵管、阴道等部位的肿瘤。
2. 卵巢功能检查　月经紊乱、异常闭经、性早熟病人。
3. 宫颈炎症除外癌变者。
4. 宫颈癌筛选　30岁以上的女性每年检查1次。
5. 胎盘功能检查　用于疑似妊娠期胎盘功能减退的孕妇。

二、禁忌证

包括月经期、生殖器官急性炎症期。

三、操作方法

根据不同的目的选择不同的涂片方法：阴道涂片法、宫颈刮片法、宫颈管吸引涂片法、子宫腔吸引涂片法。

四、检查结果及临床意义

1. 测定雌激素对阴道上皮的影响程度　通过计算阴道上皮的底层细胞、中层细胞及表层细胞数的百分比得到。正常情况下涂片全部为表层细胞，看不到底层细胞。**轻度影响者表层细胞占20%以下**，见于早期卵泡期或接受少量雌激素治疗；中度影响者表层细胞占20%~60%，见于卵泡中期或接受中等量雌激素治疗；高度影响者表层细胞占60%以上，见于病人接受大量雌激素治疗或患有卵巢细胞瘤、卵巢颗粒细胞瘤等。

如果卵巢功能低落时出现底层细胞，轻度低落者底层细胞占20%以下，中度低落者底层细胞占20%~40%；高度低落者则占40%以上。

2. TBS分类法　①良性细胞学改变；②鳞状上皮细胞异常；③腺上皮细胞异常；④其他恶性肿瘤细胞。

小试身手（1~2题共用题干）

一已婚妇女，近来性交后白带中带有血丝，无其他不适。妇科检查见宫颈中度糜烂。经宫颈细胞学检查，结果报告为Ⅲ级。

1. 其临床意义为

A. 炎症，细胞形态及细胞质比例正常

B. 炎症，细胞核普遍增大

C. 可疑癌，细胞核增大（核异质）

D. 可疑癌，细胞具有恶性改变

E. 高度可疑癌，细胞核增大

2. 要确诊宫颈病变的性质需做宫颈活检，其正确的护理措施是

A. 可在局部急性炎症时活检

B. 标本瓶只要注明患者姓名

C. 嘱活检后12小时自行取出棉球

D. 术后避免性生活及盆浴半个月

E. 不宜在临近或月经期活检

第二节　子宫颈活体组织检查

浪里淘沙—核心考点

子宫颈活体组织检查（简称宫颈活检）是取子宫颈病灶的小部分组织进行病理学检查，以确诊子宫颈病变性质的方法。

适应证

1. 子宫颈涂片检查结果在巴氏Ⅲ级或描述性诊断中出现不能明确意义的非典型细胞（ASCUS）以上程度或肉眼观察有可疑病灶，应进一步做子宫颈活组织检查。

2. 有接触性阴道出血或绝经后出血者。

3. 重度子宫颈糜烂、乳头状增生伴有出血或久治不愈的宫颈炎症者。

4. 不易与子宫颈癌鉴别的慢性特异性子宫颈炎症，如子宫颈结核、尖锐湿疣等。

第三节　诊断性刮宫术

浪里淘沙—核心考点

诊断性刮宫（简称诊刮）是刮取子宫内膜组织做病理学检查，以明确诊断、指导治疗，亦可以治疗疾病。如怀疑宫颈管病变，需行分段诊刮。

一、适应证

1. 异常子宫出血或阴道排液，需进一步诊断者。

2. 排卵障碍性异常子宫出血、闭经、不孕症病人。

3. 疑有子宫内膜结核者。

4. 宫腔内残留组织，反复大量异常子宫出血。

二、禁忌证

急性生殖器官炎症；术前体温 $\geqslant 37.5\,℃$。

第四节　输卵管畅通术

浪里淘沙—核心考点

　　输卵管通畅术是测定输卵管是否通畅的方法，主要有输卵管通气术、通液术及造影术。**临床上主要应用于女性不孕症的检查、诊断和治疗。**

一、适应证

1. 原发或继发性不孕症，男方精液正常，疑有输卵管阻塞者。

2. 检验或评价各种绝育手术、输卵管再通术或输卵管成形手术效果。

3. 对轻度粘连的输卵管有通畅作用。输卵管再通术后经子宫腔注液或通气，可防止吻合口粘连，保证手术效果。

小试身手　3. 女，25岁，月经正常，人工流产后2年不孕，此时首先考虑采用下列哪种诊疗术

　　A. 诊断性刮宫术　　　　　　B. 剖腹探查术　　　　　　C. 宫内节育器放置术

　　D. 宫颈诊刮术　　　　　　E. 输卵管通畅术

二、禁忌证

1. 生殖器官急性炎症或慢性盆腔炎急性或亚急性发作者。

2. 月经期或有不规则阴道流血者。

3. 有严重的心、肺疾病的病人。

4. 碘过敏者不能做输卵管造影术。

5. 术前体温 $\geqslant 37.5\,℃$。

第五节　阴道后穹隆穿刺术

浪里淘沙—核心考点

　　子宫直肠凹是盆腔最低位置，腹腔中的血液、渗出液、脓液常积聚于此，后穹隆与子宫直肠凹毗邻。**在无菌情况下以长针头从后穹隆刺入盆腔，取得标本，以协**

助诊断的方法称为阴道后穹窿穿刺术。

一、目的

协助诊断异位妊娠引起的内出血，盆腔炎症积脓、积液的检查。

二、适应证

1. 疑有子宫直肠陷凹积液、积血需明确诊断者。

2. 盆腔积脓者抽取脓液后注入抗生素。

第六节　胎头吸引术

浪里淘沙—核心考点

胎头吸引术是将胎头吸引器置于胎头上，形成负压后吸住胎头，通过牵引协助胎儿娩出的手术。

一、适应证

1. 第二产程延长者。

2. 因母体因素需缩短第二产程者。

3. 明确或可疑胎儿窘迫。

二、禁忌证

1. 胎儿不能或不宜由阴道分娩者，如严重头盆不称、产道阻塞、尿瘘修补术后。

2. 宫颈口未开全或胎膜未破者。

3. 胎儿成骨不完或凝血功能障碍。

4. 除头顶先露外的其他异常头位，如面先露、额先露等。

第七节　人工剥离胎盘术

浪里淘沙—核心考点

人工剥离胎盘术是指胎儿娩出后，术者用手剥离并取出滞留子宫腔内胎盘的手术。

适应证

1. 胎儿娩出后10~30分钟胎盘仍未娩出。

2. 剖宫产胎儿娩出5~10分钟，经按摩子宫、给宫缩剂、牵拉脐带等方法胎盘仍不能排出者。

3.胎盘部分剥离，引起子宫大出血。

第八节 产钳术

浪里淘沙—核心考点

产钳术是指使用产钳牵引胎头帮助胎儿娩出。产钳术分为：①**低位产钳**：胎头骨质部分已达骨盆底，矢状缝在骨盆出口前后径上；②**中位产钳**：胎头双顶径已过骨盆入口，但未达到骨盆底；③**高位产钳**：指胎头尚未衔接，即双顶径未过骨盆入口。

> 锦囊妙记：胎头未入盆为高位产钳，已入盆但未达到骨盆底为中位产钳，已达骨盆底为低位产钳。

一、适应证

1.同胎头吸引术。

2.臀位分娩后出头困难者，胎头吸引术失败而胎儿存活者。

二、禁忌证

1.同胎头吸引术。

2.胎头骨质部的最低点在坐骨棘水平或以上，有明显头盆不称时。

第九节 剖宫产术

浪里淘沙—核心考点

剖宫产术是指经腹切开子宫取出妊娠28周及以上胎儿及其附属物的手术。

一、适应证

1.骨产道或软产道梗阻。头盆不称、横位、臀位（足月单胎>3500g）、足先露、巨大儿、珍贵儿。

2.妊娠并发症和妊娠合并症，不宜经阴道分娩者。

3.脐带脱垂，胎儿窘迫。

4.严重生殖道感染、性疾病。

二、手术方式

1.子宫下段剖宫产术　临床上广泛使用。

2.子宫体剖宫产术　用于要急于娩出胎儿或子宫下段不宜手术者。

3. 腹膜外剖宫产术　<u>多用于子宫腔有严重感染者。</u>

三、麻醉方式

以持续硬膜外麻醉为主，特殊情况用全麻或局麻。

参考答案

1.C　2.E　3.E

第四篇 儿科护理学

第一章　生长发育

第一节　小儿生长发育及其影响因素

浪里淘沙—核心考点

一、小儿年龄分期

小儿年龄划分为以下7个时期：

1. 胎儿期　**指从受精卵形成到胎儿出生**。此期胎儿的生长发育受孕母健康、营养、情绪等因素影响。

2. 新生儿期　**指从胎儿娩出后脐带结扎到生后满28天**。此期易发生窒息、溶血、感染等疾病，死亡率较高。围生期又称围产期，是指胎龄满28周（体重≥1000g）至出生后满7天。

3. 婴儿期　**指出生后到满1周岁之前**。为小儿生长发育最迅速的时期。此期小儿消化功能不完善，易发生消化功能紊乱和营养不良。

小试身手　1. 小儿生长发育最迅速的时期是

A. 新生儿期　　　　B. 婴儿期　　　　C. 幼儿期

D. 学龄期　　　　E. 青春期

4. 幼儿期　**指1周岁后到满3周岁之前**。此期小儿智能发育较前突出，语言、思维和社会适应能力增强，自主性和独立性不断发展，但对危险的识别能力不足，应防止意外伤害和中毒。

5. 学龄前期　**指3周岁后到入小学前（6~7岁）**。此期小儿有较大可塑性，应加强早期教育，培养小儿良好的道德品质和生活自理能力，为入学做准备。

6. 学龄期　是指从入小学起（6~7岁）到进入青春期（11~12岁）前为止。此期应加强教育，促进学龄期儿童德、智、体、美、劳全面发展。

7. 青春期　指从第二性征出现到生殖功能基本发育成熟，身高停止增长的时期，**一般女孩从11~12岁开始到17~18岁，男孩从13~15岁开始到19~21岁**。此期在性激素作用下生长发育明显加快，第二性征逐渐明显。此期应保证营养供给，加强体格锻炼，及时进行生理、心理卫生和性知识教育。

> 锦囊妙记：注意儿科护理学中的"青春期"与妇产科护理学中"青春期"含义的区别。妇产科中的"青春期"指从月经初潮开始至生殖器官发育成熟的时期。

小试身手 2. 以下叙述不符合学龄前期特点的是

A. 抵抗力有所增强，发生传染和各种意外的可能性小

B. 小儿体格发育速度进一步减慢

C. 具有较大的可塑性

D. 自理能力增强

E. 3 周岁后到入小学前（6~7 岁）为学龄前期

二、生长发育规律

1. **连续性和阶段性**　在小儿时期，生长发育呈连续过程，但各年龄段生长发育速度不同。<u>出生后1年生长最快</u>，尤其是头3个月，是第一个生长高峰；第二年生长速度减慢，<u>至青春期又加快，出现第二个生长高峰</u>。

2. **各系统器官发育不平衡**　神经系统发育较早，生殖系统发育较晚，淋巴系统先快而后回缩。

小试身手 3. 人体发育成熟最晚的系统是

A. 神经系统　　　　　　B. 淋巴系统　　　　　　C. 消化系统

D. 呼吸系统　　　　　　E. 生殖系统

3. **顺序性**　遵循<u>由上到下、由近到远、由粗到细、由低级到高级、由简单到复杂</u>的顺序。

小试身手 4. 关于小儿生长发育的顺序性，下列描述**错误的**是

A. 从上到下　　　　　　B. 由近至远　　　　　　C. 由细到粗

D. 由简单到复杂　　　　E. 由低级到高级

4. **个体差异**　小儿生长发育受遗传、营养、环境、教育等因素影响而存在较大个体差异。

三、生长发育的影响因素

1. **遗传**　小儿生长发育受父母双方遗传因素的影响，如皮肤和头发颜色、脸形、身高、性成熟的早晚及对疾病易感性等都与遗传有关。

2. **孕母情况**　胎儿宫内发育受孕母生活环境、营养、情绪、健康状况等的影响。

3. **营养**　合理的营养是小儿生长发育的物质基础，年龄越小受营养的影响越大。

4. **生活环境**　居住环境良好、阳光充足、空气新鲜、水源清洁等都能促进小儿生长发育。

5. **性别**　评价小儿生长发育时应考虑性别，按男女标准进行。女孩青春期较男孩提前2年，体格生长剧增，身高、体重超过男孩。男孩青春期开始较晚，但延续时间比女孩长，体格发育最终还是超过女孩。

6. **疾病和药物**　疾病对小儿生长发育的影响十分明显。急性感染使体重减轻，

慢性疾病影响体重和身高的增长；内分泌疾病常引起骨骼生长和神经系统发育迟缓。

第二节　小儿体格生长及评价

浪里淘沙—核心考点

一、体格生长指标

1.体重　体重可反映小儿营养状况，也是临床计算药量、输液量的重要依据。

新生儿出生体重与胎次、胎龄、性别及母亲健康状况有关。男孩出生体重平均为（3.38±0.4）kg，女孩为（3.26±0.4）kg。

小儿年龄越小，体重增长越快：出生后头1个月增长1~1.7kg，3个月时体重约为6kg，1岁时体重为10kg，2岁时体重为12~13kg，2岁后到青春前期体重每年增长2~3kg。进入青春期后体格生长加快，出现第2个生长高峰。

出生：体重（kg）=3.25

12月龄：体重（kg）=［年龄（月）+9］/2

1~6岁：体重（kg）=年龄（岁）×2+8

7~12岁：体重（kg）=［年龄（岁）×7-5］/2

小试身手 5.8个月婴儿的体重，按公式计算应为

A.6.5kg　　　　B.7.0kg　　　　C.7.5kg

D.8.0kg　　　　E.8.5kg

2.身长　指从头顶到足底的全身长度，是反映骨骼发育的重要指标。3岁以下仰卧位测量身长，3岁以后立位测量。卧位与立位测量值相差1~2cm。身长增长出现婴儿期和青春期2个生长高峰，年龄越小增长越快。1岁时身长约为75cm，2岁时身长约为87cm。

出生：身长/高（cm）=50

3~12月龄：身长/高（cm）=75

2~6岁：身长/高（cm）=年龄（岁）×7+75

7~10岁：身长/高（cm）=年龄（岁）×6+80

小试身手 6.小儿身高125cm，年龄最可能是

A.6岁　　　　B.7岁　　　　C.8岁

D.9岁　　　　E.10岁

小试身手 7.判断小儿体格发育的主要指标是

A.体重、身高　　　　B.牙齿、囟门

C.运动发育水平　　　D.语言发育水平

E.智力发育水平

小试身手 8.患儿，女，5岁。发育正常，其标准的体重和身高为

A. 15kg，105cm   B. 16kg，105cm

C. 17kg，105cm   D. 18kg，105cm

E. 18kg，110cm

3. 坐高 **是指头顶至坐骨结节的长度**，3岁以下取仰卧位测量，称顶臀长。**自头顶至耻骨联合上缘为上部量，代表扁骨的生长。自耻骨联合上缘至脚底为下部量，代表长骨的生长。**

小试身手 9. 通常所说的身体上部量是指

A. 头顶到脐   B. 头顶到耻骨联合上缘

C. 头顶到耻骨联合下缘   D. 头顶到坐骨结节

E. 头顶到脐与耻骨联合的中点

4. 头围 头围是经眉弓上缘经枕骨结节绕头1周的长度，反映脑和颅骨发育的情况。**胎儿时期脑发育最快，出生时头围34~35cm。**

小试身手 （10~12题共用题干）

母亲带1岁女孩来医院体检，经检查该小儿体格发育为正常。

10. 测得头围值应是

A. 38cm   B. 40cm   C. 46cm

D. 48cm   E. 50cm

11. 身高值应为

A. 46cm   B. 49cm   C. 55cm

D. 60cm   E. 76cm

12. 体重值可达

A. 6~7kg   B. 7~8kg   C. 9~10kg

D. 13~14kg   E. 15~16kg

5. 胸围 是指沿乳头下缘经肩胛骨下绕胸1周的长度。出生时胸围比头围小1~2cm，约32~33cm。**1岁时胸围与头围大致相等，约46cm。1岁至青春前期胸围超过头围的厘米数约为年龄数减1。**

小试身手 13. 发育正常的5岁小儿，如测得其头围为50cm，则其胸围最可能为

A. 50cm   B. 54cm   C. 58cm

D. 62cm   E. 66cm

6. 腹围 平脐（婴儿是剑突与脐之间的中点）水平绕腹1周的长度。

7. 上臂围 测量上臂围可反映5岁以下小儿的营养状况。评估标准为>13.5cm为营养良好，12.5~13.5cm为营养中等，<12.5cm为营养不良。

二、骨骼、牙齿的发育

1. 颅骨发育 根据头围大小、骨缝及前后囟闭合时间来评估颅骨发育。出生后囟很小或已闭合，最迟约6~8周龄闭合。前囟大小以2个对边中点连线长短表示。

一般12~18个月闭合，最迟2岁闭合。

> **锦囊妙记：** 小儿出生多个"1"（1岁未萌出乳牙者为乳牙萌出延迟；1~1岁半时前囟应闭合；10~12个月应断奶；1岁时头围与胸围相等，为46cm）。

小试身手 14. 小儿前囟闭合的时间一般是

A. 3~6个月　　　　　　　　B. 6~8个月

C. 8~12个月　　　　　　　D. 12~18个月

E. 18~24个月

小试身手 15. 4个月婴儿体检，下列哪种情况被认为发育异常

A. 前囟已闭合　　　　　　B. 乳牙未萌发

C. 头围40cm　　　　　　　D. 不能伸手取物

E. 拥抱反射阴性

2. 脊柱发育　可反映脊椎骨的发育。**生后第1年脊柱增长快于四肢**，1岁以后落后于下肢增长。**新生儿时脊柱轻微后凸**，3个月左右随抬头动作出现颈椎前凸，**为脊柱第1个弯曲；6个月后会坐，出现胸椎后凸，为脊柱第2个弯曲；1岁左右开始行走出现腰椎前凸，为脊柱第3个弯曲。** 6~7岁时韧带发育，脊柱的3个自然弯曲为韧带所固定。

小试身手 16. 正常小儿脊柱生理弯曲出现的时间依次是

A. 2个月、4个月、8个月

B. 3个月、6个月、12个月

C. 4个月、6个月、8个月

D. 5个月、7个月、8个月

E. 6个月、10个月、14个月

3. 长骨发育　长骨生长主要依靠干骺端软骨骨化和骨膜下成骨作用使之增长增粗。干骺端骨骺融合，标志长骨发育结束。骨化中心的出现反映长骨的生长成熟程度，腕部次级骨化中心共有10个，10岁出全，故**1~9岁腕部骨化中心数目为其岁数+1。**

4. 牙齿发育　人有**乳牙（共20个）和恒牙（共32个）**。**生后4~10个月乳牙开始萌出，最晚3岁出齐，正常1岁小儿可萌出乳牙6~8枚。** 恒牙的骨化从新生儿开始，6岁左右出第1颗恒牙即第1磨牙；7~8岁乳牙按萌出先后顺序逐个脱落代之以恒牙，12岁左右出第2磨牙；**18岁以后出第3磨牙（智齿）。** 恒牙一般20~30岁时出齐。

三、生殖系统发育

生殖系统自青春期前开始发育，分3个阶段：①**青春前期**：体格生长明显加速，出现第二性征；②**青春中期**：体格生长速度达高峰，**第二性征全部出现**，性器官已成熟；③**青春后期**：体格生长停止，生殖系统发育完全成熟。

第三节　小儿神经、心理行为发展及评价

浪里淘沙—核心考点

小儿神经心理功能发育的基础是神经系统发育，尤其是脑的发育。

一、神经系统的发育

1. 脑　**胎儿时期神经系统发育最早，脑的发育最迅速**。出生时脑约重390g，占体重的1/9~1/8；6个月时脑重600~700g；2岁时达900~1000g；7岁时接近成人脑重。3岁时神经细胞基本分化完成，8岁时接近成人。4岁时神经纤维髓鞘化完成。故婴儿时期由于髓鞘发育不完善，刺激引起的神经冲动传导慢，且容易泛化，不易形成明显兴奋灶。生长时期脑组织耗氧大，在基础代谢状态下**小儿脑耗氧量占总耗氧量的50%**，而成人为20%。

小试身手 17.在基础代谢状态下，小儿脑耗氧量占总耗氧量的
A.20%　　　　　B.30%　　　　　C.40%
D.50%　　　　　E.60%

2. 脊髓　出生后脊髓发育与运动功能发展平行，随年龄而增重加长。胎儿时期脊髓下端位于第2腰椎下缘，4岁时上移至第1腰椎，腰穿时应注意。

3. 神经反射　小儿出生时即具有吞咽、觅食、吸吮、拥抱、握持等先天性反射和对强光、寒冷、疼痛的反应。

二、感知发育

1. 视感知的发育　新生儿已有视觉感应功能，瞳孔对光反射，但视觉不敏锐，**只有在15~20cm范围内视觉才最清晰**，在清醒和安静状态下可短暂注视和追随近处缓慢移动的物体；新生儿可出现一时性斜视和眼球震颤，3~4周自动消失。3个月后眼的运动协调较好，4~5个月能分辨颜色。4~5岁视深度充分发育，视力达1.0。

2. 听感知的发育　出生时听力较差，但对强声有瞬目、震颤等反应；出生3~7天后听力好，声音可引起呼吸节律改变。**3~4个月时头可转向声源**，听到悦耳声音会微笑。

3. 味觉和嗅觉的发育　出生时味觉、嗅觉已发育完善。新生儿对甜、酸、苦会产生不同反应，闻到乳香会寻找乳头；3~4个月时能区别好闻和难闻的气味；**4~5个月对食物的微小改变很敏感**。

4. 皮肤感觉的发育　新生儿触觉很灵敏，出生时痛觉已存在，第2个月起逐渐改善。新生儿温度觉很灵敏，冷刺激比热刺激更敏感。3个月的婴儿能区分31.5℃与33℃的水温。**2~3岁时小儿通过触摸能区分物体的软、硬、冷、热等属性**；5~6岁时能分辨体积相同而重量不同的物体。

5. **知觉的发育** 生后5~6个月时小儿手眼能协调动作，通过看、摸、闻、咬、敲等了解物体属性，**1岁末出现空间和时间知觉的萌芽**；3岁能辨上下；4岁能辨前后；4~5岁有时间概念，能区别早上、晚上、今天、明天、昨天；5~6岁时能区别前天、后天、大后天，随语言发展，小儿的知觉开始在语言的调节下进行。

小试身手 18. 正常1岁小儿，其知觉发育的特点是

A. 开始有空间知觉　　　　B. 能辨别今、明天

C. 能够辨别前后　　　　　D. 能够辨别上下

E. 能够辨别左右

三、运动功能的发育

运动发育分为大运动和精细运动两类。胎动为小儿运动的最初形式。新生儿因大脑皮质发育不成熟，传导神经纤维尚未完成髓鞘化，因此运动多属无意识和不协调的。

（一）平衡和大运动

1. **抬头** 颈后肌先于颈前肌发育，新生儿俯卧位时能抬头1~2秒；3个月时抬头较稳；4个月时抬头很稳并能自由转动。

小试身手 19. 健康小儿能抬头，且头能随看到的物品及听到的声音转动，其最可能的月龄是

A. 1个月　　　　　B. 2个月　　　　　C. 3个月

D. 4个月　　　　　E. 5个月

2. **翻身** 1~2个月婴儿可伸展脊柱从侧卧位到仰卧位。4~5个月可较有意识地以身体为一体从侧卧位到仰卧位，但无身体转动。5~6个月时可由仰卧位翻身至侧卧位，或从俯卧位至仰卧位。7~8个月可有意从仰卧位翻至俯卧位，再从俯卧位翻至仰卧位。

3. **坐** **5~7个月能坐起**，8个月能坐稳并能左右转动。

4. **匍匐、爬** 新生儿俯卧位时有反射性匍匐动作。**8~9个月时用上肢向前爬**。

5. **站、走、跳** 8~9个月可扶站片刻，背、腰、臀能伸直；10个月左右能扶走；11个月能独站片刻；**15个月可独自走稳**；18个月能跑及倒退走；2岁能并足跳；2岁半能单足跳1~2次；3岁双足交替走下楼梯；5岁会跳绳。

（二）精细动作

动作由粗大变精细，由进到退，由不协调到协调。

四、语言发育

语言发育**须经过发音、理解和表达3个阶段**。发育规律为先理解、后会表达、先发语音后用词、句。

1. **发音阶段**　新生儿出生会哭叫，饥饿、疼痛等不同刺激时的哭叫声在音响度、音调上有所区别，<u>7~8个月能发出"爸爸""妈妈"等语音</u>。

2. **理解语言阶段**　婴儿在发音过程中逐渐理解语言。小儿通过视觉、触觉、体位觉等与听觉的联系，逐渐理解一些日常用品；<u>10个月左右的婴儿能有意识地叫"爸爸""妈妈"</u>。

3. **表达语言阶段**　<u>1岁开始会说单词</u>；从讲单句发展为复杂句。各年龄语言发育情况见表4-1-1。

表4-1-1　小儿动作、语言和适应性能力的发育过程

年龄	粗细动作	语言	适应周围人、物的能力与行为
新生儿	无规律，不协调，紧握拳	能哭叫	铃声使全身活动减少
2个月	直立及俯卧位时能抬头	发出和谐的喉音	微笑，有面部表情，眼随物转动
3个月	仰卧位变侧卧位，用手摸东西	发咿呀元音	头随听到的声音转动180°
4个月	**扶着髋部能坐**，俯卧位时用手支持抬起胸部，手能握持玩具	笑出声	抓面前物体，自己弄手玩，见食物出现喜悦，有意识地哭和笑
5个月	扶腋下能站直，两手能握玩具	喃喃发出单调音节	伸手取物，辨别人声音
6个月	能独坐一会儿，用手摇玩具		辨别熟人和陌生人，自握玩具玩
7个月	**会翻身**，自己独坐很久，将玩具从一手换到另一手	**发出"爸爸""妈妈"复音，但无意识**	能听懂自己名字，自握饼干吃
8个月	**会爬**，自己会坐起和躺下，会扶栏杆站起来，会拍手	重复大人发简单音节	开始认识物体，两手会传递玩具
9个月	试着独站，从抽屉中取出玩具	能懂较复杂的词句	看到熟人会伸手要抱，合作游戏
10~11个月	能独站片刻，扶椅能走几步，能用拇、示指对指拿东西	用单词，能用一个单词表达很多意义	模仿成人动作，招手说"再见"，抱奶瓶自食
12个月	**能独走**，弯腰拾东西，会将圆圈套在木棍上	说出物品名字，指出自己的手、眼	对人和事物有喜憎之分，穿衣能合作，自己会喝水

续表

年龄	粗细动作	语言	适应周围人、物的能力与行为
15个月	走得好，能蹲着玩，能叠一块方木	能说出几个词和自己名字	能表示同意或不同意
18个月	能爬台阶，有目的地扔皮球	认识并指出自己身体的各个部位	会表示大小便，懂命令，会自己进食
2岁	能双脚跳，手的动作更准确，会用勺子吃饭	能说出2~3个字构成的句子	能完成简单的动作，能表达懂、喜、怒、怕
3岁	**能跑**，会骑三轮车，会洗手、洗脸、穿脱简单衣服	能说短歌谣，数几个数	<u>认识画上的东西，认识男女</u>，自称"我"，表现自尊心、怕羞
4岁	爬梯子，会穿鞋	能唱歌	会画人像，初步思考问题，记忆力强，好问
5岁	单腿跳，会系鞋带	开始识字	分辨颜色，数10个数，明白物品用途及性能
6~7岁	参加简单劳动，如扫地、擦桌子等	能讲故事，写字	能数几十个数，可简单加减运算，喜欢独立自主，形成性格

> 锦囊妙记：小儿运动功能的发展可记为"三抬四翻六会坐，七滚八爬周会走"。

五、心理活动的发展

小儿出生时没有心理现象，条件反射形成标志着心理活动发育开始，随年龄增长、思维发展，小儿对现实事物、人开始产生不同的态度和行为方式。**按照不同年龄阶段的生理特点，小儿具有独特的心理活动特征和心理发展规律。**

参考答案

1.B　2.A　3.E　4.C　5.E　6.B　7.A　8.E　9.B　10.C　11.E　12.C　13.B
14.D　15.A　16.B　17.D　18.A　19.C

第二章　小儿保健

第一节　不同年龄期小儿保健的特点

一、新生儿期保健

新生儿脱离母体后，对外界环境的适应性和调节性差，易患各种疾病。生后第1周内新生儿的发病率和死亡率极高，故新生儿保健重点应放在生后1周内。

1. 保暖　病房阳光充足，通风良好，温、湿度适宜。室温保持在22~24℃，湿度保持在55%~65%。冬季环境温度过低，新生儿（特别是低出生体重儿）出现体温不升，因此在寒冷季节新生儿要特别注意保暖。

2. 合理喂养　母乳是新生儿喂养的最佳食品，鼓励母乳喂养，宣传母乳喂养的优点，教授哺乳方法和技巧。

3. 预防疾病和意外　哺乳和护理前洗手。按时接种卡介苗和乙肝疫苗。新生儿出生2周后口服维生素D，预防佝偻病。防止因包被蒙头过严、哺乳姿势不当，乳房堵塞新生儿口鼻造成窒息。

4. 日常护理指导。

5. 早期教养。

小试身手（1~3题共用题干）

对足月健康新生儿进行居家护理指导：

1. 居家的温度和湿度应分别保持在

A. 16~18℃，25%~35%

B. 18~20℃，35%~45%

C. 20~22℃，45%~55%

D. 22~24℃，55%~65%

E. 24~26℃，65%~75%

2. 应使家属了解小儿已接种的疫苗是

A. 卡介苗

B. 脊髓灰质炎减毒活疫苗

C. 百白破三联疫苗

D. 麻疹减毒活疫苗

E. 乙脑疫苗

3. 意外事故预防的重点是

A. 坠床   B. 开水烫伤

C. 玩锐利器   D. 喂奶后窒息

E. 打闹伤

二、婴儿期保健

4~6个月以内婴儿提倡母乳喂养。**4个月以上及时添加辅食**，指导断奶及日常护理，进行早期教育。防止异物吸入、窒息、中毒、跌伤、触电、溺水和烫伤等意外事故发生。预防疾病，促进健康，完成计划免疫。

三、幼儿期保健

幼儿免疫功能不完善，对危险识别能力差，所以感染性和传染性疾病发病率及意外伤害发生率较高。保证营养素充足、均衡，进行日常护理指导及早期教育，预防疾病和意外发生。幼儿常见的心理行为问题为违拗、发脾气和破坏性行为等。

四、学龄前期保健

学龄前期儿童智力发展快，活动范围大，自理能力和抵抗力增强，**是性格形成的关键时期**。此期应监测生长发育，加强早期教育，培养独立生活能力和良好品德，加强体格训练，增强体质，防止传染病和意外伤害。学龄前期常见心理行为问题有吮拇指和咬指甲、遗尿、手淫、攻击性或破坏性行为等。

五、学龄期保健

学龄儿童抵抗力和控制、理解、分析、综合能力增强，认知和心理社会发展迅速，同伴、学校和社会环境对其影响较大。**学龄期保健重点是加强体格锻炼，培养良好生活卫生习惯，培养良好品格，加强学校卫生指导，促进德智体全面发展**。学龄儿童不适应上学是此期常见问题，表现为焦虑、恐惧或拒绝上学。

小试身手 4. **不属于**学龄期保健内容的是

A. 合理营养   B. 体格锻炼

C. 早期教育   D. 预防疾病

E. 培养良好习惯

六、青春期保健

青春期是儿童生长发育的最后阶段，是决定体格、体质、心理、智力发展的关键时期。**此期应供给充足营养，加强青春期生理和心理卫生教育，培养健康的生活方式和良好道德品质。**此期最常见的心理行为问题为出走、自杀，及对自我形象不满而出现的心理问题。**家庭及社会应重视，采取积极措施应对。

小试身手 5.对青春期孩子实施心理行为指导的重点是

A.对学校生活适应性的培养

B.加强品德教育

C.预防疾病和意外教育

D.性心理教育

E.社会适应性的培养

第二节　预防接种

浪里淘沙—核心考点

一、人工获得的免疫方式

1. 主动免疫及制剂　主动免疫是给易感者接种特异性抗原，刺激机体产生特异性抗体，从而获得免疫力。**预防接种属于人工主动免疫。**常用制剂包括：

（1）菌苗：用细菌菌体或细菌多糖体制成，包括活菌苗和死菌苗。

（2）**疫苗：**用病毒或立克次体接种在动物、鸡胚或组织中培养，经处理后形成，包括灭活疫苗和减毒活疫苗。

（3）**类毒素：**用细菌产生的外毒素加入甲醛变成无毒性但有抗原性的制剂，如破伤风和白喉类毒素等。

2. 被动免疫　未接受主动免疫的易感者在接触传染病后，给予相应抗体，帮助其立即获得免疫力，称为被动免疫。主要用于应急预防和治疗。

小试身手 6.下列不属于被动免疫制剂的是

A.胎盘球蛋白　　　　　B.丙种球蛋白

C.抗病毒血清　　　　　D.类毒素

E.抗毒素

二、计划免疫

儿童计划免疫包括基础免疫（即全程足量的初种）及随后适时的"加强"免疫（即复种），以确保儿童获得可靠免疫，达到预防、控制和消灭传染病的目的。

（一）免疫规划程序

儿童计划免疫程序参见表4-2-1。

表 4-2-1　国家免疫规划疫苗儿童免疫程序表（2021 年版）

可预防疾病	疫苗种类	接种途径	剂量	接种年龄														
				出生时	1月	2月	3月	4月	5月	6月	8月	9月	18月	2岁	3岁	4岁	5岁	6岁
乙型病毒性肝炎	乙肝疫苗	肌内注射	10或20μg	1	2					3								
结核病[1]	卡介苗	皮内注射	0.1ml	1														
脊髓灰质炎	脊灰灭活疫苗	肌内注射	0.5ml			1	2											
	脊灰减毒活疫苗	口服	1粒或2滴					3								4		
百日咳、白喉、破伤风	百白破疫苗	肌内注射	0.5ml				1	2	3				4					
	白破疫苗	肌内注射	0.5ml															5
麻疹、风疹、流行性腮腺炎	麻腮风疫苗	皮下注射	0.5ml								1		2					
流行性乙型脑炎[2]	乙脑减毒活疫苗	皮下注射	0.5ml								1			2				
	乙脑灭活疫苗	肌内注射	0.5ml								1、2			3				4

续表

可预防疾病	疫苗种类	接种途径	剂量	接种年龄														
				出生时	1月	2月	3月	4月	5月	6月	8月	9月	18月	2岁	3岁	4岁	5岁	6岁
流行性脑脊髓膜炎	A群流脑多糖疫苗	皮下注射	0.5ml							1		2						
	A群C群流脑多糖疫苗	皮下注射	0.5ml												3			4
甲型病毒性肝炎[3]	甲肝减毒活疫苗	皮下注射	0.5或1.0ml										1					
	甲肝灭活疫苗	肌内注射	0.5ml										1	2				

肌内注射的部位：上臂三角肌，皮下注射部位：上臂三角肌中部略下处，皮内注射：上臂三角肌下缘附着处

注：1. 主要指结核性脑膜炎、粟粒型肺结核等。

2. 选择乙脑减毒活疫苗接种时，采用两剂次接种程序。选择乙脑灭活疫苗接种时，采用四剂次接种程序；乙脑灭活疫苗第1、2剂间隔7~10天。

3. 选择甲肝减毒活疫苗接种时，采用一剂次接种程序。选择甲肝灭活疫苗接种时，采用两剂次接种程序。

> 锦囊妙记：儿童的免疫接种可利用顺口溜进行记忆："出生乙肝卡介苗，二月脊灰炎正好，三四五月百白破，八月麻疹岁乙脑"。

小试身手 7. 新生儿时期应预防接种的疫苗是

A. 乙肝疫苗、乙脑疫苗

B. 麻疹疫苗、卡介苗

C. 卡介苗、乙肝疫苗

D. 百白破疫苗、脊髓灰质炎疫苗

E. 脊髓灰质炎疫苗、乙脑疫苗

小试身手 8. 初种麻疹疫苗的年龄是

A. 出生后24小时   B. 出生后2~3天   C. 出生后2个月

D. 出生后3个月   E. 8个月以上的易感儿

小试身手 9. 患儿，男，生后7天，已完成乙肝疫苗的接种，准备出院。家长询问第二次乙肝疫苗接种的时间，护士告诉患儿家长是出生后

A. 第1个月   B. 第2个月   C. 第3个月

D. 第4个月   E. 第6个月

（二）预防接种的注意事项

1. 接种过程中的注意事项

（1）做好解释，消除小儿紧张恐惧心理。接种最好在**饭后进行，以免晕针**。

（2）**生物制品的准备和处理**：检查制品名称、批号、有效期及生产单位，做好登记。检查安瓿有无裂痕，药液有无发霉、异物、凝块、变色或冻结等；按照规定方法稀释、溶解、摇匀后使用。

（3）严格无菌操作，严格执行查对制度。

（4）局部消毒：用2%碘酊及75%乙醇或0.5%碘伏消毒，待干后注射；**接种活疫苗、菌苗时用75%乙醇消毒**，因活疫苗、菌苗易被碘酊杀死，影响接种效果。

小试身手 10. 接种活疫苗、菌苗时，正确的消毒方法是使用

A. 2%碘酊消毒   B. 0.5%碘伏消毒

C. 75%乙醇消毒   D. 3%双氧水消毒

E. 2%碘酊及75%乙醇消毒

2. **严格掌握禁忌证**

1）患自身免疫性疾病、免疫缺陷者。

2）有明确过敏史者禁止接种破伤风类毒素、白喉类毒素、麻疹疫苗（尤其是鸡蛋过敏者）、脊髓灰质炎糖丸疫苗（牛奶或奶制品过敏）、乙肝疫苗（酵母过敏或疫苗中任何成分过敏）。

3）**患结核病、急性传染病、肾炎、心脏病、湿疹及其他皮肤病者不能接种卡**

介苗。

4）儿童及家庭成员患癫痫、神经系统疾病，**有抽搐史者禁用百日咳菌苗。**

5）患有急性传染病、肝炎或其他严重疾病不宜进行免疫接种。

6）接受免疫抑制剂治疗（如放射治疗、糖皮质激素、抗代谢药物和细胞毒性药物）期间、发热、腹泻和急性传染病期忌服脊髓灰质炎疫苗。

（三）预防接种的反应及处理

1. 一般反应 分为局部反应和全身反应。

1）局部反应：接种后数小时至24小时，注射部位出现红、肿、热、痛，有时伴局部淋巴结肿大或淋巴管炎。红晕直径在2.5cm以下为弱反应，2.6~5cm为中等反应，5cm以上为强反应。局部反应一般持续2~3天。如接种活菌（疫）苗，局部反应出现较晚、持续时间较长。

2）全身反应：接种后24小时内出现不同程度体温升高，多为中低度发热，持续1~2天。体温37.5℃左右为弱反应，37.5~38.5℃为中等反应，38.6℃以上为强反应。接种活疫苗经过潜伏期（5~7天）才有体温上升。常伴头晕、恶心、呕吐、腹泻、全身不适等反应。个别儿童接种麻疹疫苗后5~7天出现散在皮疹。

小试身手 11. 26岁女士，接种乙肝疫苗后出现低热、食欲不振。该患者出现上述症状最可能的原因是

A. 中毒反应   B. 正常反应   C. 过敏反应

D. 特异性反应   E. 排斥反应

2. 异常反应

（1）**过敏性休克：注射疫苗后数秒钟或数分钟发生。**表现为烦躁不安、面色苍白、发绀、四肢湿冷、呼吸困难、脉细速、恶心呕吐、惊厥、大小便失禁、昏迷。立即使患儿平卧，头稍低，注意保暖，给氧，并立即肌内注射1：1000肾上腺素0.5~1ml，必要时重复注射。

小试身手 （12~13题共用题干）

某3岁小儿接种乙肝疫苗，5分钟后突然出现烦躁不安、面色苍白、口周发青、四肢湿冷、呼吸困难、脉细弱。

12. 此时应考虑该小儿出现接种后

A. 局部反应   B. 全身反应   C. 局部强反应

D. 中等反应   E. 过敏性休克

13. 护士应立即给予小儿吸氧并

A. 保暖，局部热敷

B. 局部封闭

C. 皮下注射盐酸异丙嗪25mg

D. 皮下注射1：1000肾上腺素1ml

E. 平卧，喂糖水

（2）晕针：一般即可恢复正常，数分钟后不能恢复正常者，皮下注射1∶1000肾上腺素0.5~1ml。

小试身手 14.7岁儿童，在学校注射麻疹减毒活疫苗，注射过程中出现头晕、心慌、面色苍白、头部出冷汗，心率120次/分，应考虑为接种后的哪种反应

A.过敏反应　　　　　　B.全身反应　　　　　　C.局部反应

D.晕针　　　　　　　　E.全身感染

（3）过敏性皮疹：荨麻疹最多见，接种后几小时至几天内出现，服用抗组胺药物后即可痊愈。

（4）全身感染：有严重原发性免疫缺陷或继发性免疫功能低下者，接种活菌（疫）苗后可出现全身感染。

参考答案

1.D　2.A　3.D　4.C　5.D　6.D　7.C　8.E　9.A　10.C　11.B　12.E　13.D　14.D

第三章　小儿营养与喂养

第一节　婴儿喂养

浪里淘沙—核心考点

婴儿喂养方式有母乳喂养、部分母乳喂养及人工喂养。

一、母乳喂养

母乳是婴儿最理想的食品。婴儿出生后尽早开始按需哺乳。一般健康母亲的乳汁可满足6个月内婴儿需要的营养。

（一）乳汁成分

1. **糖**　乙型乳糖是母乳中糖的主要成分，可促进双歧杆菌和乳酸杆菌生长，**抑制大肠埃希菌繁殖，减少婴儿腹泻。**

2. **蛋白质**　母乳中含较多的清蛋白和球蛋白，遇胃酸时凝块较小，有利于婴儿消化。含较多必需氨基酸，如由半胱氨酸生成的牛磺酸含量达425mg/L，是牛乳的10~30倍，能促进婴儿神经系统和视网膜发育。

3. **脂肪**　母乳脂肪颗粒小，含脂肪酶，易于消化吸收。人体必需的亚油酸在母乳中含量高，在婴儿神经髓鞘形成及中枢神经系统发育中起重要作用。

4. **矿物质**　含量低，减轻婴儿肾脏负担。

5. 酶　母乳含较多的淀粉酶、乳脂酶，促进消化。

6. **免疫因子**　初乳中含分泌型免疫球蛋白A，能有效抵抗病原微生物的侵袭；双歧因子能促进双歧杆菌生长，对大肠埃希菌起抑制作用。

产后7天内的乳汁为初乳；7~15天的乳汁为过渡乳；15天以后的乳汁为成熟乳。

（二）母乳喂养的优点

1. 母乳能满足婴儿的营养需求。

2. **增强免疫**　婴儿通过母乳获得免疫因子，增强自身抵抗力，减少患病。纯母乳喂养的婴儿很少患腹泻、呼吸道感染等疾病。

3. 喂哺方便　母乳温度适宜，不易污染，省时、方便、经济。

4. 增加母婴情感交流。

5. 母亲哺乳可促进子宫收缩，加速子宫复原，抑制排卵，有利于避孕；减少乳腺癌和卵巢癌的发病率。

二、部分母乳喂养

部分母乳喂养是指母乳与牛乳或其他代乳品混合使用的一种喂养方法。

三、人工喂养

人工喂养是以配方奶粉或其他代乳品完全替代母乳喂养的方法。牛乳、羊乳、马乳等均为代乳品，**配方奶营养成分与人乳接近，是首选的代乳品。**

（一）乳品及代乳品

1. 鲜牛乳

（1）牛乳　蛋白质含量高，酪蛋白中胱氨酸含量少，在胃中形成的凝块较大；脂肪含量与人乳相似，但含不饱和脂肪酸较低，仅为2%（人乳含8%）；含乳糖较少，其中主要为甲型乳糖，易引起大肠埃希菌生长；矿物质较多，可降低胃酸，不利于消化，并可增加肾脏负荷；缺乏各种免疫因子，容易被细菌污染。

（2）牛乳的改造：**人工喂养和婴儿断母乳时应首选配方奶。**

1）配方奶：是以牛乳为基础的改造奶制品，使营养成分接近母乳。

2）全牛乳的家庭改造：无条件选用配方奶而选择牛乳喂养时，应采取稀释、加糖（每100ml牛乳中加5~8g糖）、煮沸方法改变牛乳性质，以适应婴儿。

3）**婴儿奶量的计算**：以每日所需总能量和总液量计算。**婴儿每日需总能量110kcal/kg，需水量150ml/kg。**

例如：某婴儿体重7kg，每日需要总能量：110kcal/kg×7kg=770kcal

每100ml牛乳中所含能量为66kcal

100ml牛奶加8g糖后共得能量：66+4×8=98kcal

每日需用牛乳总量（y）：100：98=y：770

y=100×770/98≈800ml

每日需水量：150×7=1050ml

牛乳以外需水量：1050-800=250ml

小试身手　1.3个月女婴，体重5kg，牛乳喂养，每天应该补充的牛乳是

A. 450ml　　　　　　B. 500ml　　　　　　C. 550ml

D. 650ml　　　　　　E. 750ml

2. **全脂奶粉**　由鲜牛奶经加工处理后制成干粉，与鲜牛乳比较，容易消化，过敏反应少，且便于贮存。**按重量1：8（1份奶粉加8份水）或按容量1：4（1勺奶粉加4勺水）配成牛奶**，其成分与鲜牛奶相似。

小试身手　2.全脂奶粉配制成牛奶，按容量比（奶粉与水的比例）为

A. 1：1　　　　　　B. 1：2　　　　　　C. 1：3

D. 1：4　　　　　　E. 1：8

3. 蒸发乳　鲜牛乳加热蒸发浓缩50%容量。常用于胃容量小而营养素需要量大的低体重新生儿。

4. 酸牛乳　酸牛乳的凝块细小，胃酸消耗减少，易于消化，并有一定的抑菌功能，不仅适用于健康小儿，更有利于消化不良者。

5. 婴儿配方奶粉　加入不饱和脂肪酸和乳糖、强化婴儿生长所需的微量营养素，使成分更接近母乳，可直接加水使用。

6. 羊乳　其成分与牛乳相仿，但维生素B_{12}含量少，叶酸含量极低，**长期哺喂羊乳易引起巨幼细胞性贫血**。

（二）人工喂养的注意事项

1. 选择适宜的奶瓶和奶头，哺喂前先将乳汁滴在乳母手腕腹面测试温度，若无过热感，提示温度适宜。

2. 分次配制，确保安全。每次配乳所用食具均应洗净、消毒。

3. 喂奶时将婴儿抱起，斜卧于喂食者怀中，将适宜温度的乳液置于奶瓶中，**奶瓶于斜位，使奶头充满乳汁，避免小儿吸奶时吸入空气**。哺喂完毕竖抱轻拍小儿后背，使其将吞咽空气排出。

4. 人工喂养应定时、定量。一般牛奶喂养3.5~4小时1次，每日喂6~7次，随月龄增加，增加每次牛奶量，减少喂哺次数。

5. 观察小儿食欲、体重及粪便性状，随时调整乳量。**正确的喂养是小儿发育良好，大便正常，喂奶后安静或入睡**。

四、婴儿食物转换

婴儿6月龄后，单纯母乳喂养不能满足其生长发育需要，应向固体食物转换，以保障婴儿的健康。

（一）辅助食物引入目的

补充乳类营养素的不足；改变食物性质，为断奶做准备；培养婴儿良好的饮食习惯。

（二）**辅助食物引入原则**

1. 添加方式　根据小儿营养需要及消化能力决定，**适应一种食物后再增加另一种，从少到多，从稀到稠，从细到粗，逐步过渡到固体食物**。

2. 添加时机　天气炎热或患病期间减少辅食量或暂停辅食。

3. 食物质量　添加食品应单独制作，不要以成人食物代替辅食。

小试身手　3. 有关小儿添加辅食，下述正确的是

A. 应在小儿患病时增加食物种类

B. 一种食品适应后再添加另一种

C. 食欲好者可同时加多种辅食

D. 严格按照添加顺序进行

E. 早产儿应推迟添加辅食

（三）食物引入顺序

见表4-3-1。

表4-3-1　换乳期食物引入顺序

月龄	添加辅食	供给的营养素
1~3个月	果汁、菜汤、鱼肝油制剂	维生素A、C、D和矿物质
4~6个月	米汤、米糊、稀粥、蛋黄、鱼泥、豆腐、动物血、菜泥、水果泥	补充热能、动物及植物蛋白质、铁、维生素、纤维素、矿物质
7~9个月	粥、烂面、饼干、蛋、鱼、肝泥、肉末	补充热能、动物蛋白质、铁、锌、维生素
10~12个月	稠粥、软饭、挂面、馒头、面包、豆制品、碎肉、油	供给热能、维生素、蛋白质、矿物质、纤维素

锦囊妙记：小儿辅食的添加遵循由稀到稠的原则，可简单地记为"1汁4泥7末10稠粥"。

小试身手（4~7题共用题干）

一母亲向护士咨询，诉其子5个月，体重6kg。

4.该婴儿最合理的喂养方法是

A.纯母乳喂养

B.牛奶+面糊+稀粥

C.母乳+米糊、蛋黄、菜泥、鱼泥

D.母乳+豆浆+烂面条

E.牛奶+鸡蛋+碎菜+粥

5.该婴儿每天食入的奶量应按

A.标准体重计算

B.实际体重及所需能量计算

C.胃容量计算

D.所需能量计算

E.标准体重及所需的水分计算

6.该婴儿若是人工喂养，每天营养需要

A.总能量2761.4kJ（660kcal）

B.给5%糖牛奶660ml

C.给总液量660ml

D.加1个鸡蛋

E. 加肉少许、豆浆100ml、饼干3块

7. 有关小儿各月龄添加辅食,下述**错误**的是

A. 1~3个月添加鱼肝油　　　B. 2~3个月添加蛋黄

C. 1~3个月添加水果汁　　　D. 4~6个月添加稀粥

E. 7~9个月添加肉末

第二节　儿童、少年膳食安排

浪里淘沙—核心考点

儿童、少年的膳食原则:满足生理需要,合理烹调,适合消化功能,保持良好食欲。

1. 幼儿膳食　制作要细、软、碎,易于咀嚼、便于消化,渐渐增加食物品种及花色,培养孩子定时进餐、不挑食、不吃零食的良好习惯。**每日3餐加2~3次点心或(和)乳品。**

2. 学龄前儿童膳食　做到粗、细粮交替,荤素搭配,避免坚硬、油腻、辛辣食物。食品多样化,食谱经常更换,以增进小儿食欲。

3. 学龄儿童膳食　食物种类同成人,内含足够蛋白质,**主要为动物蛋白,以增强理解力和记忆力。早餐保证高营养价值**,以满足上午学习集中、脑力消耗多及体力活动量大的特点。课间提倡加餐。

4. 青春少年膳食　青春期少年肌肉、骨骼增长突出;各种营养素需要量增加。**女孩因月经来潮,饮食中应提供足够铁剂。**

小试身手 8. 关于儿童、少年的膳食安排,下述**错误**的是

A. 幼儿膳食蛋白质以优质蛋白为主

B. 学龄前儿童的膳食应以粗粮为主

C. 学龄期儿童提倡课间加餐

D. 月经来潮期间,应补充足够的铁剂

E. 青春期的少年,应补充足够的蛋白质

参考答案

1.D　2.D　3.B　4.C　5.E　6.A　7.B　8.B

第四章　小儿心理、用药护理及护理技术

第一节　小儿用药的护理

浪里淘沙—核心考点

一、药物选择

在疾病治疗中，应根据药物特点、小儿年龄、病情有针对性选择适宜药物。

1. **抗生素**　对由细菌引起的感染性疾病有较好效果。联合应用抗生素时，应有明确适应证。抗生素有毒副作用，如**氯霉素抑制造血功能、链霉素损害神经**等。较长时间使用抗生素，易造成肠道菌群失调，甚至引起真菌和耐药性细菌的感染。

小试身手　1.下列哪种药物会对听神经造成损害

　A. 红霉素　　　　　　B. 青霉素　　　　　　C. 氯霉素

　D. 链霉素　　　　　　E. 先锋霉素

2. **解热药物**　常用有水杨酸类、对乙酰氨基酚类。解热作用是抑制前列腺素合成酶，使前列腺素合成减少，使体温下降。婴儿期发热时多采用物理降温，不宜过早、过多地使用解热药物。

3. **镇静、催眠、抗惊药物**　常用药物有苯巴比妥、水合氯醛、地西泮等。**婴幼儿一般禁用吗啡，以免抑制呼吸**。

4. **呼吸系统药物**　根据病情选择祛痰、镇咳、平喘药物。**一般用祛痰药或雾化吸入稀释呼吸道分泌物**，配合体位引流排出痰液。哮喘患儿常用氨茶碱等，因有兴奋作用，常与镇静药配合使用。

5. **消化系统药物**　①健胃药：使消化液分泌增加，增进食欲，促进肠蠕动。常见药物有小儿消食片、山麦健脾口服液等。②助消化药：常见胃蛋白酶、稀盐酸等。③其他：如卡尼汀等。小儿腹泻时**不将止泻药作为首选，以免肠蠕动减少，肠道内毒素吸收增加，全身中毒症状加重**。

6. **肾上腺皮质激素药物**　糖皮质激素有抗感染、抗毒素、抗免疫、抗休克的作用。剂量和疗程适当，防止突然停药而出现反跳现象或肾上腺皮质功能不全的发生。**水痘患儿，用药可使病情加重，应禁止使用**。

二、药物剂量的计算

1. **按体重计算**　是最基本的计算法，多数药物已给出每千克体重、每日或每次需要量。

儿童剂量每日（或每次）=成人剂量/60×儿童估计体重（kg）

儿童剂量每日（次）=儿童药量（kg/次或日）×儿童估计体重（kg）

患儿体重按实际所测结果，使药物剂量更加准确。若计算结果超出成人日（次）剂量时，则以成人量为最高限量给药。

2. 按体表面积计算　按体表面积计算药物剂量较其他方法更准确，适用于各年龄段小儿。首先要推算出小儿体表面积，计算公式为：

≤30kg小儿体表面积（m^2）=体重（kg）×0.035+0.1

>30kg小儿体表面积（m^2）=〔体重（kg）-30〕×0.02+1.05

小儿用量=成人剂量×某体重小儿体表面积/1.7，其中1.7为成人（70kg）体表面积

3. 按年龄计算　儿童用药时根据小儿年龄折算，计算公式为：

1岁以内小儿用药量=0.01×（月龄+3）×成人剂量

1岁以上小儿用药量=0.05×（月龄+2）×成人剂量

4. 根据成人剂量折算　仅用于未提供小儿剂量的药物，所得剂量一般偏小，故不常用。方法如下：小儿剂量=成人剂量×小儿体重（kg）/50。

三、给药方法

1. 口服法　普遍使用，对患儿身心影响小，只要条件许可，尽量采用口服给药。对婴幼儿，可将药片捣碎加糖水调匀，抱起小儿或抬高其头部后喂服。

2. 注射法　急重症及不宜口服的患儿多用。包括肌内注射，静脉注射、滴注。快速见效，但易造成患儿恐惧，在注射前给予鼓励。肌内注射一般选择臀大肌外上方，采取"三快"的特殊注射技术：进针、注药及拔针均快，以缩短时间，防止意外。静脉注射多用于抢救，注射时速度要慢，勿使药液外渗。静脉滴注不仅用于给药，还可补充水、营养和供给热量等。

3. 外用药剂型　较多，如水剂、混悬剂、粉剂、膏剂等，其中以软膏为多。根据不同用药部位，可对患儿手进行适当约束。

4. 其他　雾化吸入较常使用，灌肠给药及含服剂也可用到。

第二节　儿科护理技术操作

浪里淘沙—核心考点

外周静脉置入中心静脉导管

（一）目的

1. 减少频繁静脉穿刺引起的痛苦。

2. 保留外周静脉，作为远期治疗的血管通路。

3. 有助于高危和免疫抑制人群。

4. 减少颈部和胸部插管引起的严重并发症，如血胸、气胸。

（二）适应证

早产儿，长期静脉输液的患儿，胃肠外营养（PN），刺激外周静脉的药物，缺

乏外周静脉通路。

（三）禁忌证

肘部静脉血管条件差；穿刺部位感染或损伤；血小板明显减少，有凝血障碍。

（四）准备用物

外周静脉置入中心静脉导管（PICC）1根、静脉切开包1个、无菌巾1包、无菌手套4副、10ml注射器2支、肝素生理盐水10U/ml、三通接头1个、皮肤消毒剂、无菌透明贴膜、美敷伤口贴1贴、无菌胶布、止血带、测量尺等。

（五）操作方法

1. 穿刺静脉选择　**贵要静脉是PICC插管的首选**。当手臂与躯干垂直时，为最直和最直接的途径，经腋静脉、锁骨下静脉、无名静脉达上腔静脉。

2. 穿刺点位置选择　**在肘下两横指处进针**。

3. **患儿取平卧位，手臂外展与躯体成90°**，选择合适静脉，在预期穿刺部位上扎止血带，选择最佳穿刺血管，然后松开止血带。

4. 测量定位点　测量导管尖端所在位置，**测量时手臂外展90°**。①上腔静脉测量法：从穿刺点沿静脉走向量至右胸锁关节再向下至第3肋间隙；②锁骨下静脉测量法：从穿刺点沿静脉走向至胸骨切迹，再减去2cm。

5. 建立无菌区域　洗手，戴无菌手套，**消毒穿刺点，消毒范围在穿刺部位上下各10cm，两侧至臂缘。先用75%乙醇清洁脱脂，再用2%碘伏消毒**。更换手套、铺孔巾及治疗巾。

6. 导管准备　将PICC尾端与装有肝素生理盐水的注射器相连，将生理盐水充满导管，确保导管内无空气后，将其浸入装有肝素生理盐水弯盘中备用。

7. 穿刺　让助手在穿刺点上方扎止血带，使静脉充盈。**穿刺进针角度为20°~30°**，直刺血管，见回血后，立即放低穿刺角度，右手拇指及示指固定针柄，左手中指在针尖所在血管上，减少血液流出。让助手松开止血带。

8. 置入PICC　用镊子夹住导管尖端，开始将导管逐渐均匀缓慢送入静脉。当导管进入肩部时，让患儿头转向穿刺一侧，下颌靠肩以防导管误入颈静脉，一边推注肝素生理盐水，一边缓慢送管，并抽回血，以确保导管始终在静脉内，将导管完全置入所需深度。抽出穿刺针，用肝素生理盐水注射器抽吸回血，并注入生理盐水，确保通畅，连接三通，置管成功。

9. 穿刺部位固定　用75%乙醇棉球清理消毒穿刺点周围皮肤，将体外导管放置呈"S"状弯曲，在穿刺点上方放置伤口贴，吸收渗血，覆盖透明膜在导管及穿刺点上方。

10. 定位　**拍片定位确定导管尖端位置**。

参考答案

1.D

第五章　新生儿和患病新生儿的护理

第一节　足月新生儿的特点及护理

新生儿常见的特殊生理现象

1. **生理性体重下降**　新生儿生后数日内，水分丢失较多，体重出现下降，但一般不超过10%，生后10天左右恢复正常。

小试身手 1. 某新生儿，日龄5天。出生体重3kg，目前体重2.8kg。妈妈很担心孩子的体重会继续降低，护士向妈妈解释孩子的体重将会恢复正常，下列解释正确的是

　　A. 3天内恢复正常　　　　　　B. 7天内恢复正常

　　C. 10天内恢复正常　　　　　D. 2周内恢复正常

　　E. 3周内恢复正常

2. **生理性黄疸**　生后2~3天出现黄疸，4~5天最重，足月儿最迟2周内，早产儿可延迟到3~4周消退，患儿一般情况良好，食欲正常。

3. **生理性乳腺肿大**　足月新生儿生后3~5天，乳腺触到蚕豆到鸽蛋大小肿块，因来自母体的黄体酮和催乳素经胎盘到达胎儿体内，出生后突然中断所致，2~3周消退。

小试身手 2. 出生3天男婴，沐浴时发现左乳腺有一鹅蛋大小的肿块，下述哪组处理是妥当的

　　A. 无需处理，继续观察　　　B. 使用抗生素治疗

　　C. 用力挤压　　　　　　　　D. 手术切除

　　E. 挑剔肿块

4. **假月经**　部分女婴生后5~7天，阴道流出少量血液，可持续1周。是因母体雌激素在孕期进入胎儿体内，出生后突然撤退引起，一般不必处理。

小试身手 3. 一健康女婴，足月顺产后5天，因出现阴道血性分泌物被父母送来医院，该现象最可能是

　　A. 假月经　　　　　　　　　B. 阴道直肠瘘

　　C. 尿道阴道瘘　　　　　　　D. 会阴损伤

　　E. 血友病

5. **口腔内改变**　新生儿上腭中线和齿龈切缘上现黄白色小斑点，民间称"板

牙"或"马牙"，是上皮细胞堆积或黏液腺分泌物积留所致，又称"上皮珠"，生后数周到数月逐渐消失，不需处理。新生儿面颊部的脂肪垫对吸乳有利，不应挑割，以免感染。

> 锦囊妙记：新生儿上述特殊生理现象均为正常生理状况，不需要处理。

第二节 早产儿的特点及护理

浪里淘沙—核心考点

早产儿是指胎龄大于28周不满37周的活产婴儿。

早产儿特点

1. **外观特征** 体重2500g以下，身高不足47cm，哭声弱，颈肌软弱，四肢肌张力低下呈伸直状，皮肤红嫩，胎毛多，足底纹少，足跟光滑，男婴睾丸未降或未全降，女婴大阴唇未盖住小阴唇。

小试身手 4. 某产妇孕35周分娩，产一男婴，出生体重1600g，生后1天，吸吮欠佳，睾丸未降，皮肤毳毛多，应诊断为

A. 足月儿   B. 早产儿

C. 足月小样儿   D. 超低出生体重儿

E. 正常出生体重儿

2. **体温** 早产儿体温中枢调节功能差，棕色脂肪少，体温易随环境改变。

3. **呼吸系统** 早产儿呼吸中枢不成熟，呼吸不规则，易发生呼吸暂停。早产儿肺部发育不成熟，肺泡表面活性物质少，易发生肺透明膜病。宫内有窘迫史的早产儿更易发生吸入性肺炎。

4. **消化系统** 早产儿食管括约肌压力低，胃底发育差，呈水平位，幽门括约肌发达，**易溢乳**。消化酶分泌不足，胆酸分泌较少，对脂肪消化吸收较差，以母乳喂养为宜，**缺氧或喂养不当可引起坏死性小肠炎**。早产儿肝脏发育不成熟，肝葡萄糖醛酸基转移酶活性低，生理性黄疸出现程度较足月儿重，持续时间长。早产儿胎粪排出延迟。

5. **循环系统** 安静时心率较足月儿快，血压较足月儿低。

6. **血液系统** 血小板数量较足月儿略低，维生素K储存量少，凝血因子Ⅱ、Ⅶ、Ⅸ、Ⅹ活性较低。红细胞生成素低下，先天储铁不足，血容量增加迅速，"生理性贫血"出现早。

7. **泌尿系统** 早产儿肾小管对醛固酮反应低下，肾脏排钠增多，**易发生低钠血症**。血中碳酸氢盐浓度极低，阴离子间隙较高，肾小管排酸能力受限制，蛋白质入

量增多时易发生代谢性酸中毒。

8. 神经系统　胎龄越小，反射越差，早产儿易发生缺氧，引起缺氧缺血性脑病。早产儿易发生颅内出血。

9. 其他　早产儿吸吮能力差，食物耐受力差，出生1周内热量供给低于足月儿。早产儿皮质激素及降钙素分泌较高，终末器官对甲状旁腺素反应低下，易发生低钙血症。早产儿免疫系统不完善，免疫球蛋白含量低，特别是分泌型IgA缺乏，易患感染性疾病。

第三节　新生儿窒息

浪里淘沙—核心考点

一、临床表现

缺氧早期胎动加速，胎心率加快≥160次/分；晚期胎动减少或消失，胎心减慢或停搏，羊水被胎粪污染呈黄绿或墨绿色。临床上根据生后1分钟Apgar评分，将窒息分为轻度、重度，0~3分为重度；4~7分为轻度。如5分钟评分仍低于6分者，神经系统受损较大。

小试身手　5. 应用Apgar判断新生儿窒息程度时，其时间是在生后

A. 10分钟　　　　　　　　B. 7分钟　　　　　　　　C. 5分钟

D. 3分钟　　　　　　　　E. 1分钟

二、治疗原则

1. 早期预防　治疗孕妇疾病，及时进行Apgar评分，做好抢救准备。

2. 及时复苏　采用国际公认的ABCDE复苏方案。

3. 复苏后处理　评估呼吸、心率、血压、肤色、氧饱和度及神经系统症状。

第四节　新生儿缺氧缺血性脑病

浪里淘沙—核心考点

一、临床表现

常见的表现为意识改变及肌张力变化。根据病情表现分为轻、中、重度。

1. 轻度　兴奋、激惹、肢体及下颌出现颤动，拥抱反射活跃，肌张力正常，呼吸平稳，一般不出现惊厥。症状于24小时后逐渐减轻。辅助检查：脑电图正常，影像学诊断可无阳性表现。

小试身手　6. 下列哪项符合新生儿缺氧缺血性脑病轻度的表现

A. 惊厥　　　　　　　　　B. 嗜睡　　　　　　　　　C. 呼吸暂停

D.肌张力降低　　　　　　E.拥抱反射活跃

2. **中度**　嗜睡，反应迟钝，肌张力降低，肢体自发动作减少，病情较重者出现**惊厥**，前囟张力正常或稍高，拥抱、吸吮反射减弱，瞳孔缩小，对光反应迟钝等。足月儿上肢肌张力减退较下肢重，早产儿下肢肌张力减退比上肢重。辅助检查：脑电图检查见癫痫样波或电压改变，影像诊断异常。

3. **重度**　意识模糊，昏迷，肌张力松软，肢体自发动作消失，频繁惊厥，反复**呼吸暂停**，前囟张力增高，拥抱、吸吮反射消失，瞳孔不等大，对光反射差，心率减慢等。辅助检查：脑电图及影像诊断明显异常，脑干诱发电位异常。此期死亡率高，存活者多数留后遗症。

小试身手 7.评估新生儿缺氧缺血性脑病，下列哪一项**不正确**

A.有宫内窘迫或出生时窒息　B.多见于早产儿

C.可出现意识障碍　　　　　　D.原始反射减弱或消失

E.肌张力增高或减弱

二、治疗原则

本病关键是预防。治疗以支持疗法、控制惊厥和治疗脑水肿为主。

1. **支持疗法**　给氧、改善通气，纠正酸中毒、低血糖；维持血压稳定。

2. **控制惊厥**　首选苯巴比妥，20mg/kg，于15~30分钟静脉滴入；若不能控制惊厥，1小时后加用10mg/kg，12~24小时后给维持量，每日3~5mg/kg。肝功能不全者改为苯妥英钠，顽固性抽搐者加用地西泮或水合氯醛。

3. **治疗脑水肿**　控制入量，用呋塞米（速尿）静脉推注，严重者用20%甘露醇。

4. **亚低温治疗**　采用人工诱导的方法使体温下降2~4℃，减少脑组织的基础代谢，保护脑细胞，降温方式可以选择全身性或选择性头部降温。应用于发病6小时内，持续48~72小时。

> 锦囊妙记：新生儿缺氧缺血性脑病引起脑水肿首选呋塞米，其余情况引起脑水肿均首选甘露醇。

第五节　新生儿颅内出血

浪里淘沙—核心考点

一、临床表现

颅内出血的症状、体征与出血部位和出血量有关，一般生后1~2天内出现。

1. **意识改变**　如易激惹、过度兴奋或表情淡漠、嗜睡、昏迷等。

2. **眼部症状**　凝视、斜视、眼球上翻、眼震颤等。

3. **颅内压增高** 脑性尖叫、前囟隆起、惊厥等。

4. **呼吸系统** 呼吸增快或减慢，呼吸不规则或暂停等。

5. **肌张力改变** 早期增高，晚期降低。

6. **瞳孔改变** 大小不等，对光反应差。

7. 黄疸和贫血。

根据出血部位不同，临床上分为：

1. **脑室周围-脑室内出血** 最常见，多见于胎龄小于32周，体重低于1500g的早产儿。年龄越小发病率越高，是引起早产儿死亡的主要原因之一。

2. **原发性蛛网膜下隙出血** 早产儿常见。

3. **脑实质出血** 小静脉栓塞后使毛细血管内压力增高、破裂出血。

4. **硬膜下出血** 最常见的类型是产伤性颅内出血。

5. **小脑出血** 常见于胎龄小于32周、体重低于1500g的早产儿，有产伤史的足月儿。

二、治疗原则

1. **支持疗法** 保持安静，减少搬动和刺激性操作。贫血患儿输入少量新鲜血浆或全血，静脉应用维生素C改善毛细血管通透性，减少出血和水肿。

2. **止血及对症处理** 维生素K$_1$、酚磺乙胺（止血敏）、卡巴克络（安络血）等。

3. **控制惊厥** 首选苯巴比妥，也可选地西泮、水合氯醛等。

【小试身手】8. 新生儿颅内出血出现惊厥时，首选的抗惊厥药物是

A. 地西泮　　　　　　　B. 苯巴比妥　　　　　　　C. 苯妥英钠

D. 水合氯醛　　　　　　E. 葡萄糖酸钙

4. **降低颅内压** 选用呋塞米（速尿）静脉推注，中枢性呼吸衰竭者用小剂量20%甘露醇。

5. **脑积水治疗** 乙酰唑胺可减少脑脊液生成，必要时腰椎穿刺放脑脊液或侧脑室引流。

第六节　新生儿黄疸

【浪里淘沙—核心考点】

一、临床表现

1. **生理性黄疸** 巩膜出现黄染，继之皮肤黄染，严重者胃内容物、眼泪及脑脊液呈黄色，一般状况好，肝功能正常。

2. **病理性黄疸** 生后第一天出现，皮肤发黄、昏睡、棕色尿液、食欲差、暗色大便。新生儿溶血病常引起严重的病理性黄疸，轻者为黄疸；重者贫血明显，有水肿、心力衰竭、肝脾大。

二、病理性黄疸的常见疾病

1. **新生儿溶血病** 是指母婴血型不合、母血中血型抗体通过胎盘进入胎儿循环，发生同种免疫反应导致胎儿、新生儿红细胞破坏而引起的溶血。

2. **母乳性黄疸** 母乳喂养后4~5天出现，持续升高，2~3周达高峰，1~3个月逐渐消退。患儿一般状态良好，停喂母乳3天黄疸明显下降。

3. **先天性胆道闭锁** 以结合性胆红素增加为主，肝功能异常，B超检查可协助诊断。如不及时治疗3~4个月后演变为胆汁性肝硬化。

4. **新生儿肝炎** 巨细胞病毒、乙型肝炎病毒最常见。病毒通过胎盘使胎儿感染，或通过产道时被感染。

5. 新生儿败血症 细菌毒素加快红细胞破坏、损坏肝细胞。

三、治疗原则

1. 针对病因给予相应治疗。

2. **降低血清胆红素** 尽早喂养，促进肠道正常菌群建立，保持大便通畅，减少肠壁对胆红素的吸收。必要时采用蓝光疗法。

3. **保护肝脏** 预防和控制病毒、细菌感染，避免使用肝毒性药物。

4. **降低游离胆红素** 输入人体血浆和白蛋白，防止胆红素脑病。

5. 纠正缺氧和水电解质紊乱，维持酸碱平衡。

第七节　新生儿肺透明膜病

浪里淘沙—核心考点

一、临床表现

出生时或生后2~6小时内即出现呼吸困难，进行性加重，出现鼻翼扇动、发绀、吸气时胸廓凹陷，呼气时呻吟。呼吸窘迫进行性加重为本病特点。

小试身手 9. 新生儿肺透明膜病出现呼吸困难发生在生后

A. 2~6小时　　　　　　B. 6~12小时　　　　　C. 12~24小时

D. 24~48小时　　　　　E. 48~72小时

小试身手 10. 新生儿肺透明膜病的临床特点是

A. 肌张力低下　　　　　B. 发绀　　　　　　　C. 发热

D. 前囟饱满　　　　　　E. 呼吸窘迫进行性加重

小试身手 11. 新生儿肺透明膜病出现呼吸困难的时间一般**不超过**

A. 出生后1小时　　　　B. 生后6小时　　　　　C. 生后12小时

D. 生后24小时　　　　　E. 生后72小时

二、治疗原则

纠正缺氧，使用表面活性物质替代治疗，对症处理。

第八节　新生儿肺炎

浪里淘沙—核心考点

一、吸入性肺炎

1. 临床表现　羊水、胎粪吸入者多有宫内窘迫、出生时窒息史，患儿表现为呻吟、呼吸急促（呼吸>60次/分）、呼吸困难、青紫、鼻翼扇动、三凹征、口吐泡沫或从口流出液体，大量羊水吸入性肺炎两肺可闻及干、湿性啰音。胎粪吸入小儿皮肤、指甲、口腔黏膜呈黄绿色，缺氧严重者出现神经系统症状，双目凝视、尖叫、惊厥；乳汁吸入性肺炎患儿喂奶时有呛咳，乳汁从口鼻流出，面色青紫，吸入量过多有窒息。

2. 治疗原则　尽快清除吸入物，保持呼吸道通畅；给氧，保暖，对症处理。

小试身手 12. 黏稠胎粪污染羊水时，新生儿娩出后应立即

A. 加压吸氧　　　　　　　　B. 应用呼吸兴奋剂

C. 气管插管和气管内吸引　　D. 触觉刺激

E. 胸外按压

二、感染性肺炎

（一）临床表现

宫内感染患儿出生时常有窒息史，症状出现较早，多在12~24小时之内发生。患儿症状不典型，主要表现反应差、哭声弱、拒奶、口吐白沫、呼吸浅促、发绀、呼吸不规则、体温不稳，病情严重者出现点头呼吸或呼吸暂停；肺部体征不明显，双肺呼吸音粗。金黄色葡萄球菌肺炎易并发脓胸、脓气胸等。

（二）治疗原则

1. 根据病原体选择抗生素，如肺炎链球菌、B族β溶血性链球菌肺炎选用青霉素；金黄色葡萄球菌肺炎选用头孢菌素；大肠埃希菌肺炎可选用阿米卡星。

2. 保持呼吸道通畅，合理喂养和氧疗。

小试身手（13~15题共用题干）

患儿出生后6天，呼吸浅促，鼻翼扇动，口唇发绀，吸气性三凹症。两肺呼吸音粗糙，可闻及湿啰音。

13. 最可能的诊断是

A. 呼吸衰竭　　　　　　B. 感染性肺炎　　　　　　C. 败血症

D. 新生儿肺透明膜病　　　E. 硬肿症

14. 首选的药物治疗是

A. 激素　　　　　　　　B. 抗生素　　　　　　C. 能量合剂

D. 镇静剂　　　　　　　E. 脱水剂

15. 以下哪项护理措施**不正确**

A. 保持呼吸道通畅　　　B. 及时吸氧　　　　　C. 拍击指甲

D. 静脉方式给药　　　　E. 保证蓝光治疗的效果

第九节　新生儿败血症

浪里淘沙—核心考点

一、临床表现

无特征性表现。出生后7天内出现症状者为早发型败血症；7天后出现症状者称为迟发型败血症。早期表现为精神不佳、哭声减弱、体温异常等，继而发展为精神萎靡、嗜睡、拒乳、不哭、不动，未成熟儿则表现为体温不升，出现病理性黄疸并逐渐加深，严重者可出现惊厥、昏迷、出血、休克、呼吸异常，少数患儿发展为循环衰竭、DIC、中毒性肠麻痹、酸碱平衡紊乱及核黄疸。

二、治疗原则

选用敏感抗感染药物；处理局部病灶；对症治疗和支持疗法。

第十节　新生儿寒冷损伤综合征

浪里淘沙—核心考点

一、临床表现

以生后1周内新生儿和未成熟儿多见。夏季发病者多是严重感染、重度窒息引起。表现为拒乳、反应差、哭声低、心音低钝、心率减慢、尿少、**体温常低于35℃。重者患儿低于30℃，皮肤发凉、硬肿、颜色暗红、不易捏起、按之如硬橡皮。硬肿发生顺序为：小腿–大腿外侧–下肢–臀部–面颊–上肢–全身**，严重者出现肺出血、循环/呼吸衰竭及肾衰竭等，合并DIC时危及生命。

> 锦囊妙记：新生儿寒冷损伤综合征的主要症状为"三不"，即不吃、不哭、体温不升。硬肿症的发生顺序可简单记为：当患儿把手举起来就是从下到上，即小腿-大腿外侧-下肢-臀部-面颊-上肢。

二、治疗原则

复温、支持疗法、合理用药、对症处理。

第十一节 新生儿破伤风

浪里淘沙—核心考点

一、临床表现

潜伏期为4~8天。发病越早，发作期越短，病死率越高。初期患儿烦躁不安，咀嚼肌先受累，张口及吸吮困难，随后牙关紧闭，面肌痉挛，口唇皱缩、口角上牵，出现苦笑面容，为本病的主要特征，继而双拳紧握、上肢屈曲、下肢伸直，呈角弓反张，间歇期肌强直存在，轻微刺激均可引起痉挛发作。发作间期患儿神志清醒，早期多不发热。病情加重时出现呼吸肌、喉肌痉挛引起呼吸困难、青紫、窒息；膀胱和直肠括约肌痉挛，出现尿潴留和便秘，常并发肺部感染。因缺氧窒息死亡。

小试身手 16. 新生儿破伤风的主要特征是

A. 高热 　　　　　　　　B. 惊厥 　　　　　　　　C. 呼吸困难

D. 意识模糊 　　　　　　E. 苦笑面容

二、治疗原则

控制痉挛，保证营养，对症治疗和预防感染。

第十二节 新生儿胃-食管反流

浪里淘沙—核心考点

临床表现

最常见症状为反复呕吐，出现溢乳、轻度呕吐或喷射性呕吐等；体重不增或减轻，严重者出现营养不良。反流物吸入可致呛咳、窒息。有些患儿伴食管气管瘘、先天性心脏病等。

第十三节 新生儿低血糖

浪里淘沙—核心考点

一、临床表现

无症状或无特异性症状，表现为反应差、烦躁、喂养困难、哭声异常、肌张力低、易激惹、惊厥、呼吸暂停等。**补充葡萄糖后症状消失、血糖恢复正常。**

二、治疗原则

无症状低血糖进食葡萄糖，如无效改为静脉输注葡萄糖。有症状患儿静脉输注葡萄糖。对持续或反复低血糖者除静脉输注葡萄糖外，静脉滴注氢化可的松、肌内注射胰高血糖素或口服泼尼松。

参考答案

1.C 2.A 3.A 4.B 5.E 6.E 7.B 8.B 9.A 10.E 11.C 12.C 13.B
14.B 15.E 16.E

第六章 营养性疾病患儿的护理

第一节 蛋白质-能量营养不良

浪里淘沙—核心考点

一、临床表现

蛋白质-能量营养不良患儿常伴维生素A缺乏。营养不良早期表现为体重不增，体内脂肪消失，体重减轻，久之升高低于正常，身材矮小。

小试身手 1.小儿营养不良的最初症状是

A.消瘦 　　　　　　 B.体重不增或减轻 　　　　 C.面部皮下脂肪减少

D.乏力 　　　　　　 E.纳差

皮下脂肪消耗顺序依次为腹部、躯干、臀部、四肢，最后是面部，额部出现皱褶，两颊下陷，颧骨突出，形如"老人"。皮肤干燥、苍白、松弛，肌肉萎缩、肌张力低下。体温低、脉搏减慢、心音低钝、血压偏低。初期烦躁，后期冷漠。临床上将营养不良分为三度，见表4-6-1。

表4-6-1 婴幼儿不同程度营养不良的特点

营养不良程度	Ⅰ度（轻）	Ⅱ度（中）	Ⅲ度（重）
实际体重为理想体重的百分比	80%~89%	70%~79%	<70%
腹部皮下脂肪（cm）	0.4~0.8	<0.4	消失
身高（长）	正常	低于正常	明显低于正常，低于P3（均数减3个标准差）
消瘦	不明显	明显	皮包骨样
皮肤	干燥	干燥、苍白	苍白、干皱，无弹性，可出现瘀点
肌张力	正常	明显降低、肌肉松弛	肌张力低下、肌肉萎缩
精神状态	正常	烦躁不安	萎靡、反应低下、抑制与烦躁交替

小试身手 2.营养不良患儿皮下脂肪消耗的顺序是

A.面颊→躯干→腹部→臀部→四肢

B. 躯干→腹部→臀部→四肢→面颊

C. 臀部→四肢→面颊→躯干→腹部

D. 腹部→躯干→四肢→面颊→臀部

E. 腹部→躯干→臀部→四肢→面颊

二、并发症

营养不良患儿常并发营养性贫血，因多种维生素缺乏而出现干眼症、口腔炎、末梢神经炎，还可出现皮肤、黏膜出血点，齿龈水肿，鼻出血及上呼吸道感染、肺炎等。

三、治疗原则

采取综合性治疗措施，包括调整饮食、补充营养物质；祛除病因，治疗原始疾病；控制感染；改善消化和代谢功能；治疗并发症。

小试身手 3. 营养不良患儿治疗原则**不包括**

A. 治疗并发症　　　　　　　B. 尽早补充白蛋白

C. 控制感染　　　　　　　　D. 祛除病因，治疗原发病

E. 调整饮食补充营养物质

第二节　小儿肥胖症

浪里淘沙—核心考点

一、临床表现

儿童肥胖分为3度。以同性别、同身高正常小儿体重均值为标准，**体重超过均值20%以上为肥胖；超过20%~29%为轻度肥胖；超过30%~49%者为中度肥胖；超过50%为重度肥胖。**

肥胖最常见于婴儿期、5~6岁和青春期3个年龄阶段。

明显肥胖的儿童有疲劳感，易疲乏，用力时出现气短或腿痛。严重肥胖者肺通气不良，引起低氧血症、红细胞增多、发绀，严重时心脏扩大、心力衰竭甚至死亡，称肥胖-换气不良综合征。

体检：体态肥胖，皮下脂肪多但分布均匀。重度肥胖者胸腹、臀部、大腿脂肪过多，皮肤出现白色或紫色条纹。

二、治疗原则

控制饮食，加强运动，消除心理障碍，配合药物治疗。

小试身手 4. 小儿肥胖的治疗原则不包括

A. 整形手术　　　　　　　　B. 药物治疗

C. 消除心理障碍　　　　　　D. 加强运动

E. 控制饮食

第三节　维生素D缺乏性佝偻病

浪里淘沙—核心考点

一、临床表现

本病好发于3个月至2岁小儿，主要表现为骨骼改变、肌肉松弛和神经精神症状。临床表现分为四期。

（一）初期

多数小儿3个月左右起病，**主要表现为神经精神症状，如易激惹、烦躁、睡眠不安、夜间啼哭，伴与室温、季节无关的多汗，出现枕秃。**

此期无明显骨骼改变，X线检查见正常或临时钙化带稍模糊；血生化检查血钙浓度正常或稍低，血磷浓度降低，碱性磷酸酶正常或增高。

小试身手 5. 患儿，女，3个月，最近经常烦躁、睡眠不安、夜间啼哭，多汗，有枕秃。应考虑为

A. 营养性缺铁性贫血

B. 维生素D缺乏性佝偻病恢复期

C. 维生素D缺乏性佝偻病后遗症期

D. 维生素D缺乏性佝偻病初期

E. 维生素D缺乏性佝偻病激期

（二）激期

除上述症状外，**主要表现为骨骼改变和运动功能及智力发育迟缓。**

1. **骨骼改变**

（1）头部　**3~6个月患儿颅骨软化**，重者出现乒乓球样感；**7~8个月患儿方颅或鞍形颅；前囟增宽及闭合延迟**，出牙延迟、牙釉质缺乏并患龋齿。

（2）胸部　**胸廓畸形见于1岁左右小儿。**胸部骨骼出现肋骨串珠，以第7~10肋最明显；膈肌附着处肋骨受膈肌牵拉内陷形成郝氏沟（也叫肋膈沟）；胸骨突出呈鸡胸或漏斗胸。

（3）四肢　6个月以上小儿腕、踝部堆积的骨样组织形成钝圆形环状隆起，称佝偻病手镯或脚镯；**小儿开始行走后因负重出现下肢弯曲，形成"O"形腿或"X"形腿。**久坐位者可见脊柱后突或侧弯。

小试身手 6. 评估佝偻病的骨骼改变，下列哪项是正确的

A. 生后1岁出现方颅

B. 1岁半时前囟闭合

C. 下肢畸形见于1岁的患儿

D. 颅骨软化变见于6个月以上小儿

E. 出牙延迟至1岁或更晚

小试身手 7. 维生素缺乏性佝偻颅骨软化多见于

A. 12个月以上　　　　B. 9~12个月　　　　C. 7~8个月

D. 3~6个月　　　　　E. 1~3个月

小试身手 8. 维生素D缺乏性佝偻病肋骨串珠最明显的是

A. 10~12肋　　　　　B. 7~10肋　　　　　C. 5~6肋

D. 3~7肋　　　　　　E. 1~4肋

2. 运动功能发育迟缓　肌肉发育不良，肌张力低下，韧带松弛，头颈软弱无力，坐、立、行等运动能力落后；腹肌张力低下，腹部膨隆如蛙腹。

3. 神经精神发育迟缓　重症患儿脑发育受累，条件反射缓慢，患儿表情淡漠，语言发育迟缓，免疫力低下，易感染。

患儿血钙稍降低，血磷明显降低，碱性磷酸酶升高。X线检查见骨骺端临时钙化带消失，呈毛刷样、杯口状改变，骨骺软骨带增宽，骨密度降低，出现骨干弯曲或青枝骨折。

（三）恢复期

患儿临床症状和体征减轻或接近消失，精神活泼，肌张力恢复。血清钙、血磷、碱性磷酸酶下降，4~6周恢复正常。X线检查骨骼异常明显改善。

（四）后遗症期

多见于2岁以后小儿，临床症状消失，血生化及骨骼X线检查正常，仅遗留骨骼畸形。

锦囊妙记：在考试过程中，通常要求考生判断患儿处于佝偻病的哪一期。初期主要表现为神经和精神症状（激惹、枕秃）；极期主要为骨骼改变（方颅、鸡胸）；恢复期主要表现为症状减轻或消失，后遗症期主要为骨骼畸形。

二、治疗原则

防止骨骼畸形，控制病情活动，做到早发现、早治疗。

1. 活动期　合理喂养，多晒太阳；给予维生素D制剂，每日服用50~100μg（2000~4000IU），4周后改为预防量，每日400~800IU维持。

小试身手 9. 维生素D预防佝偻病的剂量是每日

A. 100IU　　　　　　B. 200IU　　　　　　C. 400IU

D. 800IU　　　　　　E. 1000IU

2. **恢复期** 夏季多晒太阳，冬季每日给予预防量口服。

3. **后遗症期** 加强体格锻炼，骨骼畸形者做主动或被动运动矫正。严重骨骼畸形者外科手术矫正。

小试身手（10~13题共用题干）

患儿，男，8个月，因夜间睡眠不安、多汗、易激惹就诊。体检：可见患儿有方颅，肋膈沟，手镯、足镯现象。

10. 患儿应诊断为

A. 佝偻病初期　　　　B. 佝偻病　　　　C. 佝偻病后遗期

D. 营养不良　　　　E. 骨软化病

11. 若给予口服维生素D治疗，下列剂量正确的是

A. 500~1000IU/d　　　B. 5000~10000 IU/d　　　C. 10000~20000 IU/d

D. 20万IU/d　　　　E. 1000~20000 IU/d

12. 患儿口服维生素D时，以下哪项方法是**错误**的

A. 选用单纯的维生素D制剂

B. 1个月后改为预防量

C. 口服维生素D前后加服钙剂

D. 维生素D加入奶瓶中与牛奶同服

E. 维生素D油剂可直接滴在患儿口中

13. 下列哪项预防维生素D缺乏性佝偻病的措施是**不要**的

A. 婴儿期应服钙剂

B. 每日口服维生素D400~800IU

C. 多食富含维生素D的食物

D. 多到户外晒太阳

E. 冬季可选择肌内注射维生素D10万~20万IU

第四节　维生素D缺乏性手足搐搦症

浪里淘沙—核心考点

一、临床表现

典型表现是惊厥、手足抽搐、喉痉挛发作。

1. **惊厥** 是维生素D缺乏性手足搐搦症**最常见**的发作形式。表现为突然两眼上翻、面肌、四肢抽动，神志不清。**发作时间持续数秒至数分钟**。发作停止后意识恢复，**精神萎靡，醒后活泼如常**。可数日发作1次至1日数次甚至数十次。一般不发热，发作轻时仅有短暂眼球上翻和面肌抽动，神志清楚。

2. **手足搐搦** 突然发生手足肌肉痉挛呈弓状，手腕屈曲，手指僵直，拇指内收紧贴掌心，踝关节僵直，足趾弯曲向下，发作停止后活动自如。

3. **喉痉挛** 多见于2岁以下小儿。表现为喉部肌肉、声门突发痉挛，出现呼吸困难，吸气时喉鸣。**严重者窒息死亡。**

二、治疗原则

1. 急救处理 **吸氧，保持呼吸道通畅；控制惊厥与喉痉挛，用10%水合氯醛，每次40~50mg/kg，保留灌肠；**或地西泮（安定），每次0.1~0.3mg/kg，肌内或静脉注射。

2. 钙剂治疗 **10%葡萄糖酸钙5~10ml，以10%葡萄糖液稀释1~3倍后缓慢推注（10分钟以上）或滴注，**惊厥反复发作时每日注射2~3次。

3. 维生素D治疗 症状控制后按维生素D缺乏性佝偻病补充维生素D。

小试身手 14. 维生素D缺乏性手足搐搦症患儿惊厥发作时，首先的急救措施是

A. 静脉注射安定及立即肌内注射维生素D

B. 静脉注射安定及快速静脉注射10%葡萄糖酸钙

C. 静脉注射安定及缓慢静脉注射10%葡萄糖酸钙

D. 快速静脉注射10%葡萄糖酸钙及立即肌内注射维生素D

E. 缓慢静脉注射10%葡萄糖酸钙及立即肌内注射维生素D

小试身手 15. 维生素D缺乏性手足搐搦症在惊厥发作时，最合适的处理是

A. 迅速静脉滴注甘露醇　　　B. 立即肌内注射维生素D

C. 先用镇静剂再用钙剂　　　D. 立即静脉注射钙剂

E. 保持安静待自然缓解

小试身手 （16~17题共用题干）

患儿，女，5个月，惊厥发生3次，表现为四肢抽动，两眼上翻，面肌抽动，神志不清，每次发作时间约1分钟，自行缓解后一切活动自如。

16. 最有可能的诊断是

A. 维生素D缺乏性佝偻病　　　B. 维生素D缺乏性手足搐搦症

C. 营养不良　　　　　　　　　D. 低血钠

E. 癫痫

17. 其治疗原则正确的是

A. 立即并反复使用止惊药　　　B. 输注生理盐水

C. 先用维生素D后用钙剂　　　D. 先用钙剂后再用维生素D

E. 维生素D和钙剂同时使用

第五节　锌缺乏症

浪里淘沙—核心考点

一、临床表现

出现生理功能紊乱的症状：如生长发育过慢、厌食、异食癖、皮疹、口腔溃

疡、秃发、精神倦怠、嗜睡、性发育延迟及各种感染。

小试身手　18. **不属于**锌缺乏症临床表现的是

A. 食欲减退　　　　　B. 毛发稀疏　　　　　C. 精神亢奋

D. 身材矮小　　　　　E. 口腔溃疡

二、治疗原则

合理饮食，口服锌制剂。

参考答案

1.B　2.E　3.B　4.A　5.D　6.E　7.D　8.B　9.C　10.B　11.B　12.D　13.A
14.C　15.C　16.B　17.D　18.C

第七章 消化系统疾病患儿的护理

第一节 小儿腹泻

浪里淘沙—核心考点

一、临床表现

根据病程分为急性腹泻(病程在2周以内)、迁延性腹泻(病程在2周~2个月)和慢性腹泻(病程在2个月以上)。根据病情分为轻型(无脱水及中毒症状)、中型(轻、中度脱水或有轻度中毒症状)及重型(重度脱水或有明显中毒症状)腹泻。轻型腹泻多为肠道外感染、饮食、气候等因素引起;中重型腹泻多为肠道内感染引起。

(一)临床表现

1. **胃肠道症状** 轻型腹泻者食欲减退,偶有呕吐,每日腹泻数次或10余次,呈黄色或黄绿色,稀薄或带水,有酸臭味,有奶瓣或混有少量黏液;中重型腹泻患儿常有呕吐,严重者吐出咖啡渣样液体,每日大便达10余次至数十次,每次量较多,呈蛋花汤或水样,可有少量黏液。

2. **全身中毒症状** 轻型腹泻患儿偶有低热,中重型腹泻患儿发热、精神萎靡或烦躁不安、意识模糊甚至昏迷等。

3. **水、电解质和酸碱平衡紊乱**

(1)脱水 口渴,眼窝及前囟凹陷,眼泪及尿量减少,皮肤、黏膜干燥,皮肤弹性差,烦躁,嗜睡甚至昏迷、休克等。

(2)代谢性酸中毒。

(3)低钾血症 腹泻患儿多有低钾,尤其是腹泻时间长和营养不良者。表现为神经、肌肉兴奋性降低,精神萎靡,腱反射减弱或消失,腹胀,肠鸣音减弱甚至消失,心音低钝,心律失常等。心电图示T波改变,ST段下降,T波低平,出现U波。

> 锦囊妙记:下列几种情况下可出现低钾血症:小儿腹泻、急性肾衰竭等。低血钾首要的表现为疲乏无力。下列几种情况下可出现低钙血症:小儿腹泻、维生素D缺乏性搐搦症、甲状旁腺误切、枸橼酸钠中毒等。

(4)**低钙和低镁血症** 低钙血症出现抽搐或惊厥等;低镁血症表现为手足震颤、手足搐搦或惊厥。

（二）几种常见感染性肠炎

1. **轮状病毒肠炎**　多见于6~24个月婴幼儿，秋冬季流行，潜伏期1~3天，起病较急，常伴上呼吸道感染症状，一般无明显中毒症状。大便量多，呈黄色水样或蛋花汤样，无腥臭味，常伴脱水、酸中毒。本病有自限性，病程3~8天，也可长达20天。

2. **大肠埃希菌肠炎**　多发生在5~8月气温较高的季节，大便呈蛋花汤样或水样，混有黏液，全身中毒症状明显，可发生水、电解质紊乱，酸中毒。侵袭性大肠埃希菌肠炎排出痢疾样黏液脓血便，腥臭，有较多黏液，伴恶心呕吐、里急后重，出现严重的全身中毒症状甚至休克。

二、治疗原则

1. 调整饮食　适当补充微量元素和维生素。

2. **控制感染**　合理使用抗生素：一般水样便不用抗生素；黏液便、脓血便使用抗生素，选择喹诺酮类、小檗碱、呋喃唑酮、第三代头孢菌素、氨基糖苷类等。

3. **纠正水和电解质紊乱**　口服补液适用于轻中度脱水患儿。中重度脱水或吐泻频繁或腹胀的患儿应静脉补液。

4. 微生态疗法　目的在于恢复肠道正常菌群，重建肠道天然屏障保护作用。

5. 肠黏膜保护剂的应用　消化道黏膜保护剂蒙脱石散疗效较好，安全。服用后在肠黏膜上形成一层均匀的保护膜，可以吸附病原体及毒素。

6. 对症治疗　腹胀明显者用肛管排气或肌内注射新斯的明。

第二节　急性坏死性小肠结肠炎

浪里淘沙—核心考点

一、临床表现

1. **起病急，出现急性腹痛**。腹痛位于脐周或上腹部，呈持续性钝痛伴阵发性加重。后出现恶心、呕吐，呕吐物为胃内容物，严重者吐咖啡样物。

2. **腹泻开始为水样或黏液稀便，后出现赤豆汤样血水便或红色果酱样便，有腥臭味**。

3. **腹胀、不固定压痛**。病初肠鸣音亢进，严重腹胀时肠鸣音消失。腹部压痛、反跳痛，提示并发腹膜炎。

4. 伴全身感染中毒症状，如发热、精神萎靡、烦躁、嗜睡、面色苍白，严重时发生感染性休克，出现脱水、电解质紊乱。

小试身手　1.患儿，女，3岁，呕吐腹泻1天，突然脐周阵发性腹痛，恶心呕吐3~4次，大便5~6次，初为蛋花汤样后呈黄豆汤样血水便，腥臭，无脓，腹胀，体温39℃，腹软，不固定压痛，未及包块。对此患儿最可能的诊断是

A. 婴儿腹泻　　　　　　　　B. 肠套叠

C. 细菌性痢疾   D. 坏死性小肠炎

E. 过敏性紫癜

二、治疗原则

1. **禁食，胃肠减压，纠正水和电解质紊乱，通过肠外途径补充营养。**

2. **使用抗生素控制感染。休克者按感染性休克治疗。**

3. 胰蛋白酶可水解产气荚膜杆菌β毒素，并有助于清除肠坏死组织，故主张加用胰蛋白酶治疗。

4. 肠梗阻症状明显，或肠坏死、穿孔引起腹膜炎者，立即考虑手术治疗。

第三节　肠套叠

浪里淘沙—核心考点

一、临床表现

1. **腹痛**　为最早症状，持续数分钟后消失，间歇10~20分钟又反复发作。间歇期正常。

2. **呕吐**　腹痛后发生，早期为反射性呕吐，呕吐物为胃内容物，有时伴胆汁；晚期为梗阻性呕吐，可呕吐粪样物。

3. **便血**　为婴儿肠套叠的特征。发病后6~12小时出现，呈黏液果酱样血便。

小试身手 2.肠套叠病儿大便的特征是

A. 脓血便   B. 果酱样黏液血便

C. 黏液脓血便   D. 血粪混合物

E. 血便

4. **腹部肿块**　早期腹部平软，无压痛。晚期腹胀明显，腹肌紧张及压痛，不易触及肿块。

二、治疗原则

1. **非手术治疗**　①**首选空气灌肠**，通过肛门注入空气，使肠管复位。**适用于病程在48小时以内，全身状况好，无腹胀、高热、中毒症状者**；②钡剂灌肠复位，很少用；③B超监视下水压灌肠。

2. **手术治疗**　用于灌肠复位失败、**肠套叠超过48~72小时及疑有肠坏死、腹膜炎者**。

小试身手 3.肠套叠患儿选择空气灌肠治疗时间适用于病程在

A. 72小时以上   B. 48~72个月

C. 48小时内   D. 24小时内

E. 12小时内

第四节　先天性巨结肠

浪里淘沙—核心考点

一、临床表现

腹胀、呕吐、便秘致患儿食欲下降，营养吸收受影响，致营养不良、发育迟缓。

二、治疗原则

对于全身情况较好者，尽早施行根治术，即切除无神经节细胞肠段和部分扩张结肠；对于新生儿，年龄稍大但全身情况较差，或并发小肠结肠炎的患儿，先行结肠造瘘术，待全身情况、肠梗阻及小肠结肠炎症状缓解后再行根治手术。

第五节　小儿液体疗法及护理

浪里淘沙—核心考点

一、水、电解质和酸碱平衡紊乱

（一）脱水

1. 脱水程度　根据前囟及眼窝凹陷、皮肤弹性、循环情况及尿量估计脱水程度。见表4-7-1。

表4-7-1　脱水分度

	轻度	中度	重度
失水占体重的百分比	<5%	5%~10%	>10%
精神	稍差	萎靡、烦躁	表情淡漠、昏睡或昏迷
眼泪	少	明显减少	无
前囟、眼窝	稍凹陷	明显凹陷	深陷
皮肤	干、弹性可	干、弹性差	干、弹性极差
尿量	稍减少	明显减少	极少或无
末梢血循环	正常	四肢稍凉	四肢厥冷
心率	正常	快	快、弱
血压	正常	正常或稍低	血压下降

小试身手 4.婴儿腹泻发生中度脱水时，失水量占体重的百分比为

A. <5%　　　　　　　　B. 5%~10%

C. 11%~15%　　　　　　D. 16%~20%

E. 21%~25%

小试身手 5.患儿，女，6个月，因腹泻5天入院。入院查体：皮肤弹性差，呼吸深而快，口唇呈樱桃红色，该患儿可能出现了

A. 轻度脱水，酸中毒　　　　B. 中度脱水，酸中毒

C. 中度脱水，碱中毒　　　　D. 重度脱水，酸中毒

E. 重度脱水，低钾血症

2.脱水性质　**以血清钠的浓度**将脱水分为等渗性脱水、低渗性脱水和高渗性脱水。临床**以等渗性脱水最常见**，其次是低渗性脱水，高渗性脱水少见。见表4-7-2。

表4-7-2　不同性质脱水的临床特点

	低渗性	等渗性	高渗性
血钠（mmol/L）	<130	130~150	>150
口渴	不明显	明显	极明显
皮肤弹性	极差	稍差	尚可
血压	明显下降	下降	正常/稍低
神志	嗜睡/昏迷	萎靡	烦躁/惊厥

（1）**等渗性脱水**：水和电解质成比例丢失，血清钠浓度为130~150mmol/L，主要是循环血容量和细胞外液丢失，细胞内液量无改变。

（2）**低渗性脱水**：电解质丢失多于水丢失，血清钠<130mmol/L。除有一般脱水体征外，易出现外周循环衰竭、脑水肿表现。

（3）**高渗性脱水**：水丢失多于电解质丢失，血清钠>150mmol/L。血钠升高刺激中枢出现口渴、高热、烦躁不安，皮肤、黏膜干燥，肌张力增高，甚至惊厥。

小试身手（6~7题共用题干）

3个月患儿，腹泻2天，每天10余次，水样便，呕吐，尿少，前囟凹陷，浅昏迷状，呼吸深快，口唇樱红，血清钠156mmol/L。

6.该患儿应考虑为腹泻伴有

A. 休克　　　　　　　　B. 酸中毒

C. 中毒性脑病　　　　　D. 低钾血症

E. 败血症

7.该患儿脱水属于

A. 轻度低渗性脱水　　　　B. 中度等渗性脱水

C. 重度低渗性脱水   D. 重度高渗性脱水

E. 中度高渗性脱水

（二）钾代谢紊乱

1. **低钾血症** 血清钾低于3.5mmol/L。

（1）低血钾：神经肌肉兴奋性降低：**精神萎靡、肌无力、腱反射迟钝或消失、腹胀、肠鸣音减弱或消失，严重时肌肉弛缓性瘫痪。心音低钝、血压降低、心律失常，严重者猝死。**心电图见T波低平、双向或倒置、S–T段下降、Q–T间期延长，出现U波。

（2）治疗原则：**治疗原发病并补充钾盐。**每日氯化钾剂量为3~4mmol/kg，分次口服；严重低钾需静脉滴注，**液体中钾浓度不超过0.3%，切忌静脉推注。**

2. **高钾血症** 血清钾高于5.5mmol/L。

（1）临床表现：①心血管系统：心肌收缩无力，心音低钝，心率缓慢，出现室性早搏、室速、室颤，甚至心搏骤停。心电图显示T波高尖狭窄，继之R波变低，S波加深，ST段下降，P–R、Q–T间期相继延长，QRS波增宽。②神经肌肉兴奋性降低：精神萎靡，嗜睡，手足感觉异常、肌无力，甚至软瘫。③消化系统：恶心、呕吐、腹痛等。

（2）治疗要点

1）积极治疗原发病。

2）**停用含钾药物，限制含钾丰富食物；避免输库血。**

3）紧急治疗 **当血清钾>6.5mmol/L或出现心电图异常时，应迅速处理：**①在心电监测同时，**静脉推注10%葡萄糖酸钙0.5ml/kg加等量葡萄糖液，2~3分钟内静脉注入，**以提高膜电位阈值。②促进钾离子向细胞内转移：50%葡萄糖加胰岛素，30~60分钟内静脉滴入，30分钟后起效，维持1~4小时。③增加肾排钾能力：排钾利尿剂。

二、常用液体种类、成分及配制

（一）非电解质溶液

5%的葡萄糖溶液和10%的葡萄糖溶液，供给水分和热量。

（二）电解质溶液

用于补充丢失的液体、电解质，纠正酸碱失衡。

1. **生理盐水（0.9%氯化钠溶液）** 等渗液。

2. 高渗氯化钠溶液 3%氯化钠溶液和10%氯化钠溶液，3%氯化钠溶液可纠正低钠血症，10%氯化钠用于配制各种混合液。

3. **碳酸氢钠溶液** 是治疗代谢性酸中毒的首选药。

4. **氯化钾溶液** 用于补充缺钾、生理需要和继续丢失的钾。10%氯化钾和15%

氯化钾溶液不能直接应用，需稀释成0.15%~0.3%溶液静脉滴注，含钾溶液不能静脉推注，注入速度不可过快，以免引起心肌抑制。

小试身手 8. 小儿腹泻静脉补钾时，200ml生理盐水中最多可加10%氯化钾的量是

A. 12ml B. 10ml C. 8ml

D. 6ml E. 3ml

（三）混合溶液

几种常用混合溶液组成见表4-7-3。

表4-7-3 几种常用混合溶液组成

混合溶液	生理盐水	5%~10%葡萄糖	1.4%碳酸氢钠（1.87%乳酸钠）	张力	应用
1：1	1	1		1/2	轻、中度等渗脱水
2：1	2		1	等张	低渗或重度脱水
2：3：1	2	3	1	1/2	轻、中度等渗脱水
4：3：2	4	3	2	2/3	中度、低渗脱水
1：2	1	2		1/3	高渗性脱水
1：4	1	4		1/5	生理需要

> 锦囊妙记：关于液体的张力，不需要考生记忆。考生只需理解葡萄糖进入体内后被氧化成水和二氧化碳不产生张力即可。如4：3：2溶液的张力为（4+2）/（4+3+2）=2/3张。

（四）口服补液盐

简称ORS液，它由氯化钠2.6g，枸橼酸钠2.9g，氯化钾1.5g，葡萄糖13.5g,加水至1000ml配制而成。张力由原来的2/3张降为1/2张，适用于能口服的轻中度脱水患儿。

小试身手 9. 患儿，7个月，腹泻。排黄绿色稀水样便2天，每日4~5次，精神状态好。为预防脱水给口服补液盐，其张力是

A. 1/5张 B. 1/4张 C. 1/3张

D. 1/2张 E. 2/3张

三、液体疗法

第一天补液总量包括补充累积损失量、继续损失量和生理需要量。原则上先快

后慢，累积丢失量应在8~10小时内输完。

四、几种特殊情况下的液体疗法

1. 新生儿期补液　新生儿生后几天内如无明显损失，短期可不补钾。生后10天如有明显缺钾注意肾功能及尿量情况，**每日补钾总量为2~3mmol/kg，浓度不超过0.15%**，滴入速度宜慢。**除急需扩容外，一般新生儿补液速度每小时不超过10ml/kg**。纠正酸中毒时宜用碳酸氢钠。

2. 婴幼儿肺炎补液　供给足够热量和水分，但肺循环阻力大，心脏负担较重，故应尽量口服补液。若进食不足或不能进食须静脉补液时，补液量控制在生理需要量最低值，为60~80ml/kg。电解质浓度不宜过高，速度要慢。如肺炎合并腹泻的补液原则与婴幼儿腹泻相同，但补液量按计算的3/4补充。

3. 营养不良伴腹泻的补液　营养不良时体液处于偏低渗状态，呕吐腹泻时多为低渗性脱水。由于皮下脂肪少，在估计脱水程度时易估高，故补液按体重计算后，应减少总量的1/3为宜，用2/3张含钠液补充。补液过程中易发生低钾、低钙、低镁，应及时补充；补液速度稍慢。为补充热量，预防低血糖，用10%~15%葡萄糖配制液体。

4. 急性感染的补液　急性感染时常出现高渗性脱水和代谢性酸中毒。**应适当输液，如无特殊损失可给予1/5~1/4张含钠液**，按生理需要量补充水分并补充一定热量。严重酸中毒才另外补充碱性液体。

参考答案

1.D　2.B　3.C　4.B　5.B　6.B　7.D　8.D　9.D

第八章　呼吸系统疾病患儿的护理

第一节　急性上呼吸道感染

一、临床表现

（一）一般类型上呼吸道感染

1. 症状　婴幼儿局部症状轻而全身症状重；年长儿全身症状轻，局部症状重。

（1）局部症状：**流涕、鼻塞、咳嗽、喷嚏、咽部不适和咽痛等**。

（2）全身症状：**乏力、发热、畏寒、头痛、烦躁不安、拒奶等，伴呕吐、腹泻、腹痛，甚至高热惊厥**。部分患儿发病早期脐周阵发性腹痛，无压痛，与发热导致肠痉挛或肠系膜淋巴结炎有关。

2. 体征　**咽部充血，扁桃体肿大，颌下淋巴结肿大、触痛**。肠道病毒感染者可见皮疹。

小试身手　1.3岁小儿发热、流涕、干咳3天。体检：T 39℃，浅表淋巴结不大，口咽红，双肺呼吸音粗，无啰音，呼吸30次/分。心率128次/分，WBC 7.5×10^9/L，N 0.72。该患儿最可能的诊断是

A. 上呼吸道感染　　　　B. 支气管炎　　　　C. 支气管肺炎

D. 疱疹性咽峡炎　　　　E. 急性喉炎

（二）特殊类型上呼吸道感染

1. **疱疹性咽峡炎**　病原体为柯萨奇A组病毒，夏秋季好发。表现为急起高热、咽痛、流涎、拒食等。**体检见咽充血，咽腭弓、悬雍垂、软腭等处黏膜上有2~4mm大小灰白色疱疹**，周围有红晕，疱疹破溃后形成小溃疡。病程1周左右。

2. **咽–结合膜热**　病原体为腺病毒，春夏季好发。临床以发热、咽炎、结合膜炎为特征，表现为高热、咽痛、眼部刺痛、畏光、流泪等。体检见咽充血，一侧或双侧滤泡性眼结合膜炎，**球结膜充血，颈部及耳后淋巴结肿大**。病程1~2周。

二、并发症

婴幼儿上呼吸道感染可并发**中耳炎、鼻窦炎**、咽后壁脓肿、颈淋巴结炎、喉炎、支气管炎及肺炎等。年长儿因链球菌感染而并发急性肾炎及风湿热。

小试身手 2.上呼吸道感染引起的并发症，下列**除外**的是

A.幼儿急疹　　　　　　B.支气管炎及肺炎　　　　　C.咽后壁脓肿

D.急性肾炎　　　　　　E.中耳炎、结膜炎

三、治疗原则

以支持疗法和对症治疗为主。**抗病毒药物常用利巴韦林**。继发细菌感染或发生并发症者选用抗生素。

第二节　急性感染性喉炎

浪里淘沙—核心考点

一、临床表现

起病急，症状重，可出现发热、声音嘶哑、犬吠样咳嗽、吸气性喉鸣和三凹征。白天症状轻，夜间入睡后喉部肌肉松弛，分泌物阻塞导致症状加重。严重者出现烦躁不安、吸气性呼吸困难、青紫、心率加快等缺氧症状。体检见咽部充血，间接喉镜检查见喉部及声带充血水肿。

小试身手 3.小儿急性感染性喉炎，咳嗽的特点为

A.干咳　　　　　　　　B.湿性咳嗽　　　　　　　　C.犬吠样咳嗽

D.刺激性咳嗽　　　　　E.痉挛性咳嗽

按吸气性呼吸困难的轻重，喉梗阻分为4度：①**Ⅰ度**：安静时无症状，活动后出现吸气性喉鸣和呼吸困难，肺部听诊呼吸音清晰，心率无改变；②**Ⅱ度**：**安静时出现喉鸣和吸气性呼吸困难**，肺部听诊闻及喉传导音或**管状呼吸音，心率增快**，达120~140次/分；③**Ⅲ度**：除上述症状外，**患儿因缺氧出现烦躁不安**，发绀，双眼圆睁，惊恐状，头部出汗，肺部听诊呼吸音明显减弱，心音低钝，心率快，达140~160次/分；④**Ⅳ度**：**患儿昏迷或昏睡、抽搐、面色苍白**，由于无力呼吸，三凹征不明显，肺部呼吸音几乎消失，仅有气管传导音，心音低钝，心律不齐。

小试身手 4.临床上喉梗阻分度的依据是

A.发热高低　　　　　　B.缺氧程度　　　　　　　　C.紫绀程度

D.咳嗽轻重　　　　　　E.呼吸困难轻重

小试身手 5.下列哪项**不符合**小儿急性喉炎的临床表现

A.低热　　　　　　　　B.犬吠样咳　　　　　　　　C.声音嘶哑

D.喉鸣　　　　　　　　E.呼气性呼吸困难

二、治疗原则

1.**保持呼吸道通畅**　吸氧、雾化吸入，消除黏膜水肿。

2.**控制感染**　常用青霉素类、大环内酯类或头孢菌素类等，有气急、呼吸困难

时静脉输入足量广谱抗生素。

3. **应用糖皮质激素**　给予糖皮质激素，以减轻喉头水肿，缓解症状，常用泼尼松，每日 1~2mg/kg，分次口服；重症者应用地塞米松或甲泼尼龙静脉滴注。

第三节　小儿肺炎

浪里淘沙—核心考点

一、病因

引起肺炎的病原体为病毒、细菌、支原体、真菌等。发达国家小儿肺炎以病毒为主，如呼吸道合胞病毒、腺病毒、流感病毒等；发展中国家小儿肺炎以细菌为主，如肺炎链球菌、葡萄球菌、链球菌等。营养不良、佝偻病、先天性心脏病患儿等易感。

二、临床表现

1. **轻症肺炎**　出现呼吸系统症状和肺部体征。

（1）**症状**　起病急，主要表现为发热、咳嗽、气促和全身症状。①发热：多为不规则热，新生儿和重度营养不良患儿可不发热，甚至体温不升；②咳嗽：较频，初为刺激性干咳，以后咳嗽有痰，新生儿口吐白沫；③气促：多发生在发热、咳嗽之后；④全身症状：精神不振、食欲减退、烦躁不安、轻度腹泻或呕吐。

（2）**体征**　呼吸加快，40~80次/分，鼻翼扇动、点头呼吸、三凹征、唇周发绀。肺部闻及较固定的中、细湿啰音，背部、两肺下方、脊柱两旁较易听到，深吸气末更为明显。

小试身手　6.判断小儿支气管肺炎与支气管炎最主要的区别是

A. 发热、咳嗽　　　　　　　B. 气促

C. 口唇青紫　　　　　　　　D. 肺部固定的中、细湿啰音

E. 呼吸音粗糙

2. **重症肺炎**　除呼吸系统症状和全身中毒症状外，常有循环、神经和消化系统受累表现。

（1）**循环系统**　常见心肌炎、**心力衰竭**。前者表现为面色苍白、心动过速、心音低钝、心律不齐、心电图见ST段下移、T波低平或倒置；后者表现为呼吸困难加重，呼吸加快（>60次/分），烦躁不安、面色苍白或发绀，心率增快（婴儿>180次/分，幼儿>160次/分），心音低钝或出现奔马律，肝脏迅速肿大等。

（2）**神经系统**　脑水肿中毒性脑病时出现前囟隆起、烦躁或嗜睡、意识障碍、惊厥、瞳孔对光反射迟钝或消失、呼吸节律不齐甚至停止。

（3）**消化系统**　表现为食欲减退、呕吐或腹泻。

小试身手（7~9题共用题干）

5个月男孩，入院时体温39.5℃，咳嗽，呼吸急促。入院第二天出现两眼上翻、惊厥、昏迷、前囟紧张，脑脊液检查未见异常，体温升至40℃。

7. 该患儿入院初的诊断最可能是

A. 急性上呼吸道感染　　　B. 支气管炎　　　C. 支气管肺炎

D. 肺不张　　　E. 气胸

8. 住院1日后该小儿病情提示合并

A. 心力衰竭　　　B. 低血糖　　　C. 中毒性脑病

D. 高热惊厥　　　E. 婴儿手足搐搦症

9. 针对该患儿的病情，下列治疗措施哪项是错误的

A. 控制感染　　　B. 对症治疗　　　C. 积极防治合并症

D. 保持呼吸道通畅　　　E. 快速大量补液

3. 不同病原体所致肺炎

（1）**呼吸道合胞病毒肺炎**　**3岁以下婴幼儿，特别是1岁以内婴儿多见**。临床表现：①喘憋性肺炎：起病急、喘憋明显，呼气性呼吸困难及缺氧，查体：肺部以喘鸣为主，可听到细湿啰音，全身中毒症状明显；②毛细支气管炎：出现上述症状，但全身中毒症状不重。肺部X线以肺间质病变为主，伴肺气肿和支气管周围炎。

（2）**腺病毒肺炎**　主要病原体为腺病毒3、7型。临床特点：①本病多见于6个月~2岁幼儿；②起病急骤、全身中毒症状明显，体温达39℃以上，重症可持续2~3周；③肺部体征出现较晚，频繁咳嗽，出现喘憋、呼吸困难、发绀，发热4~5日后开始出现肺部湿啰音，以后因肺部病变融合出现肺实变体征；④胸片改变出现较早，特点为大小不等的片状阴影或融合成大病灶，肺气肿多见，数周至数月后病灶吸收。

（3）**肺炎支原体肺炎**　**症状与体征不成比例**。起病较缓慢，学龄期儿童多见。**刺激性干咳为突出症状**，似百日咳样咳嗽，常有发热，持续1~3周。肺部体征常不明显，中毒症状不重，部分患儿出现全身症状，如溶血性贫血、心肌炎、脑膜炎、格林-巴利综合征、肝炎、皮疹、肾炎等。肺部X线可有4种改变：肺门阴影增粗、支气管肺炎改变、间质性肺炎改变和均一的片状影。

（4）**金黄色葡萄球菌肺炎**：多见于新生儿及婴幼儿。起病急、病情重、发展快。多呈弛张热。中毒症状明显，肺部体征出现早，双肺闻及中、细湿啰音，易并发脓胸、脓气胸。常合并循环、神经及消化系统功能障碍。

三、治疗原则

主要为控制感染，改善通气功能，对症治疗，防治并发症。①根据不同病原体选用敏感抗生素控制感染；**使用原则为早期、联合、足量、足疗程，重症患儿宜静脉给药**；用药时间：一般用至热退且平稳、全身症状明显改善、呼吸道症状改善后3~5天。一般**肺炎链球菌肺炎疗程7~10天，支原体肺炎、衣原体肺炎疗程平均**

10~14天。葡萄球菌肺炎在体温正常后2~3周可停药，一般总疗程≥6周；抗病毒药可选用利巴韦林等。②止咳、平喘、纠正水、电解质与酸碱平衡紊乱、改善低氧血症。③中毒症状明显或严重喘憋、脑水肿、感染性休克、呼吸衰竭者，可应用肾上腺糖皮质激素，常用地塞米松，疗程3~5天。④发生感染性休克、心力衰竭、中毒性肠麻痹、脑水肿等，应及时处理。脓胸和脓气胸者应及时进行穿刺引流。

小试身手 10. 治疗支气管肺炎，抗生素应持续用至

A. 体温正常后8天　　　　B. 体温正常后5~7天

C. 体温正常后3~7天　　　　D. 体温正常后2~5天

E. 体温正常后2~3天

第四节　支气管哮喘

浪里淘沙—核心考点

一、临床表现

1. **症状**　咳嗽、胸闷、喘息和呼吸困难为典型症状，呈阵发性反复发作，以夜间和清晨更为严重。发作前常有刺激性干咳、流涕、喷嚏，发作时出现**呼气性呼吸困难，呼气相延长伴喘鸣音**；重症患儿端坐呼吸，烦躁不安，大汗淋漓，面色青灰。

哮喘发作以夜间更加严重，一般可自行或用平喘药后缓解。如哮喘急剧严重发作，经合理应用支气管舒张剂和糖皮质激素等哮喘缓解药物治疗后仍有严重或进行性呼吸困难者称为哮喘持续状态。

小试身手 11. 支气管哮喘的典型症状是

A. 发热、咳嗽、流涕、全身症状

B. 咳嗽、胸闷、喘息、呼吸困难

C. 咳嗽、喉鸣、气促、声音嘶哑

D. 发热、咳嗽、气促、全身症状

E. 发热、咳嗽、喘息、呼吸困难

小试身手 12. 患儿，男，6个月，人工喂养，多汗，易激惹。主诉咳嗽3天，伴呼吸困难。查体：T37.7℃，呼吸60次/分，伴呼气性呼吸困难。肺部叩诊过清音，胸廓饱满。有枕秃，按压枕骨有乒乓球感。临床诊断应是

A. 支气管肺炎、佝偻病激期

B. 支气管肺炎、佝偻病初期

C. 支气管哮喘

D. 支气管哮喘、佝偻病初期

E. 支气管哮喘、佝偻病激期

2. 体征　胸廓饱满，三凹征，**叩诊过清音，呼吸音减弱，双肺布满哮鸣音**，但重症患儿哮鸣音可消失。

二、治疗原则

去除病因、控制发作和预防复发。坚持长期、持续、规范和个体化治疗。发作期治疗重点是抗感染、平喘，迅速缓解症状；缓解期坚持长期抗感染和自我保健，避免诱发因素。常用药物有支气管扩张剂（茶碱类、β₂受体激动剂、抗胆碱能药物）及糖皮质激素等。**吸入治疗是首选的药物治疗方法**。

小试身手　13.支气管哮喘首选的药物治疗方法是

A. 口服给药　　　　　　　B. 静脉给药　　　　　　　C. 吸入给药

D. 气管内给药　　　　　　E. 肌内注射给药

参考答案

1.A　2.A　3.C　4.E　5.E　6.D　7.C　8.C　9.E　10.B　11.B　12.E　13.C

第九章 循环系统疾病患儿的护理

第一节 小儿循环系统解剖生理特点

浪里淘沙—核心考点

正常各年龄小儿心脏、心率、血压的特点

1. 心脏特点

（1）心脏位置 **新生儿心脏呈横位，心尖搏动在第4肋间锁骨中线外，心尖部分主要为右心室，2岁以后心脏由横位转成斜位**，心尖搏动下移至第五肋间隙，心尖部分主要为右心室。2~5岁时左心界位于第4肋间左锁骨中线外1cm处，5~12岁在锁骨中线上，12岁以后位于第5肋间锁骨中线内0.5~1cm处。

（2）心脏重量 **新生儿心脏重20~25g**，1岁时为出生时2倍；5岁时为出生时4倍；9岁时为出生时6倍，**青春期后心脏重量为出生时12~14倍，达成人水平**。

（3）心脏容积 出生时心脏容积为20~22ml，1岁时为出生时2倍，2岁半增大到3倍，7岁时为5倍，100~120ml；其后增长缓慢，青春期始心脏容积为140ml；以后增长加速迅速，18~20岁时心脏容积达240~250ml，为出生时的12倍。

2. 血管 **小儿动脉相对较粗，动静脉内径比在新生儿为1:1，成人为1:2**。在大血管方面，10岁以前肺动脉直径较主动脉宽，到青春期主动脉直径超过肺动脉，12岁达成人水平。**婴儿期毛细血管粗大，尤其是肺、肾、肠及皮肤的微血管内径较大，冠状动脉相对较宽，故小儿心肺肾及皮肤供血较好**。

小试身手 1. 对小儿循环系统解剖生理特点的描述，下列**不正确**的是
A. 新生儿的心脏相对成人较大
B. 新生儿心脏位置较高并呈横位
C. 新生儿的动脉相对成人较细
D. 新生儿的心率相对较快
E. 新生儿动脉血压相对较低

3. 血压 婴儿期动脉血压较低。随年龄增长血压升高。**1岁以内婴儿收缩压70~80mmHg（9.3~10.67kPa），2岁以后小儿收缩压=年龄×2+80mmHg，小儿舒张压=收缩压×2/3**。1岁以上小儿下肢血压比上肢血压高20~40mmHg，婴儿期上肢血压比下肢血压略高。

小试身手 2. 2岁以后，小儿收缩压的推算公式是
A. 年龄×2+75 mmHg   B. 年龄×2+80mmHg   C. 年龄×2+85 mmHg
D. 年龄×5+75mmHg   E. 年龄×5+80 mmHg

小试身手 3.3岁小儿测量血压，下列何值为正常

  A. 60/40 mmHg   B. 110/80 mmHg   C. 100/60 mmHg

  D. 86/57 mmHg   E. 120/80 mmHg

  4. **心率** <u>小儿心率相对较快。</u>**随年龄增长，心率逐渐减慢，新生儿时期心率120~140次/分，1岁以内110~130次/分，2~3岁100~120次/分，4~7岁80~100次/分，8~14岁70~90次/分。**小儿脉搏不稳定，易受进食、活动、哭闹、发热等因素影响，因此，测量脉搏时应在安静状态下进行。

> 锦囊妙记：小儿心率的数值遵循一定规律：在8岁之前，年龄增加1岁，心率减慢10次。考生记住了新生儿心率后，其他年龄段的心率就很容易推导出来。如4~7岁的心率，年龄增加了4岁，心率就在新生儿心率的基础上减去40，即为80~100次/分。其他心率以此类推。

第二节　先天性心脏病

浪里淘沙—核心考点

一、概述

  <u>先天性心脏病（简称先心病）是胎儿时期心脏血管发育异常引起的畸形，是小儿最常见的心脏病。</u>**致病原因包括遗传因素和环境因素，**先心病是遗传因素和胎儿周围环境共同作用的结果。

  根据左右心腔或大血管间有无分流和有无青紫，临床分为3类：

  1. <u>**左向右分流型（潜伏青紫型）** 包括房、室间隔缺损或动脉导管未闭。</u>

  2. **右向左分流型（青紫型）** <u>为先心病中最严重的一种，因心脏结构异常，静脉血流入右心后不能全部流入肺循环达到氧合作用，包括肺缺血性（**法洛四联症、三尖瓣闭锁**）和肺充血性（完全性大动脉转位、总动脉干等）。</u>

  3. **无分流型（无青紫型）** 梗阻型常见疾病有肺动脉口狭窄和主动脉缩窄等，反流型有二尖瓣关闭不全、肺动脉瓣关闭不全等。

> 锦囊妙记：考生应能理解房、室间隔缺损或动脉导管未闭为潜伏青紫型，法洛四联症为持续青紫型。左心腔压力比右心腔高，当房、室间隔存在缺损时，左心经过氧合后的血液流入右心，所以患儿不出现青紫，当患儿哭闹出现肺动脉高压右向左分流时，未经氧合的血液流入左心，到达外周小动脉，小儿出现青紫。法洛四联症患儿右心室肥厚，右心腔压力比左心高，导致右心室血液持续流入左心室，患儿出现持续青紫。

小试身手 4.属于右向左分流的先天性心脏病的是

A. 主动脉缩窄　　　　　B. 肺动脉狭窄

C. 法洛四联症　　　　　D. 室间隔缺损

E. 房间隔缺损

二、常见先天性心脏病

（一）房间隔缺损（ASD）

1. 临床表现　缺损小者无症状，体检时闻及胸骨左缘第2、3肋间收缩期杂音。**缺损大时，因体循环血量减少而表现为气促、乏力和生长发育落后。哭闹、患肺炎或心力衰竭时，右心房压超过左心房，右向左分流出现暂时性青紫。**

2. 治疗原则

小型继发孔型房间隔缺损有15%的自然闭合率，大多发生在4岁之前,特别是1岁以内。较大的缺损成年后可发生心力衰竭和肺动脉高压，宜**在儿童时期进行修补**。在排除其他合并畸形、严格掌握指征的情况下，房间隔缺损可通过导管介入封堵。年龄大于2岁，缺损边缘至上腔静脉、下腔静脉、冠状静脉窦、右上肺静脉之间距离≥5mm，至房室瓣距离>7mm，可以选择介入治疗。

（二）室间隔缺损（VSD）

1. 临床表现

小型缺损（缺损直径≤0.5cm）多发生于室间隔肌部，分流量小，患儿无明显症状，生长发育不受影响。听诊闻及胸骨左缘第3~4肋间响亮粗糙的全收缩期杂音，肺动脉瓣听诊区第二心音增强。

中型缺损（缺损直径为0.5~1.0cm），左向右分流多，体循环血流量减少，患儿乏力、气短、多汗、生长发育缓慢、易患肺部感染。查体见心界扩大，胸骨左缘第3~4肋间可闻及Ⅲ~Ⅳ级粗糙的全收缩期杂音，向心前区广泛传导，在杂音最响处触及收缩期震颤，肺动脉瓣听诊区第二心音增强。

大型缺损（缺损直径>1.0cm）出现生长发育迟缓。左向右分流量多，体循环减少，婴幼儿出现心力衰竭、乏力、气短、多汗、呼吸急促、喂养困难。当出现肺动脉高压右向左分流时出现青紫。查体见胸骨左缘3~4肋间可闻及3~5/6级全收缩期反流性杂音，流出部干下型VSD杂音为喷射性收缩期杂音，伴收缩期震颤。心尖部可听到舒张早期高流量杂音。肺动脉瓣区第二音（P_2）增强，伴肺动脉高压者P_2音亢进。

并发症：支气管炎、支气管肺炎、充血性心力衰竭、肺水肿和急性细菌性心内膜炎。

2. 治疗原则

（1）内科治疗：强心、利尿、抗感染、扩血管和对症治疗。

（2）外科治疗：小型VSD不需手术治疗，中大型VSD考虑手术治疗。

（3）通过介入性导管封堵室间隔缺损是可行的，但难度较大。

小试身手 5.**不属于**室间隔缺损行导管介入性堵闭术适应证的是

A. 术后残余分流　　　　　B. 心内有血栓

C. 肌部室缺≥5mm　　　　D. 室缺距主动脉瓣≥3mm

E. 年龄≥3岁

（三）动脉导管未闭（PDA）

1. 临床表现　动脉导管较细时无症状或症状较轻。导管粗大者，分流量大，出现气急、咳嗽、乏力、多汗、生长发育落后等。偶见扩大的肺动脉压迫喉返神经引起声音嘶哑。周围血管征阳性：脉压增大，≥40mmHg；毛细血管搏动；水冲脉；股动脉枪击音等。

小试身手 6.患儿，女，2岁，生长发育迟缓，平日活动后气促，心悸，查体，胸骨左缘第2肋间闻及粗糙的机器声样的连续性杂音，可闻及股动脉枪击音。该患儿最可能的诊断是

A. 动脉导管未闭　　　　　B. 室间隔缺损

C. 房间隔缺损　　　　　　D. 肺动脉狭窄

E. 法洛四联症

小试身手 7.先天性心脏病患儿表现为下半身青紫时应首先考虑

A. 室间隔缺损　　　　　　B. 房间隔缺损

C. 主动脉狭窄　　　　　　D. 法洛四联症

E. 动脉导管未闭

2. 治疗原则

（1）内科治疗

1）早产儿动脉导管未闭的治疗：用吲哚美辛或布洛芬口服，以抑制前列腺素合成，促使导管平滑肌收缩而关闭导管。但对足月儿无效，不应使用。

2）介入性心导管术：近年来介入性治疗已成为动脉导管未闭首选治疗方法，可采用微型弹簧圈或蘑菇伞堵塞动脉导管。

（2）手术治疗　凡确诊动脉导管未闭的患儿，原则上都应手术治疗。早治愈可防止心衰及感染性心内膜炎的发生。一旦发生心内膜炎，应正规抗感染治疗，愈后3个月再手术。合并肺动脉高压时应及早手术，术前可使用药物降低肺血管压力。如果已有右向左分流，出现差异性发绀则为手术禁忌。反复发生呼吸道感染、难以控制的心衰患儿，包括吲哚美辛无效或禁忌的早产儿，均应即刻手术。

（3）预后　导管口径较细、分流量较小者，预后良好。导管口径较粗、分流量较大者，婴儿期易患肺部感染及心力衰竭，是本病死亡的常见原因。若不予治疗，最终因严重的肺动脉高压，出现反流及右心衰竭而于成人期死亡。

（四）法洛四联症（TOF）

1. 临床表现

（1）青紫：为主要症状，其程度和出现时间与肺动脉狭窄程度有关。多在生后

3~6个月出现青紫。因患儿长期缺氧，指、趾端毛细血管扩张增生，局部软组织和骨组织增生性肥大，出现杵状指。

（2）**蹲踞现象**：患儿活动后常主动蹲踞片刻，蹲踞时下肢屈曲，静脉回心血量减少，心脏负荷减轻，同时下肢动脉受压，循环阻力增大，使右向左分流减少，使缺氧症状暂时缓解。

（3）**缺氧发作**：婴儿期常有缺氧发作史，表现为呼吸急促、烦躁不安、发绀，重者晕厥、抽搐、意识丧失。发作持续数分钟或数小时。哭闹、排便、感染、贫血或睡眠苏醒后可诱发。

查体：患儿发育落后，口唇、面部、外耳廓青紫，舌色发暗，杵状指（趾）。心前区略隆起，**胸骨左缘第2~4肋间有2~3级收缩期喷射性杂音**；肺动脉瓣区第2心音减弱。

2. 辅助检查

（1）血常规：血红蛋白、红细胞计数、血细胞比容升高。

（2）**动脉血氧分压、动脉血氧饱和度降低**。

（3）**X线检查**：心影呈"靴型"，肺血量减少。

（4）**心电图**：电轴右偏，右室肥厚，右房肥大。

（5）二维超声心动图。

（6）心导管检查。

4种先心病的比较见表4-9-1。

表4-9-1　4种先心病的比较

项目	房间隔缺损	室间隔缺损	动脉导管未闭	法洛四联症
分型	潜伏青紫型	潜伏青紫型	潜伏青紫型	青紫型
症状	生长发育落后、气促、乏力等	生长发育落后、气促、乏力等	差异性紫绀，下半身紫绀明显	青紫、蹲踞、缺氧发作
杂音部位（胸骨左缘）	2~3肋间2~3级收缩期喷射性杂音	3~4肋间3~5/6级全收缩期反流性杂音	2肋间响亮的连续性机器样杂音	2~4肋间2~3级收缩期喷射性杂音
X线	肺门"舞蹈"征			靴形心影
并发症	呼吸道感染、心力衰竭	呼吸道感染、心力衰竭	呼吸道感染、心力衰竭	**脑血栓**、感染性心内膜炎

3. 治疗要点

（1）**缺氧发作**：①取膝胸卧位；②吸氧、镇静；③0.1~0.2mg/kg吗啡皮下或肌内注射；④β受体阻滞剂普萘洛尔每次0.05~0.1mg/kg加入10%葡萄糖溶液稀释后缓慢静脉注射，必要时15分钟后重复一次；⑤纠正酸中毒，给予5%碳酸氢钠1.0~5.0ml/kg缓慢静脉滴入，10~15分钟重复应用；⑥严重意识丧失，血压不稳定者尽早行气管插管、人工呼吸。

小试身手 8.青紫型先天性心脏病患儿缺氧发作时体位应取

A. 半卧位　　　　　　B. 端坐位　　　　　　C. 仰卧位

D. 膝胸卧位　　　　　E. 头低脚高位

（2）**严重发绀**：**血细胞比容达75%时考虑放血**。青紫伴小细胞低色素性贫血补充铁剂，减少缺氧发作。

（3）**外科治疗**：**绝大多数患儿行根治术。轻症患儿手术年龄以5~9岁为宜。根**治困难者做姑息手术即体肺分流术。

小试身手（9~10题共用题干）

患儿，女，2岁，出生后逐渐青紫加重，1岁半会走，但走几步要下蹲，青紫，有杵状指。体检：胸骨左缘第三肋间闻及Ⅲ级收缩期吹风样杂音，肺动脉瓣听诊区第2心音减弱，X线胸片肺血少，靴形心。

9.患儿首先应考虑的诊断是

A. 室间隔缺损　　　　　B. 房间隔缺损

C. 动脉导管未闭　　　　D. 法洛四联症

E. 肺动脉狭窄

10.若该患儿突然出现青紫、晕厥，不应采取的措施是

A. 给予洋地黄　　　　　B. 给予吗啡

C. 给予普萘洛尔　　　　D. 膝胸卧位

E. 吸氧

第三节　病毒性心肌炎

浪里淘沙—核心考点

一、临床表现

病情轻重不一，自觉症状较轻，多在出现心脏症状前1~3周内有上呼吸道感染或其他病毒感染疾病。

轻型：症状轻，乏力，多汗、苍白、心悸、气短、胸闷、头晕、精神萎靡、食欲减退等。查体：**面色苍白、口周发绀、听诊第一心音低钝**。

中型：较少见，起病急，除上述症状外，乏力为突出症状，年长儿诉心前区疼痛。

重型：罕见，呈暴发型，起病急骤，1~2天内出现心力衰竭或突发心源性休克，患儿极度乏力、头晕、烦躁、呕吐、心前区疼痛、严重心律失常。病情发展迅速，抢救不及时有生命危险。

小试身手 11.病毒性心肌炎患儿心脏体征主要为

A.心率减慢　　　　　　B.第一心音低钝

C.明显器质性杂音　　　D.心包摩擦音

E.心界偏移

小试身手 12.病毒性心肌炎患儿的心脏体征主要为

A.奔马律　　　　　　　B.心尖部第一心音低钝

C.明显器质性杂音　　　D.心包摩擦音

E.心界扩大

二、治疗原则

1.**休息**　急性期卧床休息，减轻心脏负荷。

2.**保护心肌**　大量维生素C、1，6-二磷酸果糖（FDP）、辅酶Q10。

参考答案

1.C　2.B　3.D　4.C　5.B　6.A　7.E　8.D　9.D　10.A　11.B　12.B

第十章 血液系统疾病患儿的护理

第一节 小儿贫血

诊断儿童贫血的标准：6个月~6岁儿童Hb<110g/L；6~14岁儿童Hb<120g/L。6个月以下婴儿贫血标准：新生儿Hb<145g/L；1~4个月Hb<90g/L；4~6个月Hb<100g/L者为贫血。

根据Hb及RBC将贫血分轻、中、重、极重四种程度，见表4-10-1。

表4-10-1　贫血程度

	轻度	中度	重度	极重度
Hb（g/L）	120~90	90~60	60~30	<30
RBC（×10^{12}/L）	4~3	3~2	2~1	<1

一、临床表现

1.共有的表现

（1）一般表现：皮肤、黏膜苍白，以口唇、结膜、甲床最明显。年长儿诉全身无力、头晕、耳鸣、眼前发黑等。病程长者出现易疲乏、毛发干枯、营养低下及发育迟缓等。

（2）造血器官反应：婴幼儿出现骨髓外造血，肝脾淋巴结肿大，周围血中出现幼稚细胞。

2.不同贫血的特点

（1）营养性缺铁性贫血：食欲减退、恶心、呕吐、腹泻、口腔炎、舌乳头萎缩等，少数有异食癖；神经系统出现精神萎靡或烦躁不安、注意力不集中、记忆力减退、理解力下降、学习成绩下降等；循环系统出现心率增快，重度者出现心脏扩大及心前区收缩期杂音，甚至发生心力衰竭；易合并感染；出现指甲改变等。

（2）营养性巨幼细胞贫血：表情呆滞、反应迟钝、嗜睡、少哭不笑、智力、动作发育落后甚至倒退；维生素B$_{12}$缺乏出现肢体、躯干、头部或全身震颤，甚至抽搐、共济失调等。

小试身手　1.下列哪项是营养性巨幼细胞贫血最具特征性的表现

A.面色苍白　　　　　　B.烦躁不安　　　　　　C.食欲减退

D.心率增快　　　　　　E.肢体震颤

（3）溶血性贫血：①红细胞葡萄糖-6-磷酸脱氢酶（G-6-PD）缺乏症常在服药、吃蚕豆、感染及接触樟脑丸等诱因下发生溶血，除贫血表现外，出现黄疸、血红蛋白尿，严重者出现少尿、无尿、酸中毒和急性肾衰竭；②遗传性球形红细胞增多症以不同程度贫血、间发性黄疸、脾肿大、球形红细胞增多及红细胞渗透脆性增加为特征；③地中海贫血多表现为慢性进行性溶血性贫血，严重者出现地中海贫血面容，即头颅变大、额部隆起、颧高、鼻梁塌陷、两眼距增宽。

常见贫血疾病的比较见表4-10-2。

二、治疗原则

去除病因；改善饮食结构；药物治疗；**必要时输红细胞，贫血愈严重，一次输注量愈少且速度宜慢。**

第二节　原发免疫性血小板减少症

浪里淘沙—核心考点

一、临床表现

原发免疫性血小板减少症（ITP）见于各年龄期小儿，以1~5岁小儿多见，男女发病率无差异，冬春季发病率较高。**新诊断ITP患儿于发病前1~3周常有急性病毒感染史**，如上呼吸道感染、流行性腮腺炎、水痘、风疹、麻疹、传染性单核细胞增多症等。大多数患儿发疹前无任何症状，部分可有发热。**以自发性皮肤、黏膜出血为突出表现**，多为针尖大小的皮内或皮下出血点，或为瘀斑和紫癜，少见皮下血肿。分布不均匀，以四肢为多，在易于碰撞的部位更多见。常伴鼻出血或齿龈出血，胃肠道大出血少见，偶见肉眼血尿。青春期女性病人可有月经过多。少数患儿可有结膜下和视网膜出血。**颅内出血少见，一旦发生，则预后不良**。出血严重者可致贫血，一般无肝脾大，淋巴结不肿大。部分患儿病程中没有任何出血表现。80%~90%的患儿于发病后1~6个月内痊愈，10%~20%的患儿呈慢性病程。病死率为0.5%~1%，**主要致死原因为颅内出血**。

美国血液学会(ASH)根据临床病程的长短将ITP分为3型：①新诊断的ITP：确诊后<3个月；②持续性ITP：确诊后3~12个月；③慢性ITP：确诊后>12个月。以上分型不适用于继发性ITP。

小试身手　2.原发性血小板减少性紫癜的突出表现是
　　A.脉搏增快　　　　　　　B.发热、寒战　　　　　C.活动后心慌、气促
　　D.动作和智能发育落后　　E.皮肤和黏膜自发性出血

二、治疗原则

1.**糖皮质激素**　常用泼尼松。2~3周后逐渐减量，一般不超过4周。

2.**大剂量静脉滴注免疫球蛋白**　每日0.4~0.5g/kg，静脉滴注，连用5天，或1g/（kg·d）静脉滴注1次，必要时次日可再用1次，3~4周后再给药一次。

3.**输注血小板和红细胞**　严重出血危及生命时输注血小板，但应尽量少输；贫血者输浓缩红细胞。

表4-10-2　常见贫血疾病的比较

疾病	病因	临床表现	实验室检查	治疗要点	护理要点
缺铁性贫血	体内铁缺乏	6个月~2岁多见，苍白，乏力，异食癖，注意力不集中	小细胞低色素性贫血；中、晚幼红细胞增生，胞浆发育落后胞核	去除病因，补充铁剂	添加含铁丰富食物，掌握使用铁剂使用的注意事项
巨幼细胞贫血	维生素B_{12}或（和）叶酸缺乏	面色蜡黄，表情呆滞，舌，肢体震颤、倒退现象	大细胞性贫血；骨髓象：各细胞系均呈巨幼变，胞核发育落后于胞浆	去除病因，补充维生素B_{12}、叶酸	添加富含维生素B_{12}及叶酸的辅食
再生障碍性贫血	各种因素致骨髓造血受抑制	贫血、出血、感染，多无造血器官反应	全血细胞减少，骨髓增生低下	激素、输血、抗生素、骨髓移植	预防感染、避免使用抑制骨髓药物，出血的护理
G-6-PD缺乏症	与遗传有关	吃蚕豆或服具有氧化性药物出现黄疸、血红蛋白尿及贫血	Hb、RBC减少，网织红细胞升高，间接胆红素增高，G-6-PD活性减低	去除诱因，保持尿液呈碱性，输血	避免接触导致溶血的食物、药物，观察溶血症状
地中海贫血	遗传因素致珠蛋白生成障碍	贫血、发育迟缓，肝脾大，地中海贫血特殊面容	小细胞低色素性贫血，出现异形、靶形红细胞，红细胞渗透脆性减低	对症治疗、输血治疗、去铁治疗及脾切除	加强营养、防治感染，避免外伤引起脾破裂

小试身手 3.丙种球蛋白治疗原发免疫性血小板减少症的用量是

A.每次0.4g/kg
B.每次0.5g/kg

C.每次1g/kg
D.0.4~0.5g/（kg·d），连用5天

E.0.4g/（kg·d），连用7天

小试身手 4.原发免疫性血小板减少症的首选治疗方法是

A.大剂量免疫球蛋白静脉滴注
B.输血小板悬液

C.输新鲜血
D.预防感染

E.糖皮质激素

第三节　血友病

浪里淘沙—核心考点

一、临床表现

出血是本病的主要表现。血友病A、B出血症状较重，血友病C的出血症状较轻。患儿多在2岁时发病，重者新生儿期即发病。发病后终生易出血，常有皮肤瘀斑、黏膜出血，皮下组织及肌肉血肿，关节腔出血及积血，消化道、泌尿道等内脏出血。颅内出血较少，但常危及生命，是最常见的致死原因之一。

二、治疗原则

预防出血、局部止血、补充凝血因子及药物治疗。

第四节　急性白血病

浪里淘沙—核心考点

一、临床表现

1.起病较急，早期出现面色苍白、精神不振、乏力、食欲差、鼻及齿龈出血等，少数以发热和骨关节疼痛为首发症状。

2.发热　发热常为首见症状，热型不定，常不伴寒战，抗生素治疗无效，合并感染时伴持续高热。

3.贫血　出现较早，逐渐加重，表现为面色苍白、虚弱无力、活动后气促等。贫血主要是骨髓干细胞受到抑制引起。

4.出血　以皮肤、黏膜出血多见，表现为皮肤紫癜、瘀斑，鼻及齿龈出血、消化道出血、血尿等，偶见颅内出血，是造成死亡的重要原因之一。

5.白血病细胞浸润的表现

（1）**肝、脾、淋巴结肿大**。

（2）**骨和关节浸润**：白血病儿童骨、关节疼痛较常见。

（3）**中枢神经系统浸润**：因多数化疗药物不能通过血–脑屏障，中枢神经系统浸润发生率较高，是导致白血病复发的主要原因。

小试身手 5.患儿，男，6岁，临床诊断为"急性淋巴细胞性白血病"。下列临床表现中，提示中枢神经系统受累的是

　　A.贫血、发热、出血　　　B.肝、脾、淋巴结肿大　　C.头痛、呕吐、惊厥

　　D.关节疼痛明显　　　　　E.眶骨、胸骨疼痛

小试身手 6.儿童白血病复发的主要原因是

　　A.骨浸润　　　　　　　　B.关节浸润　　　　　　　C.睾丸浸润

　　D.淋巴结浸润　　　　　　E.中枢神经系统浸润

（4）**其他**：白血病细胞浸润睾丸时表现为睾丸局部增大、触痛，阴囊皮肤呈红黑色，由于化疗药物不易进入睾丸，是白血病复发的另一重要原因。

二、治疗原则

治疗原则是：**早诊断、早治疗，以化疗为主的综合治疗**。采取联合、足量、间歇、交替、长期的方针，按诱导缓解、巩固强化、预防髓外白血病、维持及加强治疗等阶段进行，总疗程需持续完全缓解2.5~3.5年方可停止治疗，继续追踪观察数年。有条件者采用造血干细胞移植，一般在第一次化疗完全缓解后进行。

小试身手 7.儿童急性白血病主要的治疗方法是

　　A.输血　　　　　　　　　B.放射治疗　　　　　　　C.免疫治疗

　　D.造血干细胞移植　　　　E.以化疗为主的综合治疗

参考答案

1.E　2.E　3.D　4.E　5.C　6.E　7.E

第十一章　泌尿系统疾病患儿的护理

第一节　急性肾小球肾炎

一、临床表现

（一）典型表现

1. **血尿**　起病时几乎都有血尿，其中肉眼血尿占50%~70%，呈浓茶色或烟灰水样，也可呈洗肉水样。肉眼血尿在1~2周内消失，镜下血尿可持续数月，运动或感染后可加重。

2. **水肿、少尿**　70%患儿有水肿，晨起明显，轻者仅眼睑、面部水肿，重者全身水肿，水肿呈非凹陷性，伴尿量减少。

3. **高血压**　30%~80%患儿有高血压，为轻至中度升高，在病程1~2周内随尿量增多而降至正常。

（二）严重表现

部分患儿在病初2周内出现下列严重症状：

1. **严重循环充血**　由水钠潴留、血浆容量增加引起。表现为气促、发绀、端坐呼吸、咳嗽、咳粉红色泡沫痰、两肺底闻及湿啰音，心脏扩大，心率增快，有时呈奔马律，肝肿大，颈静脉怒张，静脉压升高。

2. **高血压脑病**　血压急剧升高，脑血管痉挛或脑血管充血引起脑水肿。**表现为剧烈头痛、恶心呕吐、复视或一过性失明、昏迷。**

3. **急性肾衰竭**　表现为少尿或无尿，出现暂时性氮质血症、电解质紊乱和代谢性酸中毒，一般持续3~5日，尿量逐渐增多后病情好转。

小试身手　1. 下列哪项是急性肾炎的严重表现

A. 呼吸衰竭　　　　　　　B. 感染性休克　　　　　　C. 高血压脑病

D. 肾静脉血栓　　　　　　E. 重度凹陷性水肿

二、治疗原则

本病为自限性疾病，无特异治疗。主要是对症治疗，观察严重症状并及时治疗。

1. 一般治疗　急性期卧床休息，限制水和钠盐，避免使用肾毒性药物，应用青霉素及敏感药物10~14天，以清除体内感染灶。

> **小试身手** 2.急性肾炎应用青霉素的目的是
> A.预防尿毒症　　　　　B.治疗肾脏炎症　　　　C.清除体内感染灶
> D.预防泌尿道感染　　　E.预防肾炎的发展

2.对症治疗

（1）**水肿**　明显水肿、少尿或高血压、循环充血者使用**利尿剂，可选用氢氯噻嗪1~2mg/（kg·d），分2~3次口服，无效时需用呋塞米（速尿）**，口服每日2~5mg/kg，注射每次1~2mg/kg，每日1~2次。

（2）**高血压**　**血压持续升高、舒张压高于90mmHg（12.0kPa）时给予降压药，首选硝苯地平口服**。严重高血压时肌内注射利血平，**出现高血压脑病时首选硝普钠**5~20mg加入5%葡萄糖液100ml（50μg/ml），以每分钟1μg/kg速度静脉滴注，无效时逐渐增加滴速，但最大不超过每分钟8μg/kg，惊厥者给予地西泮止惊。

（3）**严重循环充血**　**严格限制水钠入量，迅速利尿**。肺水肿时用硝普钠或酚妥拉明扩张血管，适当使用快速强心剂。

（4）急性肾衰竭　维持水和电解质平衡，及时处理高钾血症和低钠血症，必要时透析。

> **小试身手** 3.急性肾小球肾炎应用降压药时一般是在血压持续升高、舒张压高于
> A.100mmHg　　　　　B.90mmHg　　　　　C.80mmHg
> D.70mmHg　　　　　E.60mmHg

第二节　原发性肾病综合征

浪里淘沙—核心考点

一、临床表现

1.**单纯性肾病**　发病年龄为2~7岁，起病缓慢，**表现为全身凹陷性水肿**，以颜面、下肢、阴囊明显，严重者面色苍白、疲倦、厌食，伴腹水、胸腔积液。皮肤发亮，出现白纹。尿量减少，颜色变深。

2.**肾炎性肾病**　发病年龄为学龄期。水肿不严重，除具备肾病四大特征外，可出现**血尿、高血压、血清补体下降和氮质血症**。

3.**并发症**

（1）**感染：最常见的并发症，是引起死亡的原因**。以上呼吸道感染为主，感染可促使病情加重。

> **小试身手** 4.肾病综合征最常见的并发症是
> A.感染　　　　　　　B.血栓形成　　　　　C.高凝状态
> D.电解质紊乱　　　　E.急性肾衰竭

（2）**电解质紊乱和低血容量**。

（3）**高凝状态及血栓形成**：**肾静脉血栓最为常见**，表现为腰痛或腹痛，肉眼血尿或急性肾衰。

小试身手 5.患儿，男，8岁，以肾病综合征收入院。次日患儿突发性腰痛、血尿、少尿，最可能的原因是

A.肾静脉血栓   B.急性肾功能衰竭   C.血压增高

D.感染加重   E.肾功能衰竭

（4）**急性肾衰竭**：多数为低血容量所致的肾前性急性肾衰竭。

（5）生长延迟：见于频繁复发和长期接受大剂量糖皮质激素治疗的患儿。

二、治疗原则

1.一般治疗

（1）**休息**：除严重水肿或严重高血压或并发感染外，一般不需卧床休息。

（2）限盐，补充维生素及矿物质，如维生素D、钙剂等。

（3）防治感染：抗生素不作为预防用药，一旦感染积极使用抗生素控制感染。**预防接种需在病情完全缓解且停用糖皮质激素6个月后进行**。

2.**对症治疗** 重度水肿患儿使用氢氯噻嗪、螺内酯（安体舒通）、呋塞米利尿。**水肿显著患儿给予右旋糖酐-40**，每次10ml/kg，静脉滴注1小时后再静脉推注呋塞米，可提高利尿效果；也可输注白蛋白，但不宜多输。

3.**激素治疗** 糖皮质激素是首选药物。目前国内多采用中长程疗法。泼尼松每日2mg/kg（最大量每日不超过80mg），分次口服，尿蛋白转阴后再巩固2周，改为1.5mg/kg隔日清晨顿服，4周后每2~4周减量一次，直至停药。中程疗法总疗程6个月，长程疗法总疗程9个月。

小试身手 6.治疗肾病综合征的首选药物是

A.螺内酯   B.环磷酰胺   C.左旋咪唑

D.苯丙酸氮芥   E.肾上腺糖皮质激素

4.**免疫抑制剂治疗** 适用于激素耐药、激素依赖及频复发或频反复病例。选用环磷酰胺、环孢素等。

第三节 泌尿道感染

浪里淘沙—核心考点

一、临床表现

1.急性感染

（1）**新生儿**：症状极不典型，多以全身症状为主，发热、体温不升、皮肤苍

白、体重不增、拒乳、腹泻、嗜睡和惊厥，而**局部尿路刺激症状多不明显**。

小试身手 7. 新生儿期急性泌尿道感染主要表现为

A. 全身症状   B. 局部症状   C. 尿路刺激症状

D. 消化系统症状   E. 神经系统症状

（2）**婴幼儿**：以全身症状为主，**高热、呕吐、面色苍白、腹胀、腹泻等，甚至出现精神萎靡和惊厥**。局部症状为排尿时哭闹、排尿中断、夜间遗尿等，<u>尿路刺激症状如尿频、尿急、尿痛</u>。

（3）**儿童**：<u>小儿以遗尿为首发症状，上尿路感染出现发热、腹痛、肾区叩痛、遗尿等。下尿路感染有尿频、尿急、尿痛</u>。

> 锦囊妙记：小儿尿路感染时，如为新生儿和婴幼儿，主要表现为全身症状，如为儿童，则表现为局部症状。

2. **慢性感染** 指病程在6个月以上，无明显症状，也可间断出现发热、脓尿、菌尿等，或反复发作伴乏力、贫血、体重减轻及肾功能减退。

二、治疗原则

控制症状，杀灭病原体，去除诱发因素，预防复发。

1. **一般治疗** 多饮水、勤排尿，女孩清洁外阴。提供高热量、丰富维生素和蛋白质饮食。

2. **抗感染治疗** 选择药物的依据：①感染部位：**上尿路感染选择氨苄西林及头孢类抗生素；下尿路感染选择磺胺甲恶唑及呋喃类**；②尿培养及药敏试验结果；③对肾损害小的药物；④治疗效果：如治疗2~3天症状不见好转或菌尿持续存在，细菌耐药，应及早调整，必要时两种药物联合使用。

3. **治疗疗程** **急性感染者使用敏感药物10~14天**。复发者急性症状控制后用小剂量维持。

小试身手 8. 应用敏感抗生素治疗小儿泌尿道急性感染的疗程是

A. 2~3天   B. 3~5天   C. 5~7天

D. 7~10天   E. 10~14天

参考答案

1.C   2.C   3.B   4.A   5.A   6.E   7.A   8.E

第十二章 内分泌系统疾病患儿的护理

第一节 生长激素缺乏症

浪里淘沙一核心考点

一、临床表现

1.原发性生长激素缺乏症

（1）**生长障碍**：出生时身高、体重正常，1岁以后生长缓慢，外观明显小于实际年龄。

（2）**骨成熟延迟**：出牙及囟门闭合延迟，恒齿排列不整。骨化中心发育迟缓，骨龄小于实际年龄2岁以上。

（3）**青春发育期推迟**。

（4）**智力正常**。

小试身手 1.小儿生长激素缺乏症的临床表现为

A.生长迟缓，骨成熟延迟，青春期发育延迟和智力正常

B.生长迟缓，骨成熟延迟，青春期发育延迟和智力不正常

C.生长正常，骨成熟延迟，青春期发育延迟和智力正常

D.生长正常，骨成熟正常，青春期发育延迟和智力不正常

E.生长正常，骨成熟正常，青春期发育延迟和智力正常

2.继发性生长激素缺乏症 可见于任何年龄，病后生长发育减慢。颅内肿瘤出现头痛、呕吐、视野缺损等症状和体征。

二、治疗原则

采用激素替代治疗。

1.**生长激素替代治疗** 国产基因重组人生长激素（r-hGH），0.1U/kg，每晚临睡前皮下注射1次，每周6~7次，治疗持续至骨骺愈合。

小试身手 2.生长激素缺乏症替代治疗的药物是

A.睾酮   B.司坦唑醇   C.性激素

D.生长激素   E.苯丙酸诺龙

小试身手 3.生长激素缺乏症的最佳治疗方法是

A.人生长激素替代疗法   B.应用促蛋白合成激素

C.绒毛膜促性腺激素   D.甲状腺片

E. 糖皮质激素

2. 合成代谢激素　不能使用r-hGH时选用促合成代谢药物，如苯丙酸诺龙、美雄诺龙、氟甲睾酮等，司坦唑醇（康力龙），每日0.05mg/kg。

3. 性激素治疗　伴性腺轴功能障碍的GHD患儿在骨龄达12岁时即开始用性激素治疗，以促进第二性征发育。

第二节　先天性甲状腺功能减退症

浪里淘沙—核心考点

一、临床表现

主要表现为：①**生长发育落后**：身材矮小、躯干长、四肢短，上部量与下部量之比>1.5。囟门闭合迟、出牙迟。②**生理功能低下**：精神、食欲差，不善活动，安静少哭，嗜睡、低体温、怕冷、脉搏、呼吸缓慢，心音低钝，腹胀、便秘，第二性征出现晚等。③**智力低下**：动作发育迟缓，智力低下，表情淡漠等。

小试身手　4.新生儿散发性甲状腺功能减退症最早出现的症状常是

A. 便秘　　　　　　　　　　B. 贫血、面色苍黄

C. 生理性黄疸时间延长　　　D. 呼吸、心跳慢

E. 纳差，呼吸缓慢

二、治疗原则

尽早开始甲状腺素替代治疗，先天性者需终生服药，以维持正常生理功能。治疗开始时间越早越好，出生2个月内即开始治疗者不遗留神经系统损害。

第三节　儿童糖尿病

浪里淘沙—核心考点

一、临床表现

起病较急，出现多尿、多饮、多食和体重下降"三多一少"的典型症状。婴幼儿遗尿或夜尿增多。部分患儿起病缓慢，表现为精神不振、疲乏无力、体重减轻等。在急性感染、过食、延误诊疗或突然中断胰岛素治疗等诱因下，40%的患儿首次就诊即表现为糖尿病酮症酸中毒。患儿出现多尿、多饮、体重减少、恶心、呕吐、腹痛、食欲减退，迅速出现皮肤、黏膜干燥，呼吸深长、呼气中有酮味，脉搏细速、血压下降，嗜睡、昏迷甚至死亡。

小试身手　5.以下哪项不是婴幼儿糖尿病的临床特点

A. 多尿　　　　　　　　B. 多饮　　　　　　　　C. 多食

D. 遗尿 　　　　　　　E. 体重无明显减轻

小试身手 6. 下列哪项是儿童糖尿病酮症酸中毒时的表现

A. 头痛呕吐 　　　　B. 大汗淋漓 　　　　C. 脉搏减缓

D. 呼吸浅慢 　　　　E. 皮肤、黏膜干燥

二、治疗要点

积极治疗糖尿病酮症酸中毒，纠正代谢紊乱，**采取胰岛素替代、饮食控制和运动锻炼的综合性治疗方案**。防止糖尿病引起急、慢性并发症，保证患儿正常生长发育。

参考答案

1.A　2.D　3.A　4.C　5.E　6.E

第十三章　神经系统疾病患儿的护理

第一节　化脓性脑膜炎

浪里淘沙—核心考点

一、临床表现

1.化脓性脑膜炎

（1）**暴发型**：**病原体常为脑膜炎双球菌**。起病急，有头痛、呕吐、烦躁、抽搐、发热等，脑膜刺激征阳性。皮肤迅速出现出血点或瘀斑、意识障碍、血压下降和DIC，进行性休克症状，如不及时治疗24小时内死亡。

（2）**亚急型**：病原体常为流感嗜血杆菌或肺炎链球菌。发病前数日有上呼吸道或消化道感染症状，年长儿诉头痛、肌肉酸痛，婴幼儿表现发热、呕吐、烦躁、易激惹、精神萎靡、目光凝视、惊厥、昏迷。

2.**体征**　①**脑膜刺激征**：颈抵抗、布氏征及克氏征阳性；②**颅内压增高**：头痛、呕吐、婴幼儿前囟饱满、颅缝增宽、双侧瞳孔反射不对称，甚至出现脑疝；③30%以上患儿反复出现惊厥发作。

新生儿缺乏典型症状和体征，起病时表现与新生儿败血症相似，**嗜睡、前囟紧张膨隆**，但脑膜刺激征不明显。病原体以大肠埃希菌、葡萄球菌多见，所以新生儿患败血症时应警惕化脓性脑膜炎的发生。

小试身手 1.颅内压增高时可出现的脑膜刺激征是

A. Kernig征　　　　　　B. Gordon征　　　　　　C. Babinski征

D. Trousseau征　　　　　E. Oppenheim征

小试身手 2.婴儿化脓性脑膜炎，脑膜刺激征不明显的原因是

A.大脑处于抑制状态

B.颈肌不发达

C.颅缝与囟门未闭，对颅内压起缓冲作用

D.脑膜炎症反应不如年长儿强

E.机体反应差

3.并发症

（1）**硬脑膜下积液**：颅骨透照试验阳性+诊断性穿刺可明确诊断。

（2）脑积水：因脑脊液循环系统粘连阻塞，引起脑积水。

（3）脑室管膜炎：多见于革兰阴性杆菌感染，多见于病程初期未及时治疗的婴

儿脑膜炎。

二、治疗原则

除早期、联合、坚持用药、对症处理、治疗并发症及支持疗法外，**主要采取抗生素进行病原学治疗**

1. **抗生素治疗** 及早采用敏感的、可通过血－脑屏障的、毒性较低的抗生素，联合用药，注意药物配伍。

（1）病原体未明时，可选用第三代头孢菌素：头孢曲松钠或头孢噻肟钠。

（2）**病原体明确后，应参照细菌药敏试验的结果，选用病原体敏感的抗生素。**

流感嗜血杆菌：氨苄西林、头孢呋辛钠、头孢曲松钠等。

肺炎链球菌：青霉素G、头孢噻肟钠等。

脑膜炎双球菌：青霉素G。

革兰阴性菌：头孢噻肟钠、阿米卡星等。

金黄色葡萄球菌：萘夫西林、氨基糖苷类、头孢噻肟钠、头孢呋辛钠、万古霉素。

新生儿脑膜炎：氨苄西林、头孢呋辛钠、头孢曲松钠。

（3）疗程：静脉滴注抗生素10~14天。金黄色葡萄球菌和革兰阴性杆菌脑膜炎应在21天以上。若有并发症，还应适当延长。

2. 对症及支持治疗

（1）保持水、电解质的平衡。

（2）给予20%甘露醇降低颅内压，防止脑疝的发生。

（3）对症处理：降温、止痉及纠正休克。

（4）**并发症的治疗：**①**硬膜下积液：**积液多时应反复穿刺，根据病情需要注入对病原体敏感的抗生素；②**脑室管膜炎：可作侧脑室引流，以减轻脑室压力；**③脑积水：主要采取手术治疗，可行正中孔粘连松解、导水管扩张及脑脊液分流等手术方法进行治疗。

小试身手（3~5题共用题干）

患儿，男，3个月，以拒奶，伴呕吐，咳嗽3天，嗜睡1天来院就诊。面色青灰，前囟张力较高。

3. 该患儿最可能的诊断是

A. 病毒性脑炎　　　　　B. 化脓性脑炎　　　　　C. 结核性脑膜炎

D. 流行性脑膜炎　　　　E. 脑脓肿

4. 患儿入院后，前囟张力明显增高，惊厥不止，呼吸节律不整，此时应给予治疗处理，以下**错误**的做法是

A. 物理降温

B. 立即腰穿放脑脊液以降低颅内压

C. 地西泮缓慢静脉注射止惊

D. 地塞米松注射降脑水肿

E. 甘露醇静脉注射

5. 该患儿脑膜刺激征**不明显**是因为

A. 脑膜炎反应轻　　　　　　B. 神经系统发育不够完善

C. 机体反应差　　　　　　　D. 头颈部肌肉不发达

E. 囟门及颅缝未闭，对颅内高压可起缓冲作用

第二节　病毒性脑膜炎、脑炎

浪里淘沙—核心考点

一、临床表现

1. **病毒性脑膜炎**　急性起病，有数天前驱症状，**表现为发热、恶心、呕吐，年长儿诉头痛，颈、背、下肢疼痛，畏光**等，但意识清楚，有颈强直等脑膜刺激征，无局限性神经系统体征。**病程大多在1~2周**。

小试身手 6. 病毒性脑炎的病程为

A. 3~5天　　　　　　　B. 5~7天　　　　　　　C. 1~2周

D. 2~3周　　　　　　　E. 3~4周

2. **病毒性脑炎**　开始时症状轻，发热，后出现意识障碍，轻者表情淡漠、嗜睡，重者神志不清、谵妄、昏迷。头痛、呕吐、局限性或全身性抽搐，严重者发生脑疝，甚至呼吸循环衰竭死亡。病毒性脑炎病程在2~3周。大多恢复完全，少数留有智力落后、肢体瘫痪、癫痫等后遗症。

二、治疗原则

支持和对症治疗，如降温、止惊、降颅内压、改善脑微循环、抢救呼吸和循环衰竭。抗病毒治疗选用阿昔洛韦等。

第三节　急性感染性多发性神经根神经炎

浪里淘沙—核心考点

一、临床表现

1. **前驱感染**　一年四季均可发病，7~9月为高峰。起病前1~3周为非特异性病毒感染，有数天的上呼吸道感染或轻度肠道感染。部分患儿因受凉或劳累诱发。

2. **起病初期，肌肉疼痛，下肢肢体无力、麻木、疼痛，尤其是大腿前后侧，疼痛感觉尤为明显**，伴发热，2周内达高峰。

3. 运动障碍 自肢体远端开始，首先表现为行走无力，易摔倒，**肌肉无力呈对称性**，2~3天内，发展到上肢、腰背、躯干，患儿不能坐起和翻身，手足下垂，肢体瘫痪等，随病情发展，**肢体远端也呈弛缓性瘫痪**。

小试身手 7.急性感染性多发性神经根神经炎运动障碍首先表现为

A. 不能坐起　　　　　　B. 不能翻身　　　　　　C. 行走无力

D. 手足下垂　　　　　　E. 肢体瘫痪

4. 脑神经麻痹 不能抬头，吞咽困难、进食时呛咳，患侧眼裂增大，鼻唇沟变浅或消失，口角向健侧歪斜。

5. 呼吸障碍 呼吸肌麻痹后出现呼吸浅表、咳嗽无力、声音微弱、呼吸困难。单纯肋间肌麻痹，出现吸气时胸廓下陷，上腹隆起。如单纯膈肌麻痹，出现吸气时上腹部下陷呈现矛盾样呼吸。

6. 自主神经功能障碍 自主神经受累时出现视物不清、多汗、面色潮红、腹痛、直立性低血压、心律不齐，甚至发生心搏骤停。

7. 感觉障碍 年长儿诉手足麻木、疼痛，早期出现手套或袜套状感觉减退。病情进展迅速者24小时内出现包括肢体、呼吸肌及部分脑神经的完全瘫痪，少数病例先有脑神经受累，从上往下进展。病情多在起病数日至1~2周中发展最快，并维持数周至数月，大多数患儿3~6个月内可完全恢复。

二、治疗原则

支持治疗、对症处理、抢救呼吸肌麻痹。

药物治疗、血浆置换和静脉滴注大剂量免疫球蛋白可缩短病程，改善预后。**病程2周内用免疫球蛋白**，每天400mg/kg，连用5天，或2g/kg一次负荷量静脉滴注，**有效者24~48小时可见麻痹不再发展**。

第四节　脑性瘫痪

浪里淘沙—核心考点

一、分型

1. 按运动障碍性质分类

（1）**痉挛型**：占70%，是最常见的中枢性瘫痪类型。主要因锥体系受累。

（2）手足徐动型：除手足徐动外，也可出现扭转痉挛或其他锥体外系受累症状。

（3）肌张力低下型：因锥体系和锥体外系同时受累，导致瘫痪肢体松软。

（4）强直型：全身肌力增高、僵硬，锥体外系受损。

（5）共济失调型：小脑共济失调。

（6）震颤型：多为锥体外系相关的静止性震颤。

（7）**混合型**：同时出现2~3个类型的症状。

2. **按瘫痪累及部位分类** 双瘫（四肢瘫，但双下肢较重）、四肢瘫（四肢和躯干均受累）、截瘫（下肢受累，上肢躯干正常）、偏瘫、三肢瘫、单瘫等。

二、临床表现

1. **痉挛型瘫痪** 婴幼儿时期出现症状。**病变主要在锥体束，表现多为双侧性**，患儿肌张力增高，尤以下肢最明显，抱起时，**两腿交叉成剪刀样**，足跟悬空、足尖着地、上肢屈曲内收。轻症两手动作不灵敏，步态不稳。可出现四肢瘫、偏瘫、截瘫和单瘫。

> **小试身手** 8.脑性瘫痪患儿若表现为肌张力增高，两腿交叉成剪刀样，最可能为

    A.痉挛型脑瘫   B.混合型脑瘫   C.手足徐动型脑瘫

    D.共济失调型脑瘫   E.运动障碍型脑瘫

2. **手足徐动型脑瘫** 多数肌张力降低，同时伴无目的、不自主动作或动作过多，可呈震颤、舞蹈样动作，睡眠时消失。

3. **共济失调型** 病变主要在小脑。**表现为步态不稳，快变轮换动作差，肌张力低下，指鼻试验阳性等**。

4. **混合型** 以痉挛型和运动障碍型混合并存多见。此型智力低下、运动障碍，严重者有癫痫发作、语言障碍、视觉和听觉障碍等。

5. **伴随症状和疾病** 一般上述瘫痪患儿合并智力低下、听力和语言发育障碍，其他还有视力障碍、易激惹、小头畸形、癫痫、流涎等。

三、治疗原则

早诊断、早治疗，促进正常运动发育，抑制异常运动和姿势，进行体能、技能、语言训练，手术矫形。

第五节　注意缺陷多动障碍

浪里淘沙—核心考点

一、临床表现

主要表现为**注意缺陷和活动过度**，两者同时存在。

1. **注意缺陷** 本病必有表现，注意力短暂、易随环境转移，在学习和玩时心不在焉。做事有始无终，对各种刺激都起反应。听课不专心，常把作业记错或漏掉。

> **小试身手** 9.下列哪项是小儿注意缺陷多动障碍必备的表现

    A.任性冲动   B.注意缺陷   C.动作笨拙

    D.智力低下   E.语言发育落后

2. **活动过度** 从小表现兴奋多动，多跑动、爬高上低，不得安宁。上课时小动作不断，摇椅转身，离位走动，叫喊讲话，扰乱课堂秩序，翻箱倒柜，干扰别人活动。

3. **其他** 任性冲动、情绪不稳、缺乏克制力，伴学习困难、神经发育障碍或延迟等。

二、治疗原则

除心理治疗和教育外，**对本病唯一有效的药物为神经兴奋剂**，如哌甲酯（利他林）、苯丙胺、匹莫林。从小剂量开始，白天早餐后顿服，节假日停药，6岁以下及青春期以后原则上不用药。

参考答案

1.A 2.C 3.B 4.B 5.E 6.C 7.C 8.A 9.B

第十四章　免疫性疾病患儿的护理

第一节　风湿热

浪里淘沙—核心考点

一、临床表现

约50%病例在发病前1~4周有上呼吸道感染史。关节炎通常急性起病，心脏炎及舞蹈病初发时呈缓慢经过。风湿热临床表现轻重不一，取决于疾病侵犯部位和程度。

（一）一般表现

发热，热型不规则，面色苍白、食欲低下、多汗、疲倦、腹痛等。

（二）主要表现

1. **心脏炎**　**是本病最严重的表现**，年龄愈小，心脏受累机会愈多，以心肌炎及心内膜炎多见。

> **小试身手** 1.风湿热最严重的表现是
> A. 心脏炎　　　　　　　B. 关节炎　　　　　　　C. 舞蹈病
> D. 皮下结节　　　　　　E. 环形红斑

2. **关节炎**　**年长儿多见，以游走性和多发性为特点，主要累及膝、踝、肩、肘、腕等大关节**，局部出现红肿热痛，以疼痛和功能障碍为主。

> **小试身手** 2.幼年特发性关节炎多关节型的特点是
> A. 发热　　　　　　　　B. 皮疹　　　　　　　　C. 晨僵
> D. 关节肿痛　　　　　　E. 肝脾肿大

3. **舞蹈病**　女童多见，是一种累及锥体外系的风湿性神经系统疾病，**表现为四肢和面部肌肉不自主、不协调、无目的的快速运动**，出现皱眉、挤眼、努嘴、伸舌等奇异面容和颜面肌肉抽动、耸肩等，在兴奋或注意力集中时加剧，入睡后消失。

4. **皮下结节**　见于复发病例，**好发于肘、腕、膝、踝等关节伸侧的骨质隆起或肌腱附着处**，为粟米到豌豆大小、可活动无压痛的硬结，起病数周后出现，2~4周自然消失。

5. **环形红斑、结节性或多形性红斑**　**以环形红斑最常见，一般在风湿热后期出现，分布在躯干及四肢屈侧**，呈环形或半环形，如钱币大小，色淡红或暗红，边缘轻度隆起，中心苍白，于数小时或1~2天内消失，反复出现，不留痕迹。

二、治疗原则

1. 卧床休息，加强营养，补充维生素A、维生素C等。

2. **抗链球菌感染** **青霉素**80万U，肌内注射，每日2次用药时间持续2~3周，青霉素过敏者改为红霉素，剂量每日30~50mg/kg，分4次口服。

3. **抗风湿治疗** 选用水杨酸盐或肾上腺皮质激素。心脏炎时宜早期使用肾上腺皮质激素，症状好转后逐渐减量至停药，总疗程8~12周。**在停用激素之前要用阿司匹林治疗量接替，防激素停药反跳。**无心脏炎患儿用阿司匹林，全体温恢复正常、关节肿痛消失和实验室活动性指标正常后，剂量减半，总疗程4~8周。**阿司匹林的副作用有恶心、呕吐、消化道出血、肝功能损害等。**

小试身手 3.风湿热患儿服用阿司匹林药物治疗期间，病情观察的重点是

A. 血压变化　　　　　B. 胃肠道反应　　　　　C. 血电解质变化

D. 有无心律不齐　　　E. 有无过敏反应

4. **舞蹈病治疗** 采用支持和对症治疗。口服苯巴比妥、氯丙嗪和地西泮等镇静药。

第二节　幼年特发性关节炎

浪里淘沙—核心考点

一、临床表现

1. **全身型** 大部分起病于5岁以前。**初期以全身症状为主，发热和皮疹为典型症状**，弛张热，体温达40℃以上，持续数周或数月，能自行缓解但易复发。发热期伴一过性多形性皮疹，以胸部和四肢近端多见，随体温升降而时隐时现。关节症状较轻，部分病例后期出现多发性大关节炎症状。胸膜、心包或心肌可受累。肝、脾、淋巴结常肿大。

2. **多关节型** 起病有2个高峰，1~3岁和8~10岁。5个或5个以上关节受累，起病缓慢，全身症状轻，低热、食欲减退、消瘦、乏力、贫血。**其特征是进行性多发性关节炎**，伴关节破坏。关节炎可由一侧发展到对侧，由指、趾等小关节发展到膝、踝、肘等大关节；先呈游走性，后固定对称。发作时肿痛与活动受限，晨僵是本型特点。反复发作者关节畸形和强直，常固定在屈曲位置。

3. **少关节型** 发病高峰在5岁前。全身症状轻，有低热或无热，常侵犯单个或4个以内关节，以膝、踝、肘大关节为主，多无严重关节功能障碍。

小试身手 4.幼年特发性关节炎多关节型的特征性表现是

A. 皮疹　　　　　　　B. 发热　　　　　　　C. 晨僵

D. 游走性关节炎　　　E. 淋巴结肿大

二、治疗原则

减轻或消除症状，维持正常生活，保持关节功能，防止关节畸形。

1. **一般治疗**　**急性期卧床休息，病情好转后适当活动**。有关节变形、肌肉萎缩、活动受限时配合理疗、热敷、红外线照射、按摩，必要时手术矫形。

2. **药物治疗**　应用抗感染药物。

（1）**非甾体类抗炎药**：是治疗早期关节炎、改善临床症状必不可少的药物。**萘普生、布洛芬、吲哚美辛（消炎痛）、双氯芬酸（扶他林）**、吡罗昔康（炎痛喜康）等。

（2）病情缓解药物或慢作用的抗风湿药：如非甾体类抗炎药治疗3~6个月无效加用**羟氯喹、青霉胺**、甲氨蝶呤等。

（3）类固醇激素：内脏受累，伴心肌和眼部病变者宜早用激素，**常用泼尼松**。

（4）免疫抑制剂：适用于上述药物均无效或有严重反应者，或伴严重合并症的重症者。常用硫唑嘌呤与环磷酰胺，可单独或与激素联合使用。

第三节　过敏性紫癜

浪里淘沙—核心考点

一、临床表现

1. **皮肤紫癜，常为首发症状**，出现皮肤紫癜，**位于下肢和臀部**，以下肢伸面为多，对称分布，严重者累及上肢、躯干，面部少见。

2. **消化道症状**　皮疹发生1周内或紫癜出现之前出现。**患儿突发腹痛，伴恶心、呕吐或便血，腹痛位于脐周或下腹部**。偶发肠套叠、肠梗阻、肠穿孔及出血坏死性小肠炎。

3. **关节疼痛及肿胀**　多累及膝、踝、肘等关节，可单发或多发，呈游走性，一般无红、热，有积液，不遗留关节畸形。偶尔关节炎出现在紫癜前1~2天。

4. **肾脏症状**　常在病程1个月内出现，症状轻重不一。**多数患儿出现血尿、蛋白尿及管型尿，伴高血压和水肿，称为紫癜性肾炎**。

5. 其他　中枢神经系统病变是本病潜在威胁之一，偶可因颅内出血出现失语、瘫痪、昏迷、惊厥、肢体麻痹。个别患儿鼻出血、牙龈出血、咯血等。

小试身手 5.过敏性紫癜最具特征的临床表现是

A. 起病前1~3周有上呼吸道感染史

B. 病程中反复出现皮肤紫癜

C. 突发腹痛、恶心、呕吐或便血

D. 大关节疼痛及肿胀

E. 出现血尿、蛋白尿及管型尿

二、治疗原则

急性发作期卧床休息，控制感染，对症处理，积极寻找并避免致敏原。

1. **应用肾上腺皮质激素与免疫抑制剂**　皮质激素能缓解腹痛和关节痛，缓解免疫损伤，解除肠道痉挛，减轻肠壁水肿，因此**对腹型紫癜最有效**。**急性发作症状明显时服用泼尼松，症状缓解后即可停药**。如并发肾炎且经激素治疗无效者试用环磷酰胺治疗。

2. **止血、脱敏**　用大剂量维生素C、抗组胺药物或静脉滴注钙剂可减轻变态反应强度，恢复毛细血管内壁完整性，缓解部分患儿腹痛症状。有感染者积极使用抗生素。对于单纯皮肤和关节症状者使用阿司匹林，使关节消肿减痛，**注意防止引起肠道出血**。

小试身手　6.肾上腺皮质激素治疗过敏性紫癜，对以下哪型最有效

A.腹型　　　　　　　B.肾型　　　　　　　C.关节型
D.混合型　　　　　　E.皮肤型

小试身手　7.关于过敏性紫癜的治疗**不正确**的是

A.维生素C可降低毛细血管脆性
B.肾上腺皮质激素对肾型有较好疗效
C.肾上腺皮质激素可改善腹痛
D.腹痛可用阿托品
E.应用抗组胺药物作为一般治疗

第四节　皮肤黏膜淋巴结综合征

浪里淘沙—核心考点

一、临床表现

病程为6~8周，有心血管症状时可持续数月至数年。

（一）主要表现

1. **发热**　为最早出现的症状，体温达39~40℃以上，呈稽留热或弛张热，持续1~2周，抗生素治疗无效。

2. **皮肤、黏膜变化**　①皮疹：呈向心性、多形性，最常见为遍布全身的荨麻疹样皮疹，其次为深红麻疹斑丘疹，还可见猩红热样皮疹，无水疱或结痂；②肢端变化：为本病特征，发热早期手足皮肤硬性水肿，指、趾关节呈梭形肿胀，疼痛和关节强直，继之手掌和脚底弥漫性红斑，体温下降时，手足皮疹和硬性水肿消退，出现指、趾端膜状脱皮，重者指、趾甲脱落；③黏膜表现：双眼球结膜充血，无脓性分泌物或流泪；口腔咽部黏膜呈弥漫性充血，唇红干燥、皲裂、出血或结痂，舌乳

头突起呈"杨梅舌"。

3. **淋巴结肿大**　发热同时或发热后3天出现颈部淋巴结非化脓性肿大，常位于单侧，质硬，轻压痛，局部皮肤不发红。有时枕后或耳后淋巴结亦可受累。

（二）心血管症状和体征

心血管症状和体征是川崎病最严重的表现。发病1~6周出现症状。急性发热期表现为心脏杂音、心律不齐、心脏扩大和心力衰竭等；在亚急性期和恢复期，因冠状动脉炎和动脉瘤发生心肌梗死。

二、治疗原则

1. **阿司匹林**　为首选药物，有抗感染、抗凝作用。早期与免疫球蛋白联用。

2. **双嘧达莫（潘生丁）**　血小板显著增多或有冠状动脉病变、血栓形成者加用。

3. **大剂量丙种球蛋白静脉滴注**　病程10天内应用可明显减少冠状动脉病变发生，用法：第一次2g/kg，8~12小时内静脉滴注，用药后观察24小时，如仍有发热，可再给予1g/kg。

4. 使用抗生素控制继发感染；心肌损害者用ATP、辅酶A等。

小试身手 8. 皮肤黏膜淋巴结综合征患儿，早期可使用哪种药物以降低冠状动脉病变的发生率

A. 环磷酰胺　　　　　　B. 糖皮质激素　　　　　C. 双嘧达莫

D. 阿司匹林　　　　　　E. 丙种球蛋白

参考答案

1.A　2.C　3.B　4.C　5.B　6.A　7.B　8.E

第十五章　遗传性疾病患儿的护理

第一节　21-三体综合征

　　21-三体综合征又称唐氏综合征，是一种常见的染色体病，本病由于21号染色体呈三体型，是生殖细胞在减数分裂过程中发生不分离所致，使体细胞内存在一额外的21号染色体。

临床表现

　　主要表现为智能落后、特殊面容及身体发育迟缓。患儿眼距宽，眼裂小，外眼角上斜，内眦赘皮，鼻根低平，腭弓高尖等。新生儿舌大外伸，流涎。身材矮小，头围小于正常，骨龄落后于年龄，四肢短，肌张力降低，关节过度屈伸。约有40%的患者伴先天性心脏病（常见房、室间隔缺损），因免疫力低下，易患各种感染。皮肤纹理特征为：通贯手，atd角增大，胫侧弓形纹和第五指只有一指褶纹等。

> **小试身手** 1.21-三体综合征患儿最常伴发以下哪种畸形
>
> 　　A.唇裂　　　　　　　　B.腭裂　　　　　　　　C.幽门狭窄
>
> 　　D.先天性心脏病　　　　E.先天性巨结肠

> **小试身手** 2.患儿，女，3岁，精神运动发育均明显落后，只会说简单话，两眼内眦距离宽，鼻梁低平，眼向外眦上偏，经常伸舌，临床上拟诊：21-三体综合征，下列检查具有确诊价值的是
>
> 　　A.测试智能低下　　　　B.特殊面容　　　　　　C.通贯手
>
> 　　D.染色体核型分析　　　E.手皮纹特点

第二节　苯丙酮尿症

一、临床表现

　　典型PKU：智力发育落后是最主要症状，患儿在新生儿期发育基本正常，生后3~6个月出现呕吐、喂养困难、生长缓慢等症状，逐渐加重，1岁左右症状明显。90%患儿毛发逐渐变为棕色或黄色、皮肤变白、1/3患儿皮肤干燥，常有湿疹、虹膜色泽变浅，尿液、汗液有鼠尿味。智力发育明显落后，语言障碍最明显，伴行走

困难、步态不稳，80%的患儿脑电图异常，25%~35%患儿有不易控制的癫痫发作。

非典型PKU：**临床表现与典型PKU基本相似，但神经系统症状明显**，患儿出生时正常，但生后3个月时即出现吞咽困难、肌张力减低、惊厥等神经系统症状。随年龄增长，症状逐渐加重，饮食治疗效果不佳。

二、治疗原则

早期诊断、及时治疗，防止智力低下。

1. **低苯丙氨酸饮食** 饮食中限制苯丙氨酸含量，给予低苯丙氨酸食物，避免神经系统损害。低苯丙氨酸饮食至少应持续到青春期后。

2. 监测血浆苯丙氨酸水平。治疗开始越早，对智力损害越小。

小试身手 3.典型苯丙酮尿症最为关键的治疗是

A. 左旋多巴   B. 5-羟色氨酸   C. 二氢生物蝶呤

D. 四氢生物蝶呤   E. 低苯丙氨酸饮食

参考答案

1.D   2.D   3.E

第十六章　常见传染病患儿的护理

第一节　麻疹

浪里淘沙—核心考点

一、流行病学

1. **传染源**　病人是唯一传染源。出疹前5天到出疹后5天均有传染性，如合并肺炎传染性可延长至出疹后10天。

2. **传播途径**　患者口鼻咽、气管及眼部分泌物中均含麻疹病毒，**主要通过喷嚏、咳嗽和说话等空气飞沫传播**。密切接触者可经污染病毒的手传播，通过衣物、玩具等间接传播者少见。

小试身手 1.麻疹的主要传播途径是

A.血液　　　　　　B.呼吸道　　　　　　C.消化道

D.皮肤接触　　　　E.间接传播

3. **易感人群和免疫力**　普遍易感，易感者接触病人后90%以上发病，病后能获持久免疫。

4. **流行特点**　全年均可发病，以冬春季节为主，发病高峰在2~5月份。

二、临床表现

(一)典型麻疹

1. **潜伏期**　平均10天（6~18天），接受过免疫者可延长至3~4周，潜伏期末出现低热、全身不适。

2. **前驱期（出疹前期）**　从发热至出疹，常持续3~4天，以发热、上呼吸道炎症和麻疹黏膜斑为主要特征。此期患儿体温升高达39~40℃。同时伴流涕、咳嗽、流泪等症状，**结膜充血、畏光流泪及眼睑水肿是本病的主要特点**。90%以上的病人在病程的第2~3天，**在第一臼齿对应的颊黏膜处，可出现0.5~1mm大小的白色麻疹黏膜斑（柯氏斑）**，周围有红晕，常在1~2天内消退，**有早期诊断价值**。

小试身手 2.麻疹前驱期，最有诊断价值的是

A.发热、流涕　　　　B.红色斑丘疹　　　　C.麻疹黏膜斑

D.浅褐色素斑　　　　E.麦麸样脱屑

3. **出疹期**　发热后3~4天出皮疹，体温升高达40~40.5℃。**皮疹初见于耳后发际、渐延及面、颈、躯干、四肢及手心足底，2~5天出齐**。皮疹为淡红色充血性斑

丘疹，大小不等，压之退色，可融合呈暗红色，疹间皮肤正常。全身中毒症状及咳嗽加剧，肺部闻及少量湿啰音，全身淋巴结及肝脾肿大。

小试身手 3.麻疹皮疹最初见于

A. 躯干　　　　　　　　　B. 四肢　　　　　　　　　C. 颈部

D. 耳后发际　　　　　　　E. 面部

4. **恢复期**　出疹 3~4 天后，体温逐渐降至正常，全身症状明显减轻。**皮疹按出疹顺序消退，有麦麸样脱屑及浅褐色素斑，7~10 天消退。**

（二）非典型麻疹

（1）轻型麻疹：主要见于体内尚有一部分免疫力者，如潜伏期内接受过丙种球蛋白或出生 8 个月以内尚有母亲被动抗体的婴儿。主要特点为一过性低热、轻度眼鼻卡他症状，全身情况良好，麻疹黏膜斑不典型或不出现，无并发症。

（2）重型麻疹：主要见于营养不良、免疫力低下继发严重感染者。持续高热，中毒症状重，伴惊厥、昏迷。皮疹密集融合，部分疹出不透、色暗淡，或皮疹骤退、四肢冰冷、血压下降，出现循环衰竭表现。此型常有肺炎、心力衰竭等并发症，病死率高。

（3）异型麻疹：主要见于接种过麻疹减毒活疫苗而再次感染者。典型症状是持续高热、乏力、肌痛、头痛或伴四肢水肿，皮疹不典型，易发生肺炎。

麻疹的临床表现需与其他小儿出疹性疾病鉴别，见表 4-16-1。

（三）并发症

1. **肺炎**　是麻疹**最常见的并发症之一**，主要见于重度营养不良或免疫功能低下的儿童，临床症状重、体征明显、预后较差，**是麻疹患儿的主要死亡原因**。由麻疹病毒本身引起的间质性肺炎常在出疹及体温下降后消失。继发性肺炎病原体多为细菌性，常见金黄色葡萄球菌、肺炎链球菌等，故易并发脓胸和脓气胸。

2. **喉炎**　2~3 岁以下患儿多见，继发于细菌感染导致喉部组织水肿，分泌物增多，易引起喉梗阻。临床表现为声音嘶哑、犬吠样咳嗽、呼吸困难、发绀等。

3. **心肌炎**　2 岁以下患儿致心肌病变，表现为气促、烦躁、面色苍白、发绀、心音低钝、心率增快和心电图改变。

4. **麻疹脑炎**　主要为麻疹病毒直接侵犯脑组织所致。临床表现、脑脊液改变与其他病毒性脑炎相似，可表现为惊厥、发热、易怒、头痛、意识障碍，严重者可发展至深昏迷。麻疹脑炎罕见，但后遗症多，病死率较高。

小试身手 4.麻疹最常见的并发症是

A. 喉炎　　　　　　　　　B. 脑炎　　　　　　　　　C. 心肌炎

D. 支气管肺炎　　　　　　E. 结核病恶化

三、治疗原则

无特异性药物。加强护理、对症治疗、中药透疹治疗、预防感染为治疗原则。

有并发症者采取综合性治疗。对麻疹患儿可适当补充维生素A。

表4-16-1 小儿出疹性疾病鉴别

疾病	病原	发热与皮疹关系	皮疹特点	全身症状及其他特征
麻疹	**麻疹病毒**	**发热3~4天，出疹期体温更高**	**红色斑丘疹，自头部→颈→躯干→四肢，退疹后色素沉着及细小脱屑**	卡他性炎症、结膜炎，发热第2~3天口腔黏膜斑
风疹	风疹病毒	发热后半天至1天出疹	面部→躯干→四肢，斑丘疹，疹间皮肤正常，退疹后无色素沉着及脱屑	全身症状轻，耳后、枕部淋巴结肿大并触痛
幼儿急疹	疱疹病毒6型	高热3~5天热退疹出	红色斑丘疹，颈及躯干部多见，一天出齐，次日消退	一般情况好，高热时惊厥，耳后、枕部淋巴结肿大
猩红热	乙型溶血性链球菌	发热1~2天出疹，伴高热	皮肤弥漫充血，上有密集**针尖大小丘疹**，持续3~5天退疹，1周后全身大片脱皮	高热，中毒症状重，咽峡炎，杨梅舌，口周苍白圈，扁桃体炎
肠道病毒感染	埃可病毒	发热时或退热后出疹	散在斑疹或斑丘疹，很少融合，1~3天消退，不脱屑，有时可呈紫癜样或水疱样皮疹	发热，咽痛，流涕、结膜炎，腹泻，全身或颈、枕后淋巴结肿大
药物疹		发热、服药史	皮疹痒感，摩擦及受压部位多，与用药有关，斑丘疹、疱疹、猩红热样皮疹、荨麻疹	原发病症状

第二节　水　痘

浪里淘沙—核心考点

一、流行病学

1. **传染源**　水痘病人是唯一的传染源，病毒存在于上呼吸道鼻咽分泌物、皮肤和黏膜斑疹及疱疹液中。出疹前1~2日至疱疹全部结痂时有传染性。

2. **传播途径**　**通过空气飞沫传播**。感染者可通过直接接触疱液、污染的用具而感染。孕妇分娩前患水痘可感染胎儿，生后2周左右发病。

3. **易感人群**　普遍易感，以2~6岁儿童多见，**感染后获持久免疫**。

4. 流行特点　一年四季均可发病，冬春季高发。

二、临床表现

1. **典型水痘**

（1）**潜伏期**：一般为2周左右。

（2）**前驱期**：可无症状或仅有轻微症状，全身不适、乏力、咽痛、咳嗽，年长儿前驱期症状明显，体温可达38.5℃，持续1~2天迅速进入出疹期。

（3）**出疹期**：**发热第1天就可出疹**，其皮疹特点是：

1）皮疹**按斑疹、丘疹、疱疹、结痂的顺序演变**。连续分批出现，**同一部位可见不同形状的皮疹**。

2）皮疹为**向心性分布，躯干部皮疹最多，四肢皮疹少**，手掌和足底更少。皮疹的数目多少不一，皮疹愈多，全身症状愈重。

3）部分患儿疱疹可发生于口腔、咽喉、结膜和阴道黏膜，破溃后形成浅溃疡。

4）水痘内容物由清亮变为浑浊，疱壁薄易破，瘙痒感重，**愈后多不留瘢痕**。

5）水痘为自限性疾病，一般10天左右自愈。少数体质很弱或正在应用肾上腺皮质激素的小儿，可发生出血性和散播性水痘、新生儿水痘。

2. **重症水痘**　多发生在恶性疾病或免疫功能低下的患儿。持续高热和全身中毒症状明显；皮疹多，分布广泛，可融合成大疱型疱疹或出血性皮疹；如继发感染或伴血小板减少可发生暴发性紫癜。

3. **先天性水痘**　孕妇在孕早期8~20周时患水痘可影响胎儿，致新生儿出生后患先天性水痘综合征，导致多发性、先天性畸形。主要影响皮肤、肢体、眼球和脑。可表现有叶痕（皮肤上有锯齿形的瘢痕形成），肢体短且发育不良、脑发育不全等。

小试身手　5. 下列哪项**不是**水痘的临床表现

A. 潜伏期8~21天　　　　　　B. 发热2天后出现皮疹

C. 皮疹呈离心性分布　　　　 D. 皮疹一般在3~5天内分批出齐

E. 多种形态的皮疹可同时存在

小试身手　6. 下列哪项**不是**水痘皮疹特点

A. 热退出疹　　　　　　　　 B. 向心性分布

C. 连续分批出现　　　　　　 D. 愈后不留瘢痕

E. 斑疹、丘疹、疱疹和结痂同时存在

小试身手　7. 关于水痘的叙述，下列正确的是

A. 水痘是由水痘－带状疱疹病毒引起的传染病

B. 以上肢出现疱疹为特征

C. 感染水痘后有可能复发，无免疫力

D. 水痘呈离心性分布，多发于四肢

E. 水痘通过媒介传染，水痘结痂的痂皮具有传染性

三、治疗原则

1. **对症治疗**　发热期卧床休息，补充充足水分和营养。加强皮肤护理，避免因挠抓而继发感染。高热者物理降温或使用适量退热剂，**忌用阿司匹林以免增加Reye综合征的危险**。在出疹期，不宜使用皮质激素及免疫抑制剂，以防病毒播散。给予人血丙种球蛋白治疗及血浆支持，以减轻症状和缩短病程。

小试身手 8. 水痘患儿退热的药物**不宜**选用

A. 百服宁　　　　　　　B. 泰诺林　　　　　　　C. 必理通

D. 一滴清　　　　　　　E. 阿司匹林

2. **抗病毒治疗**　阿昔洛韦是首选药物，治疗越早越好。皮疹出现后的48小时内开始用药。

小试身手 9. 抗水痘病毒的首选药物是

A. 盐酸吗啉胍（病毒灵）　　B. 干扰素　　　　　　C. 阿昔洛韦

D. 金刚烷胺　　　　　　E. 三氮唑核苷

第三节　猩红热

浪里淘沙—核心考点

一、流行病学

1. **传染源**　病人及带菌者为主，自发病前24小时至疾病高峰传染性最强。
2. **传播途径**　空气飞沫直接传播，亦可由食物、玩具、衣服等物品间接传播。
3. **易感人群**　人群普遍易感，10岁以下小儿发病率高。
4. 流行特征　四季皆可发病，以春季多见。

二、临床表现

1. **潜伏期**　2~3天，短者1天，长者5~6天。
2. **前驱期**　起病急、高热、畏寒，多为持续性，常伴头痛、恶心、呕吐、全身不适、咽部红肿、扁桃体化脓性炎症。
3. **出疹期**

（1）**皮疹**：发热第2天出疹；始于耳后、颈部及上胸部，24小时左右波及全身。弥漫性充血的皮肤上出现均匀的针尖大小丘疹，压之退色，触之有砂纸感，疹间无正常皮肤，伴痒感。皮疹约48小时达高峰，然后体温下降、皮疹按出疹顺序2~4日内消退。

（2）**特殊体征**：腋下、肘窝、腹股沟处可见皮疹密集呈线状，称为**帕氏线**。面部潮红，有少量皮疹，口鼻周围无皮疹，略显苍白，称为口周苍白圈。病初舌被覆

白苔，2~3日后白苔脱落，舌乳头红肿突起，称为杨梅舌。

4. 脱屑期　病后1周末**按出疹顺序开始脱屑，躯干为糠皮样脱屑，手掌、足底**见大片状脱皮，呈**"手套""袜套"**状。脱皮持续1~2周，无色素沉着。

5. 并发症　为变态反应性疾病，多发生在病程的2~3周，主要有急性肾小球肾炎、风湿热、关节炎等。

小试身手　10. 患儿，5岁，畏冷、发热2天，今起全身出现针尖大小的丘疹，压之退色，疹间无正常皮肤，伴发痒。一般情况尚可，腋下、腹股沟处皮疹密集，呈线状，全身皮肤潮红。患儿最大的可能是

A. 麻疹　　　　　　　　　B. 风疹　　　　　　　　　C. 幼儿急疹

D. 猩红热　　　　　　　　E. 水痘

三、治疗原则

首选青霉素G治疗，中毒症状重或伴休克者给予相应处理，防治并发症。

> 锦囊妙记：首选青霉素治疗的疾病：猩红热、肺炎链球菌肺炎、梅毒、破伤风、小儿急性肾小球肾炎合并链球菌感染等。

小试身手　11. 治疗猩红热首选的药物是

A. 利巴韦林　　　　　　　B. 青霉素G　　　　　　　C. 罗红霉素

D. 庆大霉素　　　　　　　E. 氧氟沙星

第四节　百日咳

浪里淘沙—核心考点

一、流行病学

1. **传染源**　病人是唯一传染源，传染期在发病1~3周内，第1周传染性最强。

小试身手　12. 百日咳患儿传染性最强的时间是

A. 发病的第1周　　　　　B. 发病的第2周　　　　　C. 发病的第3周

D. 发病的第4周　　　　　E. 发病的第5周

2. **传播途径**　飞沫传播，传播范围在患者周围2.5米以内。

3. **易感人群**　普遍易感，以5岁以下多见。6个月以内婴儿患病后病情较重。

4. **流行特点**　冬、春季多见。病后多可获持久免疫力。

二、临床表现

潜伏期：平均为7~10天，典型临床经过分3期。

1. **痉咳前期（卡他期）**　咳嗽、流涕、打喷嚏、低热、乏力等上呼吸道感染症

状，2~3天后退热，咳嗽日益加重，夜间为甚，7~10天。

2. **痉咳期** 出现典型**痉咳状态，病期2~6周或更长**。痉咳表现为突发数十声急促咳嗽，咳至终末方伴一口深长吸气及高调鸡鸣样吼声。痉咳时患儿两眼圆睁、面红耳赤、口唇发绀、舌伸齿外，痉咳随黏液痰咳出或胃内容物呕出告终。每日数次至数十次，日轻夜重。

小试身手 13.百日咳痉咳期的主要临床特点是

A.痉咳时面色苍白　　　　B.热退后咳嗽减轻　　　　C.咳嗽以白天较重

D.咳出黄色脓性痰　　　　E.阵发性痉挛性咳嗽

3. **恢复期** 痉咳逐渐减轻至停止、咳嗽消失，2~3周。有并发症者迁延数周。少数患儿并发支气管肺炎、肺不张、肺气肿、皮下或纵隔气肿及百日咳脑病。

三、治疗原则

卡他期应用抗生素减轻或阻断痉咳，缩短病程。**痉咳期选用红霉素、氨苄西林等，疗程14~21天。重症幼婴用泼尼松，以减轻症状，疗程3~5天**。也可用高价免疫球蛋白，同时配合对症治疗及并发症治疗。

小试身手 14.患儿，男，3岁，以"百日咳"收住院，下列治疗措施中哪项是**错误的**

A.抗病毒治疗　　　　　　B.拍背、吸痰　　　　　C.口服祛痰止咳药

D.重症患儿应用激素治疗　　E.夜间痉咳者可用镇静剂

第五节　流行性腮腺炎

浪里淘沙—核心考点

一、流行病学

1. **传染源** 患者和隐性感染者，腮腺肿大前1天至消肿后3天均有传染性。

2. **传播途径** 经飞沫传播。

3. **易感人群** 学龄儿童，90%的患者在5~15岁。

4. **流行特点** 全年均可发病，以冬春季为主，**感染后可获持久免疫力**。

二、临床表现

潜伏期：8~30天，平均18天。

1. **腮腺肿胀** 前驱期出现低热、头痛、乏力、纳差等症状。1~2天后腮腺肿大，体温升高达39~40℃，持续时间不一，短则1~2天，多为1周左右。**一般一侧腮腺先肿大，2~4天后累及对侧，或双侧同时肿大。肿大以耳垂为中心，向前、后、下发展**，同时伴周围组织水肿、灼热、疼痛和感觉过敏，局部皮肤紧张发亮具弹性，**表面发热不红**。张口、咀嚼，进食酸性食物时胀痛加剧。腮腺管口早期红肿，但无分泌物，腮腺肿大2~3天达高峰，持续4~5天后逐渐消退。严重者颌下腺、舌

下腺、颈淋巴结可同时受累。

2. 脑膜脑炎 脑膜脑炎是腮腺炎的常见临床表现。在腮腺肿大前或同时发生，出现头痛、颈项强直、呕吐、嗜睡、高热等症状及脑脊液异常。症状于7~10天内缓解。重者留有后遗症或死亡。

3. 睾丸炎和卵巢炎 常见于青春期和成人，**多发生在腮腺炎后1周内**。主要表现为发热、病变睾丸多为单侧，有触痛、肿胀。卵巢炎多表现为下腹疼痛，平均病程4天。

4. 胰腺炎 常与腮腺炎同时发生，出现上腹疼痛、压痛、伴发热、寒战、呕吐等。

小试身手 15.流行性腮腺炎最常见的并发症是

A. 肺炎　　　　　　　　B. 睾丸炎　　　　　　　　C. 胰腺炎

D. 脑膜脑炎　　　　　　E. 皮肤感染

小试身手 16.**不属于**流行性腮腺炎并发症的是

A. 睾丸炎　　　　　　　B. 胰腺炎　　　　　　　　C. 卵巢炎

D. 胃肠炎　　　　　　　E. 脑膜脑炎

三、治疗原则

以对症治疗为主。**发病早期可用利巴韦林（每日10~15mg/kg，静脉滴注，疗程5~7天）及板蓝根等抗病毒治疗**。脑膜脑炎者短期使用肾上腺皮质激素及脱水剂。

第六节　中毒型细菌性痢疾

浪里淘沙—核心考点

一、流行病学

1. 传染源 病人和带菌者，其中慢性病人和轻型病人是重要的传染源。

2. 传播途径 经粪-口途径传播，被粪便中病菌污染的食物、水或手，经口感染。

3. 易感人群 普遍易感，儿童及青壮年多见。易重复感染或复发。

4. 流行特点 全年均可发病，夏秋季为高峰。

二、临床表现

潜伏期1~2天，患儿起病急骤，高热甚至超高热，反复惊厥，迅速出现呼吸循环衰竭，肠道症状轻微甚至缺如，通过直肠拭子或生理盐水灌肠采集大便，镜下见大量脓细胞和红细胞。

1. 休克型（皮肤内脏微循环障碍） 以周围循环衰竭为主要表现。面色苍白、四肢湿冷、脉搏细速、血压下降、发绀、皮肤花纹，伴心力衰竭、少尿或无尿及意识障碍。**肺循环障碍时突然呼吸加深加快，呈进行性呼吸困难，直至呼吸衰竭。**

小试身手 17.中毒性痢疾休克型的主要临床特点是

A.高热起病　　　　B.反复惊厥　　　　C.黏液脓血便

D.呼吸功能衰竭　　　E.周围循环衰竭

2.**脑型（脑微循环障碍）** 以缺氧、脑水肿、颅内压增高、脑疝为主。患儿无肠道症状而突然起病，早期嗜睡、面色苍白、反复惊厥、血压正常或稍高，很快昏迷，继之呼吸节律不规则、瞳孔不等大、对光反射迟钝或消失，**常因呼吸骤停而死亡。**

3.**肺型（肺微循环障碍）** 以肺循环障碍为主，在脑型或休克型基础上发展而来，病情重、死亡率高。

4.**混合型** 兼上述两型或三型同时或先后出现，是最凶险的类型，病死率很高。

三、治疗原则

1.**病原治疗** 选用对痢疾杆菌敏感的抗生素（如阿米卡星、氨苄西林、第三代头孢菌素等）静脉用药，病情好转后口服，**疗程不短于5~7天。**

2.**糖皮质激素** 选用地塞米松短疗程大剂量静脉滴注。

3.**防治脑水肿及呼吸衰竭** 静脉推注20%甘露醇脱水治疗；反复惊厥者用地西泮、水合氯醛止惊或亚冬眠疗法，使用呼吸兴奋剂或辅以机械通气等。

4.**防治循环衰竭** 扩充血容量，维持水和电解质平衡，用等张含钠液或5%右旋糖酐-40扩容和疏通微循环，用5%碳酸氢钠溶液纠正酸中毒，用莨菪碱类药物或多巴胺解除微循环痉挛，根据心功能情况使用毛花苷丙。

小试身手 18.抢救休克型中毒型痢疾，下列哪项措施**不妥**

A.扩充血容量

B.纠正酸中毒

C.使用调整血管紧张度药物及强心药

D.抗生素控制感染

E.20%甘露醇静脉滴注

参考答案

1.B　2.C　3.D　4.D　5.C　6.A　7.A　8.E　9.C　10.D　11.B　12.A　13.E　14.A　15.D　16.D　17.E　18.E

第十七章　结核病患儿的护理

第一节　概　述

浪里淘沙—核心考点

一、预防

（一）控制传染源

结核菌涂片阳性者是小儿结核病的主要传染源，早期发现并合理治疗是对结核病传播最有效的预防措施。对托幼机构及小学教职员工定期体检，及时发现、隔离传染源。

（二）卡介苗接种

是预防小儿结核病的有效措施。

（三）化学药物预防

预防性服用异烟肼，每日10mg/kg，每天不超过300mg，疗程6~9个月，可预防儿童活动性肺结核、预防肺外结核病、预防青春期结核病复燃。下列情况可用药物预防：

1. 3岁以下婴幼儿未接种卡介苗而结核菌素试验阳性者。
2. 密切接触开放性肺结核者。
3. 结核菌素试验新近由阴转阳者。
4. 结核菌素试验阳性伴结核中毒症状者。
5. 结核菌素试验阳性，新患麻疹或百日咳患者。
6. 结核菌素试验阳性而需长时间使用肾上腺糖皮质激素或其他免疫抑制剂者。

二、治疗原则

1. 注意休息，有明显中毒症状及极度衰弱者卧床休息。加强营养，给予高蛋白、高热量、高维生素饮食。避免接触各种传染病。
2. 使用抗结核药物
（1）用药原则：早期、联合、全程、规律、适量。
（2）药物种类
1）杀菌药：全杀菌药：异烟肼（INH）和利福平（RFP）。半效杀菌药：链霉素（SM）和吡嗪酰胺（PZA）。
2）抑菌药：乙胺丁醇（EMB）、氨硫脲（TBI）或乙硫异烟胺（ETH）。
3）药物毒副作用及注意事项见表4-17-1。

表4-17-1 几种常用抗结核药物使用简表

药品	每日用量	给药途径	毒副反应	注意事项
异烟肼	10~15mg/kg 不超过300mg	口服、肌内注射、静脉滴注	**周围神经炎、精神症状、皮疹、肝脏损害**	每100mg异烟肼同时使用维生素 B_6 10mg预防周围神经炎；利福平合用时不超过每日10mg/kg，每月查肝功能
链霉素	20~30mg/kg 不超过0.75g	肌内注射	第八对脑神经损害、肾损害、周围神经炎、变态反应	监测前庭和听力功能及血尿素氮
利福平	10~20mg/kg	口服	肝损害、消化道反应、变态反应、白细胞、血小板下降	**与异烟肼合用增加肝毒性**，每月查肝功能
乙胺丁醇	15~25mg/kg	口服	**球后视神经炎、周围神经炎、消化道反应、肝损害**	每月查视力、视野及辨色力
吡嗪酰胺	20~30mg/kg	口服	**肝损害、高尿酸血症、痛风、消化道反应**	每月查肝功并查血尿酸
乙硫异烟胺	10~15mg/kg	口服	肝损害、消化道反应、周围神经炎、过敏、皮疹、发热	定期查肝功能

3. 化疗方案

（1）**标准疗法**：**一般用于无明显症状的原发型肺结核，疗程9~12个月。**

（2）两阶段疗法：用于活动性原发型肺结核、急性粟粒型结核病及结核性脑膜炎。

（3）**短程疗法**：**一般为6~9个月。**

第二节　原发型肺结核

浪里淘沙—核心考点

一、临床表现

症状较重者出现**急性高热**，但一般情况尚可，与发热不相称，**2~3周后转为持续低热及结核中毒症状。干咳和呼吸困难是最常见症状。**部分患儿出现疱疹性结膜炎、皮肤结节性红斑或多发性、一过性关节炎。如淋巴结高度肿大可产生压迫症状，出现类似百日咳样痉咳、喘鸣或声音嘶哑。**年长儿可不出现任何症状**，仅在X线检查时被发现，**一般起病缓慢，长期不规则低热、食欲下降、消瘦、盗汗、疲乏等**。体检见周围淋巴结肿大，肺部体征不明显，与肺内病变不一致。婴儿伴肝脾大。

二、治疗原则

无明显自觉症状的原发型肺结核用INH为主，配合RFP+EMB，疗程9~12个月。**活动性原发型肺结核宜采用直接督导下短程化疗。**

小试身手 1. 活动性原发型肺结核宜采用

A. 强化治疗　　　　　B. 标准疗法　　　　　C. 长程疗法

D. 两阶段疗法　　　　E. 直接督导下短程化疗

第三节　急性粟粒型肺结核

浪里淘沙—核心考点

一、临床表现

起病急，**有高热和严重中毒症状，盗汗、食欲下降、面色苍白。**少数患儿咳嗽、气急、发绀。多数患儿伴结核性脑膜炎症状。**6个月以下婴儿患粟粒型肺结核的特点是病情重而不典型、累及器官多，特别是伴结核性脑膜炎。**病程进展快，病死率高。

小试身手 2. 6个月以下婴儿患粟粒型肺结核的特点是

A. 病情重　　　　　　B. 进展慢　　　　　　C. 症状典型

D. 受累器官少　　　　E. 较少伴发结核性脑膜炎

体检：缺少明显体征，症状和体征与X线不一致，偶可闻及细湿啰音，全身淋巴结和肝脾肿大。

二、治疗原则

分两阶段进行化疗，即强化治疗和维持治疗，在强化治疗阶段，给予强有力的四联杀菌药物如INH+RFP+PZA+SM，总疗程1年半以上。

伴严重中毒症状、呼吸困难和结核性脑膜炎时，使用足量抗结核药物，加用肾上腺皮质激素，如泼尼松1~2mg/（kg·d），疗程1~2个月。

第四节　结核性脑膜炎

浪里淘沙—核心考点

一、临床表现

缓慢起病，婴儿可骤起高热、惊厥，典型表现分3期：

1. 早期（前驱期）　1~2周。**主要症状为性情改变**、双目凝视、精神呆滞、喜哭易怒、睡眠不安等，低热、呕吐、便秘，年长儿诉头痛，婴儿嗜睡或发育迟滞等。

小试身手 3.结核性脑膜炎早期的主要临床表现是

A. 前囟膨隆　　　　　　B. 性情改变　　　　　C. 头痛、呕吐

D. 脑膜刺激征　　　　　E. 结核中毒症状

2. 中期（脑膜刺激征期）　1~2周，剧烈头痛、喷射性呕吐、嗜睡或惊厥，体温升高。**脑膜刺激征（颈强直、克尼格征、布鲁津斯基征）阳性是结脑最主要和常见体征**。婴幼儿以前囟饱满为主。还可出现脑神经障碍，**面神经瘫痪最常见**。

3. 晚期（昏迷期）1~3周，上述症状加重，患儿完全昏迷。频繁惊厥甚至呈强直状态。患儿极度消瘦，出现明显水盐代谢紊乱。最终因脑疝导致呼吸及血管运动中枢麻痹而死亡。

二、治疗原则

1. 控制炎症　联合使用易透过血–脑屏障的抗结核药。

（1）**强化阶段：用INH+RFP+PZA+SM，3~4个月。**

（2）**巩固阶段：用INH+RFP或EMB 9~12个月，或脑脊液正常后6个月，总疗程不少于12个月。**

2. 降低颅内压

（1）糖皮质激素可迅速减轻结核中毒症状，抑制炎症渗出，改善毛细血管通透性，减轻脑水肿，降低颅内压，常用泼尼松，疗程8~12周。

（2）**用20%甘露醇降颅压。**

（3）急性脑积水或慢性脑积水急性发作者，药物降颅压无效或疑脑疝者行侧脑室引流。

参考答案

1.E　2.A　3.B

第十八章 寄生虫病患儿的护理

第一节 蛔虫病

浪里淘沙—核心考点

一、临床表现

1. **蚴虫移行引起的症状** 短期内感染性蛔虫卵移行至肺使细支气管上皮细胞脱落、肺部出血造成肺蛔虫病，**引起蛔虫性哮喘，严重者引起肺炎。**患者发热、乏力、阵发性咳嗽、胸闷、痰少，偶见痰中带血丝。血嗜酸性粒细胞增多，胸片显示点状、片状或絮状阴影。严重感染时蚴虫可侵入脑、肝、脾、肾、甲状腺和眼，引起癫痫、肝大、腹痛等。

2. **成虫引起的症状** 成虫可导致胃肠失调、食欲不佳、腹泻、便秘、腹痛等。**腹痛多反复发作，喜按，疼痛部位和时间不定，以脐周和稍上方为主。不伴肌紧张和压痛，痛后活动如常。常伴贫血、营养不良、生长发育落后。**虫体代谢物质或毒素被吸收，可引起小儿易惊、磨牙、异食癖等。血中嗜酸性粒细胞显著升高。

小试身手 1.蛔虫病患儿成虫所致症状最常见的是

A. 食欲不振 　　　　　B. 恶心呕吐 　　　　　C. 腹痛

D. 腹泻 　　　　　　　E. 便秘

常见并发症：胆道蛔虫病、蛔虫性肠梗阻、阑尾炎、腹膜炎。**其中以胆道蛔虫病最常见。**部分患儿发生胆道感染，蛔虫性肠梗阻也常见，严重病例发生肠穿孔和腹膜炎。

小试身手 2.小儿胆道蛔虫病腹痛症状的表现特点是

A. 疼痛严重而体征较少 　　　B. 疼痛轻微和体征较少

C. 疼痛和体征均较严重 　　　D. 腹痛伴排虫史

E. 有明显腹痛伴发热

二、治疗原则

1. **驱虫治疗** 常用驱虫药物有枸橼酸哌嗪（驱蛔灵）、甲苯达唑（安乐士）、左旋咪唑（阿苯达唑）等。**其中首选药物是甲苯达唑，此药为广谱驱虫药，能杀灭蛔、蛲、钩虫等，既能杀灭幼虫，也能抑制虫卵发育。**2岁以上的小儿每次100mg，每天2次，连服3天。偶见胃肠不适、呕吐、腹泻、头痛、头晕、皮疹、发热等不良反应。服药期间不忌饮食。

2. 并发症治疗 胆道蛔虫病的治疗原则是解痉止痛、驱虫、控制感染及纠正水和电解质紊乱和酸中毒。必要时手术治疗。

不完全性肠梗阻首先禁食、胃肠减压、解痉止痛，待腹痛缓解后再进行驱虫治疗。完全性肠梗阻、阑尾炎、肠穿孔、腹膜炎及时手术治疗。

第二节 蛲虫病

浪里淘沙—核心考点

一、临床表现

引起局部和全身症状，最常见症状是肛门瘙痒和睡眠不安，因雌虫移行至肛门产卵，引起肛门及会阴部皮肤瘙痒。局部皮肤因抓破而继发感染。全身症状有夜惊、哭闹、烦躁、食欲减退、恶心呕吐、腹泻、腹痛、消瘦等。蛲虫在肛门移行至女婴尿道或阴道时，引起尿道和阴道感染，如钻入阑尾或腹膜，引起阑尾炎、腹膜炎。

二、治疗原则

蛲虫的寿命一般为20~30天，如能避免重复感染，即使不进行治疗也能自愈。口服药常用噻嘧啶及甲苯达唑、驱蛲灵等。外用药可在睡前与大便后清洗会阴及肛周后，用2%氧化氨基汞软膏或10%氧化锌软膏涂擦，有杀虫止痒作用。

小试身手 3.对蛲虫病的治疗措施中**不正确**的是

A.在睡前与大便后清洗会阴及肛周后，可用10%氧化锌软膏涂擦

B.在睡前与大便后清洗会阴及肛周后，可用2%氧化锌软膏涂擦

C.可服用甲苯达唑

D.可服用噻嘧啶

E.必须药物治疗

参考答案

1.C 2.A 3.E

第十九章　急性中毒和常见急症患儿的护理

第一节　急性中毒

一、临床表现

小儿急性中毒首发症状为腹痛、腹泻、呕吐、惊厥或昏迷，严重者出现多脏器功能衰竭。家庭或集体儿童机构中数人同时发病应考虑中毒。常见中毒的特征性症状和体征，见表4-19-1。

采集患儿呕吐物、血、尿、粪或可疑毒物进行鉴定，是诊断中毒的最可靠方法。

二、治疗原则及急救处理

切断毒物与机体接触，对中毒原因未明者，先进行一般急救处理，以排出毒物为首要措施，尽快减少毒物损害；维持呼吸和循环功能；减少毒物吸收，促进毒物排泄；对症处理等。中毒物质明确，立即用特效解毒剂。

表4-19-1　常见中毒的特征性症状和体征

分类	症状	毒物
神经系统	惊厥	中枢兴奋剂、苯海拉明、异丙嗪、氨茶碱、氰化物、毒蕈、白果、山道年、有机磷、有机氯、异烟肼、奎宁
	昏迷	除同惊厥外，还有颠茄类中毒晚期、中枢抑制剂、一氧化碳、二氧化碳等
	狂躁	颠茄类、异丙嗪、酒精、毒蕈、樟脑等
呼吸系统	呼吸困难	氰化物、一氧化碳、亚硝酸盐中毒晚期、有机磷、硫化氢
	呼吸缓慢	**安眠剂及镇静剂、酒精、氰化物、一氧化碳**、钡等
	呼吸急速	氨、酚、颠茄类、咖啡因等
	喉头水肿	毒蕈、毛果芸香碱、安妥（毒鼠药）、有机磷等
呼气及吐出物气味	异味	酒精、松节油、樟脑、氨水、汽油、煤酚皂、煤油等
	蒜臭味	**有机磷**、无机磷、砷等
	苦杏仁味	氰化物、含氰苷果仁等
心率	过速	肾上腺素、颠茄类、麻黄碱
	过缓	强心苷、毒蕈、利舍平、奎宁

分类	症状	毒物
瞳孔	**扩大**	**酒精、颠茄、莨菪碱、阿托品**、普鲁卡因、普鲁本辛、哌替啶等
	缩小	**有机磷、毒蕈**、巴比妥类、氯丙嗪、水合氯醛、咖啡因、新斯的明
皮肤	潮红	颠茄类、酒精、烟酸、阿司匹林、利血平、组胺等
	发绀	亚硝酸盐、二氧化碳、氰化物、有机磷、巴比妥类
	黄疸	毒蕈、无机磷、磷化锌等
	湿润	有机磷、水杨酸盐、毒蕈、酒精
消化系统	流涎	有机磷、毒蕈、铅、新斯的明等
	腹痛吐泻	磷、强酸、强碱、毒蕈、桐油子、蓖麻子等
	口腔糜烂	腐蚀性毒物、如强酸、强碱
尿液异常	血尿	磺胺药、环磷酰胺、毒蕈、松节油
	血红蛋白尿	伯氨喹、奎宁、呋喃妥因、苯、毒蕈等

第二节 小儿惊厥

浪里淘沙—核心考点

一、临床表现

1. **惊厥** 突发意识丧失，眼球上翻，凝视或斜视，局部或全身肌群强直性或阵挛性抽动，持续数秒至数分钟，严重者可持续数十分钟或反复发作，抽搐停止后入睡。

2. **惊厥持续状态** **惊厥发作持续超过30分钟或2次发作间歇期意识不能恢复者为惊厥持续状态**。因抽搐时间长，机体耗氧多，脑组织缺氧引起脑水肿和脑损伤，出现颅内压增高及脑损伤。

3. **热性惊厥** 多由上呼吸道感染引起，其特点：①多见于6个月至5岁小儿；②大多发生在急骤高热开始后12小时之内；③发作时间短，在一次发热性疾病中很少连续发作多次，发作后意识恢复快；④热退后1周做脑电图正常。

小试身手 1. 患儿，男，2岁，因感冒2天伴发热就诊。体检：T39℃，心率130次/分，咽部充血。检查完，患儿突然两眼上翻，四肢强直性、阵挛性运动，该患儿最可能的诊断是

A. 脑膜炎　　　　　　B. 中毒　　　　　　C. 癫痫

D. 高热惊厥　　　　　E. 手足搐搦症

二、治疗原则

1. **控制惊厥** 使用抗惊厥药物，首选地西泮静脉滴注，每次0.3~0.5mg/kg，一

次总量不超过10mg，注射速度1~2mg/min，1~2分钟内见效，作用短暂，必要时5~10分钟后重复，静脉滴注困难时保留灌肠，5~10分钟。

2. **对症及支持治疗**　监测生命体征，高热者予以降温，保持呼吸道通畅，必要时给氧或人工机械通气；监测血气、血糖、电解质；防治颅内压增高。

小试身手 2. 小儿惊厥首要的治疗原则是

A. 钙剂治疗　　　　　　B. 控制惊厥　　　　　　C. 支持疗法

D. 对症治疗　　　　　　E. 针刺疗法

第三节　急性颅内压增高

浪里淘沙—核心考点

一、临床表现

1. **头痛**：晨起较重，哭闹、用力或改变体位时加重；婴儿因囟门未闭，可缓冲颅内高压，故早期头痛不明显，仅有前囟紧张或隆起，头痛时烦躁不安、尖叫或拍打头部，新生儿表现为睁眼不睡和尖叫。

小试身手 3. 3岁小儿急性颅内压增高症的主要表现是

A. 恶心　　　　　　　　B. 头痛　　　　　　　　C. 嗜睡

D. 囟门突起　　　　　　E. 囟门凹陷

2. **呕吐**：因呕吐中枢受刺激所致，频繁呕吐，多呈喷射性，晨起明显。

3. **意识改变**：早期性格改变、迟钝、嗜睡或兴奋不安，严重者昏迷。

4. **体征**：头围增长过快、前囟紧张隆起并失去正常搏动、前囟迟闭、颅骨骨缝裂开等。

5. **眼部表现**：颅内压增高导致脑神经单侧或双侧麻痹，复视或斜视、眼球运动障碍；眼底检查见视神经乳头水肿、小动脉痉挛、静脉扩张，严重者视网膜水肿。

6. **生命体征改变**：早期血压升高，继而脉率减慢，呼吸开始时增快，严重时呼吸慢而不规则，甚至暂停。

7. **脑疝**：最常见的是小脑幕切迹疝及枕骨大孔疝，早期表现为意识障碍加重、肌张力增高、呼吸节律不整、两侧瞳孔不等大、惊厥，意识障碍、瞳孔扩大，血压升高伴缓脉称为库欣三联征，为颅内高压危象，常为脑疝的先兆，如未及时处理，可出现昏迷并强直性抽搐，发生呼吸循环衰竭而死亡。

小试身手 4. 患儿，男，8个月，以突然高热、哭闹、奶后频繁呕吐而就诊。体检：体温38℃，意识模糊，眼神呆滞，颈有抵抗，前囟隆起。该小儿应考虑为哪种诊断

A. 高热惊厥　　　　　　B. 颅内压增高

C. 婴儿痉挛症　　　　　D. 维生素D缺乏手足搐搦症

E. 癫痫

二、治疗原则

1. **急救处理** 疑有脑疝征象时气管插管保持呼吸道通畅；**快速静脉滴注20%甘露醇**，有脑干受压表现者，行颅骨钻孔减压术或脑室内或脑膜下穿刺放液以降低颅内压。

2. **降低颅压** ①使用高渗脱水剂：首选20%甘露醇，4~6小时给药1次；②**重症或脑疝者可同时使用利尿剂：首选呋塞米（速尿）**；③肾上腺糖皮质激素：常用地塞米松，用药2天左右；④穿刺放液或手术处理。

小试身手 5.下列降低颅内压的首选药物是

A.呋塞米　　　　B.地塞米松　　　　C.螺内酯

D.20%甘露醇　　　　E.低分子右旋糖酐

3.对症处理及病因治疗。

4. **低温疗法** 尽早使用亚低温疗法，一般控制核心体温在32~34℃。

第四节　急性呼吸衰竭

浪里淘沙—核心考点

一、临床表现

主要是呼吸系统表现和**低氧血症及高碳酸血症表现**。

1. **呼吸系统表现** 周围性呼吸衰竭主要表现为呼吸频率改变及辅助呼吸肌活动增强，如频率加快、鼻翼扇动、三凹征等；**中枢性呼吸衰竭主要表现为呼吸节律紊乱如潮式呼吸、叹息样呼吸及下颌呼吸等**，甚至发生呼吸暂停。

小试身手 6.下列哪项是中枢性呼吸衰竭的主要表现

A.三凹征　　　　B.口周青紫　　　　C.呼吸增快

D.潮式呼吸　　　　E.鼻翼扇动

2. **低氧血症** ①**发绀**：以口唇、口周及甲床等处较为明显，严重贫血发绀可不明显；②**消化系统**：腹胀甚至肠麻痹，部分患儿出现应激性溃疡出血，肝脏严重缺氧发生肝小叶中心坏死，肝功能改变等；③**循环系统**：早期心率增快、血压升高、心排出量增加；严重时出现心律失常，并发心力衰竭或心源性休克等；④**泌尿系统**：尿中可出现蛋白、红细胞、白细胞及管型，有少尿或无尿，甚至肾衰竭；⑤**神经系统**：早期易激惹、烦躁、视物模糊，继之出现神经抑制症状，如神志淡漠、嗜睡、意识模糊等，严重者出现颅内压增高及脑疝症状；⑥电解质紊乱如酸中毒和高钾血症等。

3. **高碳酸血症** 烦躁不安、出汗、摇头、意识障碍、皮肤潮红，严重时惊厥、昏迷、视神经乳头水肿、呼吸性酸中毒等。

小试身手 7.高碳酸血症的常见临床表现**不包括**

A.意识清楚　　　　B.皮肤潮红　　　　C.摇头

D. 出汗　　　　　　　　　E. 烦躁不安

二、治疗原则

改善呼吸功能，维持血液气体正常或接近正常，治疗原发病。**治疗原则**：促进氧气摄取和二氧化碳排出，纠正酸碱失衡及电解质紊乱，维持心、脑、肺、肾的功能及预防感染。

第五节　充血性心力衰竭

一、临床表现

<u>左心衰竭主要是肺循环淤血，右心衰竭主要是体循环淤血</u>。婴幼儿表现不典型，可有喂养困难、烦躁多汗、哭声低弱，**而颈静脉怒张、水肿和肺部啰音等体征不明显**。

小试身手 8.下列哪项最符合婴幼儿心力衰竭的表现

A. 水肿　　　　　　　　　B. 喂养困难

C. 肺部湿啰音　　　　　　D. 颈静脉怒张

E. 肝颈静脉回流征阳性

心力衰竭的临床诊断依据：

1. **呼吸急促**　婴儿>60次/min，幼儿>50次/min，儿童>30次/min。

2. **心动过速**　婴儿>160次/min，幼儿>140次/min，儿童>120次/min，不能用发热或缺氧解释。

3. **心脏扩大**　体检、胸片或超声心动证实。

4. **烦躁**、**喂养困难**、体重增加、尿少、水肿、多汗、发绀、呛咳、**阵发性呼吸困难**（2项以上）。

5. **肝大**　婴幼儿肋下≥1cm，儿童>1cm；进行性肝大或伴触痛更有意义。

6. **肺水肿**。

7. **奔马律**。

以上7条中，满足1~4项可考虑心力衰竭，满足1~4项加5~7项中的1项；或1~4项中2项加5~7中2项即可确诊心力衰竭。

小试身手 9.先心病患儿若活动量大时出现症状，活动轻度受限，则心功能等级为

A. Ⅰ级　　　　　　　　　B. Ⅱ级

C. Ⅲ级　　　　　　　　　D. Ⅳ级

E. Ⅴ级

二、治疗原则

采取综合措施，吸氧、镇静，使用速效强心苷制剂，同时应用快速强效利尿剂

及血管扩张剂，去除病因和诱因，给予促进心肌代谢的药物。

小试身手 10.以下药物在治疗充血性心力衰竭时**较少**使用的是

A.促进心肌代谢的药物   B.镇静药物

C.血管收缩剂   D.利尿剂

E.强心苷制剂

第六节　急性肾衰竭

浪里淘沙—核心考点

一、临床表现

1. **少尿期**　一般持续10天左右，持续时间越长，肾损害越重，少尿持续超过15天，或无尿超过10天提示预后不良。**主要表现**：①水钠潴留：全身水肿、高血压、肺水肿、脑水肿和心力衰竭；②电解质紊乱："三高三低"，即高钾、高磷、高镁、低钠、低钙、低氯血症，其中高钾血症多见；③代谢性酸中毒：嗜睡、乏力、深大呼吸、口唇呈樱桃红色等；④尿毒症：消化系统有食欲减退、呕吐、腹泻等，神经系统出现意识障碍、焦躁、抽搐、昏迷等，心血管系统出现高血压、心律失常和心力衰竭等，血液系统表现为贫血、出血倾向等；⑤**感染，是急性肾衰最常见的并发症，以呼吸道和泌尿道感染多见，病原体以金黄色葡萄球菌革兰阴性杆菌最多见**。

小试身手 11.急性肾衰竭少尿期最多见的电解质紊乱是

A.高钾血症   B.高磷血症   C.低钠血症

D.低钙血症   E.低钾血症

2. **多尿期**　尿量逐渐增多，一般持续1~2周（长者可达1~2个月）。此期大量排尿，出现脱水、低钠及低钾血症、免疫力降低易感染。

小试身手 12.小儿急性肾衰竭多尿期的治疗主要是

A.低钙血症的矫治，水和钠的补充

B.高钠血症的矫治，水和钾的补充

C.低钠血症的矫治，水和钾的补充

D.高钾血症的矫治，水和钠的补充

E.低钾血症的矫治，水和钠的补充

3. 恢复期　肾功能逐渐恢复，血尿素氮及肌酐逐渐恢复正常。一般肾小球滤过功能恢复较快，肾小管功能恢复较慢。

二、治疗原则

祛除病因、治疗原发病、减轻症状、改善肾功能及防止并发症。

1. **少尿期治疗**　①**严格控制水和钠摄入**；②调整热量供给，早期供糖，减少机体自身蛋白分解和酮体产生；③纠正酸中毒及电解质紊乱，处理高钾血症；④治疗高血压、心力衰竭等并发症。

2.**多尿期治疗**　①低钾血症的治疗；②补充水和钠。

3.**控制感染**　感染是病人死亡的常见原因。

4.**透析治疗**　早期透析可降低病死率，酌情选用血液透析或腹膜透析。

小试身手 13.关于以下少尿期治疗原则的叙述错误的是

A.治疗并发症

B.纠正酸中毒及电解质紊乱

C.早期只通过脂肪提供热量

D.调整热量的供给

E.严格控制水和钠的入量

第七节　感染性休克

浪里淘沙—核心考点

一、临床表现

以面色苍白、四肢湿冷、精神烦躁或萎靡、脉细速、呼吸急促或发绀、血压降低、脉压小、尿少等为特征。婴儿表现为双眼凝视无神，面色发灰，皮肤淤血花纹，无反应或哭闹，体温骤升或不升，心率加快或心律不齐。

年长儿反复寒战、发绀，皮肤湿冷，肛温高达40℃，眼窝凹陷，精神萎靡、嗜睡。

小试身手 14.下列哪项最符合婴儿感染性休克的表现

A.面色苍白、四肢湿冷、血压下降

B.双目凝视、面色发灰、皮肤花纹

C.高热寒战、面色发绀、皮肤冷湿

D.反复寒战、面色苍白、血压下降

E.双目凝视、面色苍白、四肢湿冷

二、治疗原则

积极控制感染；迅速扩充血容量，纠正代谢紊乱；调整微血管舒缩功能；维护重要脏器功能；抗感染因子处理等。

第八节　心跳、呼吸骤停

浪里淘沙—核心考点

一、临床表现

1.**意识突然丧失，出现昏迷、抽搐。**

2.大动脉搏动消失，血压测不出。

3.心跳、呼吸相继停止，心音消失。

4.瞳孔散大、对光反射消失；面色苍白转为发绀。

5.心电图可见等电位线，电机械分离或心室颤动等。

小试身手 15.小儿心跳、呼吸骤停心电图多显示为

A. 心室纤颤　　　　B. 心房颤动　　　　C. 心搏徐缓

D. 室性心动过速　　　E. 房室传导阻滞

二、治疗原则

争分夺秒地进行心肺复苏抢救，是用人工的方法重建呼吸和循环，尽快恢复肺部气体交换以及全身血液和氧的供应。抢救措施包括基础生命支持阶段CABD（C胸外心脏按压，A气道通畅，B建立呼吸，D除颤和复苏药物），高级生命支持阶段，持续生命支持阶段。抢救过后还需进行脑复苏，并对原发病进行救治，防治多器官功能衰竭。

参考答案

1.D　2.B　3.B　4.B　5.D　6.D　7.A　8.B　9.B　10.C　11.A　12.E　13.C　14.B　15.C